全科医师慢病规范化诊疗

张雪娟　主编

中国海洋大学出版社
·青岛·

图书在版编目(CIP)数据

全科医师慢病规范化诊疗 / 张雪娟主编. —青岛：
中国海洋大学出版社,2021.12
ISBN 978-7-5670-3071-8

Ⅰ.①全…　Ⅱ.①张…　Ⅲ.①慢性病－规范化－诊疗
Ⅳ.①R4-65

中国版本图书馆 CIP 数据核字(2022)第 005924 号

出版发行	中国海洋大学出版社
社　　址	青岛市香港东路 23 号
出 版 人	杨立敏
网　　址	http://pub.ouc.edu.cn
电子信箱	813241042@qq.com
订购电话	0532－82032573(传真)
责任编辑	郭周荣
印　　制	青岛中苑金融安全印刷有限公司
版　　次	2022 年 1 月第 1 版
印　　次	2022 年 1 月第 1 次印刷
成品尺寸	210 mm×285 mm
印　　张	19.75
字　　数	800 千
印　　数	1～1000
定　　价	68.00 元

邮政编码　266071

电　　话　0532－85902495

发现印装质量问题,请致电 0532－85662115,由印刷厂负责调换。

全科医师慢病规范化诊疗

编　委　会

目　录

第一章　心血管疾病

第一节　原发性高血压

高血压是指以体循环动脉血压[收缩压和(或)舒张压]增高为主要特征(收缩压≥140 mmHg*,舒张压≥90 mmHg)的心血管综合征。在未用抗高血压药的情况下,非同日内 3 次测量,诊室收缩压≥140 mmHg 和(或)舒张压≥90 mmHg,可诊断为高血压。

【流行病学】

我国约有 2.7 亿高血压患者,1/3 成年人患有高血压。高血压是诱发心脑血管疾病的第一危险因素,我国 71% 的脑卒中和 54% 的心肌梗死患者死亡与高血压有关。我国的高血压控制率落后于发达国家。

【病因】

(一)遗传因素

目前认为高血压属于多基因遗传性疾病,30%～50% 的高血压患者有遗传背景。

(二)精神和环境因素

长期精神紧张、激动、焦虑,受噪声或不良视觉刺激等因素也会引起高血压。

(三)年龄因素

发病率有随年龄增长而增高的趋势,40 岁以上者发病率高。

(四)生活习惯因素

膳食结构不合理,如摄入过多的钠盐和饱和脂肪酸、低钾饮食、大量饮酒;吸烟也可加速动脉粥样硬化的过程,其为诱发高血压的危险因素之一。

(五)药物的影响

避孕药、激素、消炎止痛药等均可影响血压。

(六)其他疾病的影响

肥胖、糖尿病、睡眠呼吸暂停低通气综合征、甲状腺疾病、肾动脉狭窄、肾脏实质损害、肾上腺占位性病变、嗜铬细胞瘤、其他神经内分泌肿瘤等疾病均可影响血压。

【发病机制】

血压即血液作用于血管壁的侧压力,取决于循环系统平均压与心脏搏动次数。动脉血压＝心输出量×总外周阻力,凡是影响这两个参数的因素均可影响血压。参与人体血压调节的机制很多,包括交感神经系统、肾素-血管紧张素-醛固酮系统、血管平滑肌细胞内离子浓度等一系列神经体液调节机制。

＊ mmHg(毫米汞柱)为废弃单位,但在医疗系统仍习惯用 mmHg 作为血压单位,1 mmHg≈133.3 Pa。以下使用 mmHg 表示。

(1)精神神经学说。精神刺激可引起大脑皮层的兴奋抑制平衡失调,多种神经递质浓度与活性异常,以致交感神经系统活动亢进,血浆儿茶酚胺类介质的释放使阻力小动脉收缩增强。交感兴奋的同时还可促进肾素释放增多。

(2)肾素-血管紧张素-醛固酮系统(RAAS)过度激活。研究发现,许多组织包括血管壁、心脏、中枢神经、肾脏及肾上腺都存在 RAAS 各种组成成分的信使核糖核酸(mRNA)表达。血管紧张素 II 是 RAAS 的主要效应物质,作用于血管紧张素 II 受体,使血管平滑肌收缩,刺激肾上腺皮质释放醛固酮,增加肾小管对 Na^+ 的重吸收,增加交感神经活性,最终导致血压升高。

(3)水钠潴留。钠潴留使细胞外液量增加,引起心排血量增高,外周阻力增加。体内钠过多与钠盐摄入过多和肾脏排钠障碍有关,各种原因引起的肾性水钠潴留导致血压升高。

(4)胰岛素抵抗。研究表明,高血压、高甘油三酯、糖耐量低减及肥胖等心血管危险因素常聚集发生,而胰岛素抵抗可能是其始因。胰岛素抵抗导致高血压的可能机制包括影响 Na^+/K^+ ATP 酶、Na^+/H^+ 泵、Ca^{2+} ATP 酶的活性,使细胞内 Na^+、Ca^{2+} 的浓度升高,并增加交感神经系统兴奋性,促进肾小管对 Na^+ 的重吸收,增加血管对血管紧张素 II 的反应性,刺激生长因子活性。

【病理生理】

(1)心脏。心脏是高血压作用的主要靶器官之一,长期高血压使心脏负荷持续增高,同时长期的儿茶酚胺、血管紧张素、内皮素等刺激使心肌细胞肥厚增大、心肌顺应性下降,临床导致左室肥厚和扩大,舒张功能减退。早期为向心性肥厚,后期为离心性肥厚,最终可导致心力衰竭或严重心律失常。此外,持续高血压及内皮功能异常使冠状动脉粥样硬化性心脏病进程加速。

(2)血管。长期高血压引起大、中动脉内弹力膜增厚、平滑肌肥厚、纤维组织沉积,血管壁顺应性下降,临床表现为收缩压升高和脉压增大。长期高血压引起全身小动脉透明样硬化,管腔狭窄,进一步发展可导致心、脑、肾等重要器官缺血。合并其他危险因素(如吸烟、高脂血症)时可促进动脉粥样硬化的发生和发展。

(3)脑。长期高血压使脑血管的某些部分形成微动脉瘤,破裂发生脑出血。高血压促进脑动脉粥样硬化,斑块破裂、血栓形成或闭塞,临床表现为短暂性脑缺血发作(TIA)、脑血栓或脑梗死。

(4)肾。长期高血压使肾小球内囊压力升高,入球小动脉和小叶间动脉硬化变性,进一步引起肾实质缺血、萎缩、纤维化和坏死,临床表现为慢性肾功能不全。恶性高血压可致入球小动脉和小叶间动脉发生增殖性内膜炎,肾实质缺血性坏死,短期内出现肾功能衰竭。

(5)视网膜动脉。高血压可累及视网膜动脉,初期为血管痉挛,以后逐渐出现硬化、出血及渗出。临床上通过眼底镜检查将高血压视网膜病变分为四级:1 级为小动脉壁增厚、扭曲、反光增强,2 级为动静脉交叉压迫,3 级为视网膜缺血证据(出血、渗出),4 级为视乳头水肿。

【临床表现】

早期可能无症状或症状不明显,常见的是头晕、头痛、颈项板紧、疲劳、心悸等,且仅会在劳累、精神紧张、情绪波动后发生血压升高的情况,休息后恢复正常。随着病程延长,血压明显持续升高,逐渐出现各种症状,此时被称为缓进型高血压病。缓进型高血压病常见的临床症状有头痛、头晕、注意力不集中、记忆力减退、肢体麻木、夜尿增多、心悸、胸闷、乏力等。高血压的症状与血压水平有一定关联,多数症状在紧张或劳累后可加重,清晨活动后血压可迅速升高,出现清晨高血压,因此心脑血管疾病多发生在清晨。

当血压突然升高到一定程度时甚至会出现剧烈头痛、呕吐、心悸、眩晕等症状,严重时会出现神志不清、抽搐等症状,这就属于急进型高血压和高血压危重症,一般会在短期内发生严重的心、脑、肾等器官的损害和病变,如中风、心梗、肾衰。症状的出现与血压升高的水平并无一致关系。

继发性高血压的临床表现主要是有关原发病的症状和体征,高血压仅是其症状之一。继发性高血压患者的血压升高可具有其自身特点,如主动脉缩窄所致的高血压可仅限于上肢,嗜铬细胞瘤引起的血压增高呈阵发性。

【检查】

(一)体格检查

1. 正确测量血压

(1)测量血压前患者需静坐 5 分钟,一般测量坐位血压,应将血压袖带与心脏保持同一水平。

(2)与诊室血压测量相比,非诊室血压检测(特别是家庭自测血压)有助于提高血压评估的准确性。

(3)首次就诊应测量双侧上臂血压。

(4)首次就诊或调整治疗方案后,需测量卧立位血压,观察有无体位性低血压。

(5)家庭自测时可测量 2~3 次,取平均值。

(6)测量血压时应同时测量脉率。

(7)测量身体质量指数(BMI)、腰围及臀围。

(8)检查四肢动脉搏动和神经系统体征,听诊颈动脉、胸主动脉、腹部动脉和股动脉有无杂音。

(9)观察有无库欣病面容、神经纤维瘤性皮肤斑、甲状腺功能亢进性突眼征或下肢水肿。

(10)进行全面的心肺检查。

(11)全面详细了解患者病史。

(二)实验室检查

实验室检查可帮助判断高血压的病因及靶器官功能状态。常规检查项目有血常规、尿常规(包括蛋白、糖和尿沉渣镜检)、肾功能、血糖、血脂、血钾、超声心动图、心电图、胸部 X 线、眼底、动态血压监测等。

可根据患者需要和条件进一步进行眼底以及颈动脉超声等检查。24 小时动态血压监测有助于判断血压升高的严重程度,了解血压昼夜节律,监测清晨血压,指导降压治疗以及评价降压药物疗效。

【诊断】

根据患者的病史、体格检查和实验室检查结果,可确诊高血压。诊断内容应包括:确定血压水平及高血压分级;无合并其他心血管疾病危险因素;判断高血压的原因,明确有无继发性高血压;评估心、脑、肾等靶器官情况;判断患者出现心血管事件的危险程度。

目前国内对高血压的诊断采用《中国高血压防治指南 2010》的标准。

表 1-1　《中国高血压防治指南 2010》的诊断标准

类别	收缩压/mmHg	舒张压/mmHg
正常血压	<120	<80
正常高值	120~139	80~89
高血压	≥140	≥90
1 级高血压(轻度)	140~159	90~99
2 级高血压(中度)	160~179	100~109
3 级高血压(重度)	≥180	≥110
单纯收缩期高血压	≥140	<90

如患者的收缩压与舒张压分属不同级别时,则以较高的分级标准为准。单纯收缩期高血压也可按照收缩压水平分为 1、2、3 级。

表 1-2　高血压患者心血管危险分层标准

其他危险因素和病史	1 级	2 级	3 级
无其他危险因素	低危	中危	高危
1～2 个其他危险因素	中危	中危	很高危
≥3 个其他危险因素或靶器官损害	高危	高危	很高危
有并发症或合并糖尿病	很高危	很高危	很高危

1. 其他危险因素

高血压（1～3 级）；男性＞55 岁，女性＞65 岁；吸烟；糖耐量受损（2 小时血糖 7.8～11.0 mmol/L）和/或空腹血糖异常（6.1～6.9 mmol/L）；血脂异常［血清总胆固醇（TC）≥5.7 mmol/L（220 mg/dL）或低密度脂蛋白胆固醇（LDL-C）＞3.3 mmol/L（130 mg/dL）或高密度脂蛋白胆固醇（HDL-C）＜1.0 mmol/L（40 mg/dL）］；早发心血管病家族史（一级亲属发病年龄男性＜55 岁，女性＜65 岁）；腹型肥胖（男性腰围≥90 厘米，女性腰围≥85 厘米）或肥胖［身体质量指数（BMI）≥28 kg/m²］；血同型半胱氨酸升高≥10 μmol/L。

2. 靶器官损害

（1）心室肥厚。超声心动图左心室质量指数（LVMI）：男性≥125 g/m²，女≥120 g/m²；心电图 Sokolow 电压标准：男性 Rv5＋Sv1＞4.0 mV，女性 Rv5＋Sv1＞3.5 mV 或 Cornell 电压标准男性 Rv5＋Sv1＞2.8 mV，女性 Rv5＋Sv1＞2.0 mV。

（2）颈动脉超声。颈动脉内膜中层厚度（IMT）≥0.9mm 或动脉粥样斑块。

（3）颈-股动脉脉搏波速度＞12 m/s。（选择使用）

（4）踝/臂血压指数＜0.9。（选择使用）

（5）估算的肾小球滤过率降低（eGFR＜60 mL/min/1.73 m²）或血清肌酐轻度升高（男性 115～133 μmol/L 或 1.3～1.5 mg/dL，女性 107～124 μmol/L 或 1.2～1.4 mg/dL）。

（6）微量白蛋白尿。30～300 mg/24 h 或白蛋白/肌酐 30 mg/g（3.5 mmol）。

3. 伴随临床疾患

（1）脑血管病。脑出血，缺血性脑卒中，短暂性脑缺血发作。

（2）心脏疾病。心肌梗死史，心绞痛，冠脉血运重建史，充血性心力衰竭。

（3）肾脏疾病。糖尿病肾病，肾功能受损，血肌酐：男性＞133 μmol/L（1.5 mg/dL），女性＞124 μmol/L（1.4 mg/dL）；蛋白尿＞300 mg/24 h。

（4）外周血管疾病。

（5）视网膜病变。出血或渗出，视乳头水肿。

（6）糖尿病。空腹血糖≥7.0 mmol/L（126 mg/dL），餐后 2 小时血糖≥11.1 mmol/L（200 mg/dL），糖化血红蛋白（HbA1c）≥6.5%。

初诊高血压时应鉴别继发性高血压。常见有肾脏病、肾动脉狭窄、原发性醛固酮增多症、嗜铬细胞瘤引起的高血压等，大多数继发性高血压可通过原发病的治疗或手术得到改善。

【治疗】

（一）原发性高血压的治疗

1. 治疗目的及原则

高血压是一种以动脉血压持续升高为特征的进行性心血管综合征，常伴有其他危险因素、靶器官损害或临床疾患，需要进行综合干预。高血压治疗的主要目标是血压达标，降压治疗的最终目的是最大限度地减少高血压患者心、脑血管病的发生率和死亡率。另一方面,高血压常与其他心、脑血管病的危险因素合并存在,例如高胆固醇血症、肥胖、糖尿病,协同加重心血管疾病危险,治疗措施应该是综合性的。

不同人群的降压目标不同,一般患者的降压目标为 140/90 mmHg 以下,对老年收缩期高血压患者收缩压控制在 150 mmHg 以下,如果能够耐受可降至 140 mmHg 以下,对合并糖尿病或肾病等高危患者,应酌情降至更低。对所有患者,不管其他时段的血压是否高于正常值,均应注意清晨血压的监测。有研究显示,半数以上诊室血压达标的患者,其清晨血压并未达标。

抗高血压治疗包括非药物和药物两种方法,大多数患者需长期甚至终身坚持治疗。

2. 改善生活习惯

(1)限制食盐摄入。建议每日摄盐量少于 6 克,同时也应警惕过度限盐导致的低钠血症。

(2)平衡膳食。建议每日摄入多种新鲜蔬菜、水果、鱼类、豆类及其制品、粗粮、脱脂奶及其他富含钾、钙、膳食纤维及多不饱和脂肪酸的食物。

(3)戒烟,避免吸入二手烟。

(4)限制饮酒。饮酒者应限制每日饮酒量,每日酒精摄入量:男性<25 g,女性<15 g。应注意酒精对药物疗效的影响。[纯酒精量(g)=饮酒量(mL)×酒精度数(%)×0.8]

(5)适度减轻体重。减重有利于降低血压,建议将身体质量指数(BMI)控制在 25 kg/m² 以内。

(6)坚持规律的有氧运动。运动有助于降低血压,可根据个人爱好和身体状况选择容易坚持的运动方式,如快步走,一般每周 5 次,每次 30～60 分钟。

(7)保持心理健康。应避免情绪波动和应激反应。

3. 降压药物治疗

对检出的高血压患者,应使用推荐的起始与维持治疗的降压药物,特别是每日给药 1 次能控制 24 小时并达标的药物。具体应遵循 4 项原则:小剂量开始,优先选择长效制剂,联合用药及个体化。

4. 降压药物种类

(1)利尿药。利尿药包括三类:①噻嗪类:氢氯噻嗪,吲达帕胺(寿比山);②髓袢类:呋塞米(速尿),托拉塞米;③保钾利尿剂:螺内酯(安体舒通)。

临床应用指征:噻嗪类利尿剂价格便宜,疗效稳定,特别适用于轻中度高血压、老年单纯性收缩期高血压、肥胖及高血压合并心力衰竭的患者。在联合用药中,其他降压药单药治疗无效时,加用利尿剂疗效显著。

与利尿剂联用有效的药物有 β-受体阻滞剂、血管紧张素转化酶抑制剂(ACEI)、血管紧张素受体拮抗剂(ARB)、钙拮抗剂(CCB)。小剂量使用通常安全有效,长期大剂量使用可能产生低钾血症、胰岛素抵抗、脂质代谢紊乱。吲达帕胺没有糖代谢和脂质代谢紊乱的不良反应。

(2)β-受体阻滞剂。主要用于轻、中度高血压,尤其在静息心率较快(>80 次/分钟)的中青年中或合并心绞痛时,高血压合并心绞痛病心肌梗死后、快速心律失常、充血性心力衰竭时使用较多。与二氢吡啶类钙拮抗剂联用,可以增加降压效果及减少副作用。常用药物有酒石酸美托洛尔、琥珀酸美托洛尔缓释片、比索洛尔等。

使用 β-受体阻滞剂的禁忌证:一度房室传导阻滞(AVB)(P-R 间期>0.24 s),任何形式的二度或三度 AVB 而无起搏器保护,严重的心动过缓(<50 次/分钟),低血压(收缩压<90 mmHg),有哮喘病史或严重慢性心力衰竭。

(3)钙拮抗剂。二氢吡啶类钙拮抗剂包括氨氯地平、硝苯地平控释片、非洛地平缓释片等;非二氢吡啶类钙拮抗剂包括地尔硫卓、维拉帕米等。

临床应用指征:适用于各种类型的高血压患者,尤其适用于老年高血压、高血压合并周围血管疾病、妊娠、单纯收缩期高血压、冠心病心绞痛、肺心病、糖耐量异常、肾脏损害的患者,对糖代谢和脂代谢无不良影响。

二氢吡啶类钙拮抗剂的副作用主要有反射性心动过速、头痛、面红、外踝水肿、便秘等,但长效及控释制剂的副作用轻微;非二氢吡啶类钙拮抗剂副作用主要有降低心率、抑制心肌收缩等。

(4)血管紧张素转换酶抑制剂(ACEI)。临床应用指征:可用于治疗各级高血压,尤其适用于高血压伴有左心室肥厚、左心室功能不全或心力衰竭、心肌梗死后心室重构、糖尿病伴微量蛋白尿等症状,降低血压的同时不影响心率、糖代谢和脂代谢。

最常见的副作用有干咳,首剂低血压反应,高钾血症,严重而罕见的副作用有血管神经性水肿。

妊娠妇女绝对禁用,此类药物可致胎儿畸形。肾血管性高血压尤其是双侧肾动脉狭窄者禁用,因急性肾缺血肾小球灌注压不足而引起急性肾损伤。

治疗前应检测血钾、血肌酐,一般不与保钾利尿药合用,以免发生高钾血症,与噻嗪类利尿剂合用无需常规补钾。常用药物包括卡托普利、贝那普利、依那普利、福辛普利等。

(5)血管紧张素Ⅱ受体阻滞剂。ARB适应证与禁忌证同ACEI,用于对ACEI不能耐受的患者时,注意事项见(4)。常用药物包括缬沙坦、厄贝沙坦、坎地沙坦、氯沙坦、替米沙坦等。

5. 治疗方案

大多数无并发症或合并症患者可以单独或者联合使用噻嗪类利尿剂、β-受体阻滞剂等。治疗应从小剂量开始,逐步递增剂量。临床实际使用时,患者的心血管危险因素状况、靶器官损害、并发症、合并症、降压疗效、不良反应等,都会影响降压药的选择。

2级高血压患者在开始时就可以采用两种降压药物联合治疗,联合用药已增加降压效果又没有增加不良反应时,在低剂量单药治疗疗效不满意时,可以采用两种或多种降压药物联合治疗。事实上,2级以上高血压为达到目标血压常需联合治疗。对血压≥160/100 mmHg或中危及以上患者,起始即可采用小剂量两种药联合治疗,或用固定复方制剂。

(1)CCB的联合应用。CCB联合ARB/ACEI,前者直接扩张动脉,后者通过阻断RAAS,既扩张动脉又扩张静脉,同时CCB产生的踝部水肿可被ACEI或ARB消除。二氢吡啶类CCB具有扩张血管和轻度增加心率的作用,抵消了β-受体阻滞剂缩血管及减慢心率作用。

(2)利尿剂的联合应用。利尿剂常作为联合用药的基本药物使用,它能够加强其他降压药物的降压疗效,形成优势互补,这种强化作用依赖于利尿剂减少体液容量以及预防其他降压药物应用后液体潴留。利尿剂与β-受体阻滞剂联合应用可能增加糖尿病易感人群的新发糖尿病风险,因此应尽量避免这两种药物联合使用。

(3)ACEI/ARB的联合应用。ACEI/ARB可抑制噻嗪类利尿剂所导致的低血钾等不良反应,利尿剂亦可减少ACEI/ARB扩张血管时引起的水钠潴留,还可抑制二氢吡啶类CCB引起的下肢水肿等不良反应。目前不推荐ARB+β-受体阻滞剂和ACEI+ARB联合治疗,因为ARB+β-受体阻滞剂的降压机制部分重叠,降压效果不能显著增加(类似于"1+1<2");而ACEI+ARB有增加高钾血症发病率的风险,且对心血管及肾脏保护无协同作用。

第二节　老年高血压

2006年世界卫生组织建议根据各国社会经济学背景确定老年人的年龄切点,即发达国家以≥65岁作为老年人的年龄界限,而发展中国家则为≥60岁。1982年起,我国采用≥60岁作为老年期年龄切点。国际上通常是将65岁及以上老年人口占总人口的比重≥7%或60岁及以上人口≥10%作为进入老龄化社会的标准。

【流行病学】

弗明翰(Framingham)心脏研究显示,年龄<60岁的人群中,27%的人患有高血压;80岁左右的人群

中,75%患有高血压;年龄≥80 岁的人群中,高血压的患病率>90%。2002 年卫生部(现卫健委)全国居民营养与健康状况调查资料显示,我国≥60 岁人群中,高血压的患病率为 49%,显著高于中青年人群。

【临床表现】

(1)以收缩压增高为主。

(2)脉压增大(脉压>40 mmHg,可达 50～100 mmHg)。

(3)血压波动大。

(4)易发生体位性低血压。

(5)常合并餐后低血压。

(6)常见血压昼夜节律异常。

(7)常与多种疾病并存,并发症多。

(8)诊室高血压。

(9)继发性高血压容易漏诊。

【治疗】

1. 常规治疗

老年高血压治疗的主要目标是保护靶器官,最大限度地降低心脑血管事件和死亡的风险。对年龄≥65 岁的老年人推荐血压控制在 150/90 mmHg 以下,若能够耐受,可降低至 140/90 mmHg 以下。对于收缩压 140～149 mmHg 的老年患者,可考虑使用降压药物治疗,在治疗过程中需监测血压变化以及有无心、脑、肾灌注不足的临床表现。对老年患者降压治疗应强调收缩压达标,强调在患者能耐受的前提下逐步降压,避免过快、过度降低血压。服用降压药应从小剂量开始,逐渐增加剂量或种类,使血压达标。

2. 特殊情况的治疗

老年高血压患者常并发冠心病、心功能不全、脑血管病、慢性肾脏病、糖尿病等疾病,应根据个体特点选择降压治疗方案。

(1)老年高血压合并脑卒中。急性缺血性脑卒中发病 24 小时内的降压治疗应谨慎,一般先处理焦虑、疼痛、恶心呕吐和颅压增高等情况。若血压持续升高≥200/110 mmHg,可选择静脉降压药物缓慢降压(24 小时降压幅度<15%),并严密观察血压变化。准备溶栓治疗者,血压应控制在 180/100 mmHg 以下。急性脑出血患者血压≥180/100 mmHg 时应给予降压治疗,目标血压为 160/90 mmHg。有高血压病史且正在服用降压药者,如病情平稳,可于卒中发病 24 小时后恢复使用降压药物。缺血性脑卒中和 TIA 患者应评估脑血管病变情况,血压控制目标为<140/90 mmHg。双侧颈动脉狭窄≥70%或存在严重颅内动脉狭窄时,降压治疗应谨慎,收缩压一般不应超过 150 mmHg。

(2)老年高血压合并冠心病。血压控制目标为<140/90 mmHg,如能耐受降压治疗,可降至 130/80 mmHg。如无禁忌证,首选 β-受体阻滞剂、ACEI,ACEI 不能耐受时使用 ARB,血压或心绞痛难以控制时,可使用 CCB。舒张压低于 60 mmHg 时降压应谨慎,要在密切监测下逐步达到收缩压降低的目标。

(3)老年高血压合并慢性心力衰竭。血压控制目标为<130/80 mmHg,高龄患者为<140/90 mmHg。若无禁忌证,首选 β-受体阻滞剂、ACEI、利尿剂及醛固酮拮抗剂治疗,ACEI 不能耐受时使用 ARB 替代。

(4)老年高血压合并糖尿病。血压控制目标为<140/90 mmHg,若可耐受则降至 130/80 mmHg。若无禁忌证,首选 ACEI 或 ARB。

(5)老年高血压合并肾功能不全。血压控制目标为<130/80 mmHg,80 岁以上高龄老年患者为<140/90 mmHg。若无禁忌证,首选 ACEI 或 ARB,可降低蛋白尿,改善肾功能,延缓肾功能不全进展,减少终末期肾病,严重肾功能不全时选用袢利尿剂。

第三节　继发性高血压

继发性高血压指由某些确定的疾病或病因引起的血压升高,约占所有高血压的5%。

【病因】

继发性高血压的常见病因包括肾脏疾病、内分泌疾病、呼吸睡眠综合征、颅脑病变、心血管病变、妊娠、药物等。临床常见继发性高血压有肾实质性高血压,肾血管性高血压,原发性醛固酮增多症、嗜铬细胞瘤、主动脉缩窄、皮质醇增多症引起的高血压。

【危险因素】

(1)高血压发病年龄<30岁。

(2)恶性高血压患者。

(3)药物联合降压治疗效果差,血压不易控制。

(4)出现血尿、蛋白尿或有肾脏疾病史。

(5)夜间睡眠时打鼾并出现呼吸暂停。

(6)血压升高伴肢体肌无力或麻痹,常呈周期性发作,或伴自发性低血钾。

(7)阵发性高血压,发作时伴头痛、心悸、皮肤苍白及多汗等。

(8)下肢血压明显低于上肢,双侧上肢血压差值>20 mmHg,股动脉等搏动减弱或不能触及。

(9)腹部听到粗糙的血管杂音。

(10)长期口服避孕药者。

【常见继发性高血压】

(一)肾实质性高血压

1. 病因

急、慢性肾小球肾炎,糖尿病肾病,慢性肾盂肾炎,多囊肾和肾移植后等。

2. 发病机制

(1)肾单位大量丢失,导致水钠潴留和细胞外容量增加。

(2)RAAS激活与排钠激素减少。

(3)高血压又增加肾小球囊内压,加速肾脏病变。

3. 治疗

(1)严格控制钠盐摄入,建议每天少于3克。

(2)通常需要3种以上降压药物联用,将血压控制在130/80 mmHg以下。

(3)联合治疗方案应包括ACEI或ARB,这两种药物有利于减少尿蛋白,延缓肾功能的恶化。

(二)肾血管性高血压

这是单侧或双侧肾动脉主干或分支狭窄引起的高血压。

1. 病因及发病机制

多发性大动脉炎、肾动脉纤维肌性发育不良、动脉粥样硬化。发病机制为肾动脉狭窄导致肾脏缺血,激活RAAS。

2. 诊断

(1)临床表现为迅速进展或突然加重的高血压时,应疑及本病。

（2）多有舒张压中、重度升高。

（3）上腹部或背部肋脊角可闻及杂音。

（4）肾动脉多普勒超声、放射核素肾图、肾动脉 CT 及 MRI 有助于诊断。

（5）肾动脉造影可明确诊断。

3. 治疗

（1）经皮肾动脉成形术。

（2）手术治疗：血运重建、肾移植、肾切除。

（3）药物治疗。对不适宜上述治疗的患者可采用药物治疗，双侧肾动脉狭窄、肾功能已受损或非狭窄侧肾功能较差的患者禁用 ACEI 或 ARB。

（三）原发性醛固酮增多症

1. 病因及发病机制

肾上腺皮质增生或肿瘤分泌过多的醛固酮，导致水钠潴留。

2. 诊断

多数患者长期低血钾，有无力、周期性麻痹、烦渴、多尿等症状，血压轻、中度升高，1/3 表现为顽固性高血压。实验室检查低血钾、高血钠、代谢性碱中毒、血浆肾素活性降低，血浆和尿醛固酮增多（血浆醛固酮/肾素活性比值增大）。超声、放射性核素、CT、MRI 可确定病变性质和部位。

3. 治疗

首选手术治疗。肾上腺皮质增生可采用肾上腺大部切除的治疗方案，术后仍需降压治疗，宜选择螺内酯和长效钙拮抗剂。

（四）嗜铬细胞瘤

1. 发病机制

嗜铬细胞间歇或持续释放过多肾上腺素、去甲肾上腺素、多巴胺。

2. 诊断

（1）典型的发作表现为阵发性血压升高伴心动过速、头痛、出汗、面色苍白。

（2）血、尿儿茶酚胺及其代谢产物 VMA 显著升高。

（3）超声、放射性核素、CT 或磁共振等可进行定位诊断。

3. 治疗

大多为良性，10% 为恶性，手术切除效果好，不能手术者选用 α 和 β-受体阻滞剂联合降压。嗜铬细胞瘤危象应首选酚妥拉明 1～5 mg 快速静注，待收缩压降至 160 mmHg、舒张压降至 100 mmHg 后静滴维持 0.5～1 mg/min，β-受体阻滞剂不能单独使用。

（五）主动脉缩窄

1. 病因

先天性或多发性大动脉炎。

2. 诊断

上肢血压增高而下肢血压不高或反而降低，腹部听诊血管杂音。主动脉造影可确定诊断。

3. 治疗

介入扩张支架植入或血管手术方法。

（六）皮质醇增多症

1. 发病机制

促肾上腺皮质激素过多导致肾上腺皮质增生或者肾上腺皮质腺瘤，引起糖皮质激素过多所致。

2. 临床特点

高血压、满月脸、水牛背、向心性肥胖、皮肤紫纹、毛发增多、血糖增高等。

3. 诊断

实验室中 24 小时尿 17 羟或 17 酮类固醇增高，或借助肾上腺超声、CT。

4. 治疗

手术、放疗、药物等，可使用利尿剂或与其他降压药物联用。

第四节　冠状动脉粥样硬化性心脏病

冠状动脉粥样硬化性心脏病是指冠状动脉粥样硬化使管腔狭窄或阻塞，导致心肌缺血、缺氧而引起的心脏病，它和冠状动脉痉挛一起统称为冠心病，亦称缺血性心脏病。

【流行病学】

世界卫生组织统计，冠心病是世界上最常见的死亡原因，高于肿瘤和其他疾病，被称为疾病中的"第一杀手"。该病多发生于 40 岁以上人群，男性高于女性，脑力劳动者多见，女性多在绝经期后发病。冠状动脉粥样硬化心脏病死亡率占发达国家总死亡率的 1/3 左右，占心脏病死亡率的 50%～75%。在我国，该病不如在发达国家多见，但近 30 年我国冠心病患病率及死亡率正迅速增加，无论在农村还是城市，无论男女，冠心病的死亡率都在随年龄增加，尤其是近年来，农村的冠心病死亡率持续高于城市，住院费用也在迅速增长。

【危险因素】

危险因素包括：（1）可改变的因素：①生理或生化因素包括高血压、血脂异常、糖尿病、超重/肥胖；②不健康生活方式：吸烟，不合理膳食（包括摄入高热量食物、较多动物性脂肪、胆固醇和糖等），体力活动减少，酒精摄入；③社会心理因素。（2）不可改变的因素：①年龄、性别；②家族史：早发冠心病；③个人史：已患冠心病；④易感基因。

（一）高血压

高血压是诱发冠心病的独立危险因素，血压升高可导致血管壁结构的改变，引发并加速动脉粥样硬化的过程。40～70 岁的患者，收缩压每增加 20 mmHg 或舒张压每增加 10 mmHg，其患心血管病的危险性会增加一倍。

（二）血脂异常

1. 血清总胆固醇（TC）和低密度脂蛋白胆固醇（LDL-C）与冠心病发病的关系

冠心病死亡率随血清 TC 的增高而不断上升。TC 在 5.2 mmol/L（200 mg/dL）以上时更为明显，TC 处于前 10%者其死亡率为后 10%者的 4 倍。LDL-C 是 TC 最主要的成分，TC 主要通过 LDL-C 对冠心病发病起作用，如何降低 LDL-C 水平应是进行冠心病一级和二级预防所首先应考虑的问题。

2. 血清高密度脂蛋白胆固醇（HDL-C）与冠心病的关系

HDL-C 与冠心病发病危险之间存在强负相关关系，这种关联在男性和女性、无症状人群和患者中均存在。HDL-C 浓度越低，冠心病发病危险越大，但 HDL-C 的作用机制还未完全探明。

3. 血清甘油三酯（TG）与冠心病的关系

高甘油三酯血症可通过脂质交换改变 LDL 和 HDL 的组成和代谢，引起 HDL-C 降低，小而密 LDL（sLDL）升高，三者在代谢上联系密切，称为致动脉粥样硬化性脂蛋白表型（ALP），它是有高度致粥样硬化作用的脂质紊乱状态。另外，高甘油三酯血症和脂质交换的结果，还可生成富含胆固醇脂的残粒，后者也有较强的致动脉粥样硬化作用,与冠心病关系密切。

（三）糖尿病

1型糖尿病和2型糖尿病都能使冠心病的发病危险增加。1型糖尿病患者患冠心病及其他动脉粥样硬化性疾病的危险在30岁以后变得明显,尤其是血糖控制不良和（或）有糖尿病肾病的患者。2型糖尿病能导致比1型糖尿病更严重的心血管病危险因子的异常,甚至在2型糖尿病的先兆阶段,即葡萄糖耐量实验发生糖耐量降低时,即可导致以2型糖尿病为特征的心血管病危险因子模式,包括TG增高、HDL-C降低、高血压、向心性肥胖和高胰岛素血症以及周围组织尤其是骨骼肌对胰岛素的抵抗。这种不利的心血管病危险因子模式在从糖耐量减低阶段向糖尿病进展的过程中可以持续数年,这也是许多患者在被诊断为2型糖尿病时,已经发生了有临床表现的冠心病和其他动脉粥样硬化性疾病的原因。

（四）超重/肥胖

在西方国家人群中进行的流行病学研究表明,超重/肥胖（通常用体重指数BMI表示）与全死因危险呈"J"字形关系。特别瘦的人比体重正常的人死亡危险性高,但随着体重的增加,全死因死亡率上升,这在很大程度上归因于心血管病死亡率的上升。随着BMI的升高,高血压、高TC、低HDL-C及高血糖在人群中的现患率不断上升,且这一规律不受年龄、性别的影响,同时四种危险因素的个体聚集性也随BMI升高而迅速上升,其中人群中具有至少两种高危因素的个体所占百分比上升速度远大于人群中具有至少一种高危因素的个体所占百分比。这些作用,加之肥胖本身对心脏、胰岛素抵抗和门脉游离脂肪酸等的独立作用,大大增加了肥胖人群的心血管病发病危险。

（五）不合理膳食

不合理膳食是冠心病发病危险的一个重要决定因素,其对动脉粥样硬化和冠心病发生发展的影响主要是通过其对低密度脂蛋白胆固醇、高密度脂蛋白胆固醇、血压及肥胖等生物学危险因素的影响而间接发挥作用的。水果和蔬菜丰富的膳食纤维可防止冠心病的发生,摄入鱼类、奶类、蔬菜、水果较多的人群的平均收缩压和舒张压较低,血清总胆固醇和甘油三酯较低,血清高密度脂蛋白胆固醇较高。改善膳食结构、适当增加鱼类和水果的摄入、减少食盐摄入是预防人群血压升高的重要措施,因此提倡冠心病患者应多吃新鲜蔬菜、水果和鱼类、奶类食品。

（六）吸烟

现已有可靠证据表明,吸烟对冠心病和其他动脉粥样硬化性疾病有严重的负面影响,而且这种负面影响与每天的吸烟量和烟龄长短有关。如果吸烟开始于15岁以前,则日后发展成心血管疾病的危险尤其高,这种效应在男性和女性中均存在。前瞻性流行病学研究和临床病例对照试验均证明吸烟是冠心病的主要危险因素之一。弗明翰研究证实,男性吸烟者冠心病猝死的相对危险性较不吸烟者高10倍,女性高4.5倍。吸烟与其他危险因素同时存在时,其致病作用可以叠加。

（七）心理社会因素

研究表明,成人的社会地位影响其社会经济环境和个人的情绪反应,前者包括不利的微观和宏观经济侧面、健康保健利用不足、薄弱的社会支持网络和不良的工作条件;后者包括缺少自信和恰当的应付机制,失望、沮丧、敌意和愤怒等情绪。这些因素可能反过来反映在吸烟、不良饮食习惯、缺少锻炼等不健康的生活方式中,这样就对心血管疾病的发病产生不利影响。

据报道,沮丧和敌意等情绪因子对冠心病发病率和死亡率的影响,部分地独立于经典的危险因子。另外,作为一个主要的危险因子,情绪沮丧与心肌梗死的预后有关。值得强调的是,这些心理社会因素常协同出现,因此可能产生多重效应。研究表明,当心理社会应激合并社会经济地位低下时,对冠心病发病率和死亡率的影响将被放大。

以上心理社会因素与冠心病的关系提示我们,在面对一个个体或治疗一个患者时,要从整体的观点出发来看待他,其存在的问题可能包括社会环境、工作状况、个人情绪反应以及生活方式等多方面,成功改善这些效应可增加危险因素控制的有效性。

【分类】

1. 1979 年世界卫生组织对冠心病的分类

(1)无症状性心肌缺血型。又叫无痛性心肌缺血或隐匿性心肌缺血,指确有心肌缺血的客观证据(心电活动、左室功能、心肌血流灌注及心肌代谢等异常),但缺乏胸痛或与心肌缺血相关的主观症状。

(2)心绞痛型。是指由冠状动脉供血不足,心肌急剧、暂时缺血与缺氧所引起的以发作性胸痛或胸部不适为主要表现的一组临床综合征。

(3)心肌梗死型。是指冠状动脉出现粥样硬化斑块或在此基础上血栓形成,导致冠状动脉的血流急剧减少或中断,使相应的心肌出现严重而持久的急性缺血,最终导致心肌的缺血性坏死,属冠心病的严重类型。

(4)缺血性心肌病型。是指由于长期心肌缺血导致心肌局限性或弥漫性纤维化,从而产生心脏收缩和(或)舒张功能受损,引起心脏扩大或僵硬、充血性心力衰竭、心律失常等一系列临床表现的临床综合征。

(5)猝死型。目前认为,该病患者心脏骤停是在冠状动脉粥样硬化的基础上,发生冠状动脉痉挛或微循环栓塞导致心肌急性缺血,造成局部电生理紊乱,引起暂时的严重心律失常(特别是心室颤动)所致。

2. 近年来临床上提出的两种综合征

(1)慢性稳定型冠心病。包括隐匿性或无症状性冠心病、稳定型心绞痛和缺血性心肌病等。

(2)急性冠脉综合征(acute coronary syndrome,ACS)。包括非 ST 段抬高型急性冠脉综合征和 ST 段抬高型急性冠脉综合征。非 ST 段抬高型急性冠脉综合征包括不稳定型心绞痛(unstable angina,UA)、非 ST 段抬高型心肌梗死(non-ST-elevation myocardial infarction,NSTEMI)。ST 段抬高型急性冠脉综合征即 ST 段抬高型心肌梗死(ST-elevation myocardial infarction,STEMI)。

第五节　稳定型心绞痛

稳定性心绞痛即指稳定型劳力性心绞痛,是冠状动脉供血不足,心肌急剧暂时缺血与缺氧所引起的以发作性胸痛或胸部不适为主要表现的临床综合征,常发生于劳力或情绪激动时,持续数分钟,休息或用硝酸酯制剂后消失。本病多见于男性,多数患者在 40 岁以上,劳力、情绪激动、饱餐、受寒、阴雨天气急性循环衰竭等为常见诱因。本病多为冠状动脉粥样硬化引起,还可由主动脉瓣狭窄或关闭不全、梅毒性主动脉炎、风湿性冠状动脉炎、肥厚型心肌病、先天性冠状动脉畸形、心肌桥等疾病引起。

【心绞痛分型】

Braunwald 根据发作状况和机制将心绞痛分为稳定型、不稳定型和变异性心绞痛 3 种,而世界卫生组织根据心绞痛的发作性质分为以下 3 种。

1. 劳力性心绞痛

是由运动或其他增加心肌需氧量的情况所诱发的短暂胸痛发作,经休息或舌下含化硝酸甘油后,疼痛常迅速消失。劳力性心绞痛包括 3 种类型。

(1)稳定型劳力性心绞痛。1～3 个月心绞痛的发作频率、持续时间、诱发胸痛的劳力程度及含服硝酸酯类后症状缓解的时间保持稳定。

(2)初发劳力型心绞痛。1～2 个月初发。

(3)恶化型劳力性心绞痛。同等程度劳累所诱发的胸痛发作次数、严重程度及持续时间突然加重。

2. 静息性心绞痛

与劳力性心绞痛相比,疼痛持续时间一般较长,程度较重,且不易为硝酸甘油所缓解。静息性心绞痛包括 4 种类型。

(1)卧位型心绞痛。

(2)变异型心绞痛。

(3)中间综合征。

(4)梗死后心绞痛。

3. 混合性心绞痛(劳力性和静息性心绞痛并存)

可以看出,世界卫生组织分型中除了稳定型劳力性心绞痛外,其余均为不稳定型心绞痛,此广义不稳定型心绞痛除去变异型心绞痛即为 Braunwald 分型的不稳定型心绞痛。

【发病机制】

机械性刺激心脏并不引起疼痛,但心肌缺血、缺氧则引起疼痛。当冠状动脉的供血和供氧与心肌的需氧之间发生矛盾,冠状动脉血流量不能满足心肌代谢的需要,引起心肌急剧的、暂时的缺血缺氧时,即产生心绞痛。

【临床表现】

(一)症状

心绞痛以发作性胸痛为主要临床表现,疼痛的特点有以下 4 个。

(1)部位。典型的心绞痛部位是在胸骨后或左前胸,范围常不局限于此,可以放射到颈部、咽部、颌部、上腹部、肩背部、左臂及左手指侧,也可以放射至其他部位,心绞痛还可以发生在胸部以外如上腹部、咽部、颈部等。每次心绞痛发作的部位往往是相似的。

(2)性质。常呈紧缩感、绞榨感、压迫感、烧灼感、胸憋、胸闷或有窒息感、沉重感,有的患者只表现为胸部不适,主观感觉个体差异较大,但一般不会是针刺样疼痛,有的患者表现为乏力、气短。

(3)持续时间。呈阵发性发作,持续数分钟,一般不会超过 10 分钟,也不会转瞬即逝或持续数小时。

(4)诱发因素及缓解方式。慢性稳定性心绞痛的发作与劳力或情绪激动有关,如快速走路、爬坡时诱发,停下休息即可缓解,多发生在劳力当时而不是之后。舌下含服硝酸甘油可在 2~5 分钟迅速缓解症状。

稳定型劳力性心绞痛发作的原因和规律在 1~3 个月并无改变,即每天或每周疼痛发作次数大致相同,诱发疼痛的劳力和情绪激动程度相同,每次发作疼痛的性质和部位无改变,疼痛时限相仿(3~5 分钟),用硝酸甘油后,也在相同时间内起效。

表 1-3 加拿大心血管学会(CCS)的稳定性心绞痛分级

分级	心绞痛的严重程度及其对体力活动的影响
Ⅰ级	一般体力活动不引起心绞痛,如行走和上楼,但紧张、快速或持续用力可引起心绞痛的发作
Ⅱ级	日常体力活动稍受限制,快步行走、饭后行走、上楼、登高、在寒冷或风中行走或情绪激动时可发作心绞痛,或仅在睡醒后数小时内发作。在正常情况下以一般速度平地步行 200 米以上或登一层以上的楼梯后活动受限
Ⅲ级	日常体力活动明显受限,在正常情况下以一般速度平地步行 100~200 米或登一层楼梯时可发作心绞痛
Ⅳ级	轻微活动或休息时即出现心绞痛症状

（二）体征

稳定性心绞痛体检时，常无明显异常，心绞痛发作时可有心率增快、血压升高、焦虑、出汗，有时可闻及第四心音、第三心音或奔马律，或出现心尖部收缩期杂音，第二心音逆分裂，偶闻双肺底啰音。体检尚能发现其他相关情况，如心脏瓣膜病、心肌病等非冠状动脉粥样硬化性疾病，也可发现高血压、脂质代谢障碍所致的黄色瘤等危险因素，颈动脉杂音或周围血管病变有助于动脉粥样硬化的诊断。体检尚需注意肥胖（体重指数 BMI 及腰围），以助了解有无代谢综合征。

【辅助检查】

（一）心电图

心电图是诊断冠心病最简便、常用的方法，在患者症状发作时，心电图不仅是最重要的检查手段，还能够发现心律失常，不发作时多数无特异性。心绞痛发作时 S-T 段异常压低，变异型心绞痛患者出现一过性 S-T 段抬高，不稳定型心绞痛多有明显的 S-T 段压低和 T 波倒置。

心肌梗死时的心电图表现为：①急性期有异常 Q 波、S-T 段抬高；②亚急性期仅有异常 Q 波和 T 波倒置（梗死后数天至数星期）；③慢性或陈旧性期（3～6 个月）仅有异常 Q 波。若 S-T 段抬高持续 6 个月以上，则有可能并发室壁瘤；若 T 波持久倒置，则称陈旧性心肌梗死伴冠脉缺血。

（二）心电图负荷试验

包括运动负荷试验和药物负荷试验（如潘生丁试验、异丙肾上腺素负荷试验）。对于安静状态下无症状或症状很短、难以捕捉的患者，可以通过运动或药物增加心脏的负荷来诱发心肌缺血，通过心电图记录到 ST-T 的变化以证实心肌缺血的存在。运动负荷试验最常用，结果阳性为异常。怀疑心肌梗死的患者禁用。

（三）动态心电图

动态心电图是一种可以长时间连续记录并分析在活动和安静状态下心电图变化的方法。该方法于1947 年由 Holter 首先运用于监测电活动的研究，所以又称 Holter。该方法可以记录到患者在日常生活状态下心电图的变化，如一过性心肌缺血导致的 ST-T 变化等。动态心电图无创、方便，患者容易接受。

（四）核素心肌显像

根据病史、心电图检查不能排除心绞痛，以及某些患者不能进行运动负荷试验时可进行此项检查。核素心肌显像可以显示缺血区、明确缺血的部位和范围大小，结合运动负荷试验，则可提高检出率。

（五）超声心动图

超声心动图可以对心脏形态、结构、室壁运动以及左心室功能进行检查，是目前最常用的检查手段之一，对室壁瘤、心腔内血栓、心脏破裂、乳头肌功能等有重要的诊断价值，但是，其准确性与超声检查者的经验关系密切。

（六）血液学检查

通常需要采血测定血脂、血糖等指标，评估是否存在冠心病的危险因素。心肌损伤标志物是急性心肌梗死诊断和鉴别诊断的重要手段之一，目前临床中以心肌肌钙蛋白为主。

（七）冠状动脉 CT

多层螺旋 CT 心脏和冠状动脉成像是一项无创、低危、快速的检查方法，已逐渐成为一种重要的冠心病早期筛查和随访手段。适用于：①有不典型胸痛症状的患者，心电图、运动负荷试验或核素心肌灌注等辅助检查不能确诊；②冠心病低风险患者的诊断；③可疑冠心病，但不能进行冠状动脉造影；④无症状的高危冠心病患者的筛查；⑤已知冠心病或介入及手术治疗后的随访。

（八）冠状动脉造影及血管内成像技术

该技术是目前冠心病诊断的"金标准"，可以明确冠状动脉有无狭窄以及狭窄的部位、程度、范围等，并可据此指导进一步治疗;血管内超声则可以明确冠状动脉内的管壁形态及狭窄程度。光学相干断层成像(OCT)是一种高分辨率断层成像技术,可以更好地观察血管腔和血管壁的变化;左心室造影则可以对心功能进行评价。冠状动脉造影的主要指征:①对内科治疗下心绞痛仍较重者,明确动脉病变情况以考虑旁路移植手术;②胸痛似心绞痛而不能确诊者。

【治疗】

(一)药物治疗

1. 改善预后的药物

(1)阿司匹林。通过抑制环氧化酶和血栓烷(TXA2)的合成达到抗血小板聚集的作用,所有患者只要没有用药禁忌证都应该服用,随机对照研究证实了慢性稳定性心绞痛患者服用阿司匹林可降低心肌梗死、脑卒中或心血管性死亡的风险。阿司匹林的最佳剂量范围为 $75\sim150$ mg/d。其主要不良反应为胃肠道出血或对阿司匹林过敏,不能耐受阿司匹林的患者,可改用氯吡格雷作为替代治疗。

(2)氯吡格雷。通过选择性的不可逆的抑制血小板 ADP 受体而阻断 ADP 依赖激活的 GPⅡb/Ⅲa 复合物,有效地减少 ADP 介导的血小板激活和聚集,主要用于支架植入以后及阿司匹林有禁忌证的患者。该药起效快,顿服 300 mg 后 2 小时即能达到有效血药浓度,常用维持剂量为 75 mg/d,1 次口服。

(3)调脂治疗。降脂(或称调脂)药物在治疗冠状动脉粥样硬化中起着重要作用,LDL-C 的降低与冠心病死亡率和总死亡率降低有着明显关系。他汀类药物可以进一步改善内皮细胞的功能,抑制炎症、稳定斑块,使部分动脉粥样硬化斑块消退,显著延缓病变进展。慢性稳定型心绞痛患者即使只是出现轻到中度 LDL-C 升高,也建议积极采用他汀类药物治疗,建议治疗目标是将 LDL-C 水平降到 <1.8 mmol/L。在应用他汀类药物时,应严密监测转氨酶及肌酸激酶等生化指标,及时发现药物可能引起的肝脏损害和肌病。采用强化降脂治疗时,更应注意监测药物的安全性。

表 1-4 临床常用他汀类药物剂量表及服用方法

药品名称	常用剂量	服用方法
洛伐他汀	$25\sim40$ mg	晚上口服 1 次
辛伐他汀	$20\sim40$ mg	晚上口服 1 次
阿托伐他汀	$10\sim20$ mg	晚上口服 1 次
普伐他汀	$20\sim40$ mg	晚上口服 1 次
氟伐他汀	$40\sim80$ mg	晚上口服 1 次
舒瑞伐他汀	$5\sim10$ mg	晚上口服 1 次

(4)血管紧张素转换酶抑制剂(ACEI)。在稳定性心绞痛患者中,合并糖尿病、心力衰竭或左心室收缩功能不全的高危患者应该使用 ACEI,对 ACEI 不耐受者可换用 ARB。所有冠心病患者均能从 ACEI 治疗中获益,但低危患者获益可能较小。常用的 ACEI 制剂有卡托普利、依那普利等。

2. 减轻症状、改善缺血的药物

减轻症状及改善缺血的药物应与预防心肌梗死和死亡的药物联合使用,其中有一些药物,如 β-受体阻滞剂,同时兼有两方面的作用。目前减轻症状及改善缺血的主要药物包括 3 类:β-受体阻滞剂、硝酸酯类药物和钙拮抗剂,除此之外还有其他治疗药物。

(1)β-受体阻滞剂。β-受体阻滞剂能抑制心脏 β 肾上腺素能受体,从而减慢心率、减弱心肌收缩力、降低血压,以减少心肌耗氧量,可以减轻心绞痛发作的症状和增加运动耐量。用药后要求静息心率降至 $55\sim60$ 次/分钟,严重心绞痛患者如无心动过缓症状,可降至 50 次/分钟。只要无禁忌证,β-受体阻滞剂应作为稳定性心绞痛的初始治疗药物,它能降低心肌梗死后稳定性心绞痛患者死亡和再梗死的风险。

目前可用于治疗心绞痛的 β-受体阻滞剂有很多种,当给予足够剂量时,均能有效预防心绞痛发作。现在更倾向于使用选择性 β_1-受体阻滞剂,如美托洛尔、阿替洛尔及比索洛尔。同时具有 α 和 β-受体阻滞的药物,在慢性稳定性心绞痛的治疗中也有效。有严重心动过缓和高度房室传导阻滞、窦房结功能紊乱、有明显的支气管痉挛或支气管哮喘的患者,禁用 β-受体阻滞剂。外周血管疾病及严重抑郁是应用 β-受体阻滞剂的相对禁忌证。慢性肺心病的患者要小心使用高度选择性 β_1-受体阻滞剂。没有固定狭窄的冠状动脉痉挛造成的缺血,如变异性心绞痛,不宜使用 β-受体阻滞剂,这时钙拮抗剂是首选药物。推荐使用无内在拟交感活性的 β-受体阻滞剂。β-受体阻滞剂的使用剂量应个体化,从较小剂量开始。

表 1-5　常用 β-受体阻滞剂剂量表及服药方法

药品名称	常用剂量	服药方法	选择性
普萘洛尔	10～20 mg	每日口服 2～3 次	非选择性
美托洛尔	25～100 mg	每日口服 2 次	β_1 选择性
美托洛尔缓释片	50～200 mg	每日口服 1 次	β_1 选择性
阿替洛尔	25～50 mg	每日口服 2 次	β_1 选择性
比索洛尔	5～10 mg	每日口服 1 次	β_1 选择性
阿罗洛尔	5～10 mg	每日口服 2 次	α、β 选择性

(2)硝酸酯类药物。硝酸酯类药物为内皮依赖性血管扩张剂,能减少心肌需氧和改善心肌灌注,从而改善心绞痛症状。硝酸酯类药物会反射性增加交感神经张力,使心率加快,因此常联合负性心率药物如 β-受体阻滞剂或非二氢吡啶类钙拮抗剂治疗慢性稳定性心绞痛,联合用药的抗心绞痛作用优于单独用药。

舌下含服或喷雾用硝酸甘油仅作为心绞痛发作时缓解症状用药,也可在运动前数分钟使用,以减少或避免心绞痛发作。长效硝酸酯制剂用于减低心绞痛发作的频率和程度,并可能增加运动耐量。长效硝酸酯类不适宜用于心绞痛急性发作的治疗,适宜用于慢性长期治疗。每天用药时应注意给予足够的无药间期,以减少耐药性的发生。如劳力型心绞痛患者日间服药,夜间停药;皮肤敷贴片应白天敷贴,晚上除去。

硝酸酯类药物的不良反应包括头痛、面色潮红、心率反射性加快和低血压,以上不良反应以给予短效硝酸甘油类药物更明显。第 1 次含硝酸甘油时,应注意可能发生体位性低血压。使用治疗勃起功能障碍药物西地那非者 24 小时内不能应用硝酸甘油等硝酸酯制剂,以避免引起低血压,甚至危及生命。对由严重主动脉瓣狭窄或肥厚型梗阻性心肌病引起的心绞痛,不宜用硝酸酯制剂,因为硝酸酯制剂降低心脏前负荷和减少左室容量能进一步增加左室流出道梗阻程度,而严重主动脉瓣狭窄患者应用硝酸酯制剂也因心脏前负荷的降低进一步减少心搏出量,有造成晕厥的危险。

(3)钙拮抗剂。钙拮抗剂包括两大类:二氢吡啶类钙拮抗剂(氨氯地平、硝苯地平控释片、非洛地平缓释片等)和非二氢吡啶类钙拮抗剂(地尔硫卓、维拉帕米等),可用于稳定型心绞痛的治疗和冠脉痉挛引起的心绞痛。不主张使用短效钙通道阻断剂,如硝苯地平普通片。

肺水肿或严重左心室功能不全者,应避免使用维拉帕米和地尔硫卓。慢性左心功能不全患者可以耐受氨氯地平和非洛地平。不能使用 β-受体阻滞剂的患者,可选择减慢心率的钙拮抗剂维拉帕米和地尔硫卓。非二氢吡啶类钙拮抗剂和 β-受体阻滞剂的联合用药能使传导阻滞和心肌收缩力的减弱更明显,要特别警惕,老年人、已有心动过缓或左室功能不良的患者应避免合用。

(4)其他治疗药物。①代谢性药物:曲美他嗪通过调节心肌能源底物,抑制脂肪酸氧化,优化心肌能量代谢,能改善心肌缺血及左心功能,缓解心绞痛。可与 β-受体阻滞剂等抗心肌缺血药物联用,常用剂量为 60 mg/d,分 3 次口服;②尼可地尔:尼可地尔是一种钾通道开放剂,与硝酸酯类制剂具有相似药理特性,对稳定性心绞痛治疗可能有效。常用剂量为 6 mg/d,分 3 次口服。

（二）非药物治疗

1. 经皮冠状动脉介入治疗（PCI）

经皮冠状动脉腔内成形术（PTCA）应用特制的带气囊导管，经外周动脉（股动脉或桡动脉）送到冠脉狭窄处，充盈气囊可扩张狭窄的管腔，改善血流，并在已扩开的狭窄处放置支架，预防再狭窄，还可结合血栓抽吸术、旋磨术，适用于药物控制不良的稳定型心绞痛、不稳定型心绞痛和心肌梗死患者。心肌梗死急性期首选急诊介入治疗，时间非常重要，越早越好。

2. 冠状动脉旁路移植术（CABG）

冠状动脉旁路移植术（简称冠脉搭桥术）通过恢复心肌血流的灌注，缓解胸痛和局部缺血、改善患者的生活质量，并可以延长患者的生命，适用于严重冠状动脉病变的患者。对不能接受介入治疗或治疗后复发的患者，以及心肌梗死后心绞痛，或出现室壁瘤、二尖瓣关闭不全、室间隔穿孔等并发症的患者，在治疗并发症的同时，应该行冠状动脉搭桥术。手术的选择应该由心内科、心外科医生与患者共同决定。

（三）非药物非手术治疗

对于药物治疗难以奏效又不适宜血管重建术的难治性慢性稳定性心绞痛可试用以下治疗方法。

（1）外科激光血运重建术。目前已有 6 个关于外科激光血运重建术的研究，多数研究均显示该方法能改善患者的症状，但机制尚有争议。

（2）增强型体外反搏。冠心病慢性稳定性心绞痛患者可接受增强型体外反搏治疗，一般每天 1 小时，12 小时为一疗程。多中心随机对照的 MUST-EECP 研究显示，通过 35 小时的增强型体外反搏治疗，能降低患者心绞痛发作频率，改善运动负荷试验中的心肌缺血情况，患者对增强型体外反搏耐受良好。另两项增强型体外反搏的注册研究也显示，增强型体外反搏治疗后 75%～80% 患者的症状获得改善。

（3）脊髓电刺激。自 1987 年以来，脊髓电刺激就一直被用作对药物、介入及外科治疗无效的慢性稳定性心绞痛的一种止痛方法，一些小样本的临床研究显示脊髓电刺激能改善患者的症状且无明显不良反应。

【二级预防】

应养成健康生活习惯，如戒烟限酒，坚持低脂低盐饮食，适当进行体育锻炼，控制体重等。高血压、糖尿病、高脂血症患者要积极接受治疗，防止病情进展及进一步造成靶器官损害。二级预防主要措施可总结为 ABCDE 方案：A—阿司匹林、ACEI、血管紧张素Ⅱ受体拮抗剂（ARB）和抗心绞痛；B—β-受体阻滞剂和控制血压；C—降低胆固醇和戒烟；D—合理膳食和控制糖尿病；E—给予患者健康教育和指导其做适当的运动。

第六节　隐匿型冠心病

隐匿型冠心病是无临床症状、但有心肌缺血客观证据的冠心病，亦称无症状性冠心病。患者有冠状动脉粥样硬化，但病变较轻或有较好的侧支循环，或患者痛阈较高因而无疼痛症状。其心肌缺血的心电图表现可见于静息时，或仅在增加心脏负荷时才出现，常为动态心电图记录所发现，又被称为无症状性心肌缺血。

【病因】

（1）患者痛阈发生改变。

（2）冠状动脉狭窄较轻或有较好的侧支循环建立。

【临床表现】

多见于中年以上人群,无心肌缺血的症状,但心电图或 24 小时动态心电图有 ST 段压低、T 波倒置等变化,放射性核素心肌显影或超声心动图示有心肌缺血表现。

【诊断】

主要根据静息、动态或负荷试验的心电图检查,放射性核素心肌显影和(或)超声心动图发现患者有心肌缺血的改变,同时伴有动脉粥样硬化的危险因素。冠状动脉 CT、冠状动脉造影检查可协助确立诊断。

【治疗】

防止粥样斑块加重,争取粥样斑消退和促进冠状动脉侧支循环的建立。静息时心电图、放射性核素心肌显影或超声心动图已有明显心肌缺血改变者,宜适当减轻工作,或选用硝酸酯、β-受体阻滞剂、钙通道阻滞剂治疗,定期体检。

第七节　缺血性心肌病

缺血性心肌病(ICM)是指由冠状动脉粥样硬化使心肌长期缺血,导致心肌细胞减少、坏死、弥漫性纤维化形成的疾病,易发生心律失常及心力衰竭。

【病因】

缺血性心肌病是由冠状动脉动力性和(或)阻力性因素引起的冠状动脉狭窄、闭塞、痉挛以及毛细血管网的病变所引起的,长期慢性心肌缺血也可造成心肌细胞的减少和坏死。心肌细胞坏死导致残存心肌细胞肥大、纤维化或瘢痕形成,也可导致心肌室壁张力增加、硬度异常、心脏扩大及心力衰竭。

【临床表现】

(一)心脏明显扩大

常以左心室扩大为主,并有舒张末期和收缩末期心室腔内径增大,收缩末期和舒张末期容量增加左室射血分数下降,室壁呈多节段性运动减弱、消失或僵硬,有时可见到心腔内附壁血栓形成。患者一般有心绞痛或心梗病史,常伴有高血压,也可由隐匿性冠心病发展而来。

(二)心力衰竭

常表现为劳力性呼吸困难,严重时可发展为端坐呼吸和夜间阵发性呼吸困难等左心室功能不全表现,晚期合并有右心室功能衰竭。

(三)心律失常

可以出现各种类型的心律失常,尤以室性期前收缩、心房颤动、病态窦房结综合征、房室传导阻滞和束支传导阻滞多见。

(四)血栓和栓塞

心脏腔室内形成血栓和栓塞的病例多见于:①心脏腔室明显扩大者;②心房颤动而未抗凝治疗者;③心排出量明显降低者。

【诊断】

(1)有明确冠心病史,至少有 1 次或 1 次以上心肌梗死(有 Q 波或无 Q 波心肌梗死)。

（2）心脏明显扩大。

（3）心功能不全征象和（或）实验室依据。

2个否定条件为：①排除冠心病的某些并发症，如室间隔穿孔、心室壁瘤和乳头肌功能不全所致二尖瓣关闭不全等；②除外其他心脏病或其他原因引起的心脏扩大和心力衰竭。

【治疗】

（一）减轻或消除冠心病危险因素

冠心病危险因素包括吸烟、高血压、糖尿病、高脂血症、超重、冠心病家族史以及男性，其中除家族史和性别外，其他危险因素都可以治疗或预防。

（二）改善心肌缺血

对于有心绞痛发作或心电图有缺血改变的患者，应按照心绞痛治疗原则进行积极抗血小板、降脂稳定斑块、扩冠改善缺血等治疗。

（三）治疗充血性心力衰竭

缺血性心肌病一旦发生心力衰竭，应重点注意呼吸困难、外周水肿和防治原发病，防止心功能的进一步恶化，改善活动耐受性，提高生活质量和存活率。

（1）一般治疗。应给予易消化的清淡食物，以流质或半流质为宜，少食多餐，以减轻心脏的负担，有利于心力衰竭的恢复。有明显劳力性呼吸困难的患者应卧床休息，间断吸氧，并给予镇静药物。

（2）利尿药。避免滥用利尿药，尤其是快速强效利尿药，以免发生严重的电解质紊乱、低血容量或休克等严重后果。在应用利尿药过程中，要严密观察临床症状、血压、液体出入量、电解质及酸碱平衡以及肾功能等变化。常用利尿剂有襻利尿剂（呋塞米、托拉塞米）和噻嗪类利尿剂（氢氯噻嗪），新型利尿剂托伐普坦。

（3）ACEI或ARB。此类药物能阻断肾素-血管紧张素-醛固酮系统（RAAS），使得血管紧张素Ⅱ与醛固酮生成减少，可使周围动脉扩张，对静脉亦有扩张作用，使外周阻力降低，钠、水潴留减少，从而降低心脏前后负荷，心排血量增加。

（4）β-受体阻滞药。对于心力衰竭经洋地黄控制不理想有交感神经活性增高者，均可用β-受体阻滞药治疗，故β-受体阻滞药应从小剂量开始，逐步调整至有效剂量。

（5）醛固酮拮抗剂。改善心肌重构，改善心力衰竭预后，起始剂量10～20 mg/d，维持剂量20 mg/d。

（6）洋地黄以及其他正性肌力药物。已应用利尿剂、ACEI或ARB、β-受体阻滞药、醛固酮拮抗剂仍有症状者，西地兰、地高辛为常用洋地黄类正性肌力药物，伴有快速房颤者尤为合适。目前新型正性肌力药物左西孟旦在安全性、疗效、提高患者生存率方面显出了明显优势。

（四）并发症的防治

（1）心律失常在缺血性心肌病的患者中，各种心律失常非常常见，心律失常会加重原有心功能不全的症状和体征，应注意防治。在应用抗心律失常药物时，应考虑到有些抗心律失常药物对心肌的负性肌力作用可影响心脏功能。病态窦房结综合征、房室传导阻滞发生阿-斯综合征者应（或宜）及早安装起搏器。

（2）血栓与栓塞有心腔扩张并伴心房纤颤者，特别是过去有血栓栓塞病史者，易发生附壁血栓以及其他脏器的栓塞。抗凝和抗血小板治疗可以防止血栓栓塞。

（3）经皮冠状动脉介入治疗（PTCA＋PCI）、CABG术进行血运重建。

积极治疗心肌缺血，对缺血区域有存活心肌者，行PTCA＋PCI术或CABG术进行血运重建可改善心肌功能。

（4）心脏再同步治疗（CRT）又称双心室起搏，治疗心室收缩不同步的心力衰竭患者，可改善心力衰竭患者运动耐量，延长生命时间。

（5）心脏移植术。适用于终末期的患者。

第八节　不稳定型心绞痛和非ST段抬高心肌梗死

不稳定型心绞痛(UA)介于稳定型心绞痛和急性心肌梗死(AMI)之间,包括初发型心绞痛、恶化型心绞痛、静息心绞痛。若UA伴有血清心肌酶明显升高,心电图未见明显ST段抬高,一般伴有ST段压低或T波倒置,可诊断为非ST段抬高心肌梗死(NSTEMI)。

【发病机制】

斑块破裂和糜烂并发血栓形成、血管痉挛及微血管栓塞等多因素作用下所导致的急性或亚急性心肌供氧减少。

【临床表现】

(一)静息性心绞痛

心绞痛发作在休息时,并且持续时间通常在20分钟以上。

(二)初发心绞痛

2个月内新发心绞痛,可表现为自发性发作与劳力性发作并存,疼痛分级在Ⅲ级以上。

(三)恶化劳力型心绞痛

既往有心绞痛病史,近1个月内心绞痛恶化加重,发作次数频繁、时间延长或痛阈降低(心绞痛分级至少增加1级,或至少达到Ⅲ级)。

变异性心绞痛也是UA的一种,通常是自发性的。其特点是一过性ST段抬高,多数自行缓解,不演变为心肌梗死,但少数可演变成心肌梗死。动脉硬化斑块导致局部内皮功能紊乱和冠状动脉痉挛是其发病原因,硝酸甘油和钙离子拮抗剂可以使其缓解。

【诊断】

根据病史中典型的心绞痛症状、典型的缺血性心电图改变(新发或一过性ST段压低≥0.1 mV,或T波倒置≥0.2 mV)以及心肌损伤标记物(cTnT、cTnI或CK-MB)测定,可以作出UA/NSTEMI诊断。

根据病史、疼痛特点、临床表现、心电图及心肌标记物测定结果,可以对UA/NSTEMI进行危险性分层。

表1-6　UA/NSTEMI危险分层

项目	高度危险性(至少具备下列一条)	中度危险性(无高度危险特征但具备下列任何一条)	低度危险性(无高度、中度危险特征但具备下列任何一条)
病史	缺血性症状在48小时内恶化	既往心肌梗死,或脑血管疾病,或冠状动脉旁路移植术,或使用阿司匹林	
胸痛特点	长时间(>20分钟)静息性胸痛	长时间(>20分钟)静息胸痛目前缓解,并有高度或中度冠心病可能。静息胸痛(<20分钟)或因休息或舌下含服硝酸甘油缓解	过去2周内新发CCS分级Ⅱ～Ⅳ级心绞痛,但无长时间(>20分钟)静息性胸痛,有中度或高度冠心病可能

（续表）

项目	高度危险性（至少具备下列一条）	中度危险性（无高度危险特征但具备下列任何一条）	低度危险性（无高度、中度危险特征但具备下列任何一条）
临床表现	缺血引起的肺水肿，新出现二尖瓣关闭不全杂音或原杂音加重，S3 或新出现啰音或原啰音加重，低血压、心动过缓、心动过速，年龄＞75 岁	年龄＞70 岁	
心电图	静息性心绞痛伴一过性 ST 段改变（＞0.05 mV），新出现束支传导阻滞或新出现的持续性心动过速	T 波倒置＞0.2 mV，病理性 Q 波	胸痛期间心电图正常或无变化
心脏损伤标志物	明显增高（即 cTnT＞0.1 μg/L）	轻度增高（即 0.01＜cTnT＜0.1 μg/L）	正常

注：评估 UA 及 NSTEMI 短期死亡和非致死性心脏缺血事件的危险是一个复杂的多变量问题，在此表中不能完全阐明。因此，该表只是提供了一个总的原则和解释，并不是僵硬的教条，标准不一致时以最高为准。

【治疗】

（一）一般治疗

UA 及 NSTEMI 患者卧床休息 1～3 天，应进行吸氧、持续心电监护。对于低危患者留院观察期间未再发生心绞痛、心电图也无缺血改变，无左心衰竭的临床证据，留院观察 12～24 小时期间未发现 CK-MB 升高，肌钙蛋白正常，可留院观察 24～48 小时方可出院。对于中危或高危患者，特别是 cTnT 或 cTnI 升高者，住院时间相对延长，内科治疗也应强化。

（二）抗血小板与抗凝治疗

1. 抗血小板治疗

（1）阿司匹林。阿司匹林是通过抑制血小板环氧化酶从而抑制血小板聚集，若无禁忌证，所有急性冠状动脉综合征（ACS）患者应尽早接受阿司匹林治疗，起始负荷剂量为 300 mg，使用非肠溶制剂或嚼服肠溶制剂，若长期服用应使用小剂量（75～100 mg/d）维持。主要不良反应为胃肠道反应和上消化道出血。

（2）二磷酸腺苷（ADP）受体拮抗剂。此类药物包括氯吡格雷、替格瑞洛片，是通过拮抗血小板 ADP 受体而抑制血小板聚集。早期应给予氯吡格雷负荷量 300 mg，若长期服用应使用小剂量 75 mg/d 维持。对于非 ST 段抬高型 ACS 患者，不论是否行介入治疗，常规治疗都应为小剂量阿司匹林和氯吡格雷联合应用，早期保守治疗时，NSTE-ACS 联合应用至少 1 月，根据病情可用至 12 个月，支架术后的 NSTE-ACS 患者至少联合应用 12 个月。阿司匹林不能耐受的患者，氯吡格雷可替代阿司匹林作为长期的抗血小板治疗。

（3）血小板膜糖蛋白Ⅱb/Ⅲa（GPⅡb/Ⅲa）受体拮抗药。此类药物为第三代血小板抑制药，GPⅡb/Ⅲa 受体是血小板聚集的最后共同途径，GPⅡb/Ⅲa 受体拮抗药与 GPⅡb/Ⅲa 靶位结合以阻滞纤维蛋白原与其结合从而阻断血小板激活和凝聚，是目前最强有力的抗血小板药物。3 种常用静脉应用药物为阿昔单抗、替罗非班和依替巴肽。

（4）磷酸二酯酶抑制剂。对阿司匹林不能耐受或禁忌者，也可选用西洛他唑替代阿司匹林，与氯吡格雷联用。

2. 抗凝治疗

除非有禁忌证，所有患者应该在抗血小板的基础上接受常规抗凝治疗，常用的抗凝包括普通肝素（UFH）、低分子肝素（LMWH）、黄达肝葵钠和比伐卢定。

（三）抗缺血治疗

1. 硝酸酯类药物

硝酸酯能降低心肌需氧，同时增加心肌供氧，对缓解心肌缺血有帮助。心绞痛发作时，可舌下含服硝酸甘油，每次 0.5 mg，必要时每间隔 5 分钟可以连用 3 次，或使用硝酸甘油喷雾剂。使用硝酸甘油后症状无缓解且无低血压的患者，可从静脉滴注硝酸甘油中获益，静脉点滴开始 $5\sim10\ \mu g/min$，每 $5\sim10\ min$ 增加 $5\sim10\ \mu g$，直至症状缓解或平均压降低 10%。

2. 镇痛药

应用硝酸酯类药物后症状不缓解或抗缺血治疗后症状复发，且无低血压及其他不能耐受的情况时，一般可静脉注射硫酸吗啡 3 mg，必要时 $5\sim15$ 分钟重复使用 1 次，以减轻症状，保证患者舒适。

3. β-受体阻滞剂

β-受体阻滞剂通过负性肌力和负性频率作用，降低心肌需氧量和增加冠状动脉灌注时间，因而有抗缺血作用，因此没有禁忌证时应当在早期开始使用 β-受体阻滞剂，高危及进行性静息性疼痛的患者，应先静脉使用，然后改为口服。中低危患者可以口服 β-受体阻滞剂，应当优先选用无内源性拟交感活性的 β-受体阻滞剂如美托洛尔和比索洛尔。

使用 β-受体阻滞剂的禁忌证为：一度房室传导阻滞（AVB）（P-R 间期＞0.24 s）、任何形式的二度或三度 AVB 而无起搏器保护、严重的心动过缓（＜50 次/分钟）、低血压［收缩压（SBP）＜90 mmHg］、有哮喘病史或严重慢性心力衰竭。慢性阻塞性肺病（COPD）患者应当非常小心地使用 β_1-受体阻滞剂。使用 β-受体阻滞剂的目标心率为 $50\sim60$ 次/分钟。

4. 钙拮抗剂（CCB）

使用足量硝酸酯和 β-受体阻滞剂的患者，或不能耐受硝酸酯和 β-受体阻滞剂的患者或变异性心绞痛的患者，可以使用钙拮抗剂控制进行性缺血或复发性缺血。ACS 患者在没有联合使用 β-受体阻滞剂时，应避免使用快速释放的短效二氢吡啶类，因其可增加不良事件的发生。肺水肿或严重左心室功能不全者，应避免使用维拉帕米和地尔硫卓。慢性左心功能不全患者可以耐受氨氯地平和非洛地平。二氢吡啶类钙拮抗剂可作为硝酸酯和 β-受体阻滞剂后的第二或第三选择。不能使用 β-受体阻滞剂的患者，可选择减慢心率的钙拮抗剂维拉帕米和地尔硫卓。

（四）其他治疗

1. 他汀类药物

在 ACS 早期给予他汀类药物，可以改善预后，降低终点事件，这可能和他汀类药物抗炎症及稳定斑块作用有关，因此 ACS 患者应在 24 小时内检查血脂，在出院前尽早给予较大剂量他汀类药物，使 LDL-C 的水平降至＜1.8 mmol/L（70 mg/dL）。

常用他汀类药物的剂量为：阿托伐他汀 $10\sim80$ mg/d 或瑞舒伐他汀 $10\sim20$ mg/d、氟伐他汀 $40\sim80$ mg/d、辛伐他汀 $20\sim40$ mg/d、普伐他汀 $10\sim40$ mg/d。

2. ACEI

ACEI 可以降低 AMI、糖尿病伴左室功能不全及高危冠心病患者的死亡率，因此这类患者及虽然使用了 β-受体阻滞剂和硝酸酯仍不能控制缺血症状的高血压患者，应当使用 ACEI。对于没有上述情况的低危患者，可以不必使用 ACEI。

3. IABP

IABP 可以降低左心室的后负荷和增加左心室心肌舒张期灌注，因而可能对顽固性严重缺血有效。

（五）UA/NASTEMI 的冠状动脉血管重建治疗

对于非 ST 段抬高的 ACS 患者进行血管重建的目的是治疗反复发作的心肌缺血以防进展为心肌梗死或猝死。根据造影结果选用 PCI 或 CABG 的血运重建。

（六）出院后的治疗

UA/NSTEMI 的急性期通常为 2 个月。急性期后 1~3 个月，多数患者的临床过程与慢性稳定性心绞痛者相同，可根据慢性稳定性心绞痛指南治疗。出院后患者应坚持使用住院期间的治疗方案，同时消除或控制存在的冠心病危险因素。

所谓的 ABCDE 二级预防方案[A. 阿司匹林、ACEI 血管紧张素Ⅱ受体拮抗剂（ARB）和抗心绞痛；B. β-受体阻滞剂和控制血压；C. 降低胆固醇和戒烟；D. 合理膳食和控制糖尿病；E. 给予患者健康教育和指导适当的运动]对于治疗有所帮助。

【基层医院处理】

不稳定型心绞痛患者应积极将患者转至上级医院治疗，避免发生急性心肌梗死。对 NASTEMI 患者尽早将其转运至有资质开展经皮冠状动脉介入治疗（PCI）的二级以上医疗机构实施再灌注治疗。

第九节　急性心肌梗死

急性心肌梗死是冠状动脉急性、持续性缺血缺氧所引起的心肌坏死，临床上多有剧烈而持久的胸骨后疼痛，休息或使用硝酸酯类药物后不能完全缓解，伴有血清心肌酶活性增高及进行性心电图变化，可并发心律失常、休克或心力衰竭，常可危及生命。

【分型】

我国推荐使用第 3 版《心肌梗死全球统一定义》，将心肌梗死分为 5 型。

1. 1 型：自发性心肌梗死

由于动脉粥样斑块破裂、溃疡、裂纹、糜烂或夹层，引起一支或多支冠状动脉血栓形成，导致心肌血流减少或远端血小板栓塞伴心肌坏死。患者大多有严重的冠状动脉病变，少数患者冠状动脉仅有轻度狭窄甚至正常。

2. 2 型：继发于心肌氧供需失衡的心肌梗死

除冠状动脉病变外的其他情形引起心肌需氧与供氧失衡，导致心肌损伤和坏死，例如冠状动脉内皮功能异常、冠状动脉痉挛或栓塞、心动过速/过缓性心律失常、贫血、呼吸衰竭、低血压、高血压伴或不伴左心室肥厚。

3. 3 型：心脏性猝死

心脏性死亡伴心肌缺血症状和新的缺血性心电图改变或左束支阻滞，但无心肌损伤标志物检测结果。

4. 4a 型：经皮冠状动脉介入治疗（PCI）相关心肌梗死

4b 型：冠状动脉造影或尸检发现支架植入处血栓性阻塞，患者有心肌缺血症状和（或）至少 1 次心肌损伤标志物高于正常上限。

5. 5 型：外科冠状动脉旁路移植术（CABG）相关心肌梗死

基线 cTn 正常患者，CABG 后 cTn 升高超过正常上限 10 倍，同时发生：①新的病理性 Q 波或左束支阻滞；②血管造影提示新的桥血管或自身冠状动脉阻塞；③新的存活心肌丧失或节段性室壁运动异常的影像学证据。

【临床表现】

（一）诱因

大部分患者有明显诱因，如剧烈运动、创伤、情绪波动、急性失血、呼吸道感染、肺栓塞、低血糖等。在变异性心绞痛中,反复发作的冠状动脉痉挛也可进展为 AMI。

（二）先兆

患者在发病前数日有乏力、胸闷、心悸、心绞痛、烦躁、失眠等前驱症状,心绞痛发作较以往频繁、疼痛剧烈、持续时间较长及硝酸甘油疗效差等。发生先兆时应及时住院处理,可使部分患者避免发生心肌梗死。

（三）症状

1. 疼痛

疼痛为最先出现的症状,强度不一。疼痛发生的部位和心绞痛发生的部位类似,但程度较重、持续时间较长,可达数小时或数天,休息或含服硝酸甘油片多不能缓解,伴有烦躁不安、出汗、恐惧或有濒死感。有少数患者疼痛症状不明显,可表现为休克或急性心力衰竭,在老年人和糖尿病患者中多见。部分患者疼痛部位为上腹部,可能会被误认为胃穿孔或急性胰腺炎等急腹症;另有部分患者疼痛放射至下颌、背部上方,可能会被误认为骨关节痛。

2. 全身症状

伴有发热、心动过速、白细胞增高和血沉增快等症状,由坏死物质吸收所引起,一般在 24～48 小时出现,体温一般在 38℃ 左右,很少超过 39℃,持续约 1 周。

3. 胃肠道症状

可伴有频繁的恶心、呕吐和上腹胀痛,多见于下壁心肌梗死,这与迷走神经受坏死心肌刺激和心排出量降低、组织灌注不足等张力增高有关。

4. 心律失常

以室性心律失常最常见症状,尤其是室早,如室早频发（每分钟 5 次以上）、成对出现或短阵室速,R-on-T 需严密观察并处理。完全性房室传导阻滞多见于下壁心肌梗死（MI）。室上性心律失常较少,多发生在 MI 合并心力衰竭的患者中。

5. 心力衰竭

主要是急性左心衰竭,随后可发生颈静脉怒张、肝大、水肿等右心衰竭表现。右心室 MI 开始即出现右心衰竭表现,伴血压下降。

6. 低血压和休克

疼痛期中血压下降常见,如疼痛缓解而收缩压仍低于 80 mmHg,有烦躁不安、面色苍白、皮肤湿冷、脉细而快、大汗淋漓、尿量减少（<20 mL/h）、神志淡漠等症状则为休克表现。休克多在起病后数小时至 1 周内发生,主要为心源性,为心肌广泛（40% 以上）坏死、心排出量急骤下降所致。

根据有无心力衰竭表现及其相应的血流动力学改变严重程度,按 Killip 分级法将 AMI 的心功能分为 4 级。

（1）Ⅰ级:无心力衰竭征象,但 PCWP（肺毛细血管楔嵌压）可升高,病死率 0～5%。

（2）Ⅱ级:轻至中度心力衰竭,肺罗音出现范围小于两肺的 50%,可出现第三心音奔马律、持续性窦性心动过速或其他心律失常,静脉压升高,有肺淤血的 X 线表现,病死率 10%～20%。

（3）Ⅲ级:重度心力衰竭,出现急性肺水肿,肺罗音出现范围大于两肺的 50%,病死率 35%～40%。

（4）Ⅳ级:出现心源性休克,收缩压小于 90 mmHg,尿量少于每小时 20 mL,皮肤湿冷,发绀,呼吸加速,脉率大于 100 次/分钟,病死率 85%～95%。

（四）并发症

主要包括:①乳头肌功能失调或断裂;②心室游离壁破裂;③室间隔穿孔;④心室壁瘤;⑤栓塞;⑥心肌梗死后综合征。

【辅助检查】

(一)心电图

对疑似 STEMI 的胸痛患者,应在接诊 10 分钟内记录 12 导联心电图[下壁和(或)正后壁心肌梗死时需加做 V3R～V5R 和 V7～V9 导联]。典型的 STEMI 早期心电图表现为 ST 段弓背向上抬高(呈单向曲线)伴或不伴病理性 Q 波、R 波减低(正后壁心肌梗死时,ST 段变化可以不明显)。超急期心电图可表现为异常高大且两支不对称的 T 波。首次心电图不能明确诊断时,需在 10～30 分钟复查,与既往心电图进行比较有助于诊断。左束支阻滞患者发生心肌梗死时,心电图诊断困难,需结合临床情况仔细判断。

急性心肌梗死在心电图导联上的定位诊断:

前间壁	V1、V2、(V3)导联
前壁(心尖)	V2～V4 导联
广泛前壁	V1～V6、I、avL 导联
前侧壁	V5、V6、(I、avL)导联
高侧壁	I、aVL、(V5、V6)导联
下壁	II、III、aVF 导联
后壁	V7～V9 导联(V1～V3 高 R)
右室	V3R～V5R 导联

(二)血清心肌损伤标志物

cTn 是诊断心肌坏死最特异和敏感的首选心肌损伤标志物,通常在 STEMI 症状发生后 3～4 小时开始升高,10～24 小时达到峰值,并可持续升高 7～14 天。肌酸激酶同工酶(CK-MB)对判断心肌坏死的临床特异性较高,发生 STEMI 时其测值超过正常上限并有动态变化。溶栓治疗后梗死相关动脉开通时 CK-MB 峰值前移(14 小时以内)。CK-MB 测定也适于诊断再发心肌梗死。肌红蛋白测定有助于 STEMI 早期诊断,但特异性较差。

表 1-7 常用血清心肌损伤标志物检测

检测时间	肌红蛋白	cTnT	cTnI	CK-MB
开始升高时间(h)	0.5～1	3～4	4～6	4～6
峰值时间(h)	8～12	48～120	24	16～24
持续时间(d)	1～2	10～14	7	3～4

注:cTnT 为心脏肌钙蛋白 T;cTnI 为心脏肌钙蛋白 I;CK-MB 为肌酸激酶同工酶。CK-MB 迄今一直是评估 ACS 的主要血清心肌损伤标记物。

(三)影像学检查

超声心动图等影像学检查有助于对急性胸痛患者进行鉴别诊断和危险分层。

【诊断】

世界卫生组织的 AMI 诊断标准为典型的临床表现、特征性的 ECG 改变、血清心肌损伤物的动态改变。3 项中具备 2 项,即可诊断。

【基层医院处理流程】

对于所有疑诊 STEMI 的患者,所有基层卫生医疗机构人员应尽早将其转运至有资质开展急诊 PCI 的二级以上医疗机构实施再灌注治疗。

第二章 心力衰竭

第一节 慢性心力衰竭

【定义】

慢性心力衰竭不是一种疾病,而是一种临床症候群,是多种心脏疾病的终末共同通路。许多因素如冠状动脉粥样硬化性心脏病(冠心病)、高血压、瓣膜疾病、病毒感染、乙醇或抗癌药的毒害、含有缺陷蛋白(如收缩蛋白的遗传异常)、血液供给慢性减少或快速电刺激(快速起搏、快速型心动过速)以及各种类型的心肌病都可以损害心脏引起心力衰竭,导致心肌功能受损和心肌细胞过早死亡,这证明慢性心力衰竭是一种症候群而非疾病。

【流行病学】

(一)心力衰竭的发病特点

1. 发病率有逐年升高的趋势

尽管近 10 年来,高血压疾病得到了有效的治疗,减少了由高血压引起的心力衰竭的发病率,冠心病患者的生活质量也有了很大提高,但心力衰竭的发病率仍有增高趋势,可能原因包括:①随着心血管病诊疗技术的发展,原先在急性期死亡率极高的心脏病如急性心肌梗死,由于及时溶栓治疗、紧急经皮冠脉腔内成形术,以及抗心律失常技术的发展,早期死亡率大大降低,但遗留下来的问题却成为充血性心力衰竭的重要原因;②随着人类寿命不断延长,心肌老化也成为心力衰竭的另一重要原因;③尽管一些重要心血管疾病如风湿性心脏病的发病率和病死率有所下降,但另一些心脏疾病如高血压、冠心病的发病率却逐年增加,已成为心力衰竭的最主要的基础心脏病。

2. 病因谱显著改变

在一些西方国家,目前心力衰竭的主要病因为冠心病,约占心力衰竭病例总数的 2/3;其次为高血压和原发性扩张型心肌病。根据上海地区对 1980、1990、2000 年共 2178 例心力衰竭住院患者进行的流行病学调查研究,发现心力衰竭病因谱改变显著,20 年来风湿性心脏瓣膜病由 46.8% 降至 8.9%,冠心病由 31.3% 上升至 55.7%。中国香港一项调查显示,老年心力衰竭患者中,患有高血压的占 32.8%,患有冠心病的占 14.8%,患有慢性阻塞性肺气肿的占 18.8%,患有糖尿病的占 33%,患有扩张型心肌病的占 4.2%,患有瓣膜性心脏病的占 7.4%。说明近年来心力衰竭病因在我国的病因谱已经与发达国家相似。

(二)心力衰竭的发病率

在 Framingham 心脏研究中,心力衰竭的年发病率中,女性为 0.14%,男性为 0.23%。女性存活率一般高于男性,因而两者的患病率相似。随着年龄增长,每增加 10 岁,心力衰竭的发病率约增加 1 倍,在 85~94 岁年龄段达到 3%。

我国北方地区心力衰竭患病率为 1.4%,南方地区心力衰竭的患病率为 0.5%,北方高于南方($P<0.01$);城市人群心力衰竭患病率为 1.1%,农村为 0.8%,城市高于农村。随着人口老龄化加剧,心力衰竭的患病

率持续增加,目前至少有 400 万人患该病。

【病因】

影响心排血量的 5 个决定因素为:①心脏的前负荷;②后负荷;③心肌收缩力;④心率;⑤心肌收缩的协调。上述诸因素中单个或多个因素的改变均可影响心脏功能,甚至发生心力衰竭。

(一)基本病因

1. 前负荷过重

心室舒张回流的血量过多,如主动脉瓣或二尖瓣关闭不全,室间隔缺损,动脉导管未闭等均可使左心室舒张期负荷过重,导致左心衰竭;先天性房间隔缺损可使右心室舒张期负荷过重,导致右心衰竭。贫血、甲状腺功能亢进等高心排血量疾病,由于回心血量增多,加重左、右心室的舒张期负荷,而导致全心力衰竭。

2. 后负荷过重

如高血压、主动脉瓣狭窄或左心室流出道梗阻,使左心室收缩期负荷加重,可导致左心衰竭。肺动脉高压,右心室流出道梗阻,使右心室收缩期负荷加重,可导致右心衰竭。

3. 心肌收缩力的减弱

常见的如由于冠状动脉粥样硬化所引起的心肌缺血或坏死,各种原因的心肌炎(病毒性、免疫性、中毒性、细菌性),原因不明的心肌病,严重的贫血性心脏病及甲状腺功能亢进性心脏病等,心肌收缩力均可有明显减弱,导致心力衰竭。

4. 心室收缩不协调

冠心病心肌局部严重缺血招致心肌收缩无力或收缩不协调,如室壁瘤。

5. 心室顺应性减低

如心室肥厚、肥厚性心肌病,心室的顺应性明显减低时,可影响心室的舒张而影响心脏功能。

(二)诱发因素

1. 感染

病毒性上呼吸道感染和肺部感染是诱发心力衰竭的常见诱因,感染除可直接损害心肌外,其诱发的发热使心率增快也会加重心脏的负荷。

2. 过重的体力劳动或情绪激动

3. 心律失常

尤其是快速性心律失常,如阵发性心动过速、心房颤动等,均可使心脏负荷增加,心排血量减低,而导致心力衰竭。

4. 妊娠分娩

妊娠期孕妇血容量增加,分娩时由于子宫收缩,回心血量明显增多,加上分娩时的用力,均加重心脏负荷。

5. 输液(或输血过快或过量)

液体或钠的输入量过多,血容量突然增加,心脏负荷过重而诱发心力衰竭。

6. 严重贫血或大出血

严重贫血或大出血使心肌缺血缺氧,心率增快,心脏负荷加重。

【病理生理】

心力衰竭的发展过程可分为心功能代偿期和心功能失代偿期。

(一)心功能代偿期

心脏有很大的储备力,当患病的心脏负荷增加,心排血量减少时,心脏可通过以下途径进行代偿,使心排血量增加甚至接近正常,此为心功能的代偿期。

1. 交感神经兴奋

心功能不全开始时,心排血量减少,血压下降刺激了主动脉体和颈动脉窦内压力感受器,同时心室舒张末压和血容量的增加刺激心房以及大静脉内压力感受器,两者均可反射性地引起交感神经兴奋,使心肌收缩力加强,心率加快,心排血量增加。

2. 心室舒张末容量增加

由于交感神经兴奋,导致儿茶酚胺释放增多,全身各组织器官内的血管,包括阻力血管和容量血管有不同程度的收缩,使血容量重新分布,以保证心、脑等重要器官的供应。容量血管收缩使血容量减少,静脉压升高,故回心血量有所增加。此外,肾素-血管紧张素-醛固酮系统的活性增加,加强肾脏对钠及水分的重吸收,使细胞外液及血容量增加,回心血量增多。根据 Frank-Starling 定律,即心室舒张期末容量在一定范围的增加,可使心肌收缩力加强,因而心搏血量增加。

3. 心肌肥厚

持久的容量负荷或压力负荷加重时,可使心肌肥厚,心肌收缩的功能单位——肌节数目增多,因而心肌收缩力加强。

通过以上代偿功能,心排血量增加,尚能适应人体在中等强度体力劳动时的组织代谢需要,而不发生瘀血症状,称为心功能代偿期。

(二)心功能失代偿期

当心脏病变不断加重,心功能减退超过其代偿功能时,则出现心功能失代偿,其主要的病理生理变化有以下三种。

1. 心率加快,心排血量减低

心功不全早期,心率代偿性加快,虽有助于增加心排血量使其达到或接近正常水平,然而,心率加快也会增加心肌耗氧量,且冠状动脉供血和心室充盈时间缩短,使每搏血量下降,心排血量反而降低。

2. 水、钠潴留

心排血量的降低引起血液的重新分配,导致肾血流量减少。肾血流量的减少可使肾小球滤过率减低或肾素分泌增加,进而作用于肝脏产生的血管紧张素原,形成血管紧张素Ⅰ。血管紧张素Ⅰ经过肺及肾循环,在转化酶的作用下,形成血管紧张素Ⅱ,后者除有使全身及肾细小动脉痉挛加重肾缺血外,还促使肾上腺皮质分泌更多的醛固酮,使钠潴留增多,血浆渗透压增高,刺激下丘脑视上核附近的渗透压感受器,反射性地使垂体后叶抗利尿激素分泌增多,从而引起水、钠潴留和血容量增加,静脉及毛细血管充血和压力增高。

3. 心室舒张末压增高

心力衰竭时,心肌收缩力减弱,心搏出量减少,心室腔内的残余血容量增加,心室舒张末期压力升高,静脉回流受阻,引起静脉瘀血和静脉压的增高,当毛细血管内静水压力增高超过血浆渗透压和组织压力时,毛细血管内液外渗,导致组织水肿。

【分类分型】

(一)心力衰竭的分类

(1)按发生速度分为急性心力衰竭和慢性心力衰竭。

(2)按发生部位分为左心衰竭、右心衰竭和全心力衰竭。

(3)按病理生理分为收缩性和舒张性心力衰竭。

(二)心功能分级

1. 纽约心脏病学会(NYHA)心功能分级

（1）1 级：日常活动强度无心力衰竭症状。

（2）2 级：日常活动强度出现心力衰竭症状。

（3）3 级：低于日常活动强度出现心力衰竭症状。

（4）4 级：休息时出现心力衰竭症状。

2. 客观评估（根据客观检查手段来评估心脏病的严重程度）

（1）A 级：无心血管病的客观证据。

（2）B 级：有轻度心血管病的客观证据。

（3）C 级：有中度心血管病的客观证据。

（4）D 级：有重度心血管病的客观证据。

3. ACC/AHA（美国心脏病学会/美国心脏协会 2005 年关于成人慢性心力衰竭的分期）

（1）A 期：心力衰竭高危，但是没有器质性心脏病或心力衰竭症状。

（2）B 期：器质性心脏病，但是无心力衰竭症状。

（3）C 期：器质性心脏病，并且既往或目前有心力衰竭症状。

（4）D 期：需要特殊干预治疗的心脏病。

4. 6 分钟步行实验

（1）重度心功能不全，步行距离小于 150 米。

（2）中度心功能不全，步行距离在 150～425 米之间。

（3）轻度心功能不全，步行距离在 426～550 米之间。

【临床表现】

一、左心衰竭

（一）症状

1. 程度不同的呼吸困难

（1）劳力性呼吸困难。劳力性呼吸困难是左心衰竭中最早出现的症状，运动使回心血量增加，左心房压力增高，加重肺淤血。

（2）端坐呼吸。肺淤血达到一定程度，平卧时回心血量增加且横膈上抬，使呼吸更加困难。

（3）夜间阵发性呼吸困难。患者熟睡后因憋气突然惊醒，被迫采取坐位，可伴呼吸急促、阵咳，咯泡沫样痰，可伴有哮鸣音，又称"心源性哮喘"。

2. 急性肺水肿

急性肺水肿是"心源性哮喘"的进一步进展，是左心衰竭呼吸困难最严重的形式，是急性左心衰竭的表现。

3. 咳嗽、咳痰和咯血

咳痰是肺泡和支气管黏膜充血所致，开始常在夜间发生，坐位或立位时减轻，白色浆液性泡沫痰为其主要特点，偶可见痰中带血。

4. 其他

心脏排出量不足，器官、组织灌注不足及代偿性心率加快所致的乏力、疲倦、头昏、心慌等症状；随着外周循环血容量的减少，肾的血流量会明显减少，患者可出现少尿或者肾功能的异常。

（二）体征

1. 肺部体征

肺部湿性啰音是左心衰竭的主要体征。劳力性呼吸困难时可闻及肺底少许湿性啰音；夜间阵发性呼吸困难时两肺较多湿性啰音，可伴哮鸣音及干啰音；急性肺水肿时两肺满布湿啰音，常伴哮鸣音。间质性水肿时,呼吸音减低,肺部可无干湿性啰音。约 1/4 左心衰竭患者发生胸腔积液征。

2. 心脏体征

心尖搏动点左下移位,提示左心室扩大。有心率加快、舒张早期奔马律(或病理性 S3 心音)、P2 亢进等症状,心功能改善后 P2 变弱,见于急性心肌损害,如急性重症心肌炎、急性心肌梗死、急性心力衰竭发作时。心尖部可闻及收缩期杂音,见于左心室扩大引起相对性二尖瓣关闭不全、瓣膜或腱索断裂引起二尖瓣关闭不全。交替脉见于左室射血分数增加引起的心力衰竭,如高血压、主动脉瓣狭窄、冠心病。

3. 一般体征

严重呼吸困难患者可出现口唇发绀、黄疸、颧部潮红、脉压减少、动脉收缩压下降,脉率加快。外周血管收缩表现为四肢末梢苍白、发冷、指趾发绀、窦性心动过速、心律失常等交感神经活性增高的伴随征象。

二、右心衰竭

(一)症状

1. 胃肠道症状

长期胃肠道淤血,可引起食欲不振、腹胀、恶心、呕吐、便秘及上腹疼痛症状。

2. 肾脏症状

肾脏淤血引起肾功能减退,白天尿少,夜尿增多。可有少量蛋白尿、少数透明或颗粒管型和红细胞。血尿素氮可升高。

3. 肝区疼痛

肝淤血肿大,肝包膜被扩张,右上腹饱胀不适,肝区疼痛,重者可发生剧痛,从而被误诊为急腹症等疾病。长期肝淤血导致的慢性心力衰竭,可发生心源性肝硬化。

4. 呼吸困难

单纯右心衰竭时通常不存在肺淤血,气喘没有左心衰竭明显。在左心衰竭基础上或二尖瓣狭窄的情况下发生右心衰竭时,因肺淤血减轻,故呼吸困难较左心衰竭时有所减轻。

(二)体征右心衰竭可表现出体循环淤血的体征

1. 颈外静脉体征

2. 肝肿大和压痛

3. 水肿

4. 胸水和腹水

5. 心脏增大

6. 其他

(三)全心力衰竭

全心力衰竭见于心脏病晚期,病情危重。同时具有左右心衰竭的临床表现,由左心衰竭并发右心衰竭患者,左心衰竭症状和体征有所减轻。

【疾病演变】

根据心力衰竭发生发展的过程,从心力衰竭的高发危险人群进展成器质性心脏病,进而出现心力衰竭症状直至难治性终末期心力衰竭,可分成 A、B、C、D 四个阶段。

(一)阶段 A

阶段 A 为前心力衰竭阶段,包括心力衰竭的高发危险人群,但目前尚无心脏的结构或功能异常,也无心力衰竭的症状和(或)体征。这一人群主要指患者高血压病、冠心病、糖尿病等疾病的人群,也包括患者肥胖、代谢综合征等最终可累及心脏的近年流行病的人群,此外还有应用心脏毒性药物病史、酗酒史、风湿热史或心肌病家族史等人群。

这一阶段应强调心力衰竭是可以预防的。60%～80%的心力衰竭患者有高血压。根据弗明翰心脏研究,高血压导致39%的男性心力衰竭和59%的女性心力衰竭,而控制高血压可使新发心力衰竭的危险降低约50%。每年约有3.3%的糖尿病患者发生心力衰竭;50岁以上、尿白蛋白>20 mg/L的患者中,约有4%发生心力衰竭,其中36%死亡;女性发生心力衰竭的危险较男性高3倍。英国前瞻性糖尿病研究(UKPDS)表明,伴高血压的糖尿病患者应用ACEI、β-受体阻滞剂,新发心力衰竭的危险可下降56%。

治疗应针对控制危险因素和积极治疗高危人群原发病,如积极治疗高血压、降低血压至目标水平,戒烟和纠正血脂异常,有规律的运动,限制饮酒,控制代谢综合征等;有多重危险因素者可应用ACEI和ARB。

(二)阶段B

阶段B为前临床心力衰竭阶段。患者从无心力衰竭的症状和(或)体征,已发展成结构性心脏病,例如左室肥厚、无症状瓣膜性心脏病、以往有心肌梗死史等。这一阶段相当于无症状性心力衰竭或NYHA心功能Ⅰ级。由于心力衰竭是一种进行性的病变,心肌重构自身可不断发展,因此,这一阶段患者的积极治疗极其重要,而治疗的关键是阻断或延缓心肌重构。

治疗措施应针对以下几个方面:

(1)包括所有阶段A的措施。

(2)ACEI、β-受体阻滞剂可用于左室射血分数(LVEF)低下的患者,不论有无心肌梗死史。

(3)心肌梗死后伴LVEF低,不能耐受ACEI时,可应用ARB。

(4)冠心病合适病例应作冠状动脉血运重建术。

(5)有严重血流动力学障碍的瓣膜狭窄或反流的患者,可作瓣膜置换或修补术。

(6)埋藏式自动复律除颤器(ICD)可应用于心肌梗死后、LVEF≤30%、NYHAⅠ级心功能、预计存活时间大于1年的患者。

心脏再同步化治疗(CRT)的推荐尚无证据。在此阶段不需应用地高辛,不需使用心肌营养药。有负性肌力作用的钙拮抗剂(CCB)有害。

(三)阶段C

阶段C为临床心力衰竭阶段。患者已有基础的结构性心脏病,以往或目前有心力衰竭的症状和(或)体征,或者目前虽无心力衰竭的症状和(或)体征,但以往曾因此治疗过。这一阶段包括NYHAⅡ级、Ⅲ级和部分Ⅳ级心功能患者。

阶段C的治疗包括所有阶段A、B的措施,并常规应用利尿剂、ACEI、β-受体阻滞剂,为改善症状可加用地高辛。醛固酮受体拮抗剂、ARB等可应用于某些选择性患者。CRT、ICD可选择合适病例应用。

(四)阶段D

阶段D为难治性终末期心力衰竭阶段。患者有进行性结构性心脏病,虽经积极的内科治疗,但休息时仍有症状,且需要特殊干预(例如,因心力衰竭需反复住院且不能安全出院、需长期在家静脉用药、等待心脏移植、应用心脏机械辅助装置者,也包括部分NYHAⅣ级的患者)。这一阶段患者预后极差,平均生存时间仅三四个月。

阶段D的治疗包括所有阶段A、B、C的措施,并可应用以下手段:心脏移植、左室辅助装置、静脉滴注正性肌力药以缓解症状;如果患者肾功能不全严重,水肿又变成难治性,可应用超滤法或血液透析。应注意并适当处理重要的合并症,如睡眠障碍、抑郁、贫血、肾功能不全等。

【实验室检查和辅助检查】

(一)心电图

可发现既往心肌梗死、左室肥厚、广泛心肌损害及心律失常信息。

（二）胸部 X 光片

可见心脏增大、肺淤血、肺水肿及原有肺部疾病信息。

（三）超声心动图

1. 诊断心包、心肌或瓣膜疾病

2. 区别舒张功能不全和收缩功能不全

3. 定量或定性房室内径、心脏几何形状、室壁厚度、室壁运动，以及心包、瓣膜和血管结构；定量瓣膜狭窄、关闭不全程度，测量左室射血分数（LVEF），左室舒张末期（LVEDV）和收缩末期容量（LVESV）。

4. 估测肺动脉压

5. 为评价治疗效果提供客观指标

（四）心力衰竭标志物

B 型利钠肽（BNP）及 N 末端 B 型利钠肽原（NT-proBNP）是心力衰竭患者的标志物，经治疗后，如症状改善，该值可以下降。

【诊断】

根据患者有冠心病、高血压等基础心血管病的病史，有休息或运动时出现呼吸困难、乏力、下肢水肿的临床症状，有心动过速、呼吸急促、肺部罗音、胸腔积液、颈静脉压力增高、外周水肿、肝脏肿大的体征，有心腔扩大、第三心音、心脏杂音、超声心动图异常、B 型利钠肽（BNP）及 N 末端 B 型利钠肽原（NT-proBNP）水平升高等心脏结构或功能异常的客观证据，有收缩性心力衰竭或舒张性心力衰竭的特征，可作出诊断。

【治疗】

心力衰竭的治疗目标不仅仅是改善症状，提高生活质量，更重要的是针对心肌重塑的机制，阻断神经内分泌的激活，防止和延缓心肌重塑的发展，从而降低心力衰竭的死亡率和住院率。

一、一般治疗

（一）去除诱发因素

需预防、识别与治疗能引起或加重心力衰竭的特殊事件，特别是感染。在呼吸道疾病流行的时间或冬春季节，可给予流行性感冒和肺炎链球菌疫苗以预防呼吸道感染。肺梗死、心律失常特别是房颤合并快速心室率、电解质紊乱和酸碱失衡、贫血、肾功能损害等均可引起心力衰竭恶化，应及时处理或纠正。

（二）监测体重

每日测定体重以便在早期发现液体潴留非常重要。如在 3 天内体重突然增加 2 千克以上，应考虑患者已有钠、水潴留（隐性水肿），需加大利尿剂剂量。

（三）调整生活方式

1. 限钠

心力衰竭患者的潴钠能力明显增强，限制钠盐摄入对于恢复钠平衡很重要。要避免摄入成品食物，因为这种食物含钠量较高。

钠盐摄入，轻度心力衰竭患者应控制在 2～3 g/d，中至重度心力衰竭患者应少于 2 g/d。盐代用品因富含钾盐应慎用，与 ACEI 合用时可致高血钾症。

2. 限水

严重低钠血症（血钠＜130 mmol/L）者，液体摄入量应少于 2 L/d。

3. 营养和饮食

宜低脂饮食，肥胖患者应减轻体重，吸烟者需戒烟。对严重心力衰竭伴明显消瘦（心脏恶病质）者，应给予营养支持，包括给予血清白蛋白。

4. 休息和适度运动

失代偿期需卧床休息，多做被动运动以预防深部静脉血栓形成。临床情况改善后，应鼓励患者在不引起症状的情况下进行体力活动，以防止肌肉的"去适应状态"。症状较重患者可在床边小坐，其他患者可步行，每次 5～10 分钟，并酌情逐步延长步行时间。NYHA 心功能 Ⅱ～Ⅲ 级患者，可在专业人员指导下进行运动训练，可改善症状、提高生活质量。

（四）心理和精神治疗

压抑、焦虑和孤独在心力衰竭恶化中发挥重要作用，也是心力衰竭患者死亡的主要预后因素。综合性情感干预（包括心理疏导）可改善心功能状态，必要时可考虑酌情应用抗抑郁药物。

（五）避免使用的药物

下列药物可加重心力衰竭症状，应尽量避免使用：①非甾体抗炎药和 COX-2 抑制剂，可引起钠潴留、外周血管收缩，减弱利尿剂和 ACEI 的疗效，并增加其毒性；②皮质激素；③Ⅰ类抗心律失常药物；④大多数 CCB，包括地尔硫卓、维拉帕米、短效二氢吡啶类制剂。

（六）氧气治疗

氧气用于治疗急性心力衰竭，对慢性心力衰竭并无应用指征。无水肿的心力衰竭患者，给氧可导致血流动力学恶化，但对心力衰竭伴睡眠呼吸障碍者，夜间给氧可减少低氧血症的发生。

二、药物治疗

心力衰竭的常规治疗包括联合使用三大类药物，即利尿剂、ACEI（或 ARB）和 β-受体阻滞剂。为进一步改善症状、控制心率等，地高辛应是第四个联用的药物，醛固酮受体拮抗剂则可应用于重度心力衰竭患者。

（一）利尿剂

利尿剂通过抑制肾小管特定部位钠或氯的重吸收，遏制心力衰竭时的钠潴留，减少静脉回流和降低前负荷，从而减轻肺淤血，提高运动耐量。

1. 在心力衰竭治疗中的地位

在利尿剂开始治疗后数天内，就可降低颈静脉压，减轻肺淤血、腹水、外周水肿和体重，并改善心功能和运动耐量，但单一利尿剂治疗不能保持长期的临床稳定。至今尚无利尿剂治疗心力衰竭的长期临床试验，不过多数心力衰竭干预试验的患者均同时服用利尿剂。试图用 ACEI 替代利尿剂的试验皆导致肺和外周淤血。所有这些观察均证明，对有液体潴留的心力衰竭患者，利尿剂是唯一能充分控制心力衰竭患者液体潴留的药物，是标准治疗中必不可少的组成部分。

合理使用利尿剂是其他治疗心力衰竭药物取得成功的关键因素之一。如利尿剂用量不足造成液体潴留，会降低对 ACEI 的反应，增加使用 β-受体阻滞剂的风险；另一方面，不恰当的大剂量使用利尿剂则会导致血容量不足，增加 ACEI 和血管扩张剂发生低血压的危险，增加 ACEI 和 ARB 出现肾功能不全的风险。所有这些均充分说明，恰当使用利尿剂应看作是各种有效治疗心力衰竭措施的基础。

2. 临床应用

（1）适应证。所有心力衰竭患者有液体潴留的证据或原先有过液体潴留者，均应给予利尿剂，且应在出现水钠潴留的早期应用。阶段 B 的患者因无水钠潴留，不需应用利尿剂。

（2）应用利尿剂后，即使心力衰竭症状得到控制、临床状态稳定，亦不能将使用利尿剂作为单一治疗手段。利尿剂一般应与 ACEI 和 β-受体阻滞剂联合应用。

（3）利尿剂缓解症状最为迅速，数小时或数天内即见效，而 ACEI、β-受体阻滞剂则需数周或数月，故利尿剂必须最早应用。

(4)起始和维持。通常从小剂量开始,如呋塞米每日 20 mg,或托拉塞米每日 10 mg,氢氯噻嗪每日 25 mg,并逐渐增加剂量直至尿量增加、体重每日减轻 0.5～1.0 kg。一旦病情得到控制(肺部啰音消失,水肿消退,体重稳定),即以最小有效剂量长期维持。在长期维持期间,仍应根据液体潴留的情况随时调整剂量。每日体重的变化是最可靠的检测利尿剂效果和调整利尿剂剂量的指标。在利尿剂治疗的同时,应适当限制钠盐的摄入量。

(5)制剂的选择。常用的利尿剂有袢利尿剂和噻嗪类。袢利尿剂增加尿钠排泄可达钠滤过负荷的 20%～25%,且能加强游离水的清除。相反,作用于远曲肾小管的噻嗪类增加尿钠排泄的能力仅为钠滤过负荷的 5%～10%,并减少游离水的清除,且在肾功能中度损害(肌酐清除率<30 mL/min)时就失效。因此,袢利尿剂如呋塞米或托拉塞米是多数心力衰竭患者的首选药物,特别适用于有明显液体溜留或伴有肾功能受损的患者。

呋塞米的剂量与效应呈线性关系,故剂量不受限制。噻嗪类仅适用于有轻度液体潴留、伴有高血压而肾功能正常的心力衰竭患者。氢氯噻嗪 100 mg/d 已达最大效应(剂量-效应曲线已达平台期),再增量亦无效。

(6)对利尿剂的反应和利尿剂抵抗。对利尿剂的治疗反应取决于药物浓度和进入尿液的时间过程。轻度心力衰竭患者即使小剂量使用利尿剂也反应良好,因为利尿剂从肠道吸收速度快,到达肾小管的速度也快。随着心力衰竭的进展,因肠管水肿或小肠的低灌注,药物吸收延迟,且肾血流和肾功能减低,药物转运受到损害。因而当心力衰竭进展和恶化时常需加大利尿剂剂量,最终再大的剂量也无反应,即出现利尿剂抵抗。此时可用以下方法克服:①静脉应用利尿剂,如呋塞米静脉注射 40 mg,继以持续静脉滴注(10～40 mg/h);②2 种或 2 种以上利尿剂联合使用;③应用增加肾血流的药物,如短期应用小剂量的多巴胺 100～250 pg/min。

非甾体抗炎药吲哚美辛能抑制多数利尿剂(特别是袢利尿剂)的利钠作用,并促进利尿剂的致氮质血症倾向,应避免使用。

3. 利尿剂应用要点

(1)利尿剂是唯一能充分控制心力衰竭患者液体潴留的药物,是标准治疗中必不可少的组成部分。

(2)所有心力衰竭患者有液体潴留的证据或原先有过液体潴留者,均应给予利尿剂(Ⅰ类,A 级)。阶段 B 患者因无液体潴留,不需应用利尿剂。

(3)利尿剂必须最早应用。因利尿剂缓解症状最迅速,数小时或数天内即可发挥作用,而 ACEI、β-受体阻滞剂则需数周或数月。

(4)利尿剂应与 ACEI 和 β-受体阻滞剂联合应用。

(5)袢利尿剂应作为首选。噻嗪类仅适用于轻度液体潴留、伴高血压和肾功能正常的心力衰竭患者。

(6)利尿剂通常从小剂量开始(氢氯噻嗪 25 mg/d,呋塞米 20 mg/d,托拉塞米 10 mg/d),逐渐加量。氢氯噻嗪 100 mg/d 已达最大效应,呋塞米剂量不受限制。一旦得病情控制(肺部啰音消失、水肿消退、体重稳定)即以最小有效量长期维持。在长期维持期间,仍应根据液体潴留情况随时调整剂量。每日体重变化是最可靠检测利尿剂效果和调整利尿剂剂量的指标。

(7)长期服用利尿剂,特别在服用剂量大和联合用药时,应严密观察不良反应(如电解质紊乱、症状性低血压以及肾功能不全)的出现。

(8)在应用利尿剂的过程中,如出现低血压和氮质血症而患者已无液体潴留,则可能是利尿剂过量、血容量减少所致,应减少利尿剂剂量。如患者有持续液体潴留,则低血压和液体潴留很可能是心力衰竭恶化、终末器官灌注不足的表现,应继续使用利尿并短期使用能增加肾灌注的药物,如多巴胺。

(9)出现利尿剂抵抗时(常伴有心力衰竭症状恶化)的处理对策。呋塞米静脉注射 40 mg,继以持续静脉滴注(10～40 mg/h);可将 2 种或 2 种以上利尿剂联合使用,或短期应用小剂量的增加肾血流的药物

（如多巴胺 100～250 mg/min）。

（二）血管紧张素转换酶抑制剂（ACEI）

ACEI 是 RAAS 抑制剂中研究得最多、最深入的药物，对心力衰竭、冠心病、动脉粥样硬化、糖尿病等具有多种有益的机制。

ACEI 主要通过两个机制作用于慢性心力衰竭。

（1）抑制 RAAS。ACEI 能竞争性地阻断血管紧张素Ⅰ转化为血管紧张素Ⅱ，从而降低循环和组织的血管紧张素Ⅱ水平，还能阻断血管紧张素Ⅰ～Ⅶ的降解，使其水平增加，进一步起到扩张血管及抗增生作用。组织 RAAS 在心肌重构中起关键作用，当心力衰竭处于相对稳定状态时，心脏组织 RAAS 仍处于持续激活状态；心肌血管紧张素转化酶活性增加，血管紧张素原 mRNA 水平上升，血管紧张素Ⅱ受体密度增加。

（2）作用于激肽酶Ⅱ，抑制缓激肽的降解，提高缓激肽水平，通过缓激肽-前列腺素-NO 通路而发挥有益作用。ACEI 促进缓激肽的作用与抑制血管紧张素Ⅱ产生的作用同样重要。ACEI 对心肌重构和生存率的有益影响在应用血管紧张素Ⅱ受体阻滞剂的动物实验中未能见到，且在合并使用激肽抑制剂时，ACEI 的有利作用即被消除。临床长期应用 ACEI 时，尽管循环中血管紧张素Ⅱ水平不能持续降低，但ACEI 仍能发挥长期效益。这些资料表明，ACEI 的有益作用至少部分是由缓激肽通路所致。

1. 适应证

（1）所有慢性收缩性心力衰竭患者，包括 B、C、D 各个阶段人群和 NYHA Ⅰ～Ⅳ级心功能患者（或 LVEF<40%）都必须使用 ACEI，而且需要终身使用，除非有禁忌证或不能耐受。

（2）阶段 A 人群可考虑用 ACEI 来预防心力衰竭。对这类患者的 HOPE、EUROPA 和 PEACE 试验都显示，ACEI 能降低心力衰竭的发生率。

（3）医师和患者都应了解和坚信以下事实：①应用 ACEI 的主要目的是减少死亡和住院，症状改善往往出现于治疗后数周至数月，即使症状改善不显著，ACEI 仍可减少疾病进展的危险性；②ACEI 治疗早期可能出现一些不良反应，但一般不会影响长期应用。

2. 禁忌证和慎用 ACEI 的情况

（1）对 ACEI 曾有致命性不良反应（如血管性水肿导致喉头水肿）的患者、无尿性肾功能衰竭患者或妊娠妇女绝对禁用。

（2）以下情况慎用：①双侧肾动脉狭窄；②血肌酐显著升高[>265.2 μmol/L（3 mg/dL）]；③高钾血症（>5.5 mmol/L）；④有症状性低血压（收缩压<90 mmHg），这类患者应先接受其他抗心力衰竭药物治疗，待上述指标改善后再决定是否应用 ACEI；⑤左室流出道梗阻（如主动脉瓣狭窄、梗阻性肥厚型心肌病）的患者。

3. 制剂和剂量

（1）制剂。目前已有的证据表明，ACEI 治疗慢性收缩性心力衰竭是一类药物的效应。在已经完成的临床试验中，几种不同的 ACEI 并未显示出对心力衰竭的存活率和症状改善有所不同，也没有临床试验表明某些组织型 ACEI 优于其他 ACEI。然而，仍应尽量选用临床试验中证实有效的制剂（表 2-1）。

表 2-1 治疗慢性心力衰竭的 ACEI 口服剂量及用法

药物	起始剂量	目标剂量
卡托普利	6.25 mg,3 次/天	25～50 mg,3 次/天
依那普利	2.5 mg,1 次/天	10 mg,2 次/天
培哚普利	2 mg,1 次/天	4 mg,1 次/天
福辛普利	10 mg,1 次/天	20～40 mg,1 次/天
贝那普利	2.5 mg,1 次/天	5～10 mg,2 次/天

（2）剂量。根据临床试验的结果,高剂量虽可进一步降低心力衰竭住院率,但对症状与死亡率的益处则与低、中等剂量相似。因此,在临床实践中可根据每例患者的具体情况,采用临床试验中所规定的目标剂量;如不能耐受,可应用中等剂量或患者能够耐受的最大剂量。更重要的是,切勿因为不能达到 ACEI 的目标剂量而推迟 β-受体阻滞剂的使用。ACEI 和 β-受体阻滞剂合用以后,还可以根据临床情况的变化分别调整各自的剂量;另一方面,临床上较常见的错误是剂量偏小,即给予起始剂量后,就不再递增。

4. 应用方法

（1）起始剂量和递增方法。ACEI 应用的基本原则是从很小剂量开始,逐渐递增,直至达到目标剂量,一般每隔 1～2 周剂量倍增 1 次。剂量调整的快慢取决于每个患者的临床状况,有低血压史、糖尿病、氮质血症以及服用保钾利尿剂者,递增速度应慢。ACEI 的耐受性约为 90%。

（2）维持应用。一旦调整到合适剂量,应终身维持使用,以减少死亡或住院的风险。突然撤除 ACEI 有可能导致临床状况恶化,应避免这种情况的发生。

（3）目前或以往有液体潴留的患者,ACEI 必须与利尿剂合用,且起始治疗前需注意利尿剂已维持在最合适剂量;从无液体潴留者亦可单独应用。

（4）ACEI 一般与 β-受体阻滞剂合用,因二者有协同作用。

5. 与阿司匹林合用的问题

大多数专家认为,冠心病所致的心力衰竭患者中,联合使用 ACEI 和阿司匹林总的获益远远超过单独使用其中一种药物。

（三）血管紧张素Ⅱ受体拮抗剂（ARB）

ARB 在理论上可阻断所有经 ACE 途径或非 ACE 途径（如糜酶）生成的血管紧张素Ⅱ与血管紧张素Ⅱ1 型受体（AT1）结合,从而阻断或改善因 AT1 过度兴奋导致的诸多不良作用,如血管收缩、水钠潴留、组织增生、胶原沉积、促进细胞坏死和凋亡等。ARB 还可能通过加强血管紧张素Ⅱ与血管紧张素Ⅱ2 型受体（AT2）结合发挥有益效应。ARB 对缓激肽的代谢无影响,故一般不引起咳嗽,但也不能通过提高血清缓激肽浓度发挥可能的有利作用。

1. 适应证

（1）对心力衰竭高发危险的人群（阶段 A）来说,ARB 有助于预防心力衰竭的发生。

（2）已有心脏结构异常但从无心力衰竭临床表现者（阶段 B）。①心肌梗死后 LVEF 低但无心力衰竭症状者,如不能耐受 ACEI,可用 ARB;②对有高血压伴有心肌肥厚者,ARB 有益;③对 LVEF 下降而无心力衰竭症状的患者,如不能耐受 ACEI,可用 ARB。

（3）已有心力衰竭症状的患者（阶段 C）。①ARB 可用于不能耐受 ACEI 的 LVEF 低下者,以降低死亡率和合并症;②对轻、中度心力衰竭且 LVEF 低下者,特别因其他指征已用 ARB 者,ARB 可代替 ACEI 作为一线治疗;③常规治疗后心力衰竭症状持续存在且 LVEF 低下者,可考虑加用 ARB。

（4）应用方法。①小剂量起用,在患者耐受的基础上逐步将剂量增至推荐剂量或可耐受的最大剂量;②ARB 应用的注意事项与 ACEI 相似,可能引起低血压、肾功能不全和高血钾症等。在开始应用 ARB 及改变剂量的 1～2 周,应监测血压（包括体位性血压）、肾功能和血钾。

2. ARB 应用要点

（1）ARB 可用于阶段 A 患者,以预防心力衰竭的发生;亦可用于不能耐受 ACEI 的阶段 B、C 和 D 患者,替代 ACEI 作为一线治疗,以降低死亡率和合并症发生率。对于常规治疗（包括 ACEI）后心力衰竭症状持续存在且 LVEF 低下者,可考虑加用 ARB。

（2）各种 ARB 均可考虑使用,其中坎地沙坦和缬沙坦降低死亡率和病残率的证据较为明确。

（3）ARB 应用注意事项同 ACEI,需监测低血压、肾功能不全和血钾等。

（四）β-受体阻滞剂

1. 适应证

（1）所有慢性收缩性心力衰竭、NYHA Ⅱ～Ⅲ级病情稳定以及阶段 B、无症状性心力衰竭或 NYHA Ⅰ级（LVEF＜40%）的患者均必须应用 β-受体阻滞剂，而且需终身使用，除非有禁忌证或不能耐受。NYHA Ⅳ级者需待病情稳定（4 天内未静脉用药、已无液体潴留并体重恒定）后，在严密监护下由专科医师指导应用。

（2）β-受体阻滞剂应尽早开始应用，不要等到其他疗法无效时才用，因患者可能在延迟用药期间死亡。β-受体阻滞剂如能早期应用，有可能防止患者死亡。

（3）应告知患者：①症状改善常在治疗 2～3 个月才出现，即使症状不改善，亦能防止疾病的进展；②不良反应常发生在治疗早期，但一般不妨碍长期用药。

（4）一般应在利尿剂和 ACEI 的基础上加用 β-受体阻滞剂。

2. 禁忌证

支气管痉挛性疾病、心动过缓（心率＜60 次/分钟）、二度及以上房室传导阻滞（除非已安置起搏器）者均不能应用。

3. 制剂的选择

国际指南建议，选用临床试验证实有效的制剂，包括琥珀酸美托洛尔、比索洛尔或卡维地洛。

4. 剂量

（1）心率是国际公认的判断 β-受体是否有效阻滞的指标，因而剂量滴定应以心率为准。清晨静息心率 55～60 次/分钟、不低于 55 次/分钟即为达到目标剂量或最大耐受量。一般勿超过临床试验所用的最大剂量。

（2）起始和维持。①起始治疗前和治疗期间，患者须体重恒定（干体重），已无明显液体潴留，利尿剂已维持在最合适剂量。如患者有体液不足，易于产生低血压；如有液体潴留，则增加心力衰竭恶化的危险；②必须从极低剂量开始（如琥珀酸美托洛尔 12.5～25 mg、1 次/天；酒石酸美托洛尔片 6.25 mg、3 次/天；比索洛尔 1.25 mg、1 次/天或卡维地洛 3.125 mg、2 次/天）。如患者能耐受前一剂量，则每隔 2～4 周将剂量加倍；如前一较低剂量出现不良反应，可延迟加量直至不良反应消失。起始治疗时，β-受体阻滞剂可引起液体潴留，需每日测体重，一旦出现体重增加即应加大利尿剂用量，直至恢复治疗前体重，再继续加量。③按照以上剂量用药后，若 β-受体阻滞剂应用早期即使出现某些不良反应，一般也均不需停药，且可耐受长期使用，并达到目标剂量。④临床试验中，β-受体阻滞剂的耐受性约为 85%。临床试验的最大剂量为琥珀酸美托洛尔 200 mg、1 次/天，酒石酸美托洛尔片 50 mg、3 次/天，比索洛尔 10 mg、1 次/天，卡维地洛 25 mg、2 次/天。⑤与 ACEI 合用时，先使用哪种药物并不重要，关键是两药合用才能发挥最大益处，因而，在应用低或中等剂量 ACEI 的基础上，及早加用 β-受体阻滞剂，既易于使临床状况稳定，又能早期发挥 β-受体阻滞剂降低猝死的作用和两药的协同作用。两药合用以后，还可根据临床情况的变化，分别调整各自的剂量。

5. β-受体阻滞剂应用要点

（1）所有慢性收缩性心力衰竭、NYHA Ⅱ～Ⅲ级、病情稳定以及阶段 B、无症状性心力衰竭或 NYHA Ⅰ级的患者（LVEF＜40%），均必须应用 β-受体阻滞剂，且需终身使用，除非有禁忌证或不能耐受。

（2）NYHA Ⅳ级患者需待病情稳定（4 天内未静脉用药，已无液体潴留并体重恒定）后，在严密监护下由专科医师指导应用。

（3）应在使用利尿剂和 ACEI 的基础上加用 β-受体阻滞剂。应用低或中等剂量 ACEI 时可及早加用 β-受体阻滞剂，这既易于使临床状况稳定，又能早期发挥 β-受体阻滞剂降低猝死的作用和两药的协同作用。

（4）禁用于支气管痉挛性疾病、心动过缓（心率低于 60 次/分钟）、二度及以上房室传导阻滞（除非已安置起搏器）患者。有明显液体潴留、需大量利尿者，暂时不能应用。

(5)起始治疗前患者需无明显液体潴留,体重恒定(干体重),利尿剂已维持在最合适剂量。

(6)推荐应用琥珀酸美托洛尔、比索洛尔和卡维地洛。必须从极小剂量开始(琥珀酸美托洛尔12.5 mg/d,比索洛尔1.25 mg/d,卡维地洛3.125 mg、2次/天)。若患者能耐受前一剂量,每2～4周剂量加倍。结合实际情况,也可应用酒石酸美托洛尔片,从6.25 mg、3次/天开始。

(7)若用药后的静息心率为55～60次/分钟则达到目标剂量或最大耐受量。但不宜低于55次/分钟,也不按照患者的治疗反应来确定剂量。

(五)洋地黄制剂

(1)洋地黄类药物具有正性肌力、降低交感神经活性、负性传导和负性频率的作用,改善收缩性心力衰竭患者的临床状况。地高辛是洋地黄最常用的药物,应与利尿剂、ACEI和β-受体阻滞剂联合应用。地高辛也可用于伴有快速室率的心房颤动患者。

(2)地高辛没有明显的降低心力衰竭患者死亡率的作用,因而不主张早期应用。不推荐应用于无症状的心力衰竭患者。

(3)地高辛常用量0.25 mg/d。70岁以上患者因肾功能减退,宜用剂量为0.125 mg/d,一日一次或隔日一次。

(4)虽然有学者主张应用地高辛血清浓度测定指导选择地高辛的合适剂量,但尚无证据支持这一观点。

(5)地高辛是安全、耐受性良好、改善症状、减少再住院率的较好药物,不良反应主要见于大剂量应用时,但大剂量对治疗心力衰竭并非必要。

(六)醛固酮受体拮抗剂

(1)心力衰竭患者短期应用ACEI时,可降低血醛固酮;长期应用时,血醛固酮水平却不能保持稳定降低,反而升高,即所谓醛固酮逃逸现象,醛固酮拮抗剂可以克服这一现象。

(2)常用醛固酮拮抗剂螺内酯20～40 mg/次、1次/天,口服,多在使用其他利尿剂、ACEI和β-受体阻滞剂的基础上合用。应用时要注意高钾血症,如血钾>5.5 mmol/L,即应停用或减量。男性乳房增生为可逆性,停药后消失。

(3)适应证。适应于中、重度心力衰竭,NYHA Ⅲ、Ⅳ级患者;急性心肌梗死后并发心力衰竭,且LVEF<40%的患者亦可应用。

三、非药物治疗

1. 心脏再同步化治疗(CRT治疗)

(1)NYHA Ⅱ～Ⅳ级伴低LVEF的心力衰竭患者,其中约1/3有QRS时间延长>120 ms的表现,这种心室传导异常的心电图表现,常被用以确定心力衰竭患者存在心室收缩不同步。心力衰竭患者的左右心室及左心室内收缩不同步时,可致心室充盈减少、左室收缩力或压力的上升速度降低、时间延长,加重二尖瓣反流及室壁逆向运动,使心室排血效率下降。

心室收缩不同步还会导致心力衰竭患者死亡率增加。CRT治疗可恢复正常的左右心室及心室内的同步激动,减轻二尖瓣反流,从而增加心输出量。

(2)适应证。凡是符合以下条件的慢性心力衰竭患者,除非有禁忌证,均应接受CRT治疗:LVEF≤35%,窦性心律,左室舒张末期内径>55 mm,心脏不同步(目前标准为QRS>120 ms);尽管使用了优化药物治疗,仍为NYHA Ⅲ～Ⅳ级。

2. 埋藏式心律转复除颤器治疗(ICD治疗)

(1)随机干预临床试验(MERIT-HF)中,NYHA分级中不同患者的死因分析表明,中度心力衰竭患者一半以上死于心律失常导致的猝死,因此ICD治疗对预防心力衰竭患者的猝死非常重要,推荐应用于全部曾有致命性快速心律失常而预后较好的心力衰竭患者。

(2)适应证。①心力衰竭伴低LVEF者,曾有心脏停搏、心室颤动(室颤)或伴有血流动力学不稳定的室速,推荐置入 ICD 作为二级预防以延长生存时间;②缺血性心脏病,心肌梗死后至少 40 天,LVEF<30%,长期优化药物治疗后 NYHA Ⅱ～Ⅲ级,合理预期生存期超过 1 年且功能良好,推荐置入 ICD 作为一级预防以减少心脏性猝死,从而降低总死亡率;③非缺血性心肌病,LVEF<30%,长期最佳药物治疗后 NYHA Ⅱ～Ⅲ级,合理预期生存期超过 1 年且功能良好,推荐置入 ICD 作为一级预防以减少心脏性猝死从而降低总死亡率;④对于 NYHA Ⅲ～Ⅳ级、LVEF>120 ms 的症状性心力衰竭患者,可置入 CRT-D (在 CRT 的基础上兼顾除颤功能)以改善发病率和死亡率。

四、舒张期心力衰竭的治疗

舒张性心力衰竭是由于左心室舒张期主动松弛能力受损和心肌顺应性降低,亦即僵硬度增加(心肌细胞肥大伴间质纤维化),导致左心室在舒张期的充盈受损、心搏量(即每搏量)减少、左室舒张末期压增高而发生的心力衰竭。舒张性心力衰竭多见于老年女性,或有高血压、糖尿病、左室肥厚者,并常有冠状动脉疾病或房颤患者。舒张性心力衰竭可与收缩功能障碍同时出现,亦可单独存在。单纯性舒张性心力衰竭约占心力衰竭患者的 20%～60%,其预后优于收缩性心力衰竭。

1. 舒张性心力衰竭的诊断

符合下列条件可作出诊断:①有典型心力衰竭的症状和体征;②LVEF 正常(>45%),左心腔大小正常;③超声心动图有左室舒张功能异常的证据;④超声心动图检查无心瓣膜疾病,并可排除心包疾病、肥厚型心肌病或限制型(浸润性)心肌病等。

2. 辅助检查

超声心动图上左室舒张功能不全的 3 种形式主要表现为:①早期松弛受损型:表现为 E 峰下降和 A 峰增高,E/A 减小;②晚期限制型充盈异常:表现为 E 峰升高,E 峰减速时间缩短,E/A 显著增大;③中期假性正常化充盈:界于以上二者之间,表现为 E/A 和减速时间正常。松弛功能受损、假性正常化充盈和限制性充盈分别代表轻、中、重度舒张功能异常。

3. 循证医学证据

治疗舒张性心力衰竭的随机临床研究迄今为止只有两项,即老年心力衰竭培哚普利研究(PEP-CHF)和坎地沙坦对慢性心力衰竭的死亡率和发病率的影响研究(CHARM)。前者显示培哚普利未能显著减少主要终点事件(死亡或与心力衰竭相关的住院次数)的发生,但心功能显著改善、6 分钟步行距离显著增加;后者应用坎地沙坦,可以明显减少因心力衰竭导致的住院次数,但没有降低心血管事件复合终点。

2007 年美国心脏病学会(ACC)公布的缬沙坦治疗舒张期功能障碍(VALIDD)试验,比较了缬沙坦和其他降压药对轻度高血压患者伴舒张功能障碍的影响。结果表明,治疗后 38 周,2 组血压均下降 10 mmHg 以上;应用组织多普勒测定舒张期松弛速度,2 组均同样得到改善,提示降压治疗有益。

4. 治疗要点

(1)积极控制血压。舒张性心力衰竭患者的达标血压宜低于单纯高血压标准,即收缩压<130 mmHg,舒张压<80 mmHg(Ⅰ类,A 级)。

(2)控制房颤心率和心律。心动过速时舒张期充盈时间缩短,心搏量降低。治疗建议:①慢性房颤应控制心室率(Ⅰ类,C 级);②房颤转复并维持窦律,可能有益(Ⅱb 类,C 级)。

(3)应用利尿剂。可缓解肺淤血和外周水肿,但不宜过度,以免前负荷过度降低而致低血压(Ⅰ类,C 级)。

(4)血运重建治疗。由于心肌缺血可以损害心室的舒张功能,冠心病患者如有症状性或可证实的心肌缺血,应考虑冠状动脉血运重建(Ⅱa 类,C 级)。

(5)逆转左室肥厚,改善舒张功能。可用 ACEI、ARB、β-受体阻滞剂等(Ⅱb 类,C 级)。维拉帕米有益于肥厚型心肌病。

(6)地高辛不能增加心肌的松弛性,不推荐应用于舒张性心力衰竭(Ⅱb 类,C 级)。

(7)如同时有收缩性心力衰竭,则以治疗后者为主。

五、难治性终末期心力衰竭的治疗要点

一部分心力衰竭患者虽经内科优化治疗,但休息时仍有症状,患者极度无力、常有心原性恶病质且需反复长期住院,即为难治性心力衰竭的终末期。在作出这一诊断时,必须首先肯定诊断的正确性,有无任何参与作用的情况,治疗措施是否均已恰当地应用等。治疗应注意以下几点。

1. 控制液体潴留

这一阶段患者的症状常与钠、水潴留有关,因此控制液体潴留是治疗成功的关键(Ⅰ类,B级)。可加大呋塞米用量,或联合使用静脉滴注多巴胺或多巴酚丁胺,但可能会引起氮质血症恶化。如果肾功能不全严重,水肿又变成难治性,可应用超滤法或血液透析,患者有可能恢复对利尿剂的反应。

2. 神经内分泌抑制剂的应用

此类患者对 ACEI 和 β-受体阻滞剂耐受性差,宜从极小剂量开始。ACEI 易致低血压、肾功能不全,β-受体阻滞剂易引起心力衰竭恶化。如收缩压<80 mmHg,则二药均不宜应用;若有显著液体潴留,近期内曾应用静脉注射正性肌力药者,则不宜用 β-受体阻滞剂。

ARB 是否与 ACEI 同样有效尚不清楚,但也容易引起低血压和肾功能不全。醛固酮受体拮抗剂的临床试验证据仅限于肾功能正常的人群,对肾功能受损的患者则可引起危险的高钾血症。

3. 静脉应用正性肌力药或血管扩张剂

静脉滴注正性肌力药(如多巴酚丁胺、米力农)和血管扩张剂(如硝酸甘油、硝普钠)可作为姑息疗法,短期(3~5 天)应用以缓解症状(Ⅱb 类,C 级)。一旦情况稳定,即应改换为口服方案。

能成功中断静脉应用正性肌力药的患者,不推荐常规间歇静脉滴注正性肌力药(Ⅲ类,B级)。某些患者实在无法中断静脉治疗时,可允许持续静脉输注多巴酚丁胺、米力农,但通常多应用于等待心脏移植的患者。

4. 机械和外科治疗

心脏移植适用于有严重心功能损害或依赖静脉正性肌力药的患者。左室辅助装置可考虑应用于内科治疗无效、预期 1 年存活率<50% 且不适于心脏移植的患者。

第二节　急性心力衰竭

【定义】

急性心力衰竭是指由于急性心脏病变引起的心排血量显著、急骤降低导致的组织器官灌注不足和急性淤血综合征。

【流行病学】

心力衰竭作为 21 世纪最重要的心血管疾病和心脏病治疗的"最后战场",呈全球性流行态势,在不同国家人群中的患病率约为 11 000~19 000/100 万。

心力衰竭的发病率随着年龄增长而增加。欧美的流行病学调查资料显示,65 岁以下男性和女性的心力衰竭年发病率分别为 0.1% 和 0.04%,而 65 岁以上者则跃升至为 1.1% 和 0.5%。心力衰竭是美国住院患者的最常见原因,而急性心力衰竭则是 65 岁以上患者的最常见住院原因,在过去 10 年间,美国有 1 000 万例患者因急性心力衰竭而急诊就医。

通过对我国 42 家医院 1980、1990、2000 年 3 个时段住院病例所做的回顾性分析表明,因心力衰竭住院者占住院心血管病患者的 16.3%~17.9%,其中男性占 56.7%,一般年龄段为 63~67 岁,60 岁以上者

超过 60％,平均住院时间分别为 35.1、31.6 和 21.8 天。

【病因】

1. 病因

(1)急性心力衰竭的主要病因:①急性心肌梗死伴或不伴机械性并发症;②急性心肌炎,包括各种急性感染或中毒性心肌炎,特别是病毒性心肌炎、病毒感染引起的多器官损伤,其次是急性风湿性心肌炎;③感染性心内膜炎等引起的急性瓣膜损害;④慢性心力衰竭急性加重;⑤急性右心衰竭多见于右心室梗死、急性大块肺栓塞和心瓣膜病。

(2)其他急性心力衰竭的常见病因:①缺血性心脏病:急性冠脉综合征,右室心肌梗死;②高血压、心律失常:未控制的高血压,急性心律失常;③循环衰竭:败血症,甲状腺功能亢进,严重贫血,血管内异常分流,心包压塞;④慢性心力衰竭失代偿前期:感染(尤其是肺炎),脑血管损伤,容量负荷增加,肾功能不全,哮喘,慢性阻塞性肺疾病,滥用药物,酗酒。

2. 诱因

急性心力衰竭的常见诱因包括:①慢性心力衰竭药物治疗缺乏依从性;②心脏容量超负荷;③严重呼吸道感染或全身感染,如败血症;④急性心肌缺血;⑤快速房颤或恶性室性心律失常;⑥严重的高血压;⑦肾功能不全;⑧肺栓塞;⑨大手术之后;⑩高心排量综合征,如甲状腺功能亢进危象、严重贫血等;⑪药物治疗不当,如应用负性肌力药物、非甾体抗炎药。

【病理生理】

一、急性左心衰竭的病理生理

1. 急性心肌损伤和坏死

缺血性心脏病出现急性心力衰竭主要见于下列 3 种情况:①急性心肌梗死:主要见于大面积的心肌梗死,有时急性心肌梗死也可首先表现为急性左心衰竭的症状,尤其是老年患者和糖尿病患者;②急性心肌缺血:缺血面积大、缺血严重也可诱发急性心力衰竭;③原有慢性心功能不全:如陈旧性心肌梗死或无梗死史的慢性缺血性心脏病患者,在缺血发作或其他诱因下可出现急性心力衰竭。

心肌缺血及其所产生的心肌损伤使部分心肌处在心肌顿抑和心肌冬眠状态,并导致心功能不全。当冠状动脉血流及氧合恢复,冬眠心肌功能迅速改善,而顿抑心肌心功能不全仍继续维持一段时间,但对正性肌力药物有反应。严重和长时间的心肌缺血必将造成心肌不可逆的损害。

急性心肌梗死或急性重症心肌炎等可造成心肌坏死,使心脏的收缩单位减少;高血压急症或严重心律失常等均可使心脏负荷增加。这些改变可产生血流动力学紊乱,还可激活交感神经系统和 RAAS 系统,促进心力衰竭患者病情加剧和恶化。

2. 血流动力学紊乱

急性心力衰竭主要的血流动力学紊乱有:①心排血量下降,血压绝对或相对下降以及外周组织和器官灌注不足,导致出现脏器功能障碍和末梢循环障碍,发生心源性休克;②左心室舒张末压和肺毛细血管楔压升高,可发生低氧血症、代谢性酸中毒和急性肺水肿;③右心室充盈压升高,使体循环静脉压升高、体循环和主要脏器淤血。

3. 神经内分泌激活

交感神经系统和 RAAS 的过度激活原是机体在急性心力衰竭时的一种保护性代偿机制,但长期的过度兴奋就会产生不良影响,使多种内源性神经内分泌与细胞因子激活,加重心肌损伤、心功能下降和血流动力学紊乱,这又反过来刺激交感神经系统和 RAAS 系统的兴奋,形成恶性循环。

4. 慢性心力衰竭急性失代偿

稳定的慢性心力衰竭可以在短时间内急剧恶化,心功能失代偿,表现为急性心力衰竭。其常见诱因为药物治疗缺乏依从性、严重心肌缺血、重症感染、严重影响血流动力学的各种心律失常、肺栓塞以及肾功能损伤等。

二、急性右心衰竭的病理生理

急性右心衰竭多见于右心室梗死、急性大块肺栓塞和右心瓣膜病。

1. 右心室梗死

右心室梗死很少单独出现,常合并于左心室下壁梗死。患者往往有不同程度的右心室功能障碍,其中 10%～15% 的患者可出现明显的血流动力学紊乱。此类患者血管闭塞部位多在右冠状动脉开口或近段右心室侧支发出之前。右心室梗死所致的右心室舒缩活动障碍使右心室充盈压和右心房压升高,右心室排血量减少导致左心室舒张末期容量下降、肺毛细血管楔嵌压降低。

2. 急性大块肺栓塞

急性大块肺栓塞使肺血流受阻,出现持续性严重肺动脉高压,使右心室后负荷增加和扩张,导致右心衰竭,右心排血量降低导致体循环和心功能改变,出现血压下降、心动过速、冠脉灌注不足,对呼吸系统的影响主要是气体交换障碍,各种血管活性物质的释出,使肺小动脉广泛收缩,增加了缺氧程度,又反射性促进肺动脉压升高,形成恶性循环。

3. 右心瓣膜病

右心瓣膜病所致急性右心衰竭并不常见,只有病情加重时才表现为急性右心衰竭。

【辅助检查】

1. 心电图

心电图能提供许多重要信息,包括心率、心律、传导以及心肌缺血、急性心肌梗死和陈旧性心肌梗死的病理性 Q 波等。还可检测出心肌肥厚、心房或心室扩大、束支传导阻滞、心律失常的类型及其严重程度等。

2. X 线胸片

可显示肺淤血的程度和肺水肿,如肺门血管影模糊、蝶形肺门,甚至弥漫性肺内大片阴影等。还可根据心影增大及其形态改变,评估基础心肺疾病及气胸等。

3. 超声心动图

可了解心脏的结构和功能、心瓣膜情况、心包病变、急性心肌梗死的机械并发症以及室壁运动失调,可测定左室射血分数(LVEF),检测急性心力衰竭时的心脏舒缩功能。

4. 血气分析

急性左心衰竭常伴低氧血症,肺淤血明显者可影响肺泡氧气交换。酸中毒是由于组织灌注不足或二氧化碳潴留所致,预后较差。

5. 利钠肽检测

B 型利钠肽(BNP)及其 N 末端的前体 NT-proBNP 已成为公认的心力衰竭客观诊断指标。如 BNP＜100 ng/L 或 NT-proBNP＜400 ng/L,心力衰竭可能性很小,其阴性预测值为 90%;如果 BNP＞400 ng/L 或 NT-proBNP＞1 500 ng/L,心力衰竭的可能性很大,其阳性预测值为 90%。

BNP 和 NT-proBNP 可用于临床表现不典型心力衰竭的诊断和鉴别诊断。因呼吸困难急诊就医的患者,如 BNP 和 NT-proBNP 水平正常,几乎可以排除心力衰竭的可能性。该检测还可用于心力衰竭的危险分层以及评估心力衰竭的预后。

6. 心肌标志物

可以评价是否存在心肌损伤或坏死及其严重程度。肌钙蛋白 T(cTnT)或肌钙蛋白 I(cTnI)的特异性和敏感性均较高;肌酸激酶同工酶(CK-MB)的动态升高可作为急性心肌梗死的确诊指标之一;肌红蛋白作为早期诊断的指标优于 CK-MB,但特异性较差。

7. 有创导管检查

包括左、右心导管检查和冠状动脉造影,用于确诊冠心病、瓣膜病和检测心功能。

【诊断】

根据急性呼吸困难的典型症状和体征、NT-proBNP 升高,一般诊断并不困难。进一步检查明确病因诊断,有助于进行针对性治疗。临床常用的急性心力衰竭严重程度分级有两种。

1. Killip 分级

在急性心肌梗死患者中常用,对判断心肌受累的面积和患者的预后有帮助,同时对是否选择积极再通治疗有指导价值。Killip 分级越高,再通治疗效益越明显。

(1)Ⅰ级:没有心力衰竭,没有心脏失代偿的临床表现。

(2)Ⅱ级:有心力衰竭,可闻及啰音,S3 奔马律和肺充血,啰音局限在双下 1/2 肺野。

(3)Ⅲ级:严重心力衰竭,明显的肺水肿,伴满肺湿啰音。

(4)Ⅳ级:心源性休克,有低血压、外周血管收缩的表现,如:少尿、发绀和出汗。

2. Forrester 分级

根据临床表现和血流动力学状态分级,主要用于急性心肌梗死患者,也可用于其他原因的急性心力衰竭评价。

(1)Ⅰ级:心脏指数>2.2 L/m²,肺毛细血管嵌压≤18 mmHg,无肺淤血及周围灌注不良。

(2)Ⅱ级:心脏指数>2.2 L/m²,肺毛细血管嵌压>18 mmHg,有肺淤血。

(3)Ⅲ级:心脏指数≤2.2 L/m²,肺毛细血管嵌压<18 mmHg,周围组织灌注不良。

(4)Ⅳ级:心脏指数≤2.2 L/m²,肺毛细血管嵌压>18 mmHg,有肺淤血及组织灌注不良。

【治疗】

一、急性左心衰竭

(一)一般处理

1. 体位

呼吸困难明显者应取半卧位或端坐位,双腿下垂以减少回心血量,降低前后负荷。

2. 四肢交换加压

四肢轮流绑扎止血带或血压计袖带,通常同一时间只绑扎三肢,每隔 15～20 分钟轮流放松一肢。血压计袖带的充气压力应较舒张压低 10 mmHg,使动脉血流仍可顺利通过,而静脉血回流受阻。此法可降低前负荷,减轻肺淤血和肺水肿。

3. 吸氧

对于低氧血症和呼吸困难明显的患者,应尽早吸氧,使动脉血氧饱和度(SaO₂)维持在 95%～98%。可采用的方式有以下几种。

(1)鼻导管吸氧。从低氧流量(1～2 L/min)开始,如仅为低氧血症,可采用高流量给氧(6～8 L/min)。肺水肿患者可在湿化瓶中加 50%～70%酒精或有机硅消泡剂,以改善肺泡通气。

(2)面罩吸氧。适用于伴呼吸性碱中毒患者。

(3)必要时还可采用无创性或气管插管呼吸机辅助通气治疗。

4. 抢救准备

至少开放 2 根静脉通道,并保持通畅。必要时可采用深静脉穿刺置管,以随时满足用药的需要。血管活性药物一般应用微量泵泵入,以维持稳定的速度和正确的剂量。注意固定和维护好漂浮导管、深静脉置管、心电监护的电极和导联线、鼻导管或面罩、导尿管以及指端无创血氧仪测定电极等。

5. 出入量管理

肺淤血、体循环淤血及水肿明显者应严格限制饮水量和静脉输液速度,对无明显低血容量因素者的每天摄入液体量一般应控制在 1 500 mL 以内,不要超过 2 000 mL。保持每天水出入量负平衡约 500 mL,严重肺水肿者的水负平衡为 1 000~2 000 mL,以减少水钠潴留和缓解症状。过 3~5 天,如淤血、水肿明显消退,应减少水负平衡量,逐渐过渡到出入水量大体平衡。在水负平衡下应注意防止发生低血容量、低血钠和低血钾等情况。

(二)药物治疗

1. 镇静剂

常用药物包括吗啡、杜冷丁和安定。

(1)吗啡。①一般适应证:吗啡可以引起静脉扩张和微弱的动脉扩张并减慢心率,早期治疗严重急性心衰尤其是躁动、呼吸困难、焦虑或胸痛的患者可考虑应用吗啡;②实施细则:剂量:2.5~5 mg;给药途径:静脉注射;给药频率:必要时可以重复应用一次;③禁忌证:低血压、休克、意识障碍、慢性阻塞性肺疾病等。

(2)杜冷丁。剂量:5~50 mg;给药途径:静脉注射。

(3)安定。剂量:2.5~5 mg;给药途径:静脉注射。

2. 氨茶碱

(1)一般适应证。急性左心衰竭的急诊用药。

(2)实施细则。方案一:剂量:0.125~0.25 g;给药途径:以葡萄糖水稀释后静脉推注 10 分钟;方案二:剂量:0.25~0.5 mg/kg/h;给药途径:静脉滴注;给药频率:静脉推注后 4~6 小时可重复应用。

(3)禁忌证。心动过速或其他心律失常、冠心病所致的急性心衰。

(4)替代药物。二羟丙茶碱,剂量:0.25~0.5;给药途径:静脉滴注。

3. 利尿剂

(1)一般适应证。适用于急性心衰伴肺循环和(或)体循环明显淤血以及容量负荷过重的患者。

(2)实施细则。首选袢利尿剂,如呋塞米。剂量:先静脉注射 20~40 mg,继以静脉滴注 5~40 mg/h,总量在 6 小时内不超过 80 mg,24 小时内不超过 200 mg;给药途径:先静脉注射,继以静脉滴注。疗程应根据病情缓解程度而定,但不宜长期静脉应用。

(3)禁忌证。低血压(收缩压<90 mmHg)、严重低钾血症或酸中毒患者。

(4)替代药物。①托拉塞米:剂量:10~20 mg;给药途径:静脉注射;②依那尼酸:剂量:25~50 mg;给药途径:静脉注射;③布美他尼:剂量:0.5~1 mg;给药途径:静脉注射。

(5)疗效。可在短时间内迅速降低容量负荷,改善呼吸困难和肺水肿,但利尿剂的使用仍属经验用药,目前并无大样本随机对照试验对其进行评估。

4. 血管扩张剂

常用药物包括硝酸酯类药物、硝普钠和乌拉地尔。

(1)一般适应证。适用于急性心力衰竭的早期阶段(收缩压≥90 mmHg)。

(2)禁忌证。①收缩压<90 mmHg 或持续低血压并伴症状,尤其是肾功能不全者;②严重阻塞性心瓣膜病,如主动脉瓣狭窄、二尖瓣狭窄;③梗阻性肥厚型心肌病。

(3)硝酸酯类药物,包括硝酸甘油和硝酸异山梨酯。①一般适应证:特别适用于急性冠脉综合征伴心衰;②实施细则:硝酸甘油的静脉滴注起始剂量为 5~10 μg/min,每 5~10 分钟递增 5~10 μg/min,最大剂量为 200 μg/min;舌下含服剂量为 0.3～0.6 mg/次,可重复应用。硝酸异山梨酯的静脉滴注剂量为 5～10 mg/h;舌下含服剂量为 2.5 mg/次,可重复应用。

(4)硝普钠。①一般适应证:适用于严重心力衰竭、后负荷增加或心源性休克患者;②实施细则:硝普钠的静脉滴注起始剂量为 10 μg/min,可酌情递增至 50～250 μg/min,一个疗程不超过 72 小时。

(5)乌拉地尔。①一般适应证:适于高血压性心脏病、缺血性心肌病和扩张型心肌病引起的急性左心衰竭;②实施细则:乌拉地尔的静脉滴注剂量为 100～400 μg/min。

5. 正性肌力药

正性肌力药包括洋地黄类(西地兰)、多巴胺和多巴酚丁胺。

(1)一般适应证:适用于低心排血量综合征患者,尤其适用于血压较低和对血管扩张药物及利尿剂不耐受或反应不佳的患者。①收缩压<90 mmHg,或持续低血压并伴症状,尤其是肾功能不全者;②严重阻塞性心瓣膜病,如主动脉瓣狭窄、二尖瓣狭窄;③梗阻性肥厚型心肌病。

(2)洋地黄类(西地兰)。①一般适应证:急性左心衰竭的急诊用药,特别适用于伴快速心室率的房颤患者;②实施细则:剂量:0.2～0.4 mg/次,24 小时总量为 0.8～1.2 mg;给药频率:必要时 2～4 小时可重复应用;疗程:短期静脉应用;③禁忌证:洋地黄中毒、心动过缓、病态窦房结综合征、预激综合征合并房颤、严重房室传导阻滞、肥厚性梗阻型心肌病、急性心肌梗死头 24 小时内、低钾低镁血症。

(3)多巴胺。①一般适应证:主要适用于心源性休克、急性左心衰竭伴低血压者;②实施细则:剂量:250～500 μg/min;给药途径:静脉滴注;疗程:短期静脉应用。

(4)多巴酚丁胺。①一般适应证:同多巴胺;②实施细则:剂量:起始剂量为 2～3 μg/kg/min,常用量为 100～250 μg/min;给药途径:静脉滴注;疗程:短期静脉应用。

(三)非药物治疗

非药物治疗主要指主动脉内球囊反搏(IABP),IABP 是通过经股动脉放置于胸主动脉的 30～50 mL 气囊反复充胀和放气而实现的。舒张期气囊充胀,增加主动脉舒张期压力和冠状动脉血流,收缩期气囊放气,减少后负荷并有利于左心室排空。IABP 能显著改善血流动力学,已成为心源性休克或严重左心衰竭标准治疗的一部分。

1. 一般适应证

(1)急性心肌梗死或严重心肌缺血并发心源性休克,药物治疗不能纠正。

(2)伴血流动力学紊乱的严重冠心病(如急性心肌梗死伴机械性并发症)。

(3)心肌缺血伴顽固性肺水肿。

2. 禁忌证

(1)存在严重的外周血管疾病。

(2)主动脉瘤。

(3)主动脉瓣关闭不全。

(4)活动性出血或其他抗凝禁忌证。

(5)严重血小板缺乏。

(四)其他治疗方法

1. 药物治疗

(1)重组人脑利钠肽(rh-BNP)。①重组人脑利钠肽(rh-BNP)有利钠、利尿和扩张血管的作用,可明显改善血流动力学,是近 20 年来国内外唯一批准用于治疗心力衰竭的新药。奈西利肽是美国食品药品监督管理局(FDA)批准的重组人脑利钠肽,新活素是我国自主研发的重组人脑利钠肽,为国家一类新药;②一般适应证:急性失代偿性心力衰竭;③实施细则:剂量:先以 1.5 μg/kg 静脉推注,继以 0.007 5～0.015 μg/kg/min 静脉滴注;给药途径:静脉推注、静脉滴注;疗程:3～7 天;④疗效与证据:VMAC 研究比较了奈西利肽和硝酸甘油治疗急性心力衰竭的疗效和不良反应。489 例患者被随机分为 3 组:对照组、奈西利肽组和硝酸甘油组,观察用药3小时后肺毛细血管楔压的变化、患者症状以及主要不良反应。结果显示,给药15分钟、1小时和3小时时,奈西利肽降低肺毛细血管楔压、右房压、肺动脉收缩压和平均肺动脉压的效果均优于硝酸甘油和安慰剂,硝酸甘油对肺动脉压的影响与安慰剂相比无显著差异。给药后24小时,奈西利肽降低肺毛细血管楔压的效果也优于硝酸甘油,且无耐药表现,而对血压的影响与硝酸甘油相似。在缓解呼吸困难的效果上,奈西利肽与硝酸甘油相当,安全性也相当。PROACTION研究显示,与对照组相比,奈西利肽组患者的住院率有所下降(奈西利肽 vs 对照组,49% vs 55%),30天内的再住院率也有所下降(10% vs 23%),30天内的住院天数也有下降(5.5天 vs 10.2天)。国内的一项Ⅱ期临床研究也显示,rh-BNP较硝酸甘油静脉制剂能够更显著地降低肺毛细血管楔压,缓解患者的呼吸困难。

(2)左西孟旦。①左西孟旦作为一种钙增敏剂,是近年来新出现的一种正性肌力药物。它通过与心肌细胞上的肌钙蛋白C结合增强对Ca^{2+}的敏感性,使心肌收缩力增强。它通过介导ATP敏感的K^+通道产生重要的扩血管作用。左西孟旦也有微弱的磷酸二酯酶抑制剂的作用。②一般适应证:急性失代偿性心力衰竭,可用于正在接受β-受体阻滞剂治疗的患者;③实施细则:剂量:先以3～12 μg/kg的剂量缓慢静脉注射,然后以0.05～0.2 μg/kg/min的剂量进行静脉滴注;给药途径:静脉推注、静脉滴注;疗程:24小时;④疗效与证据:LIDO研究选择严重低心输出量的心力衰竭患者203例,分别应用左西孟旦和多巴酚丁胺持续静脉输注24小时后,比较两组24小时的血流动力学变化以及31天和180天的死亡率。结果显示,左西孟旦在增加心输出量和降低肺毛细血管楔压方面要明显优于多巴酚丁胺,31天和180天的死亡率显著低于多巴酚丁胺组。新近的REVIVE、SURVIVE研究均证实了左西孟旦治疗急性心力衰竭的有效性和安全性。

(3)二酯酶抑制剂。①米力农和氨力农是两种临床上常用的Ⅲ型磷酸二酯酶抑制剂。它们抑制环磷酸腺苷的分解,产生正性肌力和扩张外周血管效应,由此增加心输出量和搏出量,同时伴随有肺动脉压、肺毛细血管楔压的下降,全身和肺血管阻力下降;②一般适应证:急性失代偿性心力衰竭;③实施细则:米力农:剂量:先以25～50 μg/kg的起始剂量缓慢静脉注射,然后以0.25～0.5 μg/kg/min的剂量静脉滴注;给药途径:静脉注射、静脉滴注;疗程:一般不超过48小时;

氨力农:剂量:先以0.5～0.75 mg/kg的起始剂量缓慢静脉注射,然后以5～10 μg/kg/min的剂量静脉滴注;给药途径:静脉注射、静脉滴注;疗程:一般不超过48小时。

(4)去甲肾上腺素。①一般适应证:适用于已应用正性肌力药和补液治疗但收缩压仍不能维持在90 mmHg以上的心源性休克患者;②实施细则:剂量:8～12 mg/min;给药途径:静脉滴注;疗程:短期应用。

2. 非药物治疗

(1)外科治疗。急性心力衰竭是许多心脏疾病,如梗死后室间隔穿孔、心室游离壁破裂或心脏瓣膜疾病急性失代偿的严重并发症。对于某些疾病,紧急或及时的外科治疗能改善患者预后。外科治疗手段包括冠状动脉血运重建术,解剖异常的纠正术,瓣膜置换或修补术。

(2)心脏移植。心脏移植在严重急性心力衰竭已知其预后不良时可以考虑心脏移植。然而,除非患者的病情在辅助装置或人工泵的帮助下得以稳定,否则不能行心脏移植。

(五)辅助治疗方法

1. 机械通气

(1)一般适应证:①出现心跳呼吸骤停而进行心肺复苏时;②合并Ⅰ型或Ⅱ型呼吸衰竭。

(2)实施细则:①无创呼吸机辅助通气:无需气管插管、经口/鼻面罩给患者供氧、由患者自主呼吸触发的机械通气治疗,分为持续气道正压通气(CPAP)和双相间歇气道正压通气(BWAP)两种模式;②气道插管和人工机械通气:应用指征为心肺复苏时、严重呼吸衰竭经常规治疗不能改善者,尤其是出现明显的呼吸性和代谢性酸中毒并影响到意识状态的患者。

2. 心室辅助装置(LVAD)

(1)一般适应证:急性心力衰竭经常规药物治疗无明显改善时,有条件可以应用。

(2)实施细则:此类装置有体外模式人工肺氧合器(ECMO)、心室辅助泵(如可置入式电动左心辅助泵、全人工心脏)。根据急性心力衰竭的不同类型,可选择应用心室辅助装置,在积极纠治基础心脏病的前提下,短期辅助心脏功能,可作为心脏移植或心肺移植的过渡。ECMO可以部分或全部代替心肺功能。

3. 血液净化

此法不仅可维持水、电解质和酸碱平衡,稳定内环境,还可清除尿毒症霉素、细胞因子、炎症介质以及心脏抑制因子等。治疗中的物质交换可通过血液滤过(超滤)、血液透析、连续血液净化和血液灌流等来完成。

(1)一般适应证:①高容量负荷,如肺水肿或严重的外周组织水肿,且对袢利尿剂和噻嗪类利尿剂抵抗;②低钠血症且有相应的临床症状,如神志障碍、肌张力减退、腱反射减弱或消失、呕吐以及肺水肿等;③肾功能进行性减退,血肌酐$>500~\mu mol/L$或符合急性血液透析指征的其他情况。

二、急性右心衰竭治疗

(一)右心室梗死伴急性右心衰竭

(1)扩容治疗。如存在心源性休克,在监测中心静脉压的基础上要进行的首要治疗是大量补液,可应用706代血浆、低分子右旋糖酐或生理盐水20 mL/min静脉滴注,直至肺毛细血管楔压上升至15～18 mmHg,血压回升和低灌注症状改善。24小时的输液量在3 500～5 000 mL。对于充分扩容而血压仍低者,可给予多巴酚丁胺或多巴胺。如在补液过程中出现左心衰竭,应立即停止补液。此时若动脉血压不低,可小心给予血管扩张药。

(2)禁用利尿剂、吗啡和硝酸甘油等血管扩张剂,以避免进一步降低右心室充盈压。

(3)如右心室梗死同时合并广泛左心室梗死,则不宜盲目扩容,防止造成急性肺水肿。如存在严重左心室功能障碍和肺毛细血管楔压升高,不宜使用硝普钠,应考虑IABP治疗。

(二)急性大块肺栓塞所致急性右心衰竭

(1)止痛。吗啡或杜冷丁。

(2)吸氧。鼻导管或面罩给氧6～8 L/min。

(3)溶栓治疗。常用尿激酶或人重组组织型纤溶酶原激活剂(rt-PA),停药后应继续肝素治疗。用药期间监测凝血酶原时间,使之延长至正常对照的1.5～2倍;持续滴注5～7天,停药后改用华法林口服数月。

(4)经内科治疗无效的危重患者(如休克),若经肺动脉造影证实为肺总动脉或其较大分支内栓塞,可作介入治疗,必要时可在体外循环下紧急早期切开肺动脉摘除栓子。

(三)右侧心瓣膜病所致急性右心衰竭

右心衰竭的治疗主要应用利尿剂以减轻水肿,但要防止过度利尿造成心排血量减少。此外,对基础心脏病如肺动脉高压、肺动脉狭窄以及合并肺动脉瓣或三尖瓣关闭不全、感染性心内膜炎等,应按相应的指南予以治疗。肺源性心脏病合并的心力衰竭属右心衰竭,其急性加重可视为一种特殊类型的急性右心衰竭,亦应按该病的相应指南治疗。

三、缺血性心脏病所致的急性心力衰竭

1. 抗血小板治疗

对于合并急性心肌梗死和不稳定性心绞痛的患者,要给予阿司匹林和氯吡格雷等强化抗血小板治疗;对于无急性心肌梗死和不稳定性心绞痛的患者,口服阿司匹林即可。

2.抗凝治疗

对于急性心肌梗死和不稳定性心绞痛等患者,可根据相应指南给予低分子肝素或普通肝素等抗凝治疗。

3.改善心肌供血和减少心肌耗氧

应给予口服和静脉硝酸酯类药物。

4.应使用他汀类药物调脂、抗炎

5.因心肌缺血发作而诱发和加重的急性心力衰竭

如果患者血压偏高、心率增快,可在积极控制心力衰竭的基础上慎重应用口服甚至静脉注射β-受体阻滞剂,这有利于减慢心率和降低血压,从而减少心肌氧耗,改善心肌缺血和心功能。

6.ST段抬高急性心肌梗死

若在溶栓和急诊介入治疗时间窗内就诊并有溶栓和介入治疗指征,在评价病情和治疗风险后,如在技术上能够迅速完成,同时患者家属充分理解,则可给予急诊介入治疗或静脉溶栓治疗。但此时介入治疗风险较大,必要时在应用IABP支持下行介入治疗更安全。及早开通梗死相关冠状动脉可挽救濒死心肌、缩小梗死面积,有利于急性心力衰竭的控制。对于已经出现急性肺水肿和明确的呼吸衰竭者则首先纠正肺水肿和呼吸衰竭。

7.合并低血压和休克

如有条件可积极给予IABP或ECMO等机械辅助支持治疗,有助于提高抢救成功率。

8.其他治疗

除急诊介入治疗外,应在急性心力衰竭得到有效缓解后进行冠状动脉造影和血运重建治疗。

四、高血压所致的急性心力衰竭

此种状态属高血压急症,应把握降压速度。慢性高血压患者因血压自动调节能力受损,快速降压可导致心、脑、肾等重要脏器供血不足,急进型恶性高血压患者因其小动脉狭窄,已存在局部供血不足,快速降压会加重脏器缺血。

如急性心力衰竭病情较轻,可在24~48小时逐渐降压;病情重、伴肺水肿患者应在1小时内将平均动脉压较治疗前降低25%以内,2~6小时降至160/100~110 mmHg,24~48小时血压逐渐降至正常。

优先考虑静脉给予硝酸甘油,亦可应用硝普钠。静脉给予呋塞米等袢利尿剂能起到辅助降压之效。乌拉地尔适用于基础心率很快、应用硝酸甘油或硝普钠后心率迅速增加而不能耐受的患者。

五、瓣膜性心脏病所致的急性心力衰竭

于任何内科治疗和药物均不可能消除或缓解心瓣膜病变及其造成的器质性损害,因此,对于此类患者应早期采用介入或外科手术治疗。

伴发急性心力衰竭的患者,应积极采取上述各种治疗措施,力求稳定病情,缓解症状,以便尽快进行心瓣膜的矫治术。

风湿性二尖瓣狭窄所致的急性肺水肿常由快速心室率的房颤诱发,有效地控制房颤的心室率对成功治疗急性心力衰竭极其重要。可应用西地兰0.4~0.6 mg缓慢静脉注射,必要时1~2小时重复一次,剂量减半。效果不理想者,可加用静脉β-受体阻滞剂,宜从小剂量开始,酌情增加剂量,直至心室率得到有效控制。此外,还可静脉使用胺碘酮。药物无效者可考虑电复律。

【预后】

急性心力衰竭的预后不良,院内病死率约为3%,60天病死率为9.6%,3年和5年病死率分别高达30%和60%。急性心肌梗死所致的急性心力衰竭其病死率更高,急性肺水肿患者的院内病死率为12%,

1 年病死率达 30%。

影响预后的主要因素包括收缩压、冠心病、心室运动不同步、心律失常、肾损害、低钠血症、肌钙蛋白增高、肺毛细血管楔压增高、BNP/NT-proBNP 增高、贫血、心率增快等。

【患者教育】

1. 了解心力衰竭的基本症状和体征

知道有可能反映心力衰竭加重的一些临床表现,如疲乏加重、运动耐力降低、静息心率增加$\geq 15 \sim 20$ 次/分钟、活动后气急加重、水肿再现或加重、体重增加等。

2. 掌握自我调整基本治疗药物的方法

(1)出现心力衰竭加重征兆,尤其是水肿再现或加重、尿量减少或体重明显增加 $2 \sim 3$ kg,利尿剂应增加剂量。

(2)清晨起床前静息心率应在 $55 \sim 60$ 次/分钟,如≥ 65 次/分钟可适当增加 β-受体阻滞剂的剂量。

(3)血压较之前明显降低或$\leq 120/70$ mmHg,则各种药物(ACEI/ARB、β-受体阻滞剂、利尿剂等)均不宜再加量。

3. 知晓应避免的情况

(1)过度劳累和重度体力活动、情绪激动和精神紧张。

(2)感冒、呼吸道感染及其他各种感染。

(3)不遵从医嘱,擅自停药、减药。

(4)饮食不当,如食物偏咸等。

(5)未经专科医生同意,擅自加用其他药物,如非甾体抗炎药、激素、抗心律失常药物等。

4. 知晓及时就诊的情况

心力衰竭的症状加重、持续性血压降低或增高、心率加快或过缓、心脏节律显著改变等。

第三章　心肌病

第一节　扩张型心肌病(DCM)

【定义】

扩张型心肌病是一类以左心室或双心室扩大伴收缩功能障碍为特征的心肌病。扩张型心肌病在传统的原发性心肌病分类中居首位,但是由于遗传和非遗传因素均可导致其发病,美国心脏病学会(ACC)在2006年推出的最新的心肌病定义和分类的专家共识中将其列入混合性心肌病。主要特征是双侧或单侧心腔扩大,心肌收缩功能障碍,产生充血性心力衰竭,亦称充血性心肌病,常合并室性或房性心律失常,病死率较高,有报道,扩张型心肌病5年的病死率约为20%,其中8%～51%的死亡患者为猝死。在我国扩张型心肌病的发病率为13/10万～84/10万,男性多于女性。

【病因】

1. 病毒感染

尤其是核糖核酸(RNA)家族中的小核糖核酸病毒,包括柯萨奇病毒B、ECHO病毒、小儿麻痹症病毒、流感病毒、腺病毒、巨细胞病毒、人类免疫缺陷病毒等。

2. 炎症

肉芽肿性心肌炎见于结节病和巨细胞性心肌炎,也可见于过敏性心肌炎,心肌活检有淋巴细胞、单核细胞和大量嗜酸性细胞浸润。此外,肌炎和皮肌炎亦可以伴发心肌炎,多种结缔组织病及血管炎均可直接或间接累及心肌,引起获得性扩张型心肌病。

3. 中毒、内分泌和代谢异常

酗酒是我国扩张型心肌病的常见原因,化疗药物和某些心肌毒性药物和化学品,如阿霉素等蒽环类抗癌药物、锂制剂等也能够导致扩张型心肌病。某些维生素和微量元素的缺乏,如缺硒导致的克山病,也能导致扩张型心肌病。嗜铬细胞瘤、甲状腺疾病等内分泌疾病也可以是扩张型心肌病的病因。

4. 家族和遗传因素

25%～50%的扩张型心肌病有基因突变或家族遗传背景,遗传方式主要为常染色体显性遗传,X染色体连锁隐性遗传及线粒体遗传较为少见。

5. 其他因素

许多扩张型心肌病的病因并非单一因素,一般认为围产期心肌病是获得性心肌病,但多见于某些种族和区域。神经肌肉疾病如假肥大型肌营养不良病(DMD)等也可以伴发扩张型心肌病。

【病理生理】

以心腔扩张为主,肉眼可见心室扩张,室壁多变薄,纤维瘢痕形成,且常伴有附壁血栓,瓣膜、冠状动脉多无改变。组织学为非特异性心肌细胞肥大、变性,特别是程度不同的纤维化等病变混合存在。

【临床表现】

不同患者的临床表现差异大。心脏扩大、心力衰竭、心律失常、栓塞和猝死是扩张型心肌病的主要表现。不同病因造成的扩张型心肌病有其病史特点。家族史、饮酒史、药物和放射治疗史、打鼾等对临床诊断具有重要价值。

（一）症状

本病多数起病隐匿，早期可无症状，临床主要表现为活动时呼吸困难和活动耐量下降。随着病情加重可以出现夜间阵发性呼吸困难和端坐呼吸等左心功能不全的症状，并逐渐出现食欲下降、腹胀及下肢水肿等右心功能不全的症状。合并心律失常时可表现为心悸、头晕、黑蒙甚至猝死。持续顽固的低血压往往是扩张型心肌病终末期的表现，发生栓塞时有受累相应脏器疼痛的表现。

（二）体征

主要体征为心音界向左扩大，常可听得第三音或第四音，心率快时呈奔马律。由于心腔扩大，可有相对性二尖瓣或三尖瓣关闭不全所致的收缩期吹风样杂音，此种杂音在心功能改善后减轻。晚期病例血压降低，脉压小，出现心力衰竭时舒张压可轻度升高。交替脉的出现提示左心衰竭，脉搏常较弱。

心力衰竭时两肺可有啰音，右心衰竭时肝大，水肿从下肢开始出现，晚期可有胸、腹腔积液。出现各种心律失常，高度房室传导阻滞、心室颤动、窦房传导阻滞可导致阿-斯综合征，成为致死原因之一。此外，尚可有脑、肾、肺等处的栓塞。

【辅助检查】

心电图、胸片和心脏超声是可疑患者的基础检查。进一步检查可能对病因诊断有帮助。

1. 心电图

可出现房颤、传导阻滞等各种心律失常，其他表现还有 ST-T 改变、低电压、病理性 Q 波等。

2. 胸部 X 线检查

心影通常增大，心胸比例＞50％。可出现肺淤血、肺水肿及肺动脉压力增高的 X 线表现，有时可见胸腔积液。

3. 超声心动图

超声心动图是诊断及评估扩张型心肌病最常用的手段。疾病早期可仅表现为左心室轻度扩张，后期各心腔均扩大，以左心室扩大为主。室壁运动普遍减弱，心肌收缩功能下降，左心室射血分数（LVEF）显著降低。二尖瓣、三尖瓣本身虽无病变，但由于心腔明显扩大，导致瓣膜在收缩期不能退至瓣环水平而关闭不全。彩色血流多普勒可显示二尖瓣、三尖瓣反流。

4. 心脏磁共振（CMR）

CMR 对于心肌病诊断、鉴别诊断及预后评估均有很高价值，有助于鉴别浸润性心肌病、致心律失常右心室心肌病、心肌致密化不全、心肌炎、结节病等疾病。CMR 显像提示心肌纤维化常常预示心电不稳定。

5. 心肌核素显像

心肌显影表现为灶性散在放射性减低。

6. 心导管检查及心血管造影

左室扩大，弥漫性室壁运动减弱，LVEF 低下，冠状动脉造影多无异常。

7. 心内膜活检

可见心肌细胞肥大、变性、间质纤维化。

【诊断】

不明原因的心脏增大、反复出现的心功能不全为本病的特征,但缺乏特异性的诊断指标仍然依靠排除诊断法。排除各种病因明确的器质性心脏病或特异性心肌病后,若有心脏增大、心律失常和充血性心力衰竭等症状,且超声心动图证实有心脏扩大与弥漫性搏动减弱,可诊断。

【治疗】

治疗旨在控制心力衰竭,治疗心律失常,预防肺和体循环栓塞,提高患者生活质量和延长寿命。

（一）病因治疗

应积极寻找病因,给予相应治疗。如营养缺乏的患者其生活习惯应予以纠正;长期饮酒的患者须戒酒,治疗恢复后如再饮酒复发,则更难治疗;围生期心肌病的患者,应劝其避孕或绝育,以免复发;克山病流行区域的患者可给予硒盐医治。上呼吸道感染是扩张型心肌病诱发心功能不全的常见原因,特别是在易感染季节（冬春季）,应及时应用抗生素,酌情使用转移因子、丙种球蛋白,以提高机体免疫力,预防呼吸道感染。

注意休息。休息能减轻心脏负担,促进心肌恢复。根据患者的心功能状况,限制或避免体力和脑力劳动,以不发生症状为宜,但并不主张完全休息。有心力衰竭及心脏明显扩大者须卧床,予以较长时间的休息。改善心肌代谢,避免缺氧,避免劳累、感染、毒素、酒精、血压增高等可能的诱发因素。

（二）针对心力衰竭的药物治疗

1. 血管紧张素转化酶抑制剂（ACEI）或血管紧张素Ⅱ受体拮抗剂（ARB）

所有扩张型心肌病伴有收缩性心力衰竭患者必须应用此类药物,包括无症状性心力衰竭、射血分数<45%的患者,要长期服用。ACEI（或 ARB）可减轻心脏前后负荷,又能使心脏缩小。在服用该类药物时应该定期复查肾功能、电解质。

2. β-受体阻滞剂

此类药物阻断拟交感胺类对心率和心肌收缩力受体的刺激作用,减慢心率、降低血压,减低心肌收缩力和氧耗量。适用于心功能Ⅱ～Ⅲ级的扩张型心肌病患者,有水肿的患者等到水肿消退后,在使用利尿剂的基础上尽早使用 β-受体阻滞剂,从小剂量开始,逐渐加量,根据效果以确定治疗和维持剂量。此类药物远期效果好,应长期服用,能够延缓病情进展。在服用此类药物时应密切监测心率、心律、血压、液体潴留等。

3. 螺内酯

螺内酯能阻断醛固酮效应,抑制心肌重构,可以降低扩张型心肌病伴重度心力衰竭患者的死亡率。

4. 正性肌力药物

包括洋地黄、非洋地黄类（如多巴胺）,改善和治疗心力衰竭症状。

5. 利尿剂

利尿剂通过抑制肾小管特定部位钠或氯的重吸收,遏制心力衰竭时的钠潴留,减少静脉回流和降低前负荷,从而减轻肺淤血,提高运动耐量。减轻液体潴留,应该间断、小剂量应用。服用此类药物应该监测电解质。

6. 血管扩张剂

硝酸酯类药物能够扩张冠状动脉、降低阻力,增加冠状循环的血流,通过对周围血管的扩张作用,减少静脉回流心脏的血量,降低心室容量、心腔内压、心排血量和血压,减轻心脏前后负荷和心肌的需氧量。

7. 抗血栓药

防止血栓形成,阻止或减轻栓塞事件的发生。常用药物包括阿司匹林或华法林等。

8. 中药

黄芪、生脉饮等药可以抗病毒、调节免疫、改善心功能。

9. 改善心肌能量代谢药物

如环磷腺苷、辅酶 Q10、左卡尼汀等。

10. 抗心律失常治疗

根据各种情况选用药物。

11. 他汀类药物

他汀类药物的抗炎作用被认为是其抗心力衰竭的可能原因。

12. 曲美他嗪

通过抑制脂肪酸氧化和增加葡萄糖代谢，改善心肌氧的供需平衡，从而治疗心肌缺血。

(三)病情晚期治疗

1. 心脏再同步化治疗(CRT)

通过置入带有左心室电极的起搏器，同步起搏左右心室，使心室的收缩同步化。

2. 外科治疗

常用的外科治疗措施包括心脏移植、部分左心室切除术、左心室辅助装置等。

第二节　肥厚型心肌病(HCM)

【定义】

肥厚型心肌病是一种以心肌肥厚为特征的心肌疾病，主要表现为左心室壁增厚，通常指二维超声心动图测量的室间隔或左心室壁厚度≥15 mm，或者有明确家族史者厚度≥13 mm，通常不伴有左心室腔的扩大，需排除负荷增加所引起的左心室壁增厚，如高血压、主动脉瓣狭窄和先天性主动脉瓣下隔膜等。

【流行病学】

一些来源于特定人群的患病率调查发现，肥厚型心肌病并不少见。中国肥厚型心肌病患病率为80/10万，粗略估算中国成人肥厚型心肌病患者超过 100 万。肥厚型心肌病是青少年和运动员猝死的主要原因之一，与其相关的房颤导致的卒中则以老年患者居多。在三级医疗中心就诊的肥厚型心肌病患者年死亡率为 2%～4%，心源性猝死(SCD)是最常见的死因。

【分型】

根据超声心动图检查时测定的左心室流出道与主动脉峰值压力阶差(LVOTG)，可将肥厚型心肌病患者分为梗阻性、非梗阻性及隐匿梗阻性 3 种类型。安静时 LVOTG≥30 mmHg 为梗阻性；安静时 LVOTG 正常，负荷运动时 LVOTG≥30 mmHg 为隐匿梗阻性；安静或负荷时 LVOTG 均<30 mmHg 为非梗阻性。

另外，约 3% 的患者表现为左心室中部梗阻性肥厚型心肌病，可能无左心室流出道梗阻，也无收缩期二尖瓣前向运动(SAM)征象。有研究认为这类患者的临床表现及预后与梗阻性肥厚型心肌病相同，甚至更差。

梗阻性、非梗阻性和隐匿梗阻性肥厚型心肌病患者的比例约各占该病总数 1/3，这种分型有利于指导治疗方案选择，是目前临床最常用的分型方法。

此外，根据肥厚部位，也可分为心尖肥厚、右心室肥厚和孤立性乳头肌肥厚的肥厚型心肌病。2013

年世界心脏基金会对心肌病采用了新的综合分型系统,称为 MOGE(S)分型。该分型保留了对心脏形态功能的识别,同时强调了疾病的遗传基础,但应用尚不成熟,仅供参考。

【诊断】

1. 症状

肥厚型心肌病临床症状变异性大,有些患者可长期无症状,而有些患者首发症状就是猝死,儿童或青年时期确诊的肥厚型心肌病患者症状更多、预后更差。症状与左心室流出道梗阻、心功能受损、快速或缓慢型心律失常等有关,主要症状如下。

(1)劳力性呼吸困难。这是肥厚型心肌病患者最常见的症状,有症状患者中 90%以上有此表现。

(2)胸痛。25%～30%的肥厚型心肌病患者有胸痛不适的症状,多呈劳力性胸痛,也有不典型的疼痛持续发生且发生于休息时及餐后,但冠状动脉造影正常。

(3)心悸。与心功能减退或心律失常有关。房颤是肥厚型心肌病患者常见的心律失常之一,发生率约为22.5%。

(4)晕厥或先兆晕厥。15%～25%的肥厚型心肌病患者至少发生过一次晕厥,另有 20%的患者有先兆晕厥,一般见于活动时。

(5)心源性猝死。心源性猝死、心力衰竭和血栓栓塞是肥厚型心肌病死亡的三大主要原因。心源性猝死多与致命性心律失常有关,多为室性心动过速(持续性或非持续性)、心室颤动(室颤),亦可为停搏、房室传导阻滞。

(6)左心室扩张。约 10%的患者发生左心室扩张,称之为肥厚型心肌病扩张期,为肥厚型心肌病终末阶段表现之一,临床症状类似于扩张型心肌病,心肌组织缺失和纤维替代是其机制之一。

2. 体征

肥厚型心肌病典型体征与左心室流出道梗阻有关,无梗阻或梗阻轻的患者可无明显的阳性体征。心脏听诊常见的两种杂音与左心室流出道梗阻和二尖瓣反流有关。

左心室流出道梗阻通常由室间隔局部肥厚以及收缩期前向运动(SAM)引起,导致第一心音(S1)后出现明显的递增递减型杂音,在心尖和胸骨左缘之间最清晰。左心室流出道梗阻加重可使心脏杂音增强,常见于患者从蹲、坐、仰卧等姿势变换为直立姿势时,以及 Valsalva 动作后、室性早搏后代偿性搏动的心肌收缩力增强或使用硝酸甘油后。

3. 辅助检查

(1)心电图。肥厚型心肌病患者心电图变化出现较早,可先于临床症状,所有患者都应进行心电图检查(Ⅰ,B)。超过 90%的肥厚型心肌病患者有心电图改变,多表现为复极异常。心电图改变包括明显的病理性 Q 波,尤其是下壁导联(Ⅱ、Ⅲ、avF)和侧壁导联(Ⅰ、avL 或 V4～V6);异常的 P 波;电轴左偏;心尖肥厚者常见 V2～V4 导联 T 波深倒置。

(2)超声心动图。所有肥厚型心肌病患者均应进行全面的经胸超声心动图检查,包括二维超声、彩色多普勒、频谱多普勒、组织多普勒等(Ⅰ,B)。成人肥厚型心肌病超声心动图诊断标准为左心室心肌任何节段或多个节段室壁厚度≥15 mm,并排除引起心脏负荷增加的其他疾病,如高血压、瓣膜病等。

(3)动态心电图监测。所有肥厚型心肌病患者均应行 24～48 小时动态心电图监测,以评估室性心律失常和猝死的风险,这有助于判断心悸或晕厥的原因。

(4)运动负荷检查。对静息时无左心室流出道梗阻而有症状的患者,可做运动负荷检查,以排除隐匿性梗阻。运动负荷检查方法有限制 Bruce 方案,如果无法行该方案,则替代的方法包括药物激发(即亚硝酸异戊酯、多巴酚丁胺、异丙肾上腺素)试验和 Valsalva 试验。

(5)心脏磁共振成像。钆对比剂延迟强化(LGE)是识别心肌纤维化最有效的方法,LGE 与死亡、心源性猝死等风险正相关。约 65%的肥厚型心肌病患者出现 LGE,多表现为肥厚心肌内局灶性或斑片状强化,以室间隔与右心室游离壁交界处局灶状强化最为典型。

(6)X线胸片。肥厚型心肌病患者X线胸片可见左心室增大,亦可在正常范围;可见肺部淤血,但严重肺水肿少见。

(7)冠状动脉计算机断层成像或冠状动脉造影。适用于有明显心绞痛症状的患者、冠状动脉的情况将影响下一步治疗策略的患者或拟行心脏手术的患者。对于有心脏停搏的成年幸存者,或合并持续性室性心律失常的患者也建议行冠状动脉评估。

(8)心内导管检查。疑诊肥厚型心肌病患者,存在以下一种或多种情况,可行心内导管检查:①需要与限制型心肌病或缩窄性心包炎鉴别;②怀疑左心室流出道梗阻,但临床表现和影像学检查之间存在差异;③需行心内膜活检鉴别不同病因的心肌病;④拟心脏移植的患者术前评估。

4. 基因诊断

基因突变是绝大部分肥厚型心肌病患者的最根本原因。肥厚型心肌病致病基因的外显率(即携带致病基因患者最终发生肥厚型心肌病的比率)为40%~100%,发病年龄异质性也较大,对基因诊断结果解释应谨慎。

5. 病因诊断和鉴别诊断

(1)肌小节蛋白编码基因突变导致的肥厚型心肌病(HCM)。

(2)糖原贮积病:即Danon病,单磷酸腺苷激活蛋白激酶γ2亚基编码基因突变(PRKAG2)心脏综合征。

(3)Anderson-Fabry病。

(4)Friedreich共济失调。

(5)线粒体疾病。

(6)畸形综合征:包括Noonan、LEOPARD、Costello和心面皮肤综合征(CFC)。

(7)系统性淀粉样变。

(8)强化运动引起的心肌肥厚。

(9)高血压引起的心肌肥厚。

(10)主动脉瓣狭窄和先天性主动脉瓣下隔膜。

(11)冠心病合并心肌肥厚。

(12)内分泌异常导致的心肌肥厚:肢端肥大症,过度分泌肾上腺髓质激素的疾病(如嗜铬细胞瘤),糖尿病。

(13)药物导致的心肌肥厚:长期使用某些药物,包括促代谢合成的类固醇、他克莫司和羟氯喹,可导致左心室肥厚,但室壁很少大于15 mm。

【治疗】

一、左心室流出道梗阻的治疗

1. 药物治疗

(1)对于静息时或刺激后出现左心室流出道梗阻的患者,推荐一线治疗方案为给予无血管扩张作用的β-受体阻滞剂(剂量可加至最大耐受剂量),以改善症状。

(2)对于静息时或刺激后出现左心室流出道梗阻但无法耐受β-受体阻滞剂或有禁忌证的患者,推荐给予维拉帕米以改善症状(从小剂量开始,剂量可加至最大耐受剂量)。但对LVOTG严重升高(≥100 mmHg)、严重心力衰竭或窦性心动过缓的患者,应慎用维拉帕米。

(3)除β-受体阻滞剂外(或合并维拉帕米),丙吡胺可以改善静息或刺激后出现左心室流出道梗阻患者的症状(剂量可加至最大耐受剂量)。

(4)治疗急性低血压时对液体输入无反应的梗阻性肥厚型心肌病患者,推荐应用苯肾上腺素(或其他单纯血管收缩剂)。

(5)静息时或刺激后左心室流出道梗阻的患者应避免使用动静脉扩张剂,包括硝酸盐类药物和磷酸二酯酶抑制剂。

(6)对于β-受体阻滞剂和维拉帕米不耐受或有禁忌证的有症状的左心室流出道梗阻患者,应考虑给予地尔硫卓以改善症状(剂量可加至最大耐受剂量)。

(7)对于静息或刺激后出现左心室流出道梗阻的无症状患者,可考虑采用β-受体阻滞剂或维拉帕米,以减小左心室压力。

(8)对于有症状的左心室流出道梗阻患者,可考虑谨慎采用低剂量袢利尿剂或噻嗪类利尿剂改善劳力性呼吸困难。

(9)可考虑给予丙吡胺作为单一疗法,改善静息或刺激后出现左心室流出道梗阻患者的症状。丙吡胺可增加房颤患者心室率,应用时需注意。

(10)对梗阻性肥厚型心肌病患者,采用多巴胺、多巴酚丁胺、去甲肾上腺素和其他静脉应用的正性肌力药治疗急性低血压可能有害。

(11)静息时或刺激后左心室流出道梗阻的患者应避免使用地高辛。

(12)对有静息或可激发左心室流出道梗阻的肥厚型心肌病患者,采用硝苯地平或其他二氢吡啶类钙通道阻滞剂对症治疗(心绞痛或呼吸困难)有潜在的危险。

(13)对有全身低血压或严重静息呼吸困难的梗阻性肥厚型心肌病患者,维拉帕米有潜在危险。

2. 经皮室间隔心肌消融术

经皮室间隔心肌消融术是通过导管将酒精注入前降支的一支或多支间隔支中,造成相应肥厚部分的心肌梗死,使室间隔基底部变薄,以减轻LVOTG和梗阻的方法。

经皮室间隔心肌消融术适应证包括临床适应证、有症状患者血流动力学适应证和形态学适应证,具备这些适应证的患者建议行经皮室间隔心肌消融术,建议在三级医疗中心由治疗经验丰富的专家团队进行治疗。

3. 外科室间隔心肌切除术

室间隔心肌切除术包括经典Morrow手术和目前临床应用较多的改良扩大Morrow手术。国内外大量的队列研究证实,肥厚型心肌病患者接受外科手术治疗后,远期生存率接近于正常人群。

4. 植入永久起搏器

植入房室全能型起搏器(DDD起搏器)对有严重症状的梗阻性肥厚型心肌病可能有效(Ⅱb,B)。对梗阻性肥厚型心肌病患者植入起搏器时需注意两点:①心室起搏电极必须置于真正的右心室尖;②房室间期(AV间期)必须短于患者窦性心律的PR间期。

对于部分静息或刺激时LVOTG≥50 mmHg、窦性心律且药物治疗无效的患者,若合并经皮室间隔心肌消融术或外科室间隔切除术禁忌证,或术后发生心脏传导阻滞风险较高,应考虑房室顺序起搏并优化AV间期,以降低LVOTG,并改善β-受体阻滞剂和(或)维拉帕米的疗效。另外,当存在房性心律失常、药物控制心室率不满意时,可考虑行房室结消融加永久起搏器植入治疗。

二、心源性猝死的预防

肥厚型心肌病患者的心源性猝死危险分层和预防是临床上最为重要的问题。目前认为安装植入型心律转复除颤器(ICD)是预防肥厚型心肌病患者心源性猝死的唯一可靠的方法。肥厚型心肌病患者应避免参加竞技性体育运动,可能有助于预防心源性猝死。药物预防心源性猝死效果不明确,胺碘酮可能有效。

预测心源性猝死的高危因素包括早发猝死家族史、非持续性室性心动过速(NSVT)、左心室重度肥厚、不明原因的晕厥以及运动血压反应异常。

有关肥厚型心肌病危险分层和 ICD 植入的建议如下。①具有室颤、持续性室性心动过速或心跳骤停(心源性猝死未遂)的个人史;②早发心源性猝死家族史,包括室性快速心律失常的 ICD 治疗史;③不明原因的晕厥;④动态心电图证实的 NSVT;⑤左心室壁最大厚度≥30 mm。

也可应用肥厚型心肌病预测模型(HCMRisk-SCD)对患者进行个体化风险评估,5 年心源性猝死风险≥6%建议植入 ICD、<4%不建议植入 ICD、4%~6%者根据具体情况而定。

在评估了常规危险因素后,具备下述潜在心源性猝死危险因素任意一项者可考虑植入 ICD:①心脏磁共振成像 LGE 阳性;②携带多个肥厚型心肌病致病基因突变(即致病突变个数>1)。

对未行 ICD 植入的患者,定期(每 12~24 个月 1 次)进行心源性猝死危险分层是合理的。

不推荐对肥厚型心肌病患者常规应用有创电生理检查作为心源性猝死危险分层的手段。

第三节　限制型心肌病(RCM)

【定义】

限制型心肌病以单侧或双侧心室充盈受限和舒张容量下降为特征,但收缩功能和室壁厚度正常或接近正常。心脏间质纤维化增生为其主要病理变化,即心内膜及心内膜下有数毫米的纤维性增厚,心室内硬化,扩张明显受限。大多数限制型心肌病继发于系统性疾病,如淀粉样变性、结节病、硬皮病、血色病、伴有或不伴有嗜酸性粒细胞增多症的心内膜心肌疾病或由于放射治疗所致。

本病常并发心力衰竭、心律失常、动脉栓塞和心包积液等,治疗主要是控制心功能衰竭。

【病因】

本病病因尚未清楚,可能与营养失调、食物中 5-羟色胺中毒、感染过敏以及自身免疫有关,少数病例有家族性,可伴有骨骼肌疾病和房室传导阻滞。

近年来,研究认为嗜酸性粒细胞与此型心肌病关系密切,除浸润性病变外,非浸润性的本型心肌病的发病机理研究多集中于嗜酸性细胞。在热带与温带地区所见的一些本型患者不少与嗜酸性细胞增多有关,早期为坏死期,心肌内多嗜酸细胞,一般在 5 周以内;患病达 10 个月时,心内膜增厚并有血栓形成,心肌内炎变减少,即血栓形成期;2 年以后进入纤维化期,心内膜及心肌均可纤维化。

在浸润性病变所致的限制型心肌病中,有淀粉样变性(间质中淀粉样物质积累)、类肉瘤(心肌内肉瘤样物质浸润)、血色病(心肌内含铁血黄素沉积)、糖原累积症(心肌内糖原过度积累)等种类,在非浸润性限制型心肌病中,有心肌心内膜纤维经与 Lfler 心内膜炎二种,前者常见于热带地区,后者常见于温带地区,心脏外观轻度或中度增大,心内膜显著纤维化与增厚,以心室流入道与心尖为主要部位,房室瓣也可被波及,纤维化可深入心肌内,附壁血栓易形成,心室腔缩小,心肌心内膜也可有钙化。

【发病机制】

限制型心肌病的发病机制至今仍不清楚,可能与多种因素有关,如病毒感染心内膜、营养不良、自身免疫等等。

近年来,研究认为嗜酸性粒细胞与此类心肌病关系密切,嗜酸性粒细胞增多可能是部分心内膜心肌的原因。在心脏病变出现前常有嗜酸性粒细胞增多,这种嗜酸性粒细胞具有空泡和脱颗粒的形态学异常,嗜酸性粒细胞颗粒溶解,氧化代谢增高,并释放出具有细胞毒性的蛋白,主要是阳离子蛋白,可损伤心肌细胞,并作用于肌浆膜和线粒体呼吸链中的酶成分,心内膜心肌损伤程度取决于嗜酸性粒细胞向心内膜心肌浸润的严重程度和持续时间。此外,这种脱颗粒中释放的阳离子蛋白还可影响凝血系统,易形成附壁血栓,也可损伤内皮细胞,抑制内皮细胞生长。

嗜酸性粒细胞浸润心肌引起心肌炎,炎症的分布主要局限于内层,可由心肌内微循环的重新排列来解释,因此相继进入坏死和血栓形成期,最终进入愈合和纤维化期。关于嗜酸性粒细胞向心肌内浸润及引起嗜酸性粒细胞脱颗粒的原因尚不清楚,可能是某些特殊致病因子,如病毒、寄生虫等感染,而这些因子与心肌组织具有相同的抗原簇,诱发自身免疫反应,引起限制型心肌病。

此外,部分病因未明患者,表现为心室舒张期松弛障碍和充盈受限,其中多数患者具有心肌纤维化,此即原发性(或特发性)限制型心肌病。

【病理生理】

心内膜与心肌纤维化使心室舒张发生障碍,还可伴有不等程度的收缩功能障碍,心室腔减少,使心室的充盈受限制;心室的顺主尖性降低,回血有障碍,随之心排血量也减小,造成类似缩窄性心包炎时的病理生理变化,房室瓣受累时可以出现二尖瓣或三尖瓣关闭不全。

【临床症状】

1. 一般表现

本病起病比较缓慢,多发生于热带和温带地区,热带地区稍多于温带地区。各年龄组均可患病,男性患病率高于女性,男女之比约为3:1。早期仅有发热、全身倦怠、头晕、气急等症状,多见于嗜酸性粒细胞增生者。病变以左心室为主者有左心衰竭和肺动脉高压的表现,如气急、咳嗽、咯血、肺基底部啰音、肺动脉瓣区第二音亢进等;病变以右心室为主者有左心室回血受阻的表现,如颈静脉怒张、肝大、下肢水肿、腹水等,心包积液也可存在,内脏栓塞也并不少见。

2. 心室功能障碍表现

右心室或双心室病变者常以右心衰竭为主,临床表现酷似缩窄性心包炎;左心室病变者因舒张受限,尤其在并存二尖瓣关闭不全时,可出现明显的呼吸困难等严重左心衰竭的表现及心绞痛。

【体征】

包括血管及心脏方面的异常体征,心脏搏动常减弱,浊音界轻度增大,心音轻,心率快,可有舒张期奔马律及心律失常。常见的症状有颈静脉怒张、Kussmaul征、奇脉,心界正常或轻度扩大,第一心音低钝,P2正常或亢进,可闻及奔马律和收缩期杂音。

【并发症】

缺血性并发症在限制型心肌病患者中常有发生,故患者有并发心力衰竭和猝死的危险。

1. 心力衰竭

心力衰竭又称心肌衰竭,是指心脏当时不能搏出同静脉回流及身体组织代谢所需相称的血液供应,往往由各种疾病引起心肌收缩能力减弱,从而使心脏的血液输出量减少,不足以满足机体的需要,并由此产生一系列症状和体征。心瓣膜疾病、冠状动脉硬化、高血压、内分泌疾患、细菌毒素、急性肺梗死、肺气肿或其他慢性肺脏疾病等均可引起心脏病而产生心力衰竭的表现,妊娠、劳累、静脉内迅速大量补液等均可加重有病心脏的负担,从而诱发心力衰竭。

心力衰竭分为左心衰竭和右心衰竭,左心衰竭主要表现为疲倦乏力、呼吸困难,初起为劳力性呼吸困难,终而演变为休息时呼吸困难,只能端坐呼吸。阵发性呼吸困难是左心衰竭的典型表现,多于熟睡之中发作,有胸闷、气急、咳嗽、哮鸣,特别严重的可演变为急性肺水肿而表现为剧烈的气喘、极度焦虑和咳吐含泡沫的黏液痰(典型为粉红色泡沫样痰)、紫绀等肺部淤血症状;右心衰竭主要表现为下肢水肿、颈静脉怒张、食欲不振、恶心呕吐、尿少、夜尿、饮水与排尿分离现象等。

2. 猝死

猝死是指急性症状发生后即刻或者 24 小时内发生的意外死亡，目前大多数学者倾向于将猝死的时间限定在发病 1 小时内。其临床表现主要是心跳骤停和呼吸停止，可依次出现下列症状和体征：①心音消失；②脉搏触不到，血压测不出；③意识突然丧失，若伴抽搐，称之为阿-斯综合征，发作可自限，数秒或 1～2 分钟可恢复，持续时间长可致死；④呼吸断续，呈叹息样，随后停止；⑤昏迷；⑥瞳孔散大。

判断心跳骤停最主要的特征是意识丧失和大动脉搏动消失，心源性猝死患者的心电图表现有 3 种类型：室颤，窦性静止及心脏电机械分离。

3. 动脉栓塞

限制型心肌病患者的心内膜及心内膜下心肌纤维化，导致心室舒张受限，充盈受阻，肺循环和体循环淤血，易引起心腔和周围静脉血栓形成，一旦脱落可造成栓塞。

4. 心包积液

限制型心肌病患者的心包积液与心内膜及心内膜下心肌纤维化、心室舒张受限、充盈受损、肺循环和体循环淤血和静脉压力升高有关，久病的患者长期营养不良可伴低蛋白血症。

5. 心律失常

限制型心肌病并发心律失常与心内膜下心肌的进行性纤维化和钙化有关，较常见的有窦性心动过速、心房扑动或颤动、右束支阻滞和期前收缩等。

【辅助检查】

1. 血常规检查

血中嗜酸性粒细胞增多。

2. 心电图

P 波常高尖，QRS 可呈低电压，ST 段和 T 波改变常见，可出现期前收缩和束支传导阻滞等心律失常，约 50% 的患者可发生心房颤动。

3. X 线

病变易侵及右心室，约 70% 的患者显示心胸比例增大，合并右心房扩大者心影可呈球形，左心室受累时常可见肺淤血，个别患者尚可见心内膜钙化影，心室造影见心室腔缩小。

4. 超声心动图

这是确诊限制型心肌病的重要方法，约 82% 的患者表现为心室腔狭小、心尖闭塞、心内膜回声增强、房室瓣关闭不全、心房扩大和附壁血栓，二尖瓣叶呈多层反射，后叶常无活动，心室舒张早期内径可增大，经二尖瓣血流加速导致 E 峰高尖，但 E 峰减速时间缩短（≤150 ms），多普勒血流图可见舒张期快速充盈突然中止；舒张中晚期心室内径无继续扩大，A 峰减低，E/A 比值增大，具体标准为 E 峰≥1.0 m/s，A 峰≤0.5 m/s，E/A 比值≥2.0，等容舒张时间缩短≤70 ms。

5. 心导管检查

这是鉴别限制型心肌病和缩窄性心包炎的重要方法，半数病例的心室压力曲线可出现与缩窄性心包炎相似的典型"平方根"形改变和右心房压升高及 Y 谷深陷，舒张末期压逐渐上升，造成下陷后平台波型。在左室为主者肺动脉压可增高，在右室为主者右房压高，右房压力曲线中显著的 v 波取代 a 波，收缩时间间期测定不正常，但限制型心肌病患者左、右心室舒张压差值常超过 5 mmHg，右心室舒张末压＜1/3 右心室收缩压，右心室收缩压常＞50 mmHg，左室造影可见心室腔缩小，心尖部钝角化，并有附壁血栓及二尖瓣关闭不全，左室外形光滑但僵硬，心室收缩功能基本正常。

6. 心内膜心肌活检

这是确诊限制型心肌病的重要手段，根据心内膜心肌病变的不同阶段可有坏死、血栓形成和纤维化三种病理改变，心内膜可附有血栓，血栓内偶有嗜酸性粒细胞；心内膜可呈炎症、坏死、肉芽肿、纤维化等多种改变;心肌细胞可发生变性坏死并可伴间质性纤维化改变。

7. CT 和磁共振

这是鉴别限制型心肌病和缩窄性心包炎最准确的无创伤性检查手段。限制型心肌病患者心包不增厚,心包厚度≤4 mm 时可排除缩窄性心包炎;心包增厚的患者则考虑缩窄性心包炎的诊断。

8. 放射性核素心室造影

右心型限制型心肌病造影的特点为:①右心房明显扩大伴核素滞留;②右室向左移位,其心尖部显示不清,左心室位于右心室的左后方,右心室流出道增宽,右心室位相延迟,右心功能降低;③肺部显像较差,肺部核素通过时间延迟;④左心室位相及功能一般在正常范围。

【诊断】

X 线检查显示心影扩大,可能见到心内膜心肌钙化的阴影,心室造影见心室腔缩小,心电图检查示低电压,心房或心室肥大,束支传导阻滞,ST-T 改变,心房颤动,也可在 V1,V2 导联上有异常 Q 波,超声心动图可见心内膜增厚,心尖部心室腔闭塞,心肌心内膜结构超声回声密度异常,室壁运动减弱,在原发性患者室壁不增厚,在浸润性病变室壁可以增厚,舒张早期充盈快,中,后期则极慢,心包膜一般不增厚,心导管检查示心室的舒张末期压逐渐上升,造成下陷后平台波型,在左室为主者肺动脉压可增高,在右室为主者右房压高,右房压力曲线中显著的 v 波取代 a 波,收缩时间间期测定不正常。

一般情况下,限制型心肌病的症状和体征均较明显,误诊机会很少,诊断要点如下。

(1)心室腔和收缩功能正常或接近正常。

(2)舒张功能障碍。心室压力曲线呈平台状,舒张早期快速下陷而中晚期升高。

(3)特征性病理改变。如心内膜心肌纤维化、嗜酸性粒细胞增多性心内膜炎、心脏淀粉样变和硬皮病等。

【治疗】

1. 本病治疗以对症为主

有心房颤动者可给予洋地黄类药物,有浮肿和腹水者宜用利尿药。应用利尿药或血管扩张药时应注意避免心室充盈压下降过多而影响心功能的情况。为防止栓塞可用抗凝药。

2. 心力衰竭的药物治疗

利尿药和血管扩张药可缓解症状,但应注意小剂量使用,避免降低心室充盈而影响心排出量。钙拮抗剂对改善心室顺应性可能有效。舒张功能损害明显者,在发生快速心房颤动时可应用洋地黄制剂改善心室充盈,有附壁血栓和(或)已发生栓塞者应加用抗凝及抗血小板制剂。

3. 手术治疗

包括切除附壁血栓和纤维化的心内膜、置换二尖瓣与三尖瓣,手术死亡率约 20%。在已存活 5 年的患者中,心功能改善者占 70%～80%。有效治疗为心脏移植,但需在恶病质出现前进行。

【预后】

本病病程长短不一,轻者存活期可达 25 年,死亡原因多为心力衰竭或肺栓塞。病变累及左心室、心功能Ⅲ～Ⅳ级者、严重二尖瓣与三尖瓣关闭不全及栓塞者多提示预后不良。Loffler 心内膜炎可因心力衰竭进行性加重并在数月内死亡,少数可转化为慢性,而原发性限制型心肌病或心内膜纤维化的预后主要取决于心肌损害及心内膜纤维化的程度。

第四节 病毒性心肌炎

【定义】

病毒性心肌炎是指嗜心肌病毒感染引起的以心肌非特异性间质性炎症为主要病变的心肌炎。病毒性心肌炎的预后与发病类型有关,大多数患者经过适当治疗后可以康复,但可能会遗留心律失常后遗症,少部分患者可演变为扩张型心肌病,极少数患者可因急性心力衰竭、心源性休克或严重心律失常而死亡。

【病因】

1. 主要病因

近年来,随着检测技术的不断提高,已发现 30 余种病毒可引起心肌炎,其中以肠道病毒最为常见,包括柯萨奇 A、B 组病毒、埃可(ECHO)病毒和脊髓灰质炎病毒,尤其是柯萨奇 B 组 2~5 型和 A 组 9 型病毒。国内报道显示,感染柯萨奇 B 组病毒的人占病毒性心肌炎患者的 33%~40%,小儿更为明显,占 43.6%。

2. 次要病因

除此之外,腺病毒、流感病毒、风疹病毒、单纯疱疹病毒、带状疱疹病毒、脑膜炎病毒、肝炎(A、B、C型)病毒及人免疫缺陷病毒(HIV)等都能引起心肌炎。可引起心肌炎的常见病毒如表 3-1 所示。

表 3-1 可引起心肌炎的常见病毒

病毒种类	名称
小 RNA 病毒	肠道病毒(柯萨奇病毒、埃可病毒和脊髓灰质炎病毒)、A 型肝炎病毒
正黏液病毒	流感病毒、副流感病毒
副黏液病毒	呼吸道合胞病毒、流行性腮腺炎病毒、麻疹病毒
披盖病毒	基孔肯亚病毒、出血热病毒、风疹病毒
虫媒病毒	登革热病毒、黄热病病毒
痘病毒	牛痘病毒、天花病毒
沙粒病毒	淋巴细胞性脉络丛脑膜炎病毒
弹状病毒	单纯疱疹病毒、带状疱疹病毒、巨细胞病毒、EB 病毒、狂犬病毒
鼻病毒	鼻病毒
逆转录病毒	人免疫缺陷病毒(HIV)

3. 研究进展

2003 年的一项研究通过聚合酶链反应(PCR)检测发现,腺病毒感染已经逐渐成为病毒性心肌炎最常见的病毒之一;新近的研究还发现,细小病毒 B19 在诊断为病毒性心肌炎和扩张型心肌病的患者中占有较高的比例。此外,天花疫苗接种也可引起心肌心包炎,该类患者多于接种天花疫苗后一天内出现临床症状和心肌标志物升高。

4. 诱因

患者感染病毒后,并非 100% 发病,如遇合适的诱因,则易发生心肌炎。主要的诱因包括:细菌感染、发热、剧烈运动或过度劳累、精神创伤、缺氧、受冷、过热、长期受放射线辐射、营养不良、分娩或外科手术等。

自身免疫性疾病被发现与活动性心肌炎有关,包括腹部疾病、Whipple 病;类风湿性疾病如系统性红斑狼疮、混合型结缔组织病、系统性硬化症;血小板减少性血液系统异常。

【发病机制】

人类病毒性心肌炎的确切发病机制至今仍未阐明。目前认为,病毒性心肌炎造成的心脏损伤主要有三种发病机制:①病毒直接作用;②免疫反应;③生化机制。

1. 病毒直接作用

在急性病毒血症期,嗜心肌细胞,如柯萨奇病毒 B 通过受体介导的细胞内摄作用进入心肌细胞内并直接翻译合成病毒蛋白质。病毒基因组通过重组双链 DNA 导致肌细胞机能障碍(通过分裂的营养障碍基因或真核起始因子 4),下一阶段以炎症细胞浸润为特征,包括自然杀伤细胞和巨噬细胞。它们后来表达为致炎细胞因子,特别是白介素-1、白介素-2、TNF 和干扰素-γ,TNF 活化内皮细胞,吸引炎症细胞,更进一步增强细胞因子的合成,并具有直接的负性肌力作用。

在肌细胞内,细胞因子同样能诱导合成一氧化氮(NO 合酶),NO 在心肌炎发生发展中的作用是复杂的,它能够抑制病毒的复制,并且过氧化亚硝酸盐的生成具有强大的抗病毒效应。NO 不足的实验鼠具有更高的病毒滴定浓度、更大的病毒 mRNA 量和更广泛的心肌坏死。相反,在实验性肌球蛋白诱导的自身免疫性心肌炎中,在心肌细胞和巨噬细胞中一氧化氮合酶(NOS)的表达与强烈的炎症反应相关,反之,NOS 的抑制剂能降低心肌炎的严重程度。细胞介导的免疫反应在病毒清除中扮演了一个重要的角色,CD8$^+$(细胞毒细胞)识别退化的病毒蛋白碎片,在心肌细胞表面由 MHC-1 抗原呈递。

2. 免疫反应

急性期的免疫应答是心肌炎恢复所必需的,宿主体内病毒特异的免疫应答可以溶解感染的心肌细胞。来自美国的一项研究指出,抗心脏的 IgG 滴度与心肌炎的预后密切相关,抗体对于控制肠道病毒具有重要作用。病毒衣壳的糖蛋白分子结构与心肌细胞膜的糖蛋白相似,故感染后机体所产生的激活补体的抗体及中和病毒的抗体既针对病毒,亦针对心肌细胞。

用心脏的肌球蛋白免疫感染的小鼠可以被诱发心肌炎,抗柯萨奇 B 组病毒的单克隆抗体可以识别小鼠心脏的肌球蛋白表位,说明心脏的肌球蛋白与感染的病原体之间有交叉反应的表位。病毒特异的 T 细胞可使受感染的心肌细胞溶解,CD8$^+$ T 细胞、NK 细胞和巨噬细胞的炎性浸润可以清除病毒,使患者康复,同时也可以加剧心肌的损伤。去除 CD8$^+$ T 细胞可以减轻心肌炎,但同时使心脏中病毒的滴度提高。

在心肌炎进展的过程中,细胞因子可以促进感染的恢复,也可加重细胞损伤,注入针对细胞因子的抗体可以降低疾病的严重性。TNFα 是心肌致病所必需的,可抑制心肌细胞的收缩、促进细胞凋亡,过度表达 TNFα 的转基因小鼠证实,TNFα 可以引起心肌炎和心力衰竭,其他细胞因子 IFNγ、IL-6、IL-1 B 在心肌炎炎症浸润中有重要作用。

3. 生化机制

目前的研究主要集中在氧自由基对心肌损害的机制上。当机体感染病毒、中性粒细胞在吞噬病毒时耗氧量增加,可产生大量超氧阴离子自由基。心肌缺血、缺氧时,会产生能量代谢障碍,腺嘌呤核苷三磷酸(ATP)降解为次黄嘌呤,并在组织中堆积,同时黄嘌呤脱氢酶(D 型)转化为黄嘌呤氧化型(O 型),催化次黄嘌呤和黄嘌呤代谢,产生氧自由基。另外,免疫反应过程中产生的抗体复合物、补体等可促进吞噬细胞产生超氧阴离子自由基。

活性氧增多,引起心肌细胞核酸断裂、多糖裂解、不饱和脂肪酸过氧化而损伤心肌。NO 在心肌炎中的作用是复杂的,NO 作为细胞间重要的信息传递调节分子,除了调节血管系统和抑制血小板黏附作用外,还参与炎症与免疫作用。NO 在炎症过程中具有双重作用,一方面内皮源性 NO 有抑制炎症过程的作用,NO 通过增强巨噬细胞功能抑制病毒复制,降低病毒的滴度,减少对心肌的损害,抑制白细胞与内皮细胞黏附,抑制白细胞释放自由基,降低血管通透性和抑制炎性渗出,从而起到保护心肌的作用,动物实验发现,NOS 缺陷大鼠具有更高的病毒复制,心肌细胞损害更严重;另一方面,炎症过程后期诱导型一氧化氮合酶(iNOS)诱导生成,合成大量 NO 又可参与炎症反应,具有细胞毒作用。

【分类分型】

(一)分型

根据发病情况、临床经过和转归,可将病毒性心肌炎分为以下 7 种类型。

1. 无症状型

病毒感染后无自觉症状,体检心电图发现轻度 ST-T 改变或心律不齐、房性或室性期前收缩,数周之后,这些改变自行消失或遗留心律失常。心肌酶学或肌钙蛋白检测可发现心肌损伤,一旦再次感冒,以上症状又可出现。

2. 轻症自限型

此型患者常有上呼吸道感染,发病前 1~3 周因胸闷、胸痛、乏力就诊,心电图有心动过速,ST-T 改变伴各种期前收缩或不同程度的房室传导阻滞,多呈一过性。心尖部第一心音减弱,无心脏扩大、心力衰竭或阿-斯综合征,超声心动图、X 线胸片均正常,肌酸激酶同工酶(CK-MB)和心脏肌钙蛋白 T 或 I 升高。经卧床休息及适当治疗 1~3 个月可完全恢复,不留后遗症。

3. 隐匿进展型

此型病毒性心肌炎的表现常为一过性,以后无心肌炎的症状和体征,未经治疗,数年后出现心脏扩大、心力衰竭,表现为扩张型心肌病。

4. 心律失常型

此型病毒性心肌炎主要表现为各种类型的心律失常,尤以期前收缩多见,临床治愈后仍可遗留心律失常后遗症。较为特殊者表现为房室传导阻滞,病毒感染后 1~2 周出现胸痛、气短,突然晕厥或晕倒;心率增快或减慢,心律不齐或出现房性、室性奔马律;心电图 ST-T 改变、T 波倒置,房性或室性心动过速;可见房室传导阻滞最长达 1.5~2 秒,可发生阿-斯综合征。

用阿托品、异丙肾上腺素等治疗可能有所好转,对此类患者也可安装临时起搏器,一般 3~4 周可恢复或遗留有 I 度房室传导阻滞或完全性束支传导阻滞。

5. 心力衰竭型

病情进行性加重,患者出现不同程度的心脏扩大、心力衰竭,以左心衰竭为主。

6. 暴发型

起病急骤,进展迅速,预后不良。早期即出现循环衰竭和严重心律失常。心肌呈广泛损伤、坏死,心电图表现酷似急性心肌梗死。此型病毒性心肌炎死亡率很高,多在 1~2 周死亡。

7. 猝死型

此型病毒性心肌炎少见,但是儿童、青年猝死的重要原因之一。有些青年患者全身感染的症状不明显,常在活动或正常活动时突然发生猝死,猝死后尸检证实为急性病毒性心肌炎。推测死亡可能与严重的房室传导阻滞或窦房结停跳或心肌大面积坏死、心腔急性扩张、血压下降、心肌缺血、心室纤颤所致。

(二)分期

结合临床资料和心内膜心肌活检组织形态学,可将病毒性心肌炎分为以下 4 期。

1. 急性期

病程一般小于 6 个月,轻者可无症状,但体表心电图有 ST-T 改变;病情较重者可出现不同程度的心功能不全或心律失常等,重症者早期表现为泵功能严重衰竭或心源性休克与猝死。实验室检查可见白细胞增高,血清心肌酶谱增高;心内膜心肌活检显示心肌内炎症损伤呈局灶性或弥漫性病变,以急性心肌细胞损伤(坏死或溶解)为特征,伴有间质水肿及大量炎性细胞浸润。

2. 恢复期

病程一般为6～12个月,临床症状有所好转,但仍可有心电图改变,实验室检查多无病情活动的变化。心内膜心肌活检显示心肌内急性炎症损伤减轻,纤维肉芽组织逐渐替代坏死、溶解的心肌细胞。

3. 痊愈期

病程一般大于12个月,临床上可无任何症状或遗留心律失常,心功能完全正常,心电图无ST-T改变。心内膜心肌活检发现心肌内急性炎症病变完全消退,无异常改变,或仅有轻度间质纤维化与局灶性纤维化,无任何临床表现者为康复型;仅有轻度心肌纤维化及出现心律失常(如室性或房性期前收缩、房室及束支传导阻滞)者为后遗症型。

4. 慢性期

病程多在12个月以上。在临床上反复或持续出现心功能不全、心律失常及心电图ST-T改变,并有心脏扩大。心内膜心肌活检发现心肌内有反复或持续的心肌细胞炎性损伤,伴间质纤维化、心肌细胞变性、间质水肿与炎性细胞浸润等。这可能是由于病毒或病毒感染后诱发的免疫反应反复或持续性地破坏心肌细胞所致。

【辅助检查】

1. 心电图

检查结果多样,以心律失常和ST-T改变最为多见。心电图的敏感性虽高但缺乏特异性。

2. X线检查

检查结果常显示心影增大、肺充血或肺水肿。

3. 超声心动图

检查结果显示局部室壁运动减弱、室壁增厚、心脏扩大、附壁血栓和心包积液。

4. 心脏磁共振(CMR)

新型的对比磁共振技术利用反转恢复梯度回波序列和钆增强成像,可显著增强病变心肌和正常心肌间的对比。病变区域心肌对比增强,取此区域心肌进行活检可见心肌组织存在活动性局灶心肌炎症,病灶多位于心室游离壁。

5. 心内膜心肌活检(EBM)

EBM能从组织形态学、免疫学和组织化学方面证实病毒性心肌炎的存在,是诊断病毒性心肌炎的"金标准",但有引起心律失常和心室穿孔等危险,一般不作为常规检查项目。

【诊断】

由于病毒性心肌炎的临床表现及多数辅助检查均缺乏特异性,确诊十分困难。目前主要结合患者的前驱感染、心脏表现、心肌损伤和病原学检查结果等综合分析,排除其他疾病后作出临床诊断。EBM所进行的病毒基因检测及病理学检查有助于明确诊断。

1999年全国心肌炎心肌病专题研讨会提出的成人急性心肌炎诊断参考标准如下。

1. 病史与体征

在上呼吸道感染、腹泻等病毒感染后3周内出现与心脏相关的表现,例如不能用一般原因解释的感染后严重乏力、胸闷头晕、心尖第一心音明显减弱、舒张期奔马律、心包摩擦音、心脏扩大、充血性心力衰竭或阿-斯综合征等。

2. 出现上述症状后3周内出现下列心律失常或心电图改变

(1)窦性心动过速、房室传导阻滞、窦房阻滞或束支阻滞。

(2)多源、成对室性期前收缩,自主性房性或交界性心动过速,阵发或非阵发性室性心动过速,心房或心室扑动或颤动。

(3)两个以上导联 ST 段呈水平型或下斜型下移≥0.05 mV 或 ST 段异常抬高或出现异常 Q 波。

3. 心肌损伤的参考指标

病程中血清心肌肌钙蛋白 I 或肌钙蛋白 T(定量测定)、CK-MB 明显增高。超声心动图示心腔扩大或室壁活动异常和(或)核素心功能检查证实左室收缩或舒张功能减弱。

4. 病原学依据

(1)在急性期,从心内膜、心肌、心包或心包穿刺液中检测出病毒、病毒基因片段或病毒蛋白抗原。

(2)病毒抗体。第 2 份血清中同型病毒抗体(如柯萨奇 B 组病毒中和抗体或流行性感冒病毒血凝抑制抗体等)滴度较第 1 份血清升高 4 倍(2 份血清应相隔 2 周以上)或一次抗体效价≥640 者为阳性,320 者为可疑(如以 1∶32 为基础者,则宜以≥256 为阳性,128 为可疑阳性,根据不同实验室标准作决定)。

(3)病毒特异性。免疫球蛋白 M(IgM)以≥1∶320 者为阳性(按各实验室诊断标准,需在严格质控条件下)。如同时有血中肠道病毒核酸阳性者,则更支持有近期病毒感染。

需要注意的是,如同时具有上述判断标准中的 1、2[(1)(2)(3)中任何一项]、3 中任何二项,在排除其他原因心肌疾病后,临床上可诊断为急性病毒性心肌炎;如具有 4 中的第(1)项者,可从病原学上确诊为急性病毒性心肌炎;如仅具有 4 中第(2)(3)项者,在病原学上只能拟诊为急性病毒性心肌炎。

如患者有阿-斯综合征发作、充血性心力衰竭伴或不伴心肌梗死样心电图改变、心源性休克、急性肾衰竭、持续性室性心动过速伴低血压发作或心肌心包炎等在内的一项或多项表现,可诊断为重症病毒性心肌炎;如仅在病毒感染后 3 周内出现少数期前收缩或轻度 T 波改变,不宜轻易诊断为病毒性心肌炎。

对难以明确诊断者,可进行长期随访,有条件时可作心内膜心肌活检进行病毒基因检测及病理学检查。

在考虑病毒性心肌炎诊断时,应除外 β-受体功能亢进、甲状腺功能亢进症、二尖瓣脱垂综合征及影响心肌的其他疾患,如风湿性心肌炎、中毒性心肌炎、冠心病、结缔组织病、代谢性疾病以及克山病等。

【治疗】

一、一般类型

(一)首要治疗方法:支持疗法

病毒性心肌炎尚无特异性治疗,支持疗法是适于所有类型病毒性心肌炎的一线治疗。急性期患者必须卧床休息,以减少机体代谢率、降低心脏负荷;一般患者卧床 2～4 周。有心肌酶谱或肌钙蛋白升高、严重的心律失常、症状性心力衰竭及其他并发症的患者应至少卧床 3 个月,待病情稳定、实验室检查恢复正常后方能逐渐下床活动。

鼓励患者进食富含维生素和蛋白质的食品。伴有明显心力衰竭者应限制水盐的摄入,有心律失常者应进行心电监护。

对一个包括了活检和未活检的病毒性心肌炎队列研究的荟萃分析结果表明,在标准治疗基础上限制体力活动可以使 57% 的患者预后得以改善。

(二)次要治疗方法

1. 改善心肌代谢和抗氧化治疗

研究证实,氧自由基升高与病毒性心肌炎的发病密切相关,改善心肌代谢和抗氧化治疗对于病毒性心肌炎有确切疗效。

(1)维生素 C。剂量:100～200 mg/kg/d;给药途径:静脉滴注或静脉注射;给药频率:静脉滴注(每日 1 次)、静脉注射(分次);疗程:2～4 周。

(2)辅酶 Q_{10}。剂量:10 mg;给药途径:口服;给药频率:每日 3 次;疗程:1 个月。

(3)曲美他嗪。剂量:20 mg;给药途径:口服;给药频率:每日 3 次;疗程:1 个月。

(4)心肌极化液。剂量:10%葡萄糖 500 mL+10%氯化钾 1 g+胰岛素 8 U;给药途径:静脉滴注;给药频率:每日 1 次;疗程:2 周。

2. 抗病毒治疗

目前尚无特效抗病毒药物。研究表明,干扰素 α 和 β 具有广泛的抗病毒作用,能够阻断病毒复制和调节细胞免疫,在病毒感染早期具有明显的抗病毒和保护心肌的作用。但由于循证医学证据相对较少,干扰素 α 和 β 能否常规用于病毒性心肌炎的治疗仍有待大规模随机对照试验的证实。

(1)干扰素 α。剂量:100 万～300 万 U;给药途径:肌肉注射;给药频率:每日 1 次;疗程:2 周。

(2)干扰素 β。剂量:200 万～400 万 U;给药途径:肌肉注射;给药频率:每日 1 次;疗程:2 周。

(3)疗效与证据。对于经活检证实的心肌炎患者进行的随机对照试验表明,与常规治疗组相比,干扰素 α 治疗组的 LVEF 和运动耐力显著改善;对 22 例心功能持续减退的扩张型心肌病患者采用干扰素 β 治疗 6 个月,治疗前心肌组织均存在病毒感染的证据,治疗结束时复查,患者心肌组织中的病毒基因组均消失,同时左心室舒张末期容积显著缩小,心功能明显改善。

3. 辅助治疗方法

(1)免疫抑制剂。由于病毒性心肌炎通常伴有明显的炎性细胞浸润,因此从理论上讲,在急性期应用免疫抑制剂可以减少细胞损伤和防止病变迁延,然而,临床实际应用效果却并非如此。心肌炎治疗试验(MTT)将 111 例经活检证实的病毒性心肌炎病例随机分为安慰剂组和免疫抑制剂治疗组(强的松加环孢素 A 或硫唑嘌呤),比较两组的结果,第 28 周时 LVEF 相同,死亡率亦无明显差异。

总结 18 年来免疫抑制剂治疗急性心肌炎的文献,发现其并不能改善患者的预后,也有部分应用免疫抑制剂的临床试验得到了阳性结果。因此,糖皮质激素、硫唑嘌呤、环孢素 A 等免疫抑制剂治疗病毒性心肌炎的疗效一直存在争议。目前较为一致的认识是,免疫抑制剂不应作为病毒性心肌炎的常规治疗手段。

短期应用的适应证包括确诊的严重病毒感染或免疫反应所致的病毒性心肌炎;急性期伴有充血性心力衰竭、心源性休克、严重的心律失常、严重的全身中毒症状者;此外,标准治疗无效者亦可试用免疫抑制剂。

常用药物包括糖皮质激素(强的松)、硫唑嘌呤、环孢素 A,具体用法用量根据病情轻重而定,疗程一般为 1～2 周。

研究表明,与对照组相比,强的松加环孢素 A 或硫唑嘌呤治疗组的心肌炎症显著下降,可知免疫抑制剂治疗组的疗效优于对照组。对应用免疫抑制剂治疗的试验进行荟萃分析,结果显示 61% 的患者病情好转,39% 的患者无变化或恶化。

(2)免疫吸附治疗。病毒性心肌炎以自身免疫反应为主时,血液中存在多种抗心肌抗体。免疫吸附治疗可选择性去除患者血液中的炎症因子、抗心肌抗体等,对急性重症心肌炎可能有益。

对于炎症性心肌病进行免疫吸附治疗后,抗 β-受体抗体水平显著下降,心功能显著改善;除改善心功能外,免疫吸附治疗还可减轻心肌炎症反应。一项随机对照研究表明,免疫吸附治疗可使左心室舒张末期容积减小、心功能得到改善。

(3)中西医结合治疗

国家"九五"科技攻关课题协作组应用中西医结合治疗(包括黄芪、牛磺酸、泛癸利酮、抗心律失常药物等)对 1 028 例急性病毒性心肌炎患者进行了治疗,经过 6 个月以上随访,发现其显著优于常规治疗组。因此,中西医结合治疗可作为一种有效的辅助治疗手段。

二、心律失常型

受损心肌易出现各种类型的心律失常,多见于治疗后数天至 1 周以内,应密切监护治疗。

(一)缓慢性心律失常的治疗

心肌细胞变性、间质水肿等可逆性炎性病变可引起窦房阻滞、房室传导阻滞、束支传导阻滞等缓慢性心律失常,经过适当治疗后可部分或完全恢复,此时可短期应用糖皮质激素(如地塞米松,剂量为5~10 mg,每日1次,静脉注射,疗程3~7天)。急性期出现的高度或完全性房室传导阻滞可安装临时起搏器,尽量减少异丙肾上腺素的用量,避免加重心肌损伤。对于无法恢复正常的患者可安置永久起搏器。

(二)快速性心律失常的治疗

无明显症状的室性期间收缩不一定需要药物治疗,可先予以观察。如呈频发或多源性,且症状明显,或具有潜在的危险时,可选用利多卡因,无效时用胺碘酮。

偶发的房性期前收缩可不予处理,出现短阵房速或阵发性房颤时,可应用维拉帕米,剂量为40~80 mg,每日3次。无明显心功能不全的窦性心动过速患者可选用β-受体阻滞剂。

三、心力衰竭型

主要针对心功能不全进行治疗。患者必须卧床休息,限制钠盐摄入,可吸氧。药物主要选用利尿剂、血管扩张剂、ACEI、β-受体阻滞剂等,具体治疗参见心力衰竭的国内外诊疗指南。

四、爆发型

该型患者易出现心源性休克,应及时治疗,针对循环血量不足应及时补充血容量。血压仍不稳定者可给予各种血管活性药物,如多巴胺、多巴酚丁胺、阿拉明等,并在血流动力学监测下调整补液量和药物剂量,必要时可加用糖皮质激素。常规治疗无效时应迅速采用机械辅助装置,如IABP、VAD等。

【预后】

1. 概述

病毒性心肌炎的预后与患者的年龄、免疫防御状态、心肌损伤程度和范围、是否存在并发症、治疗是否及时得当等因素有关,因此,其预后相差很大。婴幼儿患者的病死率高达40%~50%,成人病毒性心肌炎的预后一般较好,大多数患者经过适当的治疗和休息后可完全恢复,不留后遗症。

2. 病毒持续存在

研究表明,与后续活检病毒基因组检测为阴性的患者相比,经反复活检病毒持续存在的病毒性心肌炎患者的LVEF和预后均较差。

3. 遗留后遗症

部分患者,尤其是以心律失常为主要表现的患者,可长期遗留心律失常后遗症,如室性期前收缩和束支传导阻滞。

4. 演变为扩张型心肌病

约有12%的临床怀疑为病毒性心肌炎和40%的经活检证实为病毒性心肌炎的患者,其病变可继续进展转变为迁延性或慢性心肌炎,并最终发展为扩张型心肌病。前瞻性研究结果显示,心肌炎并发扩张型心肌病的患者5~10年生存率为12%~46%,预后不佳。

5. 暴发型心肌炎的预后

虽然暴发型病毒性心肌炎的院内死亡率很高,但多个临床研究的结果均显示,暴发型心肌炎的远期预后优于非暴发型心肌炎。对暴发型和非暴发型病毒性心肌炎患者进行的11年的随访追踪结果表明,二者的无心脏移植存活率分别为93%和45%,有显著性差异。

第四章　神经系统疾病

第一节　脑梗死

脑梗死又称缺血性卒中。由各种原因所致的脑部血液循环障碍,导致局部脑组织缺血、缺氧性病变坏死,进而产生临床上对应的神经功能缺失表现。一般来说,脑梗死主要有三种病因:大动脉粥样硬化、心源性栓塞和小动脉闭塞,其中大动脉粥样硬化性脑梗死是脑梗死最常见的类型,约占全部脑梗死的60%。

一、大动脉粥样硬化性脑梗死

由于大动脉粥样硬化性脑梗死的病因基础主要为动脉粥样硬化,因而产生动脉粥样硬化的因素是发生脑梗死最常见的病因。脑梗死的危险因素包括高血压、吸烟、腰臀比过大、饮食不当、缺乏体育锻炼、糖尿病、过量饮酒、过度的精神压力及抑郁、有基础心脏疾病和高脂血症,各种病因导致颅内及颈部大动脉粥样硬化,另外也包括主动脉弓粥样硬化。大动脉粥样硬化导致脑梗死的机制主要包括血栓形成、动脉到动脉栓塞、载体动脉病变堵塞穿支动脉及低灌注。

本病好发于50~60岁或以上的中、老年人,常合并有高血压、动脉硬化、糖尿病或高脂血症等危险因素。脑梗死发病起病急,多在休息或睡眠中发病,其临床症状在发病后数小时或1~2天达到高峰。神经系统的症状与闭塞血管供血区域的脑组织及邻近受累脑组织的功能有关。具体分为以下几个类型。

1. 颈内动脉系统(前循环)脑梗死

(1)颈内动脉闭塞。会出现病灶侧霍纳综合征(Horner 综合征)或病灶侧单眼黑蒙;对侧偏身感觉障碍、偏瘫和偏盲等;优势半球受累还可有失语症状,非优势半球受累可出现体像障碍等。

(2)大脑中动脉闭塞。该分型最为常见。主干闭塞出现对侧偏瘫、偏身感觉障碍、中枢性面舌瘫和同向性偏盲;若优势半球受累还可出现失语症状,非优势半球受累可出现体象障碍。可伴有不同程度的意识障碍;皮质支闭塞可出现对侧偏瘫和感觉缺失、Broca 失语(优势半球)或体象障碍(非优势半球)、感觉性失语(Wernicke 失语)、命名性失语和行为障碍等。深穿支闭塞对侧偏身感觉障碍,对侧中枢性上下肢均等性偏瘫,可伴有面舌瘫,有时可伴有对侧同向性偏瘫;优势半球病变可出现皮质下失语。

(3)大脑前动脉闭塞。主干闭塞会出现对侧下肢运动及感觉障碍和强握、摸索及吸吮反射等额叶释放症状,因旁中央小叶受累小便不易控制。皮质支闭塞会出现对侧肢体短暂性共济失调、强握反射及精神症状;对侧下肢远端为主的中枢性瘫痪可伴有感觉障碍。深穿支闭塞会出现对侧上肢近端轻瘫及中枢性面舌瘫。

2. 椎-基底动脉系统(后循环)脑梗死

(1)大脑后动脉闭塞。会出现主干闭塞、对侧偏瘫及偏身感觉障碍及同向性偏盲;主侧半球病变可有失读症。深穿支闭塞丘脑穿通动脉闭塞产生红核丘脑综合征;丘脑膝状体动脉闭塞可出现丘脑综合征;中脑支闭塞则出现大脑脚综合征(Weber 综合征)等。

(2)椎-基底动脉闭塞。主干闭塞常引起广泛梗死,出现脑神经、锥体束损伤及小脑症状,如眩晕、共济失调、瞳孔缩小、四肢瘫痪、消化道出血、昏迷、高热等,患者常因病情危重而死亡。

中脑梗死会出现 Weber 综合征、红核综合征（Benedikt 综合征）、红核下部综合征（Claude 综合征）等；脑桥梗死常见综合征有福威尔综合征（Foville 综合征）、桥脑基底外综合征（Millard-Gubler 综合征）、闭锁综合征等。

延髓梗死中最常见的是延髓背外侧综合征（Wallenberg 综合征）；分水岭脑梗死则系两支或以上动脉分布区的交界处或同一动脉不同分支分布区的边缘带发生的脑梗死。

二、心源性脑栓塞

脑栓塞是指血液中循环中的各种栓子物质（如心脏内的附壁血栓、动脉粥样硬化的板块、液体或气体等），随血流进入脑动脉阻塞血管，当侧支循环不能代偿时，引起该动脉供血区局部脑组织缺血、缺氧坏死，出现急性脑功能障碍的临床表现。如果引起脑栓塞的栓子来源于心脏，称为心源性脑栓塞。

脑栓塞常发生于颈内动脉系统，椎-基底动脉系统相对少见。栓子来源于各种心脏病、风湿性心脏病伴心房纤维颤动、冠状动脉硬化性心脏病伴有房颤、亚急性感染性心内膜炎的赘生物、心肌梗死或心肌病的附壁血栓以及人工心瓣膜病、心肌梗死、心力衰竭、二尖瓣脱垂、心脏黏液瘤和心脏手术合并症等的栓子脱落。心房纤颤是心源性脑栓塞中最常见的原因。

任何年龄均可发病，由于栓子来源不同，脑栓塞发病年龄也不同。若栓子来源为冠心病、心律失常、心肌梗死、动脉粥样硬化等，则多见于老年人；如由风湿性心脏病引起，发病群体以中青年为主。

急骤起病是其主要特点，因此成为是发病最急的疾病之一。大多数患者病前无任何前驱症状，活动中突然起病，绝大多数症状在数秒或数分钟内病情发展到最高峰。约半数患者起病时有意识障碍，但持续时间短暂。发生于颈内动脉系统的脑栓塞约占 80%，发生于椎-基底动脉系统的脑栓塞占 20%。大约 30% 的脑栓塞为出血性梗死。

三、小动脉闭塞性脑梗死

小动脉闭塞性脑梗死主要是指大脑半球或脑干深部的小穿支动脉在持续性高血压、小动脉硬化等各种疾病的基础上，血管壁发生病变，导致管腔闭塞形成小的梗死灶。腔隙梗死灶直径多为 0.2～15 mm，呈多发性。

该病常见于中老年人，大多有高血压病史。小动脉闭塞性脑梗死多为腔隙性脑梗死，临床上主要有 4 种经典的腔隙综合征：①纯运动性轻偏瘫常见对侧内囊后肢或脑桥病变；②纯感觉性卒中，该类型较常见，特点是偏身感觉缺失；③共济失调性轻偏瘫；④构音障碍-手笨拙综合征轻偏瘫，同时合并有瘫痪侧肢体共济失调，常见下肢重于上肢，脑桥基底部、皮质下白质或内囊膝部病变。

一、辅助检查

（一）血液化验及心电图检查

1. 血液化验

包括血小板聚集率、血糖、血脂水平、肝肾功能、凝血功能等。

2. 心电图检查

这些检查有助于明确患者的基本病情，部分检查结果还有助于病因的判断。

（二）特殊检查

主要包括脑结构影像评估、脑血管影像评估、脑灌注及功能检查等。具体有以下几项。

1. 头颅 CT

大多数病例在发病 24 小时之后，头颅 CT 可显示低密度梗死灶。

2. 头颅 MRI

头颅 MRI 可清晰显示缺血性梗死、脑干和小脑梗死、静脉窦血栓形成等，但对发病几小时内的脑梗死不敏感。功能性 MRI,如散加权成像(DWI)和灌注加权成像(PWI),可以在早期(发病 2 小时内)显示缺血组织的大小、部位。

3. 颈部血管超声和经颅多普勒(TCD)

这是脑血管超声检查最常用的检测颅内外血管狭窄或闭塞、动脉粥样硬化斑块的无创手段,亦可用于手术中微栓子的检测。

4. 磁共振血管成像(MRA)和计算机成像血管造影(CTA)

MRA 和 CTA 是对人体创伤较小的血管成像技术,可作为脑血管评估的可靠检查手段。

5. 数字减影血管造影(DSA)

脑动脉的 DSA 是评价颅内外动脉血管病变最准确的诊断手段,也是脑血管病变程度的金标准。

6. 脑功能评定

主要包括功能磁共振、脑电图等对认知功能及情感状态等特殊脑功能的检查方法。

二、诊断

本病的诊断要点为依据发病年龄、起病急缓、发病前病史及相关危险因素。若出现局灶性神经功能缺失症状并持续 24 小时以上,头颅 CT 及头颅 MRI 检查有助于明确诊断。

三、治疗

脑梗死的治疗要遵循根据不同的病因、发病机制、临床类型、发病时间等确定治疗方案,实施个体化治疗的原则。

脑梗死发病早期治疗应在一般内科支持治疗的基础上,进行改善脑循环、抗脑水肿、降颅压及脑保护剂等措施。在时间窗内有适应证可行溶栓治疗。

规范化二级预防可减少缺血性脑卒中患者的死亡率、复发率和致残率。

(一)调整不良生活饮食方式

对所有有此危险因素的脑梗死患者及家属均应向其普及健康生活饮食方式对改善疾病预后和预防再发的重要性,例如戒烟限酒,控制体重。

(二)一般治疗

1. 保持呼吸道通畅和吸氧

气道功能严重障碍者应给与气道支持及辅助呼吸,合并低氧血症患者应给予吸氧。

2. 调控血压

在参考年龄、平时用药、基础血压、可耐受性的情况下,降压目标应为 140/90 mmHg 以下,理想应达到 130/80 mmHg 以下。糖尿病合并高血压患者应严格控制在 130/80 mmHg 以下,降血压药物选择以血管紧张素转换酶抑制剂(ACEI)、血管紧张素 II 受体拮抗剂类(ARB)在降低心脑血管事件方面获益明显。在急性期血压控制方面应当注意以下几点。

(1)准备溶栓者,应使收缩压<180 mmHg 且舒张压<100 mmHg。

(2)缺血性脑卒中后 24 小时内血压升高者应谨慎处理。应先控制紧张焦虑、疼痛、恶心呕吐及颅内压增高等情况。血压持续升高(收缩压≥200 mmHg 或舒张压≥110 mmHg),或伴有高血压脑病、严重心功能不全、主动脉夹层者可予谨慎降压治疗,并严密观察血压变化,必要时可静脉使用短效药物(如拉贝洛尔、尼卡地平等),避免血压降得过低。

(3)有高血压病史且正在服用降压药物的患者,若病情平稳,可于脑卒中 24 小时后开始恢复使用降压药物。

(4)缺血性脑卒中后低血压者应积极寻找原因,必要时可采用扩容升压的措施。

3. 控制血糖

当血糖超过 11.1 mmol/L 时可给予胰岛素治疗；血糖低于 2.8 mmol/L 时可给予 10％～20％葡萄糖口服，必要时注射治疗。

4. 降颅压治疗

严重的脑水肿和颅内压增高者需要给予降颅压治疗，如使用 20％甘露醇、呋塞米、甘油果糖等。

5. 吞咽困难

早期可通过鼻饲管进食。

6. 发热、感染

中枢性高热者以物理降温为主；急性期合并肺炎、泌尿系感染者应给予抗生素治疗，但不推荐预防性使用抗生素。

7. 上消化道出血

多数上消化道出血是由于应激性病变出现胃、十二指肠黏膜出血性糜烂和急性溃疡。可静脉应用质子泵抑制剂及生长抑素；也可进行胃内灌洗，冰生理盐水 50～100 mL 与去甲肾上腺素 1～2 mg 口服。

8. 合并心脏损伤

包括急性心肌缺血、心肌梗死等，应给予相应治疗。

9. 深静脉血栓形成和肺栓塞

缺血性卒中的患者鼓励早期活动，抬高下肢，尽量避免下肢静脉输液。对于发生深静脉血栓形成及肺栓塞发生风险高且无禁忌的患者，可皮下注射低分子肝素治疗。有抗凝禁忌者给予阿司匹林治疗。

10. 癫痫

缺血性脑卒中后癫痫发作时应给予抗痫治疗。对于发作一次或急性期痫性发作控制后的患者，不建议长期使用抗癫痫药；对于卒中后 2～3 月再发的癫痫患者，建议按癫痫常规治疗长期用药。

(三)特殊治疗

主要包括溶栓治疗、抗血小板聚集治疗、抗凝药物治疗、神经病保护剂治疗、其他特殊治疗及康复治疗和心理调节治疗。

1. 溶栓治疗

(1)溶栓适应证。①年龄 18～80 岁；②发病 4.5 小时以内(应用 rtPA)或 6 小时内(应用尿激酶)；③颅脑 CT 已排除颅内出血，且无早期大面积脑梗死的影像学改变；④患者或家属签署知情同意书。

(2)溶栓禁忌证。①既往有颅内出血史，近 3 月有头颅外伤史，近 3 周内有胃肠或泌尿系统出血，近 2 周内进行过大的外科手术，近 1 周内在不易压迫止血部位的进行动脉穿刺；②严重心、肝、肾功能不全或严重糖尿病患者；③近 3 月内有脑梗死或心肌梗死史，不包括陈旧性小腔隙梗死而未遗留神经功能体征；④体检时发现有活动性出血或外伤(如骨折)的证据；⑤已口服抗凝药，国际标准化比值(INR)＞1.7，48 小时内接受过肝素治疗[活化部分凝血活酶时间(APTT)超出正常范围]；⑥血小板计数低于 $100×10^9$/L，血糖＜2.7 mmol/L，收缩压＞180 mmHg，或舒张压＞100 mmHg；⑦妊娠；⑧患者或家属不合作；⑨其他不适合溶栓治疗的条件。

2. 抗血小板聚集治疗

(1)对于不符合溶栓适应证且无禁忌证的缺血性脑卒中患者应在发病后尽早给予口服阿司匹林(150～300 mg/d)；急性期后可改为预防剂量 50～150 mg/d。

(2)对于溶栓治疗者，阿司匹林等抗血小板药物应在溶栓 24 小时后开始使用。

(3)对不能耐受阿司匹林者，可考虑给予氯吡格雷、西洛他唑等抗血小板治疗。

3. 抗凝药物治疗

主要包括普通肝素、低分子肝素和华法林，使用抗凝药物后应密切监测凝血功能。其应用指征及注意事项如下。

（1）对大多数急性缺血性脑卒中患者,不推荐一般脑梗死患者早期进行抗凝治疗。

（2）对于少数特殊患者(如有心脏内附壁血栓、主动脉弓粥样硬化斑块、主动脉夹层等症状)的抗凝治疗,可在谨慎评估风险、获益后慎重选择用药。

（3）溶栓后的患者,禁止在 24 小时内使用抗凝药物。

（4）对于发生深静脉血栓形成或体格检查风险高且无禁忌证者,可给予皮下注射低分子肝素治疗。

4. 神经保护剂治疗

如自由基清除剂(依达拉奉)、电压门控性钙通道阻断剂、兴奋性氨基酸受体阻断剂等,对急性期脑梗死患者可试用此类药物治疗。

5. 其他特殊治疗

包括中医中药治疗,血管内干预治疗和外科手术治疗等,有条件的医院可对合适的脑梗死患者进行急性期血管内干预和外科手术治疗。

6. 康复治疗和心理调节治疗

病情稳定后应尽早启动脑梗死患者个体化的长期康复训练计划,因地制宜采用合理的康复措施。脑梗死发病后 6 个月内是神经功能恢复的"黄金时期",对语言功能的有效康复甚至可长达数年。

对脑梗死患者心理和社会关系上的辅助治疗也有助于降低残疾率,提高生活质量,帮助其早日重返社会。

（四）规范化二级预防治疗

《中国缺血性脑卒中和短暂性脑缺血发作二级预防指南 2014》(以下简称指南)为临床医生提供了针对缺血性脑卒中的合理、科学的二级预防治疗策略。

首先要进行危险因素控制,脑血管病的危险因素包括可预防和不可预防两类,指南中提出了对可以进行干预的危险因素进行积极控制的预防治疗规范。

1. 高血压

（1）既往未接受降压治疗的缺血性脑卒中患者,发病数天后如果收缩压≥140 mmHg 或舒张压≥90 mmHg,可启动降压治疗;而对于血压<140/90 mmHg 的患者,其降压获益并不明确。既往有高血压病史且长期接受降压药物治疗的缺血性脑卒中者,如果没有绝对禁忌,病情稳定后应重新启动降压治疗。

（2）由于颅内大动脉粥样硬化性狭窄(狭窄 70%～99%)导致的缺血性卒中患者,指南推荐收缩压降至 140 mmHg 以下,舒张压降至 90 mmHg 以下。由于低血流动力学原因导致的缺血性卒中的患者,应控制降压速度与幅度。

2. 脂代谢异常

（1）对于非心源性缺血性卒中者,无论是否伴有其他动脉粥样硬化证据,指南推荐予以高强度他汀类药物长期治疗以减少脑卒中和心血管事件的风险。有证据表明,当低密度脂蛋白胆固醇(LDL-C)下降≥50%或低密度脂蛋白(LDL)≤70 mg/dL(1.8 mmol/L)时,二级预防更为有效。

（2）对于 LDL-C≥100 mg/dL(2.6 mmol/L)的非心源性缺血性脑卒中患者,推荐强化他汀类药物治疗以降低脑卒中和心血管事件风险;对于 LDL-C<100 mg/dL(2.6 mmol/L)的 TIA 患者,目前尚缺乏证据,推荐强化他汀类药物治疗。

（3）由颅内大动脉粥样硬化性狭窄(狭窄率 70%～99%)导致的缺血性脑卒中患者,推荐使用高强度他汀类药物长期治疗以减少脑卒中和心血管事件风险,推荐目标值为 LDL-C≤70 mg/dL(1.8 mmol/L)。颅外大动脉狭窄导致的缺血性脑卒中患者,推荐使用高强度他汀类药物长期治疗以减少脑卒中和心血管事件。

（4）长期使用他汀类药物治疗总体上是安全的,有脑出血病史的非心源性缺血性脑卒中者应权衡风险和获益,合理使用。

（5）他汀类药物治疗期间,如果监测指标持续异常并排除其他影响因素,或出现指标异常相应的临床表现,应及时减药或停药观察(参考指标:如果肝酶超过3倍正常值上限,肌酶超过5倍正常值上限,应停药观察);老年人或合并严重脏器功能不全的患者,初始剂量不宜过大。

3. 糖代谢异常和糖尿病

糖尿病和糖耐量异常是缺血性脑卒中患者脑卒中复发或死亡的独立危险因素,临床医师应重视对缺血性脑卒中患者血糖管理。

(1)缺血性脑卒中患者发病后均应监测空腹血糖和糖化血红蛋白(HbA1c),无明确糖尿病病史的患者,在急性期后应常规行口服葡萄糖耐量试验来筛查糖代谢异常和糖尿病。

(2)对糖尿病或糖耐量异常患者进行生活方式和(或)药物干预能减少缺血性卒中事件,推荐治疗目标为 HbA1c<7%。降糖方案应充分考虑患者的临床特点和药物的安全性,制订个体化的血糖控制目标,要警惕低血糖事件带来的危害。

4. 吸烟

建议有吸烟史的缺血性脑卒中患者戒烟,同时避免被动吸烟,远离吸烟场所。

5. 睡眠呼吸暂停

(1)鼓励有条件的医疗单位对缺血性脑卒中患者进行呼吸睡眠监测。

(2)使用持续正压通气(CPAP)可以改善合并睡眠呼吸暂停的缺血性脑卒中患者的预后,有条件可考虑对这些患者使用无创呼吸机治疗。

6. 高同型半胱氨酸血症

这是导致心脑血管疾病一个独立、重要的危险因素。对近期发生缺血性脑卒中且血同型半胱氨酸轻度到中度增高的患者,补充叶酸、维生素 B_6 以及维生素 B_1 可降低同型半胱氨酸水平。尚无足够证据支持降低同型半胱氨酸水平能够减少脑卒中发生的风险。

7. 非心源性缺血性脑卒中的抗血小板药物治疗

(1)对于非心源性缺血性脑卒中患者,建议给予口服抗血小板药物而非抗凝药物来预防脑卒中复发及其他心血管事件的发生。

(2)阿司匹林(50～150 mg/d)或氯吡格雷(75 mg/d)单药治疗均可作为首选抗血小板药物。阿司匹林抗血小板治疗的最佳剂量为 75～150 mg/d;西洛他唑(100 mg)2 次/天或阿司匹林(25 mg)+缓释型双嘧达莫(200 mg)2 次/天可作为阿司匹林和氯吡格雷的替代治疗药物。抗血小板药物应在患者存在危险因素、耐受性和其他临床情况的基础上进行个体化选择。

(3)对于发病时间在 24 小时内,具有脑卒中高复发风险(ABCD2 评分≥4 分)的急性非心源性轻型缺血性脑卒中患者,应尽早给予阿司匹林联合氯吡格雷治疗 21 天,并严密观察出血风险,此后阿司匹林或氯吡格雷均可单用作为长期二级预防一线用药。

(4)发病 30 天内伴有症状性颅内动脉严重狭窄(狭窄率 70%～99%)的缺血性脑卒中者,应及早给予阿司匹林联合氯吡格雷治疗双抗用药 90 天,但要严密观察出血风险,此后可单用阿司匹林或氯吡格雷均作为长期二级预防一线用药。

(5)伴有主动脉弓动脉粥样硬化斑块证据的缺血性脑卒中患者,推荐抗血小板及他汀类药物治疗。口服抗凝药物与阿司匹林联合氯吡格雷药物治疗效果的比较尚无肯定结论。

(6)非心源性缺血性脑卒中者,不推荐常规长期应用阿司匹林联合氯吡格雷进行抗血小板治疗。

8. 心源性栓塞性脑卒中的抗栓治疗

(1)对伴有心房颤动(包括阵发性)的缺血性脑卒中患者,推荐使用华法林抗凝治疗,预防再发的血栓栓塞事件。华法林的治疗剂量是以维持 INR 在 2.0～3.0 之间为标准。

(2)新型口服抗凝剂可作为华法林的替代药物,包括达比加群、利伐沙班等,选择何种药物应考虑个体化因素。

(3)伴有心房颤动的缺血性脑卒中患者,若不能接受口服抗凝药物治疗,推荐应用阿司匹林单药治疗,也可口服阿司匹林联合氯吡格雷进行抗血小板治疗。

(4)伴有心房颤动的缺血性脑卒中患者,要依据缺血的严重程度和继发性出血的风险选择抗凝时机。建议在出现神经功能受损症状 14 天内给予抗凝治疗以预防脑卒中复发,对于出血风险高的患者,应适当延长抗凝给药治疗的时机。

(5)缺血性脑卒中患者建议均应接受 24 小时的动态心电图检查。对于原因不明的患者,建议延长心电监测时间,以确定有无抗凝治疗的指征。

(6)伴有急性心肌梗死的缺血性脑卒中患者,影像学检查发现左室附壁血栓形成,推荐给予至少 3 个月的口服华法林抗凝治疗(目标 INR 值为 2.5,范围为 2.0～3.0)。在已行支架置入术治疗并进行双联抗血小板治疗时,仅用于 ST 段抬高型心肌梗死出现体循环或静脉血栓栓塞事件风险大于出血风险时采用三联抗栓治疗,但需控制 INR 范围在 2.0～2.5。

如无左室附壁血栓形成,但发现前壁无运动或异常运动,也应给予 3 个月的华法林口服抗凝治疗(目标 INR 值为 2.5,范围为 2.0～3.0)。

(7)对于有风湿性二尖瓣病变但无心房颤动及其他危险因素(如颈动脉狭窄)的缺血性脑卒中患者,推荐给予口服华法林抗凝治疗(目标 INR 值为 2.5,范围为 2.0～3.0)。

已使用华法林抗凝治疗的风湿性二尖瓣疾病患者,发生缺血性脑卒中后,不应常规联用抗血小板治疗。但在使用足量的华法林治疗过程中仍出现缺血性脑卒中时,可加用阿司匹林进行抗血小板治疗,治疗中注意出血风险。

不伴有心房颤动的非风湿性二尖瓣病变或其他瓣膜病变(局部主动脉弓、二尖瓣脱垂、二尖瓣环钙化等)的缺血性脑卒中患者,可以考虑进行抗血小板治疗。

对于植入人工心脏瓣膜的缺血性脑卒中患者,推荐给予长期口服华法林抗凝治疗。

对已经植入人工心脏瓣膜的既往有缺血性脑卒中病史的患者,若出血风险低,可在华法林抗凝的基础上加用阿司匹林。

除危险因素的控制与治疗之外,指南还提出了对症状性大动脉粥样硬化性缺血性脑卒中的非药物治疗。

1. 颅外颈动脉狭窄

(1)对于近期发生缺血性脑卒中合并同侧颈动脉颅外段严重狭窄(70%～99%)或中度狭窄(50%～69%)的患者,如果预计围手术期死亡率均小于和卒中复发率均小于 6%,推荐行颈动脉内膜剥脱术(CEA)或颈动脉支架成形术(CAS)治疗,应依据患者个体化情况选择。

(2)颅外椎动脉狭窄伴有症状性颅外椎动脉粥样硬化狭窄的缺血性脑卒中患者,内科药物治疗无效时,可选择支架置入术作为内科药物治疗辅助技术手段。

2. 颅内动脉狭窄

对于症状性颅内动脉粥样硬化性狭窄≥70%的缺血性脑卒中患者,在标准内科药物治疗无效的情况下,经严格和慎重的选择患者后,可选择血管内介入治疗作为内科药物治疗的辅助技术手段。

3. 颅内出血后抗栓药物的使用

抗栓治疗中出现相关颅内出血之后,应评估患者的抗栓风险及效益,选择是否继续抗栓治疗。指南推荐:①在急性脑出血、蛛网膜下腔出血或硬膜下血肿后,如患者需要恢复或启动抗栓治疗,建议在发病 1 周后开始;②对于出血性脑梗死患者,根据具体临床情况和抗凝治疗指征,可以考虑继续进行抗栓治疗。

四、疾病预后

本病的病死率约为 10%,致残率可达 50%以上,存活者的复发率高达 40%。脑梗死复发可严重影响患者的日常生活和社会功能,而且可明显增加死亡率。

第二节　短暂性脑缺血发作

短暂性脑缺血发作(TIA)是脑、脊髓或视网膜局灶性缺血所致的、未发生急性脑梗死的短暂性神经功能障碍,TIA 的临床症状一般多在 1～2 小时恢复,不遗留任何神经功能缺失症状和体征,且影像学上没有急性脑梗死的证据。

【病因】

本病多与高血压动脉硬化有关,其发病可能由多种因素引起。

1. 微栓塞

源于颈部动脉和颅内大动脉,常见动脉分叉处的动脉硬化斑块破裂后栓子脱落或心源性的微栓子脱落。

2. 脑血液动力学改变

颈动脉和椎-基底动脉系统闭塞或狭窄时,如患者突然发生一过性血压过低,由于脑血流量减少,而导致本病发作;血压回升后,症状消失。血压波动时本病易发作。

3. 血液成分的改变

如严重贫血、红细胞增多症、白血病、血小板增多症等,影响血液黏度和凝固性的血液成分改变和血液病理状态,均可能成为 TIA 的触发因素。

4. 其他

颅内动脉炎和脑盗血综合征也可能引起 TIA。

【临床表现】

1. 颈内动脉系统 TIA

颈动脉系统 TIA 的发作持续时间较久,且易引起完全性卒中。最常见的症状为单瘫、偏瘫、偏身感觉障碍、失语、单眼视力障碍等,亦可出现同向性偏盲及昏厥等,主要症状为单眼突然出现一过性黑蒙,或视力丧失,或复视,持续数分钟可恢复。

还有可能出现对侧肢体轻度偏瘫或偏身感觉异常;优势半球受损出现一过性的失语或失用或失读或失写。其中单眼突然出现一过性黑蒙是颈内动脉系统短暂性脑缺血发作的特征性症状。

2. 椎-基底动脉系统 TIA

主要表现为脑干、小脑、枕叶、颞叶及脊髓近端缺血、神经缺损症状。椎-基底动脉系统 TIA 较颈动脉系统 TIA 多见,且发作次数也多,但时间较短。

最常见的症状是一过性眩晕、眼震、站立或行走不稳;一过性视物成双或斜视、视力模糊、视物变形、视野缺损;一过性吞咽困难、饮水呛咳、语言不清或声音嘶哑;一过性单肢或双侧肢体无力、感觉异常;一过性听力下降、延髓性麻痹、交叉性瘫痪、轻偏瘫和双侧轻度瘫痪;短暂性完全健忘,表现为记忆力全部丧失,但神志清楚,说话书写及计算能力保持良好。少数可有意识障碍或猝倒发作。

颈动脉系统 TIA 比椎-基底动脉 TIA 更容易发展为完全性脑血管病,且反复发作,尤其是短期内反复发作,危险性更大。头颅 CT 扫描和头颅 MRI 检查发现脑梗死机会越多。约 25% 脑梗死患者病前有 TIA 发作史,约 1/3 的 TIA 发作的患者可以自然消失或继续发作。

【辅助检查】

1. 常规检查

包括血小板聚集率、凝血功能、血糖、血脂水平、肝肾功能、心电图及超声心动图,有助于发现病因及预防脑卒中。

2. 头颅 CT、头颅 MRI

该类检查有助于发现新发梗死灶。

3. 颈部血管超声和 TCD

通过 TCD 可检测微栓子。目前颈动脉超声可发现动脉粥样硬化斑块并评价斑块性质,也可判断血管狭窄的程度及是否存在闭塞。

4. MRA 和 CTA

MRA 和 CTA 是对人体创伤较小的血管成像技术,可初步了解脑部血管狭窄情况,也可作为脑血管评估的可靠检查手段。

【诊断】

中老年人突发局灶性脑损害症状,符合颈内动脉系统或椎-基底动脉系统缺血后的症状表现,持续几分钟或数小时后完全恢复,如果头颅 CT 和头颅 MRI 正常或未显示责任病灶,在排除其他疾病后,可诊断为 TIA。

TIA 发病后 2~7 天为卒中的高风险期,如果患者在症状发作 72 小时内并存在以下情况之一者,建议入院治疗。①ABCD2 评分≥3 分;②ABCD2 评分 0~2 分,但不能在 2 天之内完成系统检查门诊的患者;③ABCD2 评分 0~2 分,并有证据提示症状由局部缺血造成。

【治疗】

指南为临床医生提供了针对 TIA 的合理、科学的二级预防治疗策略。

一、危险因素控制

1. 高血压

(1)既往未接受降压治疗的 TIA 患者,发病数天后如果收缩压≥140 mmHg 或舒张压≥90 mmHg,应启动降压治疗;对于血压<140/90 mmHg 的患者,其降压获益并不明确。既往有高血压病史且长期接受降压药物治疗的 TIA 患者,如果没有绝对禁忌,发病后数天应重新启动降压治疗。

(2)由于颅内大动脉粥样硬化性狭窄(狭窄 70%~99%)导致的 TIA 患者,推荐收缩压降至 140 mmHg 以下,舒张压降至 90 mmHg 以下。由于低血流动力学原因导致的 TIA 患者,应控制降压速度与幅度对患者耐受性及血液动力学的影响。

2. 脂代谢异常

(1)对于非心源性 TIA 患者,无论是否伴有其他动脉粥样硬化证据,指南推荐给予高强度他汀类药物长期治疗以减少脑卒中和心血管事件的风险。有证据表明,当 LDL-C 下降≥50% 或 LDL≤70 mg/dL(1.8 mmol/L)时,二级预防更为有效。

(2)对于 LDL-C≥100 mg/dL(2.6 mmol/L)的非心源性 TIA 患者,推荐使用强化他汀类药物治疗以降低发生脑卒中和心血管事件的风险;对于 LDL-C<100 mg/dL(2.6 mmol/L)的 TIA 患者的有效治疗方式,目前尚缺乏证据,推荐强化他汀类药物治疗。

(3)由颅内大动脉粥样硬化性狭窄(狭窄率 70%~99%)导致的 TIA 患者,推荐使用高强度他汀类药物长期治疗以减少发生脑卒中和心血管事件的风险,推荐目标值为 LDL-C≤70 mg/dL(1.8 mmol/L)。颅外大动脉狭窄导致 TIA 的患者,推荐使用高强度他汀类药物长期治疗以减少发生脑卒中和心血管事件的风险。

(4)长期使用他汀类药物治疗总体上是安全的。有脑出血病史的非心源性 TIA 患者应权衡风险和获益合理使用。

（5）他汀类药物治疗期间，如果监测指标持续异常并排除其他影响因素，或出现指标异常相应的临床表现，应及时减药或停药观察（参考：如果肝酶超过3倍正常值上限，肌酶超过5倍正常值上限，应停药观察）；老年人或合并严重脏器功能不全的患者，初始剂量不宜过大。

3. 糖代谢异常和糖尿病

TIA患者糖代谢异常的患病率较高，糖尿病和糖耐量异常是缺血性脑卒中患者脑卒中复发或死亡的独立危险因素，临床医师应重视对TIA患者的血糖管理。

（1）TIA患者发病后均应监测空腹血糖、糖化血红蛋白，无明确糖尿病病史的患者，在急性期后应常规行口服葡萄糖耐量试验来筛查糖代谢异常和糖尿病。

（2）对糖尿病或糖耐量异常患者进行生活方式和（或）药物干预能减少发生缺血性卒中和TIA事件的风险，推荐HbA1c的治疗目标为<7%。降糖方案应充分考虑患者的临床特点和药物的安全性，制订个体化的血糖控制目标，要警惕低血糖事件带来的危害。

（3）TIA患者伴有胰岛素抵抗时可以根据个体化差异给予口服吡格列酮治疗，以预防卒中发生，但要注意治疗后带来的骨折等风险。

4. 吸烟

（1）建议有吸烟史的缺血性脑卒中患者或TIA患者戒烟。建议缺血性脑卒中患者或TIA患者避免被动吸烟，远离吸烟场所。

5. 睡眠呼吸暂停

（1）鼓励有条件的医疗单位对TIA患者进行呼吸睡眠监测。

（2）使用持续CPAP可以改善合并睡眠呼吸暂停的TIA患者的预后，有条件可考虑对这些患者进行CPAP治疗。

6. 高同型半胱氨酸血症

这是导致心脑血管疾病一个独立、重要的危险因素，它可使动脉粥样硬化血管疾病的发生风险增加2～3倍。对近期发生缺血性脑卒中或TIA且血同型半胱氨酸轻度到中度增高的患者，应补充叶酸、维生素B_6以及维生素B_1，可降低同型半胱氨酸水平。尚无足够证据支持降低同型半胱氨酸水平能够减少脑卒中发生的风险。

二、口服抗栓药物治疗

1. 非心源性TIA的抗栓治疗

（1）对于非心源性TIA患者，建议给予口服抗血小板药物而非抗凝药物来预防脑卒中复发及其他心血管事件的发生。

（2）阿司匹林（50～150 mg/d）或氯吡格雷（75 mg/d）单药治疗均可以作为首选抗血小板药物，但阿司匹林抗血小板治疗的最佳剂量为75～150 mg/d。阿司匹林（25 mg）＋缓释型双嘧达莫（200 mg）2次/天或西洛他唑（100 mg）2次/天均可作为阿司匹林和氯吡格雷的替代治疗药物。抗血小板药物应在患者存在危险因素、费用、耐受性和其他临床特性的基础上进行个体化选择。

（3）对于发病时间在24小时内，具有脑卒中高复发风险（ABCD2评分≥4分）的急性非心源性TIA患者，应尽早给予阿司匹林联合氯吡格雷治疗21天，此后阿司匹林或氯吡格雷均可作为长期二级预防一线用药。

（4）发病30天内伴有症状性颅内动脉严重狭窄（狭窄率70%～99%）的TIA患者，应尽早给予阿司匹林联合氯吡格雷治疗90天。此后阿司匹林或氯吡格雷均可作为长期二级预防一线用药。

（5）伴有主动脉弓动脉粥样硬化斑块证据的TIA患者，推荐抗血小板及他汀类药物治疗。口服抗凝药物与阿司匹林联合氯吡格雷药物治疗效果的比较尚无肯定结论。

（6）非心源性TIA患者，不推荐常规长期应用阿司匹林联合氯吡格雷进行抗血小板治疗。

2. 心源性栓塞性 TIA 的抗栓治疗

(1)对伴有心房颤动(包括阵发性)的 TIA 患者,推荐口服适当剂量的华法林进行抗凝治疗,预防再发的血栓栓塞事件。华法林的目标剂量是以 INR 维持在 2.0～3.0 之间为标准。

(2)新型口服抗凝剂可作为华法林的替代药物,新型口服抗凝剂包括达比加群、利伐沙班等,选择何种药物应考虑个体化因素。

(3)伴有心房颤动的 TIA 患者,若不能接受口服抗凝药物治疗,推荐应用阿司匹林单药治疗,也可以选择阿司匹林联合氯吡格雷进行抗血小板治疗。

(4)伴有心房颤动的 TIA 患者,应根据缺血的严重程度和出血转化的风险选择抗凝时机。建议在出现神经功能症状 14 天内给予抗凝治疗以预防脑卒中复发,对于出血风险高的患者,应适当延长抗凝时机。

(5)TIA 患者应尽可能接受 24 小时的动态心电图检查。对于原因不明的患者,建议延长心电监测时间,以确定有无抗凝治疗指征。

(6)伴有急性心肌梗死的 TIA 患者,影像学检查发现左室附壁血栓形成,推荐给予至少 3 个月的华法林口服抗凝治疗(目标 INR 值为 2.5,范围为 2.0～3.0)。如无左室附壁血栓形成,但发现前壁无运动或异常运动,也应考虑给予 3 个月的华法林口服抗凝治疗(目标 INR 值为 2.5,范围为 2.0～3.0)。

(7)对于有风湿性二尖瓣病变但无心房颤动及其他危险因素(如颈动脉狭窄)的 TIA 患者,推荐给予华法林口服抗凝治疗(目标 INR 值为 2.5,范围为 2.0～3.0)。

对于已使用华法林抗凝治疗的风湿性二尖瓣疾病患者,发生 TIA 后不应常规联用抗血小板治疗,但在使用足量的华法林治疗过程中仍出现缺血性脑卒中或 TIA 时,可加用阿司匹林进行抗血小板治疗。

不伴有心房颤动的非风湿性二尖瓣病变或其他瓣膜病变(局部主动脉弓、二尖瓣环钙化、二尖瓣脱垂等)的 TIA 患者,可以考虑进行抗血小板聚集治疗。

对于植入人工心脏瓣膜的 TIA 患者,推荐给予长期华法林口服抗凝治疗。

对于已经植入人工心脏瓣膜的既往有 TIA 病史的患者,若出血风险低,可在华法林抗凝的基础上加用阿司匹林。

三、颅内出血后抗栓药物的使用

抗栓治疗中出现相关颅内出血之后,应评估患者的抗栓风险及效益,选择是否继续抗栓治疗。指南推荐:①在急性脑出血、蛛网膜下腔出血或硬膜下血肿后,如患者需要恢复或启动抗栓治疗,建议在发病 1 周后开始;②对于出血性脑梗死患者,根据具体临床情况和抗凝治疗指征,可以考虑继续进行抗栓治疗。

四、症状性大动脉粥样硬化性 TIA 的非药物治疗

1. 颅外颈动脉狭窄

(1)对于近期发生 TIA 合并同侧颈动脉颅外段严重狭窄(70%～99%)的患者,如果预计围手术期死亡和卒中复发率均小于 6%,推荐进行 CEA 或 CAS 治疗。CEA 或 CAS 的选择应依据患者个体化情况进行。

(2)对于近期发生 TIA 合并同侧颈动脉颅外段中度狭窄(50%～69%)的患者,如果预计围手术期死亡和卒中复发率均小于 6%,推荐进行 CEA 或 CAS 治疗。CEA 或 CAS 的选择应依据患者个体化情况进行。

(3)颈动脉颅外段狭窄程度小于 50% 时,不推荐行 CEA 或 CAS 治疗。当 TIA 患者有行 CEA 或 CAS 的治疗指征时,如果无早期再通禁忌证,应在 2 周内进行手术。

2. 颅外椎动脉狭窄伴有症状性颅外椎动脉粥样硬化狭窄的 TIA 患者,内科药物治疗无效时,可选择支架置入术作为内科药物治疗的辅助技术手段。

3. 锁骨下动脉狭窄和头臂干狭窄

(1)锁骨下动脉狭窄或闭塞引起后循环缺血症状(锁骨下动脉窃血综合征)的 TIA 患者,如果标准内科药物治疗无效,且无手术禁忌,可行支架置入术或外科手术治疗。

(2)颈总动脉或者头臂干病变导致的 TIA 患者,内科药物治疗无效,且无手术禁忌,可行支架置入术或外科手术治疗。

4. 颅内动脉狭窄对于症状性颅内动脉粥样硬化性狭窄≥70%的 TIA 患者,在标准内科药物治疗无效的情况下,可选择血管内介入治疗作为内科药物治疗的辅助技术手段,但选择该治疗方式应严格和慎重。

【预后】

TIA 与缺血性卒中有着密不可分的联系,TIA 患者发病后第 30 天和第 90 天内的卒中发生概率分别为 8.0%和 9.2%,TIA 患者在 1 年内的卒中的发病率较一般人群高 13~16 倍。这是完全性缺血性卒中的危险信号。

第三节　帕金森病

帕金森病,也称震颤麻痹,是一种中老年常见的神经系统变性疾病。帕金森病的主要病理改变是黑质多巴胺能神经元的丢失和路易小体的形成,主要生化改变是纹状体区多巴胺递质减少,临床表现包括静止性震颤、肌强直、运动迟缓和姿势平衡障碍的运动症状以及嗅觉减退、便秘、快动眼期睡眠行为异常和抑郁等非运动症状。

我国 65 岁以上的人群患病率为 1 700/10 万,随着人口老龄化的加剧,其发病率呈逐年上升趋势,给家庭和社会都造成负面的影响。从 1817 年英国医生帕金森首次描述该病至今,人们对其认识已有 190 年。最近的 30 多年,尤其是近 10 多年来,国内外在帕金森病的病理生理、临床表现及诊断技术等方面有了更为深入、全面的认识。为了更规范地诊断和鉴别帕金森病,国际运动障碍学会(MDS)2015 年对我国 2006 年版的帕金森病诊断标准进行了更新,在治疗手段上取得了进步。

【病因与发病机制】

帕金森病的病因和发病机制至今仍未彻底明确,可能与下列因素密切相关。

(一)年龄因素

本病多发于 50 岁以上的中老年人,40 岁以下的人群很少发病,65 岁以上人群发病率则明显增加,提示年龄可能与发病有关。

(二)环境因素

1983 年,医师兰斯顿(Langston)等在美国旧金山的海湾区报道了他们遇到的几个特殊病例。年轻的海洛因成瘾者中,应用自行合成的海洛因制剂的人表现出来的神经症状与帕金森病相似,服用左旋多巴可缓解症状。这几个病例中,一人因吸毒过量而死亡,剖检中发现黑质部位有大量的神经元坏死。进一步的研究显示,此毒品中含有一种副产品,即 1-甲基-4-苯基-1,2,3,6-四氢吡啶(MPTP),这为帕金森病的病因的寻找提供了一个非常重要的线索。

此后,人们对环境因素开展了大量的研究,已发现与 MPTP 分子结构类似的工业或农业毒素,例如某些杀虫剂、除草剂、异喹啉类化合物、鱼藤酮等可能与帕金森病的发病有关。更多的流行病学调查显示,长期接触或生活在上述环境者的帕金森病的发病率较高,而吸烟、饮茶、喝咖啡者发病率低。

（三）遗传因素

早发型帕金森病中，Parkin 基因突变的发生率远高于 PINK1 基因，而前者也被认为是常染色体隐性遗传的早发型帕金森病的最常见的突变基因。LRRK2 基因突变与散发性帕金森病发病相关，是常染色体显性遗传帕金森病。报道显示 HTRA2 基因与晚发性帕金森病有关，DJ-1 和 PINK1 双基因杂合突变在常染色体隐性遗传家系中被发现。

（四）氧化应激

正常生理条件下线粒体基质中有完善的抗氧化防御体系，从而使活性氧保持在一个比较低的生理浓度。而在病理情况下，活性氧产生过多，损伤线粒体内的几乎所有物质，引起膜流动性降低、脂质过氧化、DNA 损伤、蛋白质三级结构的改变，并释放细胞色素 C 诱导细胞凋亡，从而影响器官和组织正常功能的发挥。抗氧化功能不足和（或）氧化过剩，细胞处于氧化应激状态产生过多的氧自由基，会进一步影响线粒体功能，最终造成多巴胺能神经元死亡。

（五）线粒体功能缺陷

异常代谢产生的强氧化性的自由基、活性离子、内源性毒物如一氧化氮，以及泛素-蛋白酶体功能失调等，都可引发线粒体功能障碍，导致多巴胺能神经元变性死亡。

（六）泛素-蛋白酶体功能异常

泛素-蛋白酶体系统（UPS）可选择性降解细胞内的蛋白质，很多研究证明，UPS 功能异常在帕金森病的发病机制中起到重要作用，其中蛋白异常聚集与氧化应激、基因突变、线粒体损伤等可能互为因果关系。

综上所述，帕金森病的发病可能是环境毒素、衰老和遗传易感性几种因素共同作用的结果，而黑质多巴胺能神经元变性死亡则与线粒体功能缺陷、氧化应激、蛋白酶体功能异常关系更为密切，也和兴奋性氨基酸毒性、免疫反应、细胞凋亡、炎症反应和胶质细胞增生等多种复杂机制有关。

【临床表现】

帕金森病多见于 50 岁以上人群，男性多于女性，起病缓慢，逐渐进展。症状常自一侧上肢开始，逐渐扩展至同侧下肢、对侧上肢及下肢。

（一）静止性震颤

震颤通常是帕金森病的首发症状，大约 75％的患者以该症状为首发症状。震颤是由于肢体的拮抗肌与协同肌发生连续的节律性的运动所致。静止性震颤，是指患者在全身肌肉放松或安静状态时出现震颤。震颤从一侧上肢远端开始出现，典型的症状是拇指与食指间出现"搓丸样"震颤，症状逐渐加重，直至波及整个肢体甚至躯干，从一侧上肢至同侧下肢以及对侧上下肢，最后波及到头部。静止性震颤具有波动性，在发病早期，随意运动时震颤减轻或暂时消失；后期在随意运动时震颤仍持续存在。尤其是疲劳、焦虑或情绪激动时震颤加重，但在睡眠或麻醉时消失。目前尚无可客观评估震颤的标准。

（二）肌强直

锥体外系病变造成拮抗肌和协同肌的肌张力同时增高。当各方向增高的肌张力保持一致时，检查者感觉到的阻力是均匀的，类似弯曲软铅管时的感觉，又称"铅管样强直"；当合并震颤时，检查者能感到有均匀的顿挫感，就如同齿轮在转动一样，又称为"齿轮样强直"。由于手部肌肉和臂肌强直，导致患者上肢不能进行精细动作，具体表现为书写困难，写字越来越小。随着疾病的进展，症状逐渐表现为扭头和转身困难，必须采取原地小步挪动，才能完成一系列转身行动。

（三）运动迟缓

这是帕金森病最重要的一个运动症状，表现为多种动作的缓慢，如坐位或卧位时起立困难，翻身、起床、解系鞋带或扣纽扣、穿衣袜、洗脸刷牙等日常活动都受到影响。面部表情肌运动减少，表现为眨眼少、双眼凝视、面无表情，称为"面具脸"。言语不清、构音不全，使别人难以听懂，表现为重复言语、口吃，被称为"慌张言语"。

（四）姿势步态异常

常见于中晚期患者，表现为平衡障碍、容易跌倒，容易发生骨折，也是致残的原因之一。症状轻者行走时患侧上肢摆臂动作减少，患侧下肢拖曳。随着病情逐渐加重，双上肢伴随动作消失，双下肢擦地行走，步态变慢、变小，遇到障碍物不敢跨越。行走过程中双脚好像被黏在地上一样不能抬起，称为冻结现象。慌张步态是帕金森患者的特有症状，表现为走路越走越快，不能立刻停下脚步。

（五）其他症状

具体为非运动症状，精神方面有焦虑、抑郁、认知障碍、淡漠、幻觉及睡眠紊乱；感觉障碍有麻木、痉挛、疼痛、嗅觉障碍、不安腿综合征等；自主神经症状有多汗、血压偏低、排尿障碍、便秘、性功能障碍、流涎。

【辅助检查】

1. 血、脑脊液常规化验

以上检查均无异常，CT、MRI 检查无特征性改变，但为临床鉴别诊断常用。

2. 生化检测

采用高效液相色谱（HPLC）可检测到脑脊液和尿中高香草酸（HVA）含量降低。

3. 基因诊断

采用 DNA 印记技术、PCR、DNA 序列分析、全基因组扫描等可能发现基因突变。

4. 功能显像诊断

采用 PET 或 SPECT 进行特定的放射性核素检测，可显示脑内多巴胺转运体（DAT）功能降低、多巴胺递质合成减少等，对早期诊断、鉴别诊断及监测病情有一定价值，但非临床诊断所必需和常用手段。

【诊断】

通常有以下 4 个标准。

（1）中老年发病，缓慢进行性病程。

（2）4 项主征（静止性震颤、肌强直、运动迟缓、姿势步态异常）中必有运动迟缓一项，其余 3 项至少具备其中之一。

（3）左旋多巴治疗有效。

（4）患者无眼外肌麻痹、小脑体征、体位性低血压、锥体系损害和肌萎缩等症状。

中国帕金森病的诊断标准（2016 版）提供了具体的标准。

一、帕金森病的诊断

1. 临床确诊的帕金森病

需要具备：①不存在绝对排除标准；②至少存在 2 条支持标准；③没有警示征象。

2. 临床很可能的帕金森病

需要具备：①不符合绝对排除标准；②如果出现警示征象则需要通过支持标准来抵消，即如果出现 1 条警示征象，必须需要至少 1 条支持标准抵消；如果出现 2 条警示征象，必须需要至少 2 条支持标准抵消；如果出现 2 条以上警示征象，则诊断不能成立。

二、支持标准、绝对排除标准和警示征象

1. 支持标准

(1)患者对多巴胺能药物的治疗明确且显著有效。在初始治疗期间,患者的功能可恢复或接近至正常水平。在没有明确记录的情况下,初始治疗的显著应答可定义为以下两种情况:①药物剂量增加时症状显著改善,剂量减少时症状显著加重,以上改变可通过客观评分(治疗后 UPDRS-Ⅲ评分改善超过30%)或主观描述(由患者或看护者提供的可靠而显著的病情改变)来确定;②存在明确且显著的开/关期症状波动,并在某种程度上包括可预测的剂末现象。

(2)出现左旋多巴诱导的异动症。

(3)临床体检观察到单个肢体的静止性震颤(既往或本次检查)。

(4)以下辅助检测若为阳性,则有助于鉴别帕金森病与非典型性帕金森综合征:包括嗅觉减退或丧失,头颅超声显示黑质异常高回声(>20 mm²),心脏间碘苄胍闪烁显像法显示心脏去交感神经支配。

2. 绝对排除标准

出现下列任何 1 项即可排除帕金森病的诊断(但不应将有明确其他原因引起的症状算入其中,如外伤等)。

(1)存在明确的小脑性共济失调,或者小脑性眼动异常(持续的凝视诱发的眼震、巨大方波跳动、超节律扫视)。

(2)出现向下的垂直性核上性凝视麻痹,或者向下的垂直性扫视选择性减慢。

(3)在发病后 5 年内,患者被诊断为高度怀疑的行为变异型额颞叶痴呆或原发性进行性失语。

(4)发病 3 年后仍局限于下肢的帕金森样症状。

(5)多巴胺受体阻滞剂或多巴胺耗竭剂治疗诱导的帕金森综合征,其剂量和疗程与药物性帕金森综合征相一致。

(6)尽管病情为中等严重程度(即根据 MDS-UPDRS,评定肌强直或运动迟缓的计分大于 2 分),但患者对高剂量(不少于 600 mg/d)左旋多巴治疗缺乏显著的治疗应答。

(7)存在明确的皮质复合感觉丧失(如在主要感觉器官完整的情况下出现皮肤书写觉和实体辨别觉损害),以及存在明确的肢体观念运动性失用或进行性失语。

(8)分子神经影像学检查突触前多巴胺能系统功能正常。

(9)存在明确可导致帕金森综合征或疑似与患者症状相关的其他疾病,或者基于全面诊断评估,由专业医师判断其可能为其他综合征,而非帕金森病。

3. 警示征象

(1)发病后 5 年内出现快速进展的步态障碍,以至于需要经常使用轮椅。

(2)运动症状或体征在发病后 5 年内或 5 年以上完全不进展,除非这种病情的稳定是与治疗相关。

(3)发病后 5 年内出现球麻痹症状,表现为严重的发音困难、构音障碍或吞咽困难(需进食较软的食物,或通过鼻胃管、胃造瘘进食)。

(4)发病后 5 年内出现吸气性呼吸功能障碍,即在白天或夜间出现吸气性喘鸣或者频繁的吸气性叹息。

(5)发病后 5 年内出现严重的自主神经功能障碍,包括:①体位性低血压,即在站起后 3 分钟内,收缩压下降至少 30 mmHg 或舒张压下降至少 20 mmHg,并排除脱水、药物或其他可能解释自主神经功能障碍的疾病;②发病后 5 年内出现严重的尿潴留或尿失禁(不包括女性长期存在的低容量压力性尿失禁),且不是简单的功能性尿失禁(如不能及时如厕)。对于男性患者,尿潴留必须不是由前列腺疾病所致,且伴发勃起障碍。

(6)发病后 3 年内由于平衡障碍导致反复(多于 1 次/年)跌倒。

(7)发病后 10 年内出现不成比例的颈部前倾或手足挛缩。

（8）发病后5年内不出现任何一种常见的非运动症状,包括嗅觉减退、睡眠障碍(睡眠维持性失眠、日间过度嗜睡、快动眼期睡眠行为障碍)、自主神经功能障碍(便秘、日间尿急、症状性体位性低血压)、精神障碍(抑郁、焦虑、幻觉)。

（9）出现其他原因不能解释的锥体束征。

（10）起病或病程中表现为双侧对称性的帕金森综合征症状,没有任何侧别优势,且客观体检亦未观察到明显的侧别性。

三、诊断帕金森病的金标准

随访观察。

【治疗原则】

一、综合治疗

对帕金森病的运动症状和非运动症状应采取全面综合的治疗,治疗方法和手段包括药物治疗、手术治疗、运动疗法、心理疏导及照料护理等。药物治疗为首选,且是整个治疗过程中的主要治疗手段,手术治疗则是药物治疗的一种有效补充。目前应用的治疗手段,无论是药物或手术治疗,只能改善患者的症状,并不能阻止病情的发展,更无法治愈。因此,治疗不仅要立足当前,更需要长期管理,以达到长期获益的目的。

二、用药原则

用药原则应该以达到有效改善症状、延缓病程和提高生活质量为目标。提倡早期诊断、早期治疗,应坚持"Low"和"Slow"的原则,即尽可能地维持低剂量;增加剂量时应缓慢,以最小剂量达到相对满意效果。同时强调个体化治疗。

根据症状的严重程度,我们分别对早期帕金森病和中晚期帕金森病提出具体的治疗意见。

（一）早期帕金森病的治疗

一旦诊断,应尽早开始治疗,这是帕金森病治疗成败的关键。早期治疗分为非药物治疗(认识和了解疾病、加强锻炼、补充营养、坚定信心以及社会和家人的理解、支持与关心)和药物治疗。疾病初期多为单药治疗,也可采用小剂量多种药物(体现多靶点)联合应用,力求达到最佳的疗效、更长的维持时间和最低的运动并发症发生率。

治疗的目的是延缓疾病的发展。目前,临床上的药物主要有多巴胺受体(DR)激动剂和单胺氧化酶B型(MAO-B)抑制剂等,DR激动剂中的罗匹尼罗REAL-PET研究和普拉克索CALM-PD研究提示,这两种药物可能对疾病有修饰作用;辅酶Q10的临床试验也提示大剂量(1 200 mg/d)应用可能对疾病有修饰的作用;MAO-B抑制剂中的雷沙吉兰(ADAGIO)临床试验和司来吉兰＋维生素E(DATATOP)可能具有延续疾病进展的作用。

1. 首选药物原则

（1）不伴有智能减退的早发型患者,可选择:①非麦角类DR激动剂;②MAO-B型抑制剂;③金刚烷胺;④复方左旋多巴;⑤复方左旋多巴＋儿茶酚-O-甲基转移酶(COMT)抑制剂。若遵照美国、欧洲的治疗指南,应首选方案①、②或⑤;若患者不能承受高价格的药物,则首选方案③;若因特殊工作之需,力求改善运动症状,则首选方案④或⑤;也可在小剂量应用方案①、②或③的同时,小剂量联合应用方案④。震颤明显而其他药物疗效欠佳的情况下,可用抗胆碱能药,如苯海索。

（2）伴智能减退或晚发型的患者,一般首选方案④治疗。随着症状的加重,可添加DR激动剂、COMT抑制剂或MAO-B应抑制剂治疗。对老年男性患者,抗胆碱能药物具有较多的副作用,所以尽量不用。

2. 治疗药物

(1)抗胆碱能药。目前国内主要应用苯海索,剂量为 1～2 mg,3 次/天。主要适用于伴随震颤的患者,无震颤的患者不推荐使用。对于 60 岁以下的患者,需告知长期应用本类药可能会降低其认知功能,患者的认知功能一旦下降则立即停用;年龄大于 60 者最好不用抗胆碱能药。前列腺肥大及狭角型青光眼患者禁用。

(2)金刚烷胺。剂量为 50～100 mg,2～3 次/天,应在下午 4 时前服用末次药。对强直、少动、震颤均有改善作用,并且可帮助改善异动症(C 级证据)。癫痫、严重胃溃疡、肾功能不全、肝病患者慎用,哺乳期妇女禁用。

(3)复方左旋多巴。初始用量为 62.5～125.0 mg,2～3 次/天,根据病情逐渐增加剂量直至疗效满意和不出现副作用的适宜剂量维持,餐前 1 小时或餐后 1.5 小时服药。复方左旋多巴常释剂起效快,而控释剂维持时间长,但起效慢,在使用时需加以注意。活动性消化道溃疡者慎用,精神病、狭角型青光眼患者禁用。

(4)DR 激动剂。DR 激动剂主要有两种类型:麦角类和非麦角类,目前非麦角类 DR 激动剂为首选药,适用于早发型帕金森病患者的秉承初期,可预防或减少发生运动并发症。主要副作用为脚踝水肿、体位性低血压和精神异常(性欲亢进、食欲亢进、幻觉等)。

麦角类 DR 激动剂包括培高利特、溴隐亭、α-二氢麦角隐亭、麦角乙脲和卡麦角林。具体用法:①溴隐亭:剂量为 0.625 mg,1 次/天,每隔 5 天增加 0.625 mg,达有效剂量 3.75～15.00 mg/d 后,分 3 次口服;②α-二氢麦角隐亭:剂量为 2.5 mg,2 次/天,每隔 5 天增加 2.5mg,达到有效剂量 30～50 mg/d 后,分 3 次口服。

非麦角类 DR 激动剂包括罗匹尼罗、普拉克索、吡贝地尔、阿扑吗啡和罗替戈汀。其副作用主要有肺胸膜纤维化和心脏瓣膜病变,目前已不主张使用。

非麦角类 DR 激动剂应从小剂量开始应用,逐渐增加剂量至获得满意疗效而不出现副作用为止。具体用法:①普拉克索包括常释剂和缓释剂:常释剂剂量为 0.125 mg,3 次/天(个别易产生副反应患者为 1～2 次),每周增加 0.125 mg,3 次/天,有效剂量为 0.5～0.75 mg,3 次/天,最大剂量不超过 4.5 mg/d;缓释剂的每日剂量与常释剂相同,但为 1 次/天;②吡贝地尔缓释剂:初始剂量为 50mg,1 次/天,易产生副反应者可改为 25 mg,2 次/天,第 2 周增至 50 mg,2 次/天,有效剂量为 50 mg/d,最大剂量不超过 250 mg/d。

(5)MAO-B 抑制剂。主要有雷沙吉兰和司来吉兰,司来吉兰(常释剂)的用法为 2.5～5.0 mg,早晨、中午服用,傍晚或晚上避免应用,以免引起失眠;雷沙吉兰的用量为 1 mg,早晨服用。胃溃疡者慎用,禁与 5-羟色胺再摄取抑制剂(SSRI)合用。

(6)COMT 抑制剂。疾病早期首选复方左旋多巴＋COMT 抑制剂,按左旋多巴剂量不同,可分成 4 种剂型治疗,可以改善患者症状,预防或延迟运动并发症的发生;在疾病中晚期,复方左旋多巴疗效减退时可添加托卡朋或恩托卡朋,可达到进一步改善症状的作用。

恩托卡朋用量为每次 100～200 mg,需与复方左旋多巴同服,单用无效。托卡朋每次用量为100 mg,3 次/天,第一剂与复方左旋多巴同服,之后间隔 6 小时服用,可单用,每日最大剂量为 600 mg;副作用有头痛、多汗、腹泻、口干、腹痛、尿色变黄、转氨酶升高等,需严密监测肝功能,尤其在用药之后的前 3 个月。

(二)中晚期帕金森病的治疗

中晚期帕金森病的治疗目标,一方面要改善患者的运动症状;另一方面要处理一些非运动症状和运动并发症。

1. 运动并发症的治疗

调整药物服药次数、剂量及种类可以改善症状,脑深部电刺激术(DBS)亦有疗效。

(1)症状波动的治疗。症状波动主要包括剂末恶化和开一关现象。

剂末恶化的处理方法：①不增加复方左旋多巴每日服用的总剂量，适当增加服药次数，或适当增加每日总剂量，每次服药剂量不变，增加服药次数；②为了延长左旋多巴的作用时间，由常释剂换用控释剂；③加用长半衰期的 DR 激动剂，其中卡麦角林、阿扑吗啡为 C 级证据，普拉克索、罗匹尼罗为 B 级证据；④加用 COMT 抑制剂，其中恩托卡朋为 A 级证据，托卡朋为 B 级证据；⑤加用 MAO-B 抑制剂，其中雷沙吉兰为 A 级证据，司来吉兰为 C 级证据；⑥减少饮食(含蛋白质)对左旋多巴的影响，在餐前 1 小时或餐后 1.5 小时服药；⑦手术治疗主要为丘脑底核(STN)行 DBS 可获裨益，为 C 级证据。

(2)异动症的治疗。包括肌张力障碍、双相异动症和剂峰异动症。

对双相异动症的处理：①若在使用复方左旋多巴控释剂，应换用常释剂，最好换用水溶剂，可以有效缓解剂初异动症；②微泵持续输注左旋多巴甲酯或乙酯或 DR 激动剂可以同时改善症状波动和异动症。

(3)姿势平衡障碍的治疗。姿势平衡障碍是帕金森病患者摔跤的最常见原因，易在变换体位如转身、起身和弯腰时发生，目前缺乏有效的治疗措施，调整药物剂量或添加药物偶尔奏效。主动调整身体重心、踏步走、大步走、听口令、听音乐或拍拍子行走或跨越物体(真实的或假想的)等可能有益，必要时使用助行器甚至轮椅，做好防护。

2. 非运动症状的治疗

帕金森病的非运动症状主要包括睡眠障碍、精神障碍、自主神经功能障碍和感觉障碍，需给予积极治疗。

(1)睡眠障碍的治疗。睡眠障碍主要包括失眠、嗜睡(EDS)、快速眼动期睡眠行为异常(RBD)。最常见的问题是睡眠维持困难(又称睡眠破碎)。对 RBD 患者可给予氯硝西泮 0.5 mg；EDS 可能与帕金森病的严重程度和认知功能减退有关，如果患者在每次服药后均出现嗜睡，则提示药物过量。

(2)精神障碍的治疗。最常见的精神障碍包括幻觉、抑郁和(或)焦虑、认知障碍或痴呆等。若患者的精神障碍是由抗帕金森病药物诱发的，则依次逐减或停用如下抗帕金森病药物：抗胆碱能药、金刚烷胺、MAO-B 抑制剂、DR 激动剂；针对幻觉和妄想的治疗，推荐选用喹硫平或氯氮平。

(3)自主神经功能障碍的治疗。最常见的自主神经功能障碍包括便秘、泌尿障碍和位置性低血压等。对于便秘，摄入足够的液体、水果、蔬菜、纤维素和乳果糖(10~20 g/d)或其他温和的导泻药物能改善症状，如乳果糖、龙荟丸、大黄片、番泻叶等；也可加用胃蠕动药，如多潘立酮、莫沙必利等。需要停用抗胆碱能药并增加运动。

对泌尿障碍中的尿频、尿急和急迫性尿失禁的治疗，可采用外周抗胆碱能药，如奥昔布宁、溴丙胺太林、托特罗定和莨菪碱等；而对逼尿肌无反射者则给予胆碱能制剂(但需慎用，因会加重帕金森病的运动症状)，若出现尿潴留，应采取间歇性清洁导尿，若由前列腺增生肥大引起，严重者必要时可行手术治疗。

位置性低血压患者应增加盐和水的摄入量；睡眠时抬高头位，不要平躺；可穿弹力裤；不要快速地从卧位或坐位起立；首选 α-肾上腺素能激动剂米多君治疗，疗效较佳；也可使用选择性外周多巴胺受体拮抗剂多潘立酮。

(4)感觉障碍的治疗。最常见的感觉障碍包括嗅觉减退、疼痛或麻木、不宁腿综合征(RLS)。嗅觉减退在帕金森病患者中相当常见，且多发生在运动症状出现之前多年，但是目前尚无明确措施能够改善嗅觉障碍。

疼痛或麻木在帕金森病患者中尤其在晚期帕金森病患者中比较常见，可以由疾病引发，也可以是伴随骨关节病变所致，如果抗帕金森病药物治疗"开期"疼痛或麻木减轻或消失，"关期"复现，则提示由帕金森病所致，可以调整治疗以延长"开期"；反之，则由其他疾病或其他原因引起，可以选择相应的治疗措施。

对伴有 RLS 的帕金森病患者，在入睡前 2 小时内选用 DR 激动剂如普拉克索治疗十分有效，或给予复方左旋多巴也可奏效。

三、手术治疗

早期药物治疗显效明显,而长期治疗的疗效明显减退,或出现严重的运动波动及异动症者可考虑手术治疗,详见《中国帕金森病脑深部电刺激疗法专家共识》。需要强调的是,手术可以明显改善运动症状,但不能根治疾病,术后仍需应用药物治疗,但可相应减少剂量。

手术需严格掌握其适应证,非原发性帕金森病的帕金森叠加综合征患者是手术的禁忌证。手术对肢体震颤和(或)肌强直有较好的疗效,但对躯体性中轴症状如姿势平衡障碍则无明显疗效。

手术方法主要包括神经核毁损术和DBS,DBS因其相对无创、安全和可调控而成为主要选择。手术靶点包括苍白球内侧部(GPi)、丘脑腹中间核(VIM)和丘脑底核(STN),其中在STN行DBS对改善震颤、强直、运动迟缓和异动症的疗效最为显著。

术前对左旋多巴敏感可作为STN DBS治疗估计预后的指标(B级证据),年龄和病程可作为STN DBS估计预后的指标,病程短的年轻患者可能较病程长且年龄大的患者术后改善更为明显(C级证据),然而尚无足够证据就GPi和VIM DBS的预后因素做出任何建议(U级证据)。

四、康复与运动疗法

康复与运动疗法对帕金森病症状的改善乃至对延缓病程的进展可能都有一定的帮助。帕金森病患者多存在步态障碍、姿势平衡障碍、语言和(或)吞咽障碍等,可以根据不同的行动障碍进行相应的康复或运动训练,如健身操、太极拳、慢跑等运动。除此之外,还可以进行语言障碍训练、步态训练、姿势平衡训练等。若能每日坚持,则有助于提高患者的生活自理能力,改善运动功能,并能延长药物的有效期。

五、心理疏导

帕金森病患者多存在抑郁等心理障碍,影响患者生活质量,同时也影响抗帕金森病药物治疗的有效性。因此,对帕金森病的治疗不仅需要关注、改善患者的运动症状,还要重视改善患者的抑郁等心理障碍。

六、照料护理

对帕金森病患者除了专业性的药物治疗以外,科学的护理对维持患者的生活质量也是十分重要的。科学的护理往往对于有效控制病情、改善症状能起到一定的辅助治疗作用,同时也能够有效地防止误吸或跌倒等意外事件的发生。

总之,帕金森病的治疗没有绝对的固定模式,在临床实际应用时,应结合医生治疗经验,既遵循指南,又体现个体化原则,以期达到更为理想的治疗效果。

【预后】

帕金森病是一种进展缓慢的神经系统变性疾病,生存期10~30年。发病初期若能得到及时诊断和正确治疗,多数患者发病数年内仍能继续工作或保持较高的生活质量。疾病的晚期,由于严重的肌强直、全身僵硬,终至卧床不动。本病的死亡原因多为肺炎、骨折等各种并发症。

第四节　特发性面神经麻痹

特发性面神经麻痹也称贝尔麻痹(Bell palsy),是由于茎乳孔内面神经炎症所导致的周围性面神经麻痹,也是常见的单神经病变,是面瘫最常见的病因。国外数据显示,10万人中有11.5~53.3人发病,确切的病因未明,长期以来认为是与嗜神经病毒感染有关,也有人认为本病与自身免疫有关,部分患者由带状疱疹病毒引起膝状神经节炎。

临床特征为急性起病,大多在 3 天左右达高峰,临床表现为单侧周围性面瘫,并且无其他继发原因。本病具有自限性,但是早期合理的治疗可加快面瘫的恢复,且减少并发症。

【诊断】

(一)临床特点

(1)任何年龄、季节均可发病,以 20~40 岁最为多见。

(2)通常为急性起病,病情多在 3 天左右达到高峰。

(3)临床表现为单侧的周围性面瘫,受累侧闭目、鼓腮、皱眉、闭唇和示齿无力,以及口角向对侧偏斜,可伴有同侧乳突压痛或耳后疼痛。根据面神经的不同受累部位,可伴随同侧听觉过敏、舌前 2/3 味觉消失、唾液和泪液分泌障碍,也有患者出现颊部和口唇的不适感。如出现瞬目减少、闭目不拢时,可继发同侧的结膜或角膜损伤。

诊断贝尔麻痹时需要注意:①主要依据临床病史及体格检查,这是排除其他继发原因的重要方法;②应特别注意临床症状出现的缓急;③注意寻找是否有其他部位的神经系统病变(特别是桥小脑角区和脑干),例如复视、眩晕、共济失调、听力下降、锥体束征、肢体或面部感觉减退;是否有耳科疾病,例如外耳道、头面颊部皮肤有无疱疹、溃疡、感染、外伤及占位性病变等;注意有无发热、头痛和呕吐;④需要询问既往史,如卒中、外伤、糖尿病、结缔组织病、颅底或面部肿瘤以及是否有特殊感染史或接触史。

(二)实验室检查

(1)对于贝尔麻痹的患者不建议进行常规化验、神经电生理和影像学检查。

(2)判断预后时,在某种情况下,神经电生理检查可提供帮助,例如运动神经传导检查可见患侧面神经肌肉动作电位波幅降低,发病 1~2 周肌电图可见异常的自发电位。面肌瘫痪比较轻的患者,通常恢复较好,一般不需要进行电生理检查。面肌完全瘫痪者,可根据需要行神经电生理检查,发病后 1~2 周进行测定,可能对预后的判断有一定的指导意义。若面神经传导测定显示复合肌肉动作电位波幅不到对侧10%、针极肌电图检查不出现自主收缩的电信号时,则近半数患者恢复不佳。

(三)诊断标准

(1)急性起病,通常在 3 天左右达高峰。

(2)单侧的周围性面瘫,伴有或不伴耳后疼痛、听觉过敏、舌前 2/3 味觉减退、唾液或泪液分泌异常。

(3)排除继发病因。

(四)鉴别诊断

在所有面神经麻痹者中,大约 70% 为贝尔麻痹,30% 为其他病因所导致,例如结节病、多发性硬化、先天性面肌双瘫综合征(Mobius 综合征)、吉兰-巴雷综合征、人类免疫缺陷病毒感染、脑炎(真菌、病毒、细菌)、糖尿病周围神经病、中耳炎、莱姆病、带状疱疹病毒感染、脑干卒中、梅毒、面神经肿瘤、腮腺肿瘤及面神经外伤、皮肤肿瘤等。

急性发病的单侧周围性面瘫,在鉴别诊断过程中,主要通过询问病史和体格检查,查找有无贝尔麻痹不典型的特点。若临床表现不典型或者发现疑似其他疾病的线索时,则需要根据临床表现来评估实验室检查的价值,进一步确定是否要开展相关针对性的检查。

贝尔麻痹不典型症状包括:双侧的周围性面瘫;既往有周围性面瘫病史,再次发生同侧面瘫;仅表现面神经分支支配的肌无力;伴随其他脑神经受累或其他的神经系统体征。对发病 3 个月后仍有面肌无力甚至加重的患者,有必要进行耳科或神经科的进一步评估,必要时行 MRI 或高分辨率 CT 检查。

【治疗】

（一）药物治疗

1. 糖皮质激素

对于无禁忌证的所有患者（16 岁以上），急性期应尽早口服糖皮质激素，可促进神经损伤的尽快恢复和改善预后。通常选择泼尼松龙或泼尼松口服，剂量为 30～60 mg/d，连用 5 天，之后在 5 天内逐步减量到停用。发病 3 天后口服糖皮质激素是否能获益尚不明确。

儿童贝尔麻痹恢复通常较好，糖皮质激素是否获益尚不明确；对于面肌瘫痪严重患者，可根据情况进行选择。

2. 抗病毒治疗

急性期的患者，可根据情况尽早联合使用糖皮质激素和抗病毒药物，可能会有获益，尤其是对面肌无力严重或者完全瘫痪者，但是不建议单用抗病毒药物治疗。可以选择伐昔洛韦或阿昔洛韦，伐昔洛韦剂量为每次 0.5～1 g，每日口服 2～3 次；阿昔洛韦剂量为每次 0.2～0.4 g，每日口服 3～5 次；疗程均为 7～10 天。

3. 营养神经

临床上常给予 B 族维生素，例如维生素 B_1 和甲钴胺等。

（二）眼部保护

当患者眼睑闭合不全时，应重视眼部的保护。因眼睑闭合不拢、动作缓慢或瞬目无力，致异物容易进入眼中；泪液分泌减少，容易增加角膜损伤及感染的风险，必要时请眼科协助处理。可根据情况选择滴眼液以防眼部干燥，在睡眠中眼睑闭合不拢时应使用眼罩保护。

（三）外科手术减压

目前的研究尚无充分的证据支持外科手术行面神经减压的有效性，手术有引起严重并发症的风险，且手术减压的适应证、时机、获益和风险仍不明确。

（四）神经康复治疗

应尽早开始面部肌肉康复治疗。

（五）其他

国内临床上，经常采用理疗和针灸等方法来治疗贝尔麻痹，但是不同的人对针灸和理疗的时机和疗效持不同意见，还需设计严格的大样本临床试验来证实。

【预后】

大多数贝尔麻痹患者预后良好。大部分的患者在发病后 2～4 周开始恢复，经 3～4 个月完全恢复。面肌完全麻痹的患者，即使没有接受任何治疗，其中 70% 的患者在发病 6 个月后也可完全恢复。部分患者可遗留面肌连带运动、面肌无力、面肌痉挛或者"鳄鱼泪"现象。

第五节　重症肌无力

重症肌无力（myasthenia gravis，MG）是一种由乙酰胆碱受体（AChR）抗体介导、细胞免疫依赖、补体参与、累及神经肌肉接头突触后膜，引起神经肌肉接头传递障碍，出现骨骼肌收缩无力的获得性自身免疫性疾病。极少部分 MG 患者由肌肉特异性酪氨酸激酶（muscle specific tyrosine kinase，MuSK）抗体、低密度脂蛋白受体相关蛋白 4（low-densitylipoprotein receptor-related protein 4，LRP4）抗体介导。其主要临床表现为骨骼肌无力、易疲劳,活动后加重,休息和应用胆碱酯酶抑制剂后症状明显缓解、减轻。年平均发病率为(8.0～20.0)/10万人。MG 在各个年龄阶段均可发病,在 40 岁之前,女性发病率高于男性;40～50 岁时,男女发病率相当;50 岁之后,男性发病率略高于女性。

【临床表现】

患者全身骨骼肌均可受累,但在发病早期可单独出现眼外肌、咽喉肌或肢体肌肉无力,脑神经支配的肌肉较脊神经支配的肌肉更易受累。经常从一组肌群无力开始,逐渐累及其他肌群,直到全身肌无力。部分患者短期内出现全身肌肉收缩无力,甚至发生肌无力危象。

骨骼肌无力表现为波动性和易疲劳性,晨轻暮重,活动后加重,休息后可减轻。

眼外肌无力所致对称或非对称性上睑下垂和(或)双眼复视是 MG 最常见的首发症状,见于 80% 以上的患者;还可出现交替性上睑下垂、双侧上睑下垂、眼球活动障碍等。瞳孔大小正常,对光反射正常。

面肌受累可致鼓腮漏气、眼睑闭合不全、鼻唇沟变浅、苦笑或呈肌病面容;咀嚼肌受累可致咀嚼困难;咽喉肌受累出现构音障碍、吞咽困难、鼻音、饮水呛咳及声音嘶哑等;颈肌受累,以屈肌为著,出现头颈活动障碍、抬头困难或不能;肢体各组肌群均可出现肌无力症状,以近端为著;呼吸肌无力导致呼吸困难、无力,部分患者可出现肌无力危象,需行人工辅助呼吸。

【临床分类】

根据改良的 Osserman 分型分为以下几个类型。

(1)Ⅰ型。眼肌型,病变仅局限于眼外肌,2 年之内其他肌群不受累。

(2)Ⅱ型。全身型,有一组以上肌群受累。包括ⅡA 型,即轻度全身型,四肢肌群轻度受累,伴或不伴眼外肌受累,通常无咀嚼、吞咽和构音障碍,生活能自理;ⅡB 型,即中度全身型,四肢肌群中度受累,伴或不伴眼外肌受累,通常有咀嚼、吞咽和构音障碍,生活自理困难。

(3)Ⅲ型。重度激进型,起病急、进展快,发病数周或数月内累及咽喉肌;半年内累及呼吸肌,伴或不伴眼外肌受累,生活不能自理。

(4)Ⅳ型。迟发重度型,隐袭起病,缓慢进展;2 年内逐渐进展,由Ⅰ、ⅡA、ⅡB 型进展而来,累及呼吸肌。

(5)Ⅴ型。肌萎缩型,起病半年内可出现骨骼肌萎缩、无力。

【实验室检查】

(一)甲基硫酸新斯的明试验

成人肌肉注射 1.0～1.5 mg,如有过量反应,可予以肌肉注射阿托品 0.5 mg,以消除其 M 胆碱样不良反应;儿童可按 0.02～0.03 mg/kg 的标准用药,最大用药剂量不超过 1.0 mg。

注射前可参照 MG 临床绝对评分标准,选取肌无力症状最明显的肌群,记录 1 次肌力,注射后每 10 分钟记录 1 次,持续记录 60 分钟。记录改善最显著时的单项绝对分数,依照公式计算相对评分作为试验结果判定值[相对评分＝(试验前该项记录评分－注射后每次记录评分)/试验前该项记录评分×100%]。其中≤25% 为阴性,25%～60% 为可疑阳性,≥60% 为阳性。如检测结果为阴性,不能排除 MG 的诊断。

(二)肌电图检查

1. 低频重复神经电刺激(RNS)

指采用低频(2～5 Hz)超强重复电刺激神经干,在相应肌肉记录复合肌肉动作电位。常规检测的神经包括面神经、副神经、腋神经和尺神经。持续时间为 3 秒,结果判断用第 4 或第 5 波与第 1 波的波幅相比较,波幅衰竭 10% 以上为阳性,称为波幅递减。

服用胆碱酯酶抑制剂的 MG 患者需停药 12～18 小时做此项检查,但需要充分考虑病情。与突触前膜病变鉴别时需要进行高频 RNS(10～20 Hz)检测,结果判断主要依据波幅递增的程度,递增 100% 以上为异常,称为波幅递增。

2. 单纤维肌电图(SFEMG)

使用特殊的单纤维针电极,通过测定"颤抖"研究神经—肌肉传递功能,"颤抖"为通常 15～35 μs;超过 55 μs 为"颤抖增宽",一块肌肉记录 20 个"颤抖",其中有 2 个或 2 个以上大于 55 μs 则为异常,检测过程中出现阻滞也判定为异常。SFEMG 并非常规的检测手段,但敏感性高。

SFEMG 不受胆碱酯酶抑制剂影响。主要用于眼肌型 MG 或临床怀疑 MG 但 RNS 未见异常的患者。

(三)相关血清抗体的检测

1. 骨骼肌 AChR 抗体

这是诊断 MG 的特异性抗体,50%～60% 的单纯眼肌型 MG 患者的血中可检测到 AChR 抗体;85%～90% 的全身型 MG 患者血中可检测到 AChR 抗体,结合肌无力病史,如抗体检测结果阳性则可以确立 MG 诊断。如检测结果为阴性,不能排除 MG 诊断。

2. MuSK 抗体

在部分 AChR 抗体阴性的全身型 MG 患者血中可检测到抗 MuSK 抗体,其余患者可能存在抗 LRP 4 抗体以及某些神经肌肉接头未知抗原的其他抗体,或因抗体水平和(或)亲和力过低而无法被现有技术手段检测到。

3. 抗横纹肌抗体

包括抗 titin 抗体、抗 RyR 抗体等。此类抗体在伴有胸腺瘤、病情较重的晚发型 MG 或对常规治疗不敏感的 MG 患者中阳性率较高,但对 MG 诊断无直接帮助,可以作为提示和筛查胸腺瘤的指标。抗横纹肌抗体阳性则可能提示 MG 患者伴有胸腺肿瘤。

(四)胸腺影像学检查

20%～25% 的 MG 患者伴有胸腺肿瘤,约 80% 的 MG 患者伴有胸腺异常;20%～25% 胸腺肿瘤患者可出现 MG 症状。纵隔 CT 检出胸腺肿瘤的阳性率可达 94%,部分 MG 患者的胸腺肿瘤需行增强 CT 扫描或核磁共振检查才能被发现。

【诊断与鉴别诊断】

一、诊断依据

1. 临床表现

某些特定的横纹肌群肌无力呈斑片状分布,表现出波动性和易疲劳性;肌无力症状晨轻暮重,持续活动后加重,休息后有所缓解、好转。通常以眼外肌受累最常见。

2. 药理学表现

新斯的明试验阳性。

3. 肌电图检查

RNS 检查低频刺激波幅递减 10% 以上;SFEMG 测定的"颤抖"增宽,伴或不伴有阻滞。

4. 抗体

多数全身型 MG 患者的血中可检测到 AChR 抗体,或在极少部分 MG 患者中可检测到抗 MuSK 抗体、抗 LRP 4 抗体。在具有 MG 典型临床特征的基础上,具备药理学特征和(或)神经电生理学特征,临床上则可诊断为 MG。有条件的单位可检测患者血清 AChR 抗体等,有助于进一步明确诊断。需除外其他疾病。

二、鉴别诊断

（一）眼肌型 MG 的鉴别诊断

1. 米勒费雪综合征（Miller-Fisher 综合征）

属于吉兰-巴雷综合征变异型，表现为急性眼外肌麻痹，共济失调和（或）腱反射消失，肌电图示神经传导速度减慢，脑脊液有蛋白-细胞分离现象。在部分患者的血中可检测到抗人神经节苷脂 GQ1b 抗体。

2. 慢性进行性眼外肌麻痹

属于线粒体脑肌病，表现为双侧进展性无波动性眼睑下垂、眼外肌麻痹，可伴近端肢体无力。肌电图示肌源性损害，少数患者可伴有周围神经传导速度减慢。血乳酸轻度增高，肌肉活体组织检查（活检）和基因检测有助于诊断。

3. 眼咽型肌营养不良

属于进行性肌营养不良，表现为无波动性的眼睑下垂，斜视明显，但无复视。肌电图示肌源性损害。血清肌酶轻度增高，肌肉活检和基因检测有助于诊断。

4. 眶内占位病变

病变为眶内肿瘤、脓肿或炎性假瘤等所致，表现为眼外肌麻痹并伴结膜充血、眼球突出、眼睑水肿。眼眶 MRI、CT 或超声检查有助于诊断。

5. Graves 眼病

属于自身免疫性甲状腺病，表现为自限性眼外肌无力、眼睑退缩，不伴眼睑下垂。眼眶 CT 显示眼外肌肿胀，甲状腺功能亢进或减退，抗促甲状腺激素受体抗体阳性或滴度高于界值。

6. 梅杰综合征（Meige 综合征）

属于锥体外系疾病表现为单侧或双侧眼睑痉挛、眼裂变小，伴有面、下颌和舌肌非节律性强直性痉挛。服用多巴胺受体拮抗剂或局部注射 A 型肉毒毒素治疗有效。

（二）全身型 MG 的鉴别诊断

1. 吉兰-巴雷综合征

为免疫介导的急性炎性周围神经病，表现为弛缓性肢体肌无力，腱反射减低或消失。肌电图示运动神经传导潜伏期延长、传导速度减慢、阻滞、异常波形离散等。脑脊液有蛋白细胞分离现象。

2. 慢性炎性脱髓鞘性多发性神经病

为免疫介导的慢性感觉运动周围神经病，表现为弛缓性肢体无力，套式感觉减退，腱反射减低或消失。肌电图示运动或感觉神经传导速度减慢、波幅降低和传导阻滞。脑脊液有蛋白-细胞分离现象，周围神经活检有助于诊断。

3. Lambert-Eaton 综合征

为免疫介导的累及神经肌肉接头突触前膜电压依赖性钙通道疾病，表现为肢体近端无力、易疲劳，短暂用力后肌力增强，持续收缩后病态疲劳伴有自主神经症状（口干、体位性低血压、胃肠道运动迟缓、瞳孔扩大等）。肌电图示低频 RNS 可见波幅递减，高频 RNS 可见波幅明显递增。多继发于小细胞肺癌，也可并发于其他恶性肿瘤。

4. 进行性脊肌萎缩

属于运动神经元病的亚型，表现为弛缓性肢体无力和萎缩、肌束震颤、腱反射减低或消失。肌电图呈典型神经源性改变。静息状态下可见纤颤电位、正锐波，有时可见束颤电位，轻收缩时运动单位电位时限增宽、波幅增高、多相波增加，最大用力收缩时运动单位电位减少，呈单纯相或混合相，神经传导速度正常或接近正常范围，感觉神经传导速度正常。

5. 多发性肌炎

为多种原因导致的骨骼肌间质性炎性病变，表现为进行性加重的弛缓性肢体无力和疼痛。肌电图示肌源性损害。心肌酶显著升高、肌肉活检有助于诊断。糖皮质激素治疗有效。

6. 肉毒中毒

为肉毒杆菌毒素累及神经肌肉接头突触前膜所致,表现为眼外肌麻痹、瞳孔扩大和对光反射迟钝,吞咽、构音、咀嚼无力,肢体对称性弛缓性瘫痪,可累及呼吸肌,可伴有 Lambert-Eaton 综合征样的自主神经症状。肌电图示低频 RNS 无明显递减,高频 RNS 可使波幅增高或无反应,取决于中毒程度。对食物可进行肉毒杆菌分离及毒素鉴定。

7. 代谢性肌病

为肌肉代谢酶、脂质代谢或线粒体受损所致肌肉疾病,表现为弛缓性肢体无力,不能耐受疲劳,腱反射减低或消失,并伴有其他器官受损。肌电图示肌源性损害。心肌酶正常或轻微升高、肌肉活检和基因检测有助于诊断。

【一般治疗】

(一)胆碱酯酶抑制剂治疗

此类药物是治疗所有类型 MG 的一线药物,用于改善临床症状,特别是新近诊断患者的初始治疗。不宜单独长期使用胆碱酯酶抑制剂,其剂量应个体化,一般应配合其他免疫抑制药物联合治疗。胆碱酯酶抑制剂中溴化吡啶斯的明是最常用的胆碱酯酶抑制剂,其不良反应包括恶心、腹泻、胃肠痉挛、心动过缓和口腔及呼吸道分泌物增多等。一般最大剂量为 480 mg/d,分 3～4 次口服。

(二)免疫抑制药物治疗

1. 糖皮质激素

这是治疗 MG 的一线药物,可使 70%～80% 的 MG 患者症状得到显著改善。糖皮质激素由于其强大的抗炎及免疫抑制作用,被广泛应用于 MG 的治疗。目前常用于治疗重症肌无力的糖皮质激素包括醋酸泼尼松、甲泼尼龙、地塞米松。

醋酸泼尼松剂量为 0.5～1 mg/kg,每日晨顿服,或 20 mg/d,晨顿服(糖皮质激素剂量换算关系为:5 mg醋酸泼尼松＝4 mg 甲泼尼龙＝0.75 mg 地塞米松),每 3 天增加醋酸泼尼松 5 mg 直至足量(60～80 mg)。通常 2 周内起效,6～8 周效果最为显著。如病情危重,在经良好医患沟通并做好充分机械通气准备下,可用糖皮质激素冲击治疗,其使用方法为甲泼尼龙 1 000 mg/d,连续静脉滴注 3 天,然后改为 500 mg/d,静脉滴注 2 天;或者地塞米松 10～20 mg/d,静脉滴注 1 周;冲击治疗后改为醋酸泼尼松或者甲泼尼龙,晨顿服。

视病情变化调整药物剂量,醋酸泼尼松或甲泼尼龙的减量需要根据患者病情改善情况确定,如病情稳定并趋好转,可维持 4～16 周再逐渐减量;一般情况下逐渐减少醋酸泼尼松用量,每 2～4 周减 5～10 mg,减至 20 mg 后每 4～8 周减 5 mg,酌情隔日服用最低有效剂量。过快减量可致病情反复、加剧。

成年全身型 MG 和部分眼肌型 MG 患者,为尽快减少糖皮质激素的用量或停止使用、获得稳定而满意的疗效、减少激素不良反应,应早期联合使用免疫抑制剂,如硫唑嘌呤、环孢素 A 或他克莫司等。甲泼尼龙与醋酸泼尼松,起效快,无须肝脏转化直接发挥抗炎作用,其抗炎作用是醋酸泼尼松的 1.25 倍,可迅速改善 MG 临床症状;甲泼尼龙与受体亲和力高,免疫抑制作用是醋酸泼尼松的 18 倍;不良反应较少,对肝功能不全及联合使用免疫抑制剂的 MG 患者比较安全,疗效可靠;药物清除率不会因时间延长而增加,在体内可维持恒定浓度,避免因其在体内维持剂量不足而影响疗效。

使用糖皮质激素期间须严密观察病情变化,40%～50% 的 MG 患者的肌无力症状会在 4～10 天出现一过性加重并有可能促发肌无力危象,因此,对病情危重、有可能发生肌无力危象的 MG 患者,应慎重使用糖皮质激素。同时应注意类固醇肌病,补充钙剂和双磷酸盐类药物,预防骨质疏松,使用抗酸类药物预防胃肠道并发症。长期服用糖皮质激素可引起食量增加、体重增加、向心性肥胖、血压升高、血糖升高、白内障、青光眼、内分泌功能紊乱、精神障碍、骨质疏松、股骨头坏死、消化道症状等,应引起高度重视。

2. 硫唑嘌呤

这是治疗 MG 的一线药物。眼肌型 MG 和全身型 MG 皆可使用，可与糖皮质激素联合使用，短期内有效减少糖皮质激素用量。若部分儿童（＞3 岁）和少年 MG 患者经胆碱酯酶抑制剂和糖皮质激素治疗后效果仍不佳，可慎重考虑联合使用硫唑嘌呤。因可致部分患者肝酶升高和骨髓抑制，服用硫唑嘌呤应从小剂量开始，逐渐加量，多于使用后 3～6 个月起效，过 1～2 年可达全效，可以使 70%～90% 的 MG 患者症状得到明显改善。

初始阶段通常与糖皮质激素联合使用，其疗效较单用糖皮质激素好，同时可以减少糖皮质激素的用量。单独使用硫唑嘌呤，虽有免疫抑制作用但不及糖皮质激素类药物。

儿童每日 1～2 mg/kg，成人每日 2～3 mg/kg，分 2～3 次口服。如无严重和（或）不可耐受的不良反应，可长期服用。开始服用硫唑嘌呤 7～10 天需查血常规和肝功能，如正常可加到足量。不良反应包括特殊的流感样反应、白细胞减少、血小板减少、消化道症状、肝功能损害和脱发等。长期服用硫唑嘌呤的 MG 患者，在服药期间至少每 2 周复查血常规 1 次、每 4 周复查肝和肾功能 1 次。有条件的情况下，建议在使用硫唑嘌呤前筛查嘌呤甲基转移酶基因缺陷，以减少硫唑嘌呤诱导的不可逆性骨髓抑制的风险。

3. 环孢菌素 A

这用于治疗全身型和眼肌型 MG 的免疫抑制药物。通常使用后 3～6 个月起效，主要用于因糖皮质激素或硫唑嘌呤不良反应或疗效欠佳，不易坚持用药的 MG 患者。环孢菌素 A 也可在早期与糖皮质激素联合使用，可显著改善肌无力症状，并降低血中 AChR 抗体滴度。如无严重不良反应可长期和糖皮质激素联合使用，疗效和硫唑嘌呤相当，但不良反应较硫唑嘌呤少。

剂量 2～4 mg/kg，每日口服 1 次，使用过程中注意监测血浆环孢菌素 A 药物浓度，并根据浓度调整环孢菌素的剂量。

主要不良反应包括肾功能损害、血压升高、震颤、牙龈增生、肌痛和流感样症状等。服药期间，至少每月查血常规、肝和肾功能各 1 次，并随时监测血压。

4. 他克莫司

这是一种强效的免疫抑制剂。本药适用于不能耐受糖皮质激素和其他免疫抑制剂不良反应或对其疗效差的 MG 患者，特别是抗 RyR 抗体阳性的 MG 患者；也可与糖皮质激素早期联合使用，以尽快减少糖皮质激素的用量，减少其不良反应。

他克莫司起效较快，一般 2 周左右起效。剂量为 3.0 mg/d，口服，有条件时检测他克莫司血药浓度，并根据血药浓度调整药物剂量。快代谢型 MG 患者需要加大药物剂量，直到疗效满意为止。如无严重不良反应，可长期服用。

不良反应包括消化道症状、麻木、震颤、头痛、血压和血糖升高、血钾升高、血镁降低、肾功能损害等。服药期间至少每月查血常规、血糖、肝和肾功能 1 次。

5. 环磷酰胺

本药用于其他免疫抑制药物治疗无效的难治性 MG 患者及胸腺瘤伴 MG 的患者。其与糖皮质激素联合使用可以显著改善肌无力症状，并可在 6～12 个月时减少糖皮质激素用量。

成人静脉滴注 400～800 mg/周；或分 2 次口服，100 mg/d，直至总量达到 10～20 g，个别患者需要服用到 30 g。儿童每日 3～5 mg/kg（不大于 100 mg），分 2 次口服，好转后减量至每日 2 mg/kg。

不良反应包括白细胞减少、脱发、恶心、呕吐、腹泻、出血性膀胱炎、骨髓抑制、远期肿瘤风险等。每次注射前均需要复查血常规和肝功能。

6. 吗替麦考酚酯（MMF）

MMF 为治疗 MG 的二线药物，但也可在早期与糖皮质激素联合使用。剂量为 0.5～1 g/次，每日 2 次。MMF 与硫唑嘌呤和环孢菌素相比较安全，肝、肾不良反应小。常见不良反应有胃肠道反应，表现为恶心、呕吐、腹泻、腹痛等。服用本药第 1 个月每周查 1 次全血细胞计数，第 2、3 个月每个月查 2 次全血细胞计数,第3个月后每个月查1次全血细胞计数,如果发生中性粒细胞减少,应停止或酌情减量使用本药。不能与硫唑嘌呤同时使用。

7. 利妥昔单抗

利妥昔单抗可用来治疗自身免疫性疾病,适用于对糖皮质激素和传统免疫抑制药物治疗无效的 MG 患者,特别是抗 MuSK 抗体阳性的 MG 患者。成年 MG 患者接受单一治疗药物,推荐剂量为 375 mg/m² (体表面积),静脉滴注,每周 1 次,22 天为一疗程,共给药 4 次。

利妥昔单抗的治疗应在具备完善复苏设备的病区内进行,对出现呼吸系统症状或低血压的患者至少监护 24 小时,监测是否发生细胞因子释放综合征。对出现严重不良反应的患者,特别是有严重呼吸困难、支气管痉挛和低氧血症的患者应立即停止使用。不良反应包括发热、寒战、心脏毒性、支气管痉挛、白细胞减少、血小板减少和进行性多灶性白质脑病等。

在使用上述免疫抑制剂和(或)免疫调节剂时应定期检查肝、肾功能、血和尿常规等。如果免疫抑制剂对肝功能、肾功能、血常规和尿常规影响较大,或者出现不可耐受的不良反应,则应停用或者选用其他药物。对抗乙型肝炎抗原抗体阳性且肝功能不全的 MG 患者,应慎重应用免疫抑制剂或细胞毒性药物治疗,一般在治疗前 2～4 周应该使用核苷(酸)类似物进行预防性治疗。

(三)静脉注射用丙种球蛋白

主要用于病情急性进展、手术术前准备的 MG 患者,可与起效较慢的免疫抑制药物或可能诱发肌无力危象的大剂量糖皮质激素联合使用,多于使用后 5～10 天起效,作用可持续 2 个月左右。与血浆置换疗效相同,不良反应更小,但两者不能并用。在稳定的中、重度 MG 患者中重复使用并不能增加疗效或减少糖皮质激素的用量。

剂量为每日 400 mg/kg,静脉注射 5 天。不良反应包括头痛、无菌性脑膜炎、流感样症状和肾功能损害等。

(四)血浆置换

主要用于病情急性进展期、出现肌无力危象患者、胸腺切除术前和围手术期处理以及免疫抑制治疗的初始阶段,长期重复使用并不能增加远期疗效。

血浆置换第 1 周隔日置换 1 次,共 3 次;若改善不明显,则其后每周置换 1 次,常规进行 5～7 次。每次置换量为健康人血浆 1 500 mL 和 706 代血浆 500 mL。多于首次或第 2 次血浆置换后 2 天左右起效,作用可持续 1～2 个月。

在使用丙种球蛋白冲击后 4 周内禁止进行血浆置换。不良反应包括血钙降低、低血压、继发性感染和出血等。伴有感染的 MG 患者禁用,宜在感染控制后使用,如血浆置换期间发生感染则要积极控制感染,并根据病情决定是否继续进行血浆置换。

(五)胸腺摘除手术治疗

疑为胸腺瘤的 MG 患者应尽早行胸腺摘除手术,早期手术治疗可以降低胸腺肿瘤浸润和扩散的风险。胸腺摘除手术可使部分 MG 患者的临床症状得到改善,而部分 MG 患者可能在手术治疗后症状加重。对于伴有胸腺增生的 MG 患者,轻型者(Osserman 分型Ⅰ)不能从手术中获益,而症状相对较重的 MG 患者(Osserman 分型Ⅱ～Ⅳ),特别是全身型合并 AChR 抗体阳性的 MG 患者,其临床症状则可能在手术治疗后得到显著改善。

患者病情通常在胸腺摘除手术后 2～24 个月逐渐好转、稳定,用药剂量亦减少。部分 MG 患者经胸腺摘除手术治疗后可完全治愈,也有部分 MG 患者胸腺摘除术后几年,甚至数年后 MG 症状复发,但总体来说多数胸腺异常的 MG 患者能从手术中获益。

一般选择手术的患者年龄为 18 周岁以上。MG 症状严重的患者,除非怀疑高度恶性胸腺瘤,可以先药物治疗,如丙种球蛋白冲击等,待病情改善、稳定后再行手术治疗,这有助于减少、防止手术后发生肌无力危象。需要紧急手术的患者,为防止患者手术后出现肌无力危象,术前可予丙种球蛋白等药物。

（六）胸腺放射治疗

随着放射治疗设备的改进,治疗技术日益成熟,MG胸腺放射治疗重新受到重视。此疗法适用于胸腺增生、全身无力、药物疗效不佳、浸润性胸腺瘤不能手术、未完全切除胸腺瘤或术后复发的患者。分次日量为1~2 Gy,每周5次,一般总量为50~60 Gy,可获疗效。

（七）其他

包括进行呼吸肌训练,在轻型MG患者中进行力量锻炼,可以改善肌力。建议患者控制体重、适当限制日常活动、注射季节性流感疫苗等,均有益于病情的控制。

【不同类型MG患者的治疗】

（一）单纯眼肌型MG

任何年龄均可起病,相对的发病高峰是10岁之前的儿童和40岁之后的男性。80%以上的MG患者以单纯眼肌型MG起病,病初可使用胆碱酯酶抑制剂治疗,剂量应根据个体定制,如果疗效不佳可考虑联合应用糖皮质激素或甲泼尼龙冲击治疗。

近年来回顾性研究表明,口服皮质类固醇类药物如醋酸泼尼松等治疗新发的单纯眼肌型MG的患者,与单纯使用胆碱酯酶药物或未经治疗者比较,眼部症状有显著改善,并能有效地预防单纯眼肌型MG向全身型MG转化,但目前仍然缺乏相应的前瞻性随机对照研究证据。为了得到满意而稳定的疗效,病程早期可使用免疫抑制剂,与糖皮质激素联合使用,可减少糖皮质激素的用量,减轻其不良反应。

（二）全身型MG

全身型MG单用胆碱酯酶抑制剂不足以完全改善症状。在应用胆碱酯酶抑制剂的基础上,应早期联合使用糖皮质激素和免疫抑制剂,如硫唑嘌呤、环孢菌素A、他克莫司或MMF等。部分全身型MG患者需要甲泼尼龙冲击治疗,其中部分(40%~50%)患者在冲击过程中出现病情一过性加重,甚至需行气管插管或气管切开,因此在治疗过程中要严密观察病情变化。经甲泼尼龙冲击治疗后疗效仍欠佳者,可考虑大剂量丙种球蛋白冲击治疗。

成年全身型MG患者如伴有胸腺异常,如胸腺肿瘤或胸腺增生,应在早期进行胸腺摘除治疗。胸腺摘除手术后,多数MG患者原用药物剂量明显减少,甚至部分患者可停用药物、痊愈。儿童全身型MG患者经胆碱酯酶抑制剂、糖皮质激素和丙种球蛋白冲击治疗后疗效仍欠佳或不能耐受治疗者,可慎重考虑给予免疫抑制剂或行胸腺摘除手术治疗。

（三）MG危象

呼吸肌功能受累导致严重呼吸困难进而危及生命者,应积极行人工辅助呼吸,包括正压呼吸、气管插管或气管切开,监测动脉血气分析中血氧饱和度和二氧化碳分压,并进一步判断MG危象的类型,如为肌无力危象,应酌情增加胆碱酯酶抑制剂剂量,直到安全剂量范围内且肌无力症状改善满意为止;如有比较严重的胆碱能过量反应,应酌情使用阿托品拮抗;如不能获得满意疗效时,考虑用甲泼尼龙冲击治疗;部分患者还可考虑同时应用血浆交换或大剂量丙种球蛋白冲击。

如为胆碱能危象,应尽快减少或者停用胆碱酯酶抑制剂,一般过5~7天再次使用,从小剂量开始逐渐加量,并可酌情使用阿托品;同时给予甲泼尼龙冲击治疗、血浆置换或静脉注射免疫球蛋白。随着医学科学技术的发展,目前胆碱酯酶抑制剂的使用剂量有限(一般日总剂量不超480 mg),胆碱能危象已极为少见。若血气分析已发现呼吸衰竭(Ⅰ型或Ⅱ型均可见),即应及时进行气管插管,并考虑正压通气。

人工辅助呼吸的MG患者需加强护理,定时雾化、拍背、吸痰,防止肺部感染,通过辅助呼吸模式的逐步调整等手段尽早脱离呼吸机。

（四）妊娠期MG

MG患者怀孕后对症状有何影响目前尚无明确定论。多数MG患者的病情不会加重,也不会影响分娩的时间和方式。怀孕期间使用胆碱酯酶抑制剂和糖皮质激素相对安全,其他免疫抑制药物有可能影响胚胎的正常发育,应在怀孕前停用。如欲计划近期怀孕,就应避免使用甲氨蝶呤和霉酚酸酯等有致畸性的药物,否则就需明确指出其风险性并做好有效的避孕措施。

（五）MuSK 抗体阳性的 MG 患者

一般而言,AChR 抗体阴性而 MuSK 抗体阳性的全身型 MG 患者,对胆碱酯酶抑制剂、糖皮质激素和免疫抑制剂疗效较差,目前尚无特殊治疗方法。血浆置换可短期缓解肌无力症状。个案显示,利妥昔单抗可能对此类型肌无力有效;多次行胸腺摘除手术可使部分 MuSK 抗体阳性的 MG 患者从中获益。

1. MG 患者合并其他疾病

MG 患者可合并 Graves 眼病、多发性肌炎、多发性硬化、干燥综合征、周期性麻痹、Hashimoto 病、类风湿关节炎、系统性红斑狼疮、吉兰-巴雷综合征、再生障碍性贫血等疾病;部分患者还可能累及心肌,表现为心电图异常、心律失常等。因此,在积极治疗 MG 的同时,还要兼顾可能合并的其他疾病。

2. 治疗 MG 过程中需注意的事项

MG 患者慎用的药物包括部分激素类药物,部分抗感染药物(如氨基糖苷类抗生素、喹诺酮类等以及二性霉素等抗真菌药物),部分心血管药物(如利多卡因、奎尼丁、β-受体阻滞剂、异搏定等),部分抗癫痫药物(如苯妥英钠、乙琥胺等),部分抗精神病药物(如氯丙嗪、碳酸锂、地西泮、氯硝西泮等),部分麻醉药物(如吗啡、杜冷丁等),部分抗风湿药物(如青霉胺、氯喹等)。其他注意事项包括禁用肥皂水灌肠;注意休息、保暖;避免劳累、受凉、感冒、情绪波动等。

3. 预后

眼肌型 MG 患者中 10%～20% 可自愈,20%～30% 始终局限于眼外肌,而在其余的 50%～70% 中,绝大多数患者可能在起病 3 年内逐渐累及延髓和肢体肌肉,发展成全身型 MG。约 2/3 的患者在发病 1 年内疾病严重程度达到高峰,20% 左右的患者在发病 1 年内出现 MG 危象。肌无力症状和体征在某些条件下会有所加重,如上呼吸道感染、腹泻、甲状腺疾病、怀孕、体温升高、精神创伤和用影响神经肌肉接头传递的药物等。广泛使用免疫抑制药物治疗之前,MG 的病死率高达 30%,而随着机械通气、重症监护技术以及免疫抑制剂广泛应用于 MG 的治疗,目前病死率(直接死于 MG 及其并发症的比例)已降至 5% 以下。

第六节　偏头痛

偏头痛是一种常见的慢性神经血管性疾病,其病情特征为反复发作、一侧或双侧搏动性的剧烈头痛且多发生于偏侧头部,可合并自主神经系统功能障碍,如恶心、呕吐、畏光和畏声等症状,约 1/3 的偏头痛患者在发病前可出现神经系统先兆症状。

我国偏头痛的患病率为 9.3%,女性与男性之比约为 3∶1。2015 年《柳叶刀》发表的世界卫生组织(WHO)2013 年全球疾病负担调查的研究结果表明,偏头痛为人类第 3 位常见疾病,按失能所致生命年损失(years of life lost to disability, YLDs)计算,偏头痛为第 6 位致残性疾病。除疾病本身可造成损害外,偏头痛还可以导致脑白质病变、认知功能下降、后循环无症状性脑梗死等。此外,偏头痛还可与多种诸如焦虑、抑郁的疾病共患。

【病因】

1. 遗传

约 60% 的偏头痛患者有家族史,患者的父母、子女以及兄弟姐妹(同父母)发生偏头痛的风险是一般人群的 3～6 倍。

2. 内分泌与代谢因素

女性多见,始于青春期,常在月经期发作,妊娠期或绝经后发作减少或停止发作,提示内分泌与代谢的影响。

3. 饮食与药物

某些食物可诱发偏头痛,如含酪胺的奶酪;含亚硝酸盐防腐剂的肉类,如热狗或熏肉;含苯乙胺的巧克力;食品添加剂如谷氨酸钠(味精)、红酒等。

4. 精神因素

禁食、情绪紧张、强光均可诱发。

【临床表现】

偏头痛主要包括有先兆的偏头痛和无先兆的偏头痛两大类。此外还有 7 种特殊类型的偏头痛。

1. 有先兆的偏头痛

也称典型偏头痛,占偏头痛的 15%～18%,多有家族史。典型病例发病过程分为三期。

(1)先兆期。发作前出现短暂的先兆,如视觉先兆,眼前出现闪光、闪烁的锯齿形线条、暗点,黑矇和偏盲等;还可有视物变形和物体颜色改变等。其次为躯体感觉先兆,如一侧肢体或面部麻木、感觉异常等;运动先兆如轻偏瘫和失语等,但相对少见。先兆可持续数分钟至 1 小时。

(2)头痛期。在先兆同时或随后出现一侧颞部或眶后搏动性头痛。约 2/3 的患者为单侧,1/3 为双侧或两侧交替,也可表现为全头痛、单侧或双侧额部头痛及不常见枕部头痛等。头痛常从额部、颞部及眶后部开始,向半侧或全头部扩散。典型症状有颞浅动脉明显搏动感,常伴有恶心、呕吐、畏光或畏声等症状,同时出现易激惹、气味恐怖及疲劳感等症状。患者喜静卧于暗室,睡眠后减轻。头痛持续 2～10 小时,少数可达 1～2 天,儿童持续 2～8 小时。可每周、每月或数月发作,发作次数不等。发作间歇期多无症状。

(3)头痛后期。头痛消退后患者常表现出疲劳、倦怠、无力和食欲差等症状,1～2 日好转。

2. 无先兆的偏头痛

也称普通偏头痛,是最常见的偏头痛类型,约占偏头痛的 80%。相对于有先兆的偏头痛,无先兆的偏头痛缺乏典型先兆,常为双侧颞部及眶周疼痛,可为搏动性疼痛,头痛反复发作,伴呕吐。头痛持续时间较长,可达数日,疼痛持续时伴颈肌收缩可使症状复杂化。发作时常有头皮触痛,呕吐偶可使头痛终止。本型偏头痛常与月经有明显的关系。与有先兆偏头痛相比,无先兆的偏头痛具有更高的发作频率,可严重影响患者工作和生活,常需要频繁应用止痛药治疗。

3. 特殊型偏头痛

(1)偏瘫型偏头痛。该类型较为少见,多在儿童期发病,偏瘫可为偏头痛的先兆症状,单独发生或伴偏侧麻木、失语等症状,偏头痛消退后偏瘫可持续 10 分钟至数周不等。

(2)基底型偏头痛。该类型也被称为基底动脉偏头痛,儿童和青春期女性较多见,发作可与月经有关。该类型多有家族史,家族成员可患此型或其他类型偏头痛。

其常见先兆有视觉先兆,如闪光、暗点、视物模糊、黑矇和视野缺损,持续 20～30 分钟可出现枕部搏动性头痛,常伴恶心、呕吐,头痛持续数小时至 1 天,睡眠后缓解。还可因椎基底动脉缺血出现脑干和颞枕叶症状,如眩晕、视物成双、眼震、耳鸣、言语不清、双侧肢体麻木及无力、共济失调(身体协调性下降、不能保持平衡)、意识改变(嗜睡)、跌倒发作和黑矇等,多次发作后可导致基底动脉或大脑后动脉血栓形成。

(3)复杂型偏头痛。复杂型偏头痛为偏头痛伴先兆延长,症状与有先兆的偏头痛相同,先兆在头痛发作中持续存在,延续 1 小时乃至 1 周。此类型需做磁共振检查排除脑内病变。

(4)眼肌麻痹型偏头痛。该类型较少见,患者多有无先兆的偏头痛史。在偏头痛开始发作或发作后渐趋消退之际出现头痛侧眼睛肌肉瘫痪,动眼神经最常受累,可同时累及滑车神经和外展神经,持续数小时至数周。复发多见于同侧,多次发作后瘫痪可持久不愈。此类型应注意排除颅内动脉瘤和糖尿病性眼肌麻痹。

(5)视网膜动脉型偏头痛。该类型多见于有先兆偏头痛病史的年轻人,可能为视网膜动脉痉挛所致,常出现单眼黑蒙伴闪光性暗点先兆,可有视力范围下降的症状。眼底检查可见视网膜水肿。

(6)晚年型偏头痛。45岁后发病,发作性头痛伴反复发作的偏瘫、麻木、失语或言语不清,每次发作神经功能缺失症状相同,持续时间1分钟至72小时。应注意排除短暂性脑缺血发作。

(7)偏头痛等位症。表现为发作性自主神经功能异常引起的血管功能障碍,极少数情况下,老年人和儿童可出现反复发作的自主神经症状,如眩晕、呕吐、腹痛、腹泻、肢体和关节痛等,不伴头痛发作或与头痛交替出现。

【实验室检查】

1. 常规检查

血、尿常规、电解质及脑脊液检查,以此排除器质性病变。

2. 其他辅助检查

脑电图、脑血流图、颅脑CT或MRI,必要时行脑血管造影检查,这些检查均具有重要的鉴别诊断意义。

【诊断】

一、国际头痛协会的偏头痛诊断标准

1. 无先兆的(普通型)偏头痛

符合下述2~4项,发作至少5次以上,可诊断。

(1)每次发作持续4~72小时(未经治疗或治疗无效者)。

(2)具有以下至少2项特征:①单侧性;②搏动性;③中至重度疼痛(影响日常生活);④上楼或其他类似日常活动使之加重。

(3)发作期间至少有下列1项特征:①恶心或呕吐;②畏光和畏声。

(4)病史和体格检查提示无器质性及其他系统代谢性疾病证据,或经相关检查已排除;虽有某种器质性疾病,但偏头痛初次发作与该病无密切关系。

2. 有先兆的(典型)偏头痛

符合下述2项,至少有2次发作。

(1)具有以下至少3项特征:①有一次或多次完全可逆的先兆症状,表现局灶性大脑皮质和(或)脑干功能障碍;②至少有一个先兆症状逐渐发展,持续4分钟以上,或相继发生2个或2个以上症状;③先兆症状持续时间小于60分钟,但有1个以上先兆症状时,持续时间相应延长;④头痛发生在先兆后,间隔小于60分钟(头痛可与先兆症状同时发生)。

(2)病史和体格检查提示无器质性及其他系统代谢性疾病证据,或经相关检查已排除;虽有某种器质性疾病,但偏头痛初次发作与该病无密切关系。

二、偏头痛的急性期治疗和预防治疗

(一)防治原则

1. 基本原则

防治的基本原则包括①积极开展患者教育;②充分利用各种非药物干预手段,包括按摩、理疗、生物反馈治疗、认知行为治疗和针灸等;③药物治疗包括头痛发作期治疗和头痛间歇期预防性治疗,注意循证使用。

2. 患者教育

偏头痛是目前无法根治但可以有效控制的疾病,应该积极地开展各种形式的患者教育,以帮助其确立科学和理性的防治观念与目标;应教育患者保持健康的生活方式,学会寻找并注意避免各种头痛诱发因素;应教育并鼓励患者记头痛日记,对帮助诊断和评估预防治疗效果有重要意义。

3. 非药物预防

识别和避免偏头痛诱发因素很重要。进行逐步放松训练、生物反馈、音乐疗法及应对应激的认知行为治疗对患者均有益。

4. 头痛门诊(中心)的建立及转诊

国际上已有的成熟经验及我国初步的经验均提示,建立头痛门诊(中心)能显著提高对偏头痛的诊治水平,有益于开展大规模的临床研究,也有益于建立头痛治疗的专业队伍。将诊治不够理想的患者及时转诊到头痛门诊(中心),可极大地减少偏头痛的危害和医疗资源的浪费。

5. 治疗目的

快速、持续镇痛,减少头痛再发生,恢复患者的正常生活状态。

6. 常用的偏头痛发作期治疗有效性标准

标准包括①2 小时后无痛;②2 小时后疼痛改善,由中重度疼痛转为轻度或无痛[或视觉模拟评分表(VAS)下降 50% 以上];③疗效具有可重复性,3 次发作中有 2 次以上有效;④在治疗成功后的 24 小时内无头痛再发生或无需再次服药。

7. 急性期药物推荐及评价

(1)对乙酰氨基酚。对乙酰氨基酚剂型有口服剂(片剂、混悬液、混悬滴剂)、肛门栓剂及注射液多种,可满足不同患者人群的需求。本药可用于对阿司匹林或其他非甾体抗炎药(NSAIDs)过敏、不耐受或不适于应用者,3 个月以上婴儿及儿童也可应用。

(2)布洛芬。可用于 6 个月以上的儿童。

(3)萘普生。萘普生有口服剂、肛门栓剂及注射液。口服剂量为 250~1 000 mg/次,直肠给药剂量为 250 mg/次;静脉给药剂量为 275 mg/次。可用于 6 岁以上或体重 25 kg 以上的患者。

(4)双氯芬酸。双氯芬酸有口服剂、肛门栓剂及注射液。口服剂吸收迅速且完全,起效较快,最好于饭前吞服;服用胶囊起效更快,且胶囊疗效优于片剂。双氯芬酸治疗可有效改善偏头痛急性发作的疼痛及相关症状,但应注意肝损伤及粒细胞减少等不良反应。

(5)阿司匹林。阿司匹林有口服剂、肛门栓剂及注射制剂。泡腾片是近年来开发应用的一种新型片剂,每片 0.3 g 或 0.5 g 阿司匹林赖氨酸盐(赖安匹林),可用于静脉或肌肉注射,每次 0.9~1.8 g。10 岁以上的儿童可单用阿司匹林或与甲氧氯普胺合用。

(6)复方制剂。常用复方制剂包括阿司匹林、对乙酰氨基酚及咖啡因的复方制剂,对乙酰氨基酚与咖啡因的复方制剂,双氯酚酸与咖啡因的复方制剂。其中合用的咖啡因可抑制磷酸二酯酶,减少环磷酸腺苷(cAMP)的分解破坏,使细胞内的 cAMP 增加,从而发挥广泛的药理作用,包括收缩脑血管减轻其搏动幅度,加强镇痛药的疗效等。应注意合用的咖啡因会增加药物依赖、成瘾及药物过量性头痛的危险。

(7)其他药物。甲氧氯普胺、多潘立酮等止吐和促进胃动力的药物不仅能治疗伴随症状,还有利于其他药物的吸收和头痛的治疗;苯二氮卓类、巴比妥类镇静剂可促使镇静、入睡,促进头痛消失。因镇静剂有成瘾性,故仅适用于其他药物治疗无效的严重患者;阿片类药物有成瘾性,可导致药物过量性头痛并诱发对其他药物的耐药性,故不予常规推荐。仅适用于其他药物治疗无效的严重头痛者,在权衡利弊后使用。肠外阿片类药物,如布托啡诺,可作为偏头痛发作的应急药物,即刻镇痛效果好。

8. 特异性药物推荐及评价

(1)曲坦(triptan)类药物。曲坦类药物为 5-羟色胺 1B/1D 受体激动剂,能特异地治疗偏头痛的头痛。目前国内有舒马曲普坦、佐米曲普坦和利扎曲普坦 3 种,那拉曲坦、阿莫曲坦、依来曲坦和夫罗曲坦国内尚未上市。曲坦类药物在头痛期的任何时间应用均有效，但越早应用效果越好。出于安全考虑，不主张在先兆期使用。与麦角类药物相比，曲坦类药物治疗 24 小时内头痛复发率高（15%～40%），但如果首次应用有效，复发后再用仍有效；如首次无效，则改变剂型或剂量可能有效。患者对一种曲坦类无效，仍可能对另一种有效。

舒马曲普坦有口服剂（片剂、速释剂）、皮下注射剂、鼻喷剂及肛门栓剂，其中 100 mg 片剂是所有曲坦类的疗效参照标准。皮下注射舒马曲普坦 6 mg，10 分钟起效，2 小时头痛缓解率达 80%；佐米曲普坦有 2.5 mg 和 5 mg 的口服和鼻喷剂，其具有亲脂性，可透过血脑屏障，生物利用度高，口服 40～60 分钟起效，鼻喷剂比口服起效快；利扎曲坦 10 mg 为推荐起始剂量，若头痛持续，2 小时后可重复一次。口服作用快速，头痛消失与疗效维持在所有曲坦类药物中最为显著，头痛复发率较舒马曲普坦、佐米曲普坦和那拉曲坦低。

（2）麦角胺类药物。麦角胺类药物治疗偏头痛急性发作的历史很长，但判断其疗效的随机对照试验却不多。试验多使用麦角胺咖啡因合剂，与曲坦类药物的对比观察证实其疗效不及曲坦类。麦角胺具有药物半衰期长、头痛的复发率低的优势，适用于发作持续时间长的患者。另外，极小量的麦角胺类即可迅速导致药物过量性头痛，因此应限制药物的使用频度，不推荐常规使用。

（3）降钙素基因相关肽（CGRP）受体拮抗剂。CGRP 受体拮抗剂通过将扩张的脑膜动脉恢复至正常而减轻偏头痛症状，且该过程不导致血管收缩。部分使用曲坦类药物无效或者对曲坦类不能耐受的患者可能对 CGRP 受体拮抗剂有良好的反应。

（4）复方制剂。麦角胺咖啡因合剂可治疗某些中重度的偏头痛发作。应注意合用的咖啡因会增加药物依赖、成瘾及药物过量性头痛的危险。

9. 选药原则

应根据头痛的严重程度、伴随症状、既往用药情况及患者的个体情况而定。药物选择的方法有以下 2 种。

（1）分层法。基于头痛程度、功能受损程度及之前对药物的反应选药。

（2）阶梯疗法。每次头痛发作时均首先给予非特异性药物治疗，如治疗失败再给予特异性药物治疗。分层法治疗的不良反应稍高于阶梯法，但不良反应均较轻，仅表现为乏力、头晕、感觉异常等常见的曲坦类药物的不良反应。

药物使用应在头痛的早期足量使用，延迟使用可使疗效下降、头痛复发及不良反应的比例增高。有严重的恶心和呕吐时，应选择胃肠外给药。甲氧氯普胺、多潘立酮等止吐和促进胃动力的药物不仅能治疗伴随症状，还有利于其他药物的吸收和头痛的治疗。

不同曲坦类药物在疗效及耐受性方面略有差异。对某一个体患者而言，一种曲坦类药物无效，可能另一曲坦类药物有效；一次无效，可能另一次发作有效。由于曲坦类药物疗效和安全性优于麦角类，故麦角类药物仅作为二线选择。麦角类药物有作用持续时间长、头痛复发率低的特点，故适于发作时间长或经常复发的患者。为预防药物过量性头痛，单独使用 NSAIDs 制剂的时间在 1 个月内不能超过 15 天，麦角碱类、曲坦类、NSAIDs 复合制剂则不超过 10 天。

（二）预防性药物治疗

1. 预防性治疗的目的

对患者进行预防性治疗的目的是降低发作频率、减轻发作程度、减少失能、增加急性发作期治疗的疗效。

2. 预防性治疗的有效性指标

预防性治疗的有效性指标包括偏头痛发作频率、头痛持续时间、头痛程度、头痛的功能损害程度及急性期对治疗的反应。

3. 预防性药物的治疗指征

通常因偏头痛而导致以下情况的，应考虑预防性治疗：①患者的生活质量、工作和学业严重受损（需根据患者本人判断);②每月发作频率2次以上;③急性期药物治疗无效或患者无法耐受;④存在频繁、长时间或令患者极度不适的先兆,或为偏头痛性脑梗死、偏瘫性偏头痛、伴有脑干先兆偏头痛亚型等;⑤连续2个月,每月使用急性期治疗6~8次或以上;⑥偏头痛发作持续72小时以上。

4. 预防性治疗药物推荐及评价

(1)NSAIDs。阿司匹林对偏头痛预防治疗的研究结果不一。两项大型队列研究发现,每日200~300 mg的阿司匹林可降低偏头痛发作的频率。阿司匹林与有确定疗效的药物的对比试验显示,其效果与有确定疗效的药物相当或较差,而在与安慰剂的对照试验中却从未被证实有效。

(2)其他药物。大剂量核黄素(每日400 mg)及辅酶Q10的对照试验结果显示有效。口服镁盐的试验结果矛盾,1项结果阴性,另1项结果为阳性。2015年国外发表的最新一项随机、双盲、安慰剂对照多中心研究表明,含有核黄素、辅酶Q10、镁盐的复方制剂对预防偏头痛发作有效,可以减少偏头痛发作的频率。

5. 处方药推荐及评价

(1)钙离子拮抗剂。非特异性钙离子拮抗剂氟桂利嗪对偏头痛的预防性治疗证据充足。多项尼莫地平预防偏头痛的研究结果均未能显示其疗效优于安慰剂,不值得推荐。

(2)抗癫痫药物。托吡酯是已获得研究证据支持的抗癫痫药物,对发作性及慢性偏头痛有效,并可能对药物过量性头痛有效。多项研究支持不同剂量托吡酯(50~200 mg/d)预防偏头痛的有效性。

双丙戊酸钠/丙戊酸钠对偏头痛预防有效,但长期使用需定时检测血常规、肝功能和淀粉酶。女性患者需注意体重增加及卵巢功能异常(如多囊卵巢综合征)。

加巴喷丁近10年来预防治疗偏头痛的研究较少。

(3)β-受体阻滞剂。β-受体阻滞剂在偏头痛预防性治疗方面效果明确,有多项随机对照试验结果支持。其中证据最为充足的是普萘洛尔和美托洛尔。另外,比索洛尔、噻吗洛尔和阿替洛尔可能有效,但证据质量不高。β-受体阻滞剂的禁忌证包括反应性呼吸道疾病、糖尿病、体位性低血压及某些症状为心率减慢的心脏疾病。该药不适用于运动员,可发生运动耐量减低。情感障碍患者在使用β-受体阻滞剂时,可能会发生心境低落的情况,甚至会出现自杀倾向。

(4)抗抑郁药。在抗抑郁药物中,阿米替林和文拉法辛预防偏头痛的有效性已获得证实。另外,最新研究发现,阿米替林在感觉神经元离子通道中具有阻断作用,为其在偏头痛中的应用提供了更为合理的理论依据。阿米替林尤其适用于合并有紧张型头痛或抑郁状态的患者,主要不良反应为镇静。文拉法辛疗效与阿米替林类似,但不良反应更少。

5. 预防性治疗药物的选择和使用原则

医师在使用预防性治疗药物之前须与患者进行充分的沟通,根据患者的个体情况进行选择,注意药物的治疗效果与不良反应,同时注意患者的共病、与其他药物的相互作用、每日用药次数及经济情况。通常首先考虑证据确切的一线药物,若一线药物治疗失败、存在禁忌证或患者存在以二、三线药物同时治疗的合并症时,方才考虑使用二线或三线药物。避免使用患者其他疾病的禁忌药以及可能加重偏头痛发作的治疗其他疾病的药物。长效制剂可增加患者的顺应性。

药物治疗应从小剂量单药开始,缓慢加量至合适剂量,同时注意副作用。对每种药物给予足够的观察期以判断疗效,一般观察期为4~8周。患者需要记头痛日记来评估治疗效果。有效的预防性治疗需要持续约6个月,之后可缓慢减量或停药。若再次发作频繁,可重新使用原先有效的药物。若预防性治疗无效,且患者没有明显的不良反应,可增加药物剂量,否则应换用第二种预防性治疗药物。若数次单药治疗无效,才考虑联合治疗,也应从小剂量开始。

(三)其他(替代)治疗

1. 中医治疗(中药、针灸、推拿)

偏头痛属于中医中"头风""脑风"等范畴,中医药治疗偏头痛已有几千年的历史,积累了不少临床经验。长期以来,中药治疗偏头痛的安全性已经得到了广泛认同,也开展了针对疗效的随机对照研究,如都梁软胶囊、头痛宁,可以有效治疗偏头痛,比单纯使用西药的治疗效果好,与西药合用可能取得更好的效果。针灸治疗偏头痛,一般应在疼痛发作之初、痛势未甚时及时治疗,效果往往更佳。对反复发作的患者应根据病情安排治疗计划,按疗程治疗。推拿对偏头痛有一定疗效。头面部和颈项部的不同穴位推拿按摩常常可以缓解疼痛。

2. 心理治疗和物理治疗

偏头痛的心理治疗主要基于行为治疗,包括放松、生物反馈及认知治疗。放松疗法主要目的为降低身体各种系统的激活及促进身体放松。生物反馈是使患者能明确清醒地感受,从而清醒地控制及改变其身体功能。通过使用各种仪器,感受衡量肌张力(肌电图生物反馈疗法)、皮肤电阻(电皮生物反馈疗法)或周围体温(温度生物反馈疗法)来测量、放大并反馈躯体信息给患者,从而达成由生物反馈促进的放松。认知疗法通过指导患者更好地处理与头痛相关的应激反应及其他伴随心理疾患来治疗反复发作的头痛。

通常在以下情况可考虑行为治疗:①患者希望获得非药物治疗;②患者不能耐受药物治疗或者有药物禁忌证;③药物治疗无效或效果较差;④妊娠、准备妊娠或哺乳期;⑤频繁或较大剂量使用镇痛剂或其他急性期治疗药物;⑥具有明显的生活应激事件或患者缺乏合适的应激处理能力。

3. 外科治疗

有研究提示卵圆孔未闭(PFO)与伴有先兆的偏头痛之间存在关联,但偏头痛患者经皮 PFO 封堵手术对预防偏头痛发作的疗效存在争议。神经阻滞疗法治疗偏头痛已受到临床关注。

第七节　失　眠

【定义与分类】

失眠通常指患者对睡眠时间和(或)质量不满足并影响日间社会功能的一种主观体验。失眠是临床上最为常见的睡眠障碍类型,表现为入睡困难(入睡时间超过 30 分钟)、睡眠维持障碍(整夜觉醒次数≥2次)、早醒、睡眠质量下降和总睡眠时间减少(通常少于 6 小时),同时伴有日间功能障碍。

根据病程,失眠可分为急性失眠(病程<1 个月),亚急性失眠(病程≥1 个月,<6 个月)和慢性失眠(病程>6 个月);按病因可分为原发性和继发性两类。原发性失眠通常缺少明确病因,或在排除可能引起失眠的病因后仍遗留失眠症状,主要包括心理生理性失眠、特发性失眠和主观性失眠 3 种类型。原发性失眠的诊断缺乏特异性指标,主要是一种排除性诊断。当可能引起失眠的病因被排除或治愈以后,仍遗留失眠症状时即可考虑为原发性失眠。继发性失眠包括由于躯体疾病、精神障碍、药物滥用等引起的失眠,以及与睡眠呼吸紊乱、睡眠运动障碍等相关的失眠。失眠常与其他疾病同时发生,有时很难确定这些疾病与失眠之间的因果关系,故近年来提出共病性失眠(comorbid insomnia)的概念,用以描述那些同时伴随其他疾病的失眠。

【临床评估和诊断】

(一)临床评估

1. 病史采集

临床医师需仔细询问病史,包括具体的睡眠情况、用药史以及可能存在的物质依赖情况,进行体格检查和精神心理状态评估。睡眠状况资料的具体内容包括失眠表现形式、作息规律、与睡眠相关的症状以及失眠对日间功能的影响等。可以通过自评量表工具、家庭睡眠记录、症状筛查表、精神筛查测试以及家庭成员陈述等多种手段收集病史资料。

推荐的病史收集过程如下(1～7 为必要评估项目,8 为建议评估项目)。

(1)通过系统回顾,明确是否存在神经系统、心血管系统、呼吸系统、消化系统和内分泌系统等疾病,还要排查是否存在其他各种类型的躯体疾病,如皮肤瘙痒和慢性疼痛等。

(2)通过问诊明确患者是否存在心境障碍、焦虑障碍、记忆障碍,以及其他精神障碍。

(3)回顾药物或物质应用史,特别是抗抑郁药、中枢兴奋性药物、镇痛药、镇静药、茶碱类药、类固醇以及酒精等精神活性物质滥用史。

(4)回顾过去 2～4 周的总体睡眠状况,包括入睡潜伏期(上床开始睡觉到入睡的时间)、睡眠中觉醒次数、持续时间和总睡眠时间。需要注意的是,在询问上述参数时应取用平均估计值,不宜将单夜的睡眠状况和体验作为诊断依据。

(5)进行睡眠质量评估,可借助于匹兹堡睡眠质量指数(Pittsburgh Sleep Quality Index,PSQI)问卷等量表工具。

(6)通过问诊或借助于量表工具对日间功能进行评估,排除其他损害日间功能的疾病。

(7)针对日间思睡(daytime sleepiness)患者进行爱泼沃斯思睡量表(Epworth Sleepiness Scale,ESS)评估,结合问诊筛查睡眠呼吸紊乱及其他睡眠障碍。

(8)如有可能,在首次系统评估前最好由患者和家人协助完成为期 2 周的睡眠日记,记录每日上床时间,估计睡眠潜伏期,记录夜间觉醒次数以及每次觉醒的时间,记录从上床开始到起床之间的总卧床时间,根据早晨觉醒时间估计实际睡眠时间,计算睡眠效率(即实际睡眠时间/卧床时间×100%),记录夜间异常症状(异常呼吸、行为和运动等),日间精力与社会功能受影响的程度,午休情况,日间用药情况和自我体验。

2. 量表测评

量表测评包括自评与他评失眠相关测评量表:①ESS;②失眠严重程度指数(Insomnia Seventy Index,ISI);③PSQI;④贝克抑郁量表;⑤状态特质焦虑问卷(State-Trait Anxiety Inventory,STAI);⑥疲劳严重程度量表(Fatigue Severity Scale);⑦生活质量问卷(SF-36);⑧睡眠信念和态度问卷(Dysfunctional Beliefs and Attitudes about Sleep Questionnaire)。

3. 客观评估

与健康人相比,失眠患者由于神经心理或认知行为方面的改变,对睡眠状况的自我评估更容易出现偏差,必要时需采取客观评估手段进行甄别。

整夜多导睡眠图(polysomnogram,PSG)主要用于睡眠障碍的评估和鉴别诊断,对慢性失眠患者鉴别诊断时可以进行 PSG 评估。多次睡眠潜伏期试验(multiple sleep latency test,MSLT)用于发作性睡病和日间嗜睡(EDS)等疾病的诊断与鉴别诊断。体动记录仪(actigraph)可以在无 PSG 监测条件时,作为替代手段评估患者夜间总睡眠时间和睡眠模式。另外,神经功能影像学为失眠的诊断和鉴别诊断开拓了崭新的领域,但由于设备昂贵,在临床实践中尚无法推广。

(二)诊断

失眠的诊断必须符合以下条件。

(1)存在以下症状之一:入睡困难、睡眠维持障碍、早醒、睡眠质量下降或日常睡眠晨醒后无恢复感(non-restorative sleep)。

(2)在有条件睡眠且环境适合睡眠的情况下仍然出现上述症状。

(3)患者主诉至少下述 1 种与睡眠相关的日间功能损害:①疲劳或全身不适;②注意力、注意维持能力或记忆力减退;③学习、工作和(或)社交能力下降;④情绪波动或易激惹;⑤日间思睡;⑥兴趣、精力减退;⑦工作或驾驶过程中错误倾向增加;⑧出现紧张、头痛、头晕,或与睡眠缺失有关的其他躯体症状;⑨对睡眠过度关注。

【治疗】

（一）总体目标

尽可能明确病因，并达到以下目的：①改善睡眠质量和（或）增加有效睡眠时间；②恢复社会功能，提高患者的生活质量；③减少或消除与失眠相关的躯体疾病或与躯体疾病共病的风险；④避免药物干预带来的负面效应。

（二）干预方式

失眠的干预措施主要包括药物治疗和非药物治疗。对于急性失眠患者宜早期应用药物治疗；对于亚急性或慢性失眠患者，无论是原发还是继发，在应用药物治疗的同时应当辅助以心理行为治疗，即使是那些已经长期服用镇静催眠药物的失眠患者亦是如此。

针对失眠的有效心理行为治疗方法主要是认知行为治疗（cognitive behavioral therapy for insomnia，CBT-Ⅰ）。目前国内能够从事心理行为治疗的专业资源相对匮乏，具有这方面从业资质认证的人员不多，单纯采用 CBT-Ⅰ 也会面临依从性问题，所以药物干预仍然占据失眠治疗的主导地位。

除心理行为治疗之外的其他非药物治疗，如饮食疗法、芳香疗法、按摩、顺势疗法、光照疗法等，均缺乏令人信服的大样本对照研究。传统中医学治疗失眠的历史悠久，但由于特殊的个体化医学模式，难以用现代循证医学模式进行评估。另外，应强调睡眠健康教育的重要性，即在建立良好睡眠卫生习惯的基础上，开展心理行为治疗、药物治疗和传统医学治疗。

（三）失眠的药物治疗

尽管具有催眠作用的药物种类繁多，但其中大多数药物的主要用途并不是治疗失眠。目前临床治疗失眠的药物主要包括苯二氮䓬类受体激动剂（benzodiazepine receptor agonists，BZRAs）、褪黑素受体激动剂和具有催眠效果的抗抑郁药物。抗组胺药物（如苯海拉明）、褪黑素以及缬草提取物虽然具有催眠作用，但是现有的临床研究证据有限，不宜作为失眠常规用药。酒精（乙醇）不能用于治疗失眠。

1. BZRAs

BZRAs 分为传统的苯二氮䓬类药物（benzodiazepine drugs，BZDs）和新型非苯二氮䓬类药物（nonbenzodiazepine drugs，non-BZDs）。BZDs 于 20 世纪 60 年代开始使用，可非选择性激动 γ 氨基丁酸受体 A（GABAA）上不同的 α 亚基，具有镇静、抗焦虑、肌松和抗惊厥作用。

20 世纪 80 年代开始，以唑吡坦（zolpidem）为代表的 non-BZDs 先后应用于失眠的临床治疗。它们对 GABAA 上的 α 亚基更具选择性，主要发挥催眠的作用。

（1）BZDs。种类较多，如艾司唑仑（estazolam）、氟西泮（flurazepam）、夸西泮（quazepam）、替马西泮（temazepam）、三唑仑（triazolam）、阿普唑仑（alprazolam）、氯氮䓬（chlordiazepoxide）、地西泮（diazepam）、劳拉西泮（lorazepam）、咪达唑仑（midazolam），前 5 种药物获美国 FDA 批准用于失眠的治疗。需要注意的是，在国内三唑仑属一类精神药品管理，不推荐用于失眠的治疗。其他所列 BZDs 均纳入二类精神药品管理。

这些 BZDs 可以缩短失眠者的睡眠潜伏期，增加总睡眠时间，不良反应包括日间困倦、头昏、肌张力减退、跌倒、认知功能减退等。老年患者应用时尤须注意药物的肌松作用和跌倒风险。使用中短效 BZDs 治疗失眠时有可能引起反跳性失眠。

持续使用 BZDs 后，在停药时可能会出现戒断症状。对于有物质滥用史的失眠患者需要考虑潜在的药物滥用风险。BZDs 禁用于妊娠或泌乳期的妇女、肝肾功能损害者、阻塞性睡眠呼吸暂停综合征患者以及重度通气功能缺损者。

（2）non-BZDs。包括唑吡坦、唑吡坦控释剂（zolpidem-CR）、佐匹克隆（zopiclone）、右佐匹克隆（eszopiclone）和扎来普隆（zaleplon），这些药物具有与 BZDs 类似的催眠疗效。由于 non-BZDs 半衰期短,次日残余效应被最大程度地降低,一般不产生日间困倦,产生药物依赖的风险较传统 BZDs 低。non-BZDs 治疗失眠安全、有效,长期使用无显著药物不良反应,但有可能会在突然停药后发生一过性的失眠反弹。

2. 褪黑素和褪黑素受体激动剂

褪黑素参与调节睡眠—觉醒周期,可以改善时差变化引起的症状、睡眠时相延迟综合征和昼夜节律失调性睡眠障碍,但由于临床应用尚无一致性结论,故不建议将褪黑素作为催眠药物来使用。

褪黑素受体激动剂包括雷美尔通(ramelteon)、特斯美尔通(tasimelteon)、阿戈美拉汀(agomelatine)等。雷美尔通是目前临床使用的褪黑素受体 MT1 和 MT2 激动剂,可缩短睡眠潜伏期、提高睡眠效率、增加总睡眠时间,可用于治疗以入睡困难为主诉的失眠以及昼夜节律失调性睡眠障碍。此外,雷美尔通对于合并睡眠呼吸障碍的失眠患者安全有效,由于没有药物依赖性,也不会产生戒断症状,故已获准长期治疗失眠。阿戈美拉汀既是褪黑素受体激动剂,也是 5-羟色胺受体拮抗剂,因此具有抗抑郁和催眠的双重作用,能够改善抑郁障碍相关的失眠,缩短睡眠潜伏期,增加睡眠连续性。与 BZDs 药物不同,褪黑素受体激动剂可以作为不能耐受前述催眠药物患者以及已经发生药物依赖患者的替代治疗。

3. 抗抑郁药物

部分抗抑郁药具有催眠镇静作用,在失眠伴随抑郁、焦虑心境时应用较为有效。

(1)三环类抗抑郁药物。阿米替林能够缩短睡眠潜伏期、减少睡眠中觉醒、增加睡眠时间、提高睡眠效率,但其同时减少慢波睡眠,不同程度减少快动眼睡眠(REM 睡眠),且不良反应多,如抗胆碱能作用引起的口干、心率加快、排尿困难等,因此,不作为失眠的首选药物。小剂量的多塞平(3～6 mg/d)因有专一性抗组胺机制,可以改善成年和老年慢性失眠患者的睡眠状况,其具有临床耐受性良好、无戒断效应的特点,近年来国外已作为失眠治疗的推荐药物之一。

(2)选择性 5-羟色胺再摄取抑制剂(SSRIs)。该药虽无明确催眠作用,但可以通过治疗抑郁和焦虑障碍而改善失眠症状。部分 SSRIs 延长睡眠潜伏期,增加睡眠中的觉醒,减少睡眠时间和睡眠效率,减少慢波睡眠,可能增加周期性肢体运动和 REM 睡眠期的眼活动。某些患者在服用时甚至可能会加重失眠症状,因此一般建议在白天服用 SSRIs。

(3)5-羟色胺和去甲肾上腺素再摄取抑制剂(SNRIs)。包括文拉法新和度洛西汀,因可治疗抑郁和焦虑状态而改善失眠。不足之处几乎与 SSRIs 相同。

(4)其他抗抑郁药物。小剂量米氮平(15～30 mg/d)能缓解失眠症状;小剂量曲唑酮(25～100 mg/d)具有镇静效果,可以用于治疗失眠和催眠药物停药后的失眠反弹。

(5)抗抑郁药物与 BZRAs 联合应用。慢性失眠常与抑郁症状同时存在,在应用抗抑郁药物治疗的开始阶段,同时联合使用短效 BZRAs 有益于尽快改善失眠症状,提高患者依从性。例如,唑吡坦和部分 SSRIs(帕罗西汀等)联用可以快速缓解失眠症状,提高生活质量,同时协同改善抑郁和焦虑症状。常用失眠治疗药物的用法用量和主要适应证如表 4-1 所示。

表 4-1　常用镇静催眠药物的用法用量和主要适应证

药物	半衰期	成年人用法用量	主要适应证
地西泮	20～50 小时	5～10 mg,睡前口服	入睡困难或睡眠维持障碍
三唑仑	1.5～5.5 小时	0.25～0.5 mg,睡前口服	入睡困难
咪达唑仑	1.5～2.5 小时	7.5～15 mg,睡前口服	入睡困难
艾司唑仑	10～24 小时	1～2 mg,睡前口服	入睡困难或睡眠维持障碍
阿普唑仑	12～15 小时	0.4～0.8 mg,睡前口服	入睡困难或睡眠维持障碍
劳拉西泮	10～20 小时	1～4 mg,睡前口服	入睡困难或睡眠维持障碍

（续表）

药物	半衰期	成年人用法用量	主要适应证
氯硝西泮	29～49 小时	2～4 mg,睡前口服	睡眠维持障碍
氟西泮	30～100 小时	15～30 mg,睡前口服	睡眠维持障碍
吡唑坦	0.7～3.5 小时	10 mg,睡前口服	入睡困难或睡眠维持障碍
佐匹克隆	约 5 小时	7.5 mg,睡前口服	入睡困难或睡眠维持障碍
右佐匹克隆	4～6 小时	1～3 mg,睡前口服	入睡困难或睡眠维持障碍
扎来普隆	约 1 小时	5～10 mg,睡前口服	入睡困难
阿戈美拉汀	1～2 小时	25～50 mg,睡前口服	合并抑郁症状的失眠

4. 药物治疗的具体建议

药物治疗的关键在于把握获益与风险的平衡。在选择干预药物时需要考虑症状的针对性、既往用药反应、患者一般状况、当前用药的相互作用、药物不良反应以及现患的其他疾病。在遵循治疗原则的同时还需兼顾个体化原则。

（1）给药方式。BZRAs 一般在夜间睡前给药,每晚服用 1 次,称之为药物连续治疗。对于慢性失眠患者,从安全角度和服药的依从性方面考虑,提倡使用 non-BZDs 药物间歇治疗,即每周选择数晚服药而不是连续每晚用药。间歇治疗具体间隔的频次尚无定论,推荐间歇给药的频率为每周 3～5 次,至于具体哪一晚给药更合适,应由患者根据睡眠需求"按需"服用（Ⅱ级推荐）。

"按需"的具体决策可参考如下标准:①预期入睡困难时,于上床睡眠前 5～10 分钟服用;②根据夜间睡眠的需求,于上床后 30 分钟仍不能入睡时服用;③夜间醒来无法再次入睡,且距预期起床时间大于 5 小时,可以服用（仅适合使用短半衰期药物）;④根据白天活动的需求（次日有重要工作或事务时）,于睡前服用。

具有催眠作用的抗抑郁药物和褪黑素受体激动剂应于睡前服用。由于药理学机制不同,抗抑郁剂一般不采用间歇给药或按需用药的方式。褪黑素受体激动剂是否可以间歇给药或按需服用有待进一步研究。

（2）疗程。失眠的药物治疗时程没有明确规定,应根据患者情况调整剂量和维持时间。小于 4 周的药物干预可选择连续治疗,超过 4 周的药物干预需重新评估,必要时变更干预方案或者根据患者睡眠改善状况适时采用间歇治疗（Ⅱ级推荐）。

（3）变更药物。换药指征包括:①推荐的治疗剂量无效;②产生耐受性;③不良反应严重;④与治疗其他疾病的药物有相互作用;⑤使用超过 6 个月;⑥高危人群（有成瘾史的患者）。换药的选择参见序贯治疗方案。

（4）终止治疗。当患者感觉能够自我控制睡眠时,可考虑逐渐停药;若失眠与其他疾病（如抑郁障碍等）或生活事件相关,当病因去除后,也应考虑停用镇静催眠药物。推荐的停药原则:①避免突然终止药物治疗,减少失眠反弹（Ⅱ级推荐）;②停药应逐步减停,有时需要数周至数月,如在停药过程中出现严重或持续的精神症状,应对患者进行重新评估（Ⅱ级推荐）;③常用的减量方法为逐步减少夜间用药量和（或）变更连续治疗为间歇治疗（Ⅲ级推荐）。

（5）药物治疗无效时的处理。部分失眠患者对药物治疗反应有限,或者是仅能获得一过性睡眠改善。此外,一些失眠患者同时罹患多种疾病,多种药物同时应用存在药物交互反应,干扰治疗效果。当规范的药物治疗无法获得满意效果时,推荐将认知行为干预作为添加或替代的治疗手段（Ⅰ级推荐）。

（6）推荐的失眠药物治疗策略（⑤～⑧可视为序贯方案）。①失眠继发于或伴发于其他疾病时,应同时治疗原发或伴发疾病;②药物治疗的同时应当帮助患者建立健康的睡眠习惯;③药物治疗开始后应监测并评估患者的治疗反应。长期、难治性失眠应在专科医生的指导下用药；④如具备条件，应在药物干预的同时进行认知行为治疗（Ⅰ级推荐）；⑤原发性失眠首选短效 BZRAs，如唑吡坦、佐匹克隆、右佐匹克隆和扎来普隆（Ⅱ级推荐）；⑥如首选药物无效或无法依从，更换为另一种短中效的 BZRAs 或者褪黑素受体激动剂（Ⅱ级推荐）；⑦添加具有镇静作用的抗抑郁药物（如多塞平、曲唑酮、米氮平或帕罗西汀等），尤其适用于伴随焦虑和抑郁症状的失眠患者（Ⅱ级推荐）；⑧BZRAs 或褪黑素受体激动剂可以与抗抑郁剂联合应用（Ⅱ级推荐）；⑨老年患者推荐应用 non-BZDs 药物或褪黑素受体激动剂（Ⅱ级推荐）；④抗组胺药物、抗过敏药物以及其他辅助睡眠的非处方药不宜用于慢性失眠的治疗；⑩对于长期应用镇静催眠药物的慢性失眠患者，不提倡药物连续治疗，建议采用间歇治疗或按需治疗的服药方式（见下文），同时建议每4 周进行 1 次评估（Ⅲ级推荐）。

5. 特殊类型失眠患者的药物治疗

（1）老年患者。老年失眠患者首选非药物治疗手段，如睡眠卫生教育，尤其强调接受 CBT-Ⅰ（Ⅰ级推荐）。当针对原发疾病的治疗不能缓解失眠症状或者无法依从非药物治疗时，可以考虑药物治疗。老年失眠患者推荐使用 non-BZDs 或褪黑素受体激动剂（Ⅱ级推荐）。必须使用 BZDs 药物时需谨慎，若发生共济失调、意识模糊、反常运动、幻觉、呼吸抑制时应立即停药并妥善处理，同时应注意服用 BZDs 引起的肌张力降低有可能产生跌倒等意外伤害。老年患者的药物治疗剂量应从最小有效剂量开始，短期应用或采用间歇疗法，不主张大剂量给药，用药过程中应密切观察药物不良反应。

（2）妊娠期及哺乳期的患者。妊娠期妇女使用镇静催眠药物的安全性缺乏资料，由于唑吡坦在动物实验中没有致畸作用，必要时可以短期服用（Ⅳ级推荐）。哺乳期应用镇静催眠药物以及抗抑郁剂需谨慎，避免药物通过乳汁影响婴儿，推荐采用非药物干预手段治疗失眠（Ⅰ级推荐）。

（3）围绝经期和绝经期的患者。对于围绝经期和绝经期的失眠妇女，应首先鉴别和处理此年龄组中影响睡眠的常见疾病，如抑郁障碍、焦虑障碍和睡眠呼吸暂停综合征等，依据症状和激素水平给予必要的激素替代治疗，此部分患者的失眠症状处理与普通成人相同。

（4）伴有呼吸系统疾病的患者。BZDs 由于其呼吸抑制等不良反应，因此慢性阻塞性肺病（COPD）和睡眠呼吸暂停低通气综合征患者慎用。Non-BZDs 受体选择性强，次晨残余作用发生率低，使用唑吡坦和佐匹克隆治疗稳定期的轻、中度 COPD 的失眠患者尚未发现有呼吸功能不及反应的报道，但扎来普隆对伴呼吸系统疾病失眠患者的疗效尚未确定。

老年睡眠呼吸暂停患者可以失眠为主诉，单用唑吡坦等短效促眠药物可以减少中枢性睡眠呼吸暂停的发生，在无创呼吸机治疗的同时应用 non-BZDs 可提高顺应性，减少诱发阻塞型睡眠呼吸暂停的可能。对高碳酸血症明显的 COPD 急性加重期、限制性通气功能障碍失代偿期的患者禁用 BZDs，必要时可在机械通气支持（有创或无创）的同时应用并密切监护。褪黑素受体激动剂雷美尔通可用于治疗睡眠呼吸障碍合并失眠的患者，但需要进一步的研究。

（5）共病精神障碍的患者。精神障碍患者常存在失眠症状，应该由精神科执业医师按专科原则治疗和控制原发病，同时治疗失眠症状。抑郁障碍常与失眠共病，不可孤立治疗，以免进入恶性循环的困境，推荐的组合治疗方法包括：①采用 CBT-Ⅰ 治疗失眠的同时应用具有催眠作用的抗抑郁剂（如多塞平、阿米替林、米氮平或帕罗西汀等）；②抗抑郁剂（单药或组合）加镇静催眠药物（如 non-BZDs 药物或褪黑素受体激动剂）（Ⅲ级推荐）。需要注意抗抑郁药物和催眠药物的使用有可能加重睡眠呼吸暂停综合征和周期性腿动。焦虑障碍患者存在失眠时，以抗焦虑药物为主，必要时在睡前加用镇静催眠药物。精神分裂症患者存在失眠时，应选择抗精神病药物治疗为主，必要情况下可辅以镇静催眠药物治疗失眠。

（四）失眠的心理行为治疗

心理行为治疗的本质是改变患者的信念系统，发挥其自我效能，进而改善失眠症状。要完成这一目标，常常需要专业医师的参与。心理行为治疗对于成人原发性失眠和继发性失眠具有良好效果，通常包括睡眠卫生教育、松弛疗法、刺激控制疗法、睡眠限制疗法、认知治疗。这些方法或独立或组合用于成人原发性或继发性失眠的治疗。

1. 睡眠卫生教育

大部分失眠患者存在不良睡眠习惯,这些习惯破坏正常的睡眠模式,导致患者形成对睡眠的错误概念,从而导致失眠。睡眠卫生教育主要是帮助失眠患者认识不良睡眠习惯在失眠的发生与发展中的重要作用,分析寻找形成不良睡眠习惯的原因,建立良好的睡眠习惯。一般来讲,睡眠卫生教育需要与其他心理行为治疗方法同时进行。不推荐将睡眠卫生教育作为孤立的干预方式进行。

睡眠卫生教育的内容包括:①睡前数小时(一般下午4点以后)避免使用兴奋性物质(咖啡、浓茶或吸烟等);②睡前不要饮酒,酒精可干扰睡眠;③进行规律的体育锻炼,但睡前应避免剧烈运动;④睡前不要大吃大喝或进食不易消化的食物;⑤睡前至少1小时内不做容易引起兴奋的脑力劳动或观看容易引起兴奋的书籍和影视节目;⑥卧室环境应安静、舒适,光线及温度适宜;⑦保持规律的作息时间。

2. 松弛疗法

应激、紧张和焦虑是诱发失眠的常见因素,放松治疗可以缓解上述因素带来的不良效应,因此是治疗失眠最常用的非药物疗法,其目的是降低卧床时的警觉性及减少夜间觉醒。减少觉醒和促进夜间睡眠的技巧训练包括渐进性肌肉放松、指导性想象和腹式呼吸训练。患者计划进行松弛训练后应坚持每天练习2~3次,练习环境要求整洁、安静,初期应在专业人员指导下进行。松弛疗法可作为独立的干预措施用于失眠治疗(Ⅰ级推荐)。

3. 刺激控制疗法

刺激控制疗法是一套改善睡眠环境与睡眠倾向(睡意)之间相互作用的行为干预措施,恢复卧床作为诱导睡眠信号的功能,使患者易于入睡,重建睡眠,觉醒生物节律。具体内容包括:①只有在有睡意时才上床;②如果卧床20分钟还不能入睡,应起床离开卧室,可从事一些简单活动,等有睡意时再返回卧室睡觉;③不要在床上做与睡眠无关的活动,如进食、看电视、听收音机及思考复杂问题等;④不管前晚睡眠时间有多长,保持规律的起床时间;⑤日间避免小睡。刺激控制疗法可作为独立的干预措施应用(Ⅰ级推荐)。

4. 睡眠限制疗法

很多失眠患者企图通过增加卧床时间来增加睡眠的机会,但常常事与愿违,反而使睡眠质量进一步下降。睡眠限制疗法通过缩短卧床的清醒时间,增加入睡的驱动能力以提高睡眠效率。推荐的睡眠限制疗法具体内容如下(Ⅱ级推荐):①减少卧床时间以使其和实际睡眠时间相符,并且只有在1周的睡眠效率超过85%的情况下才可增加15~20分钟的卧床时间;②当睡眠效率低于80%时则减少15~20分钟的卧床时间,睡眠效率在80%~85%之间则保持卧床时间不变;③避免日间小睡,并且保持起床时间规律。

5. CBT-Ⅰ

失眠患者常对失眠本身感到恐惧,过分关注失眠的不良后果,因此常在临近睡眠时感到紧张,担心睡不好。这些负面情绪使睡眠进一步恶化,失眠的加重又反过来影响患者的情绪,两者形成恶性循环。认知治疗的目的就是改变患者对失眠的认知偏差,改变患者对于睡眠问题的非理性信念和态度。认知疗法常与刺激控制疗法和睡眠限制疗法联合使用,组成失眠的CBT-Ⅰ。

认知行为疗法的基本内容包括:①保持合理的睡眠期望;②不要把所有的问题都归咎于失眠;③保持自然入睡,避免过度主观的入睡意图(强行要求自己入睡);④不要过分关注睡眠;⑤不要因为一晚没睡好就产生挫败感;⑥培养对失眠影响的耐受性。CBT-Ⅰ通常是认知治疗与行为治疗(刺激控制疗法、睡眠限制疗法)的综合,同时还可以叠加松弛疗法以及辅以睡眠卫生教育。CBT-Ⅰ是失眠心理行为治疗的核心(Ⅰ级推荐)。

(五)失眠的综合干预

药物干预失眠的短期疗效已经被临床试验所证实,但是长期应用仍需承担药物的不良反应、成瘾性等潜在风险。CBT-Ⅰ不仅具有短期疗效,而且在随访观察中其疗效可以长期保持。CBT-Ⅰ联合应用non-BZDs可以获得更多优势,后者改为间断治疗可以优化这种组合治疗的效果。

推荐的组合治疗方式(Ⅱ级推荐):首选CBT-Ⅰ和non-BZDs(或褪黑素受体激动剂)组合治疗,如果短期内症状得到控制,则逐步减停non-BZDs药物,否则将non-BZDs改为间断用药,治疗全程保持CBT-Ⅰ干预(Ⅱ级推荐)。

(六)传统中医学治疗

失眠在中医学称之为"不寐"。中医学认为,天地万物之气与人体之气相通,自然界的阴阳变化也有着昼夜的变化规律,即"天人合一"的理论。天人合一论是中医学的精髓,从理论上阐述了自然界与人体睡眠节律之间的协调。正常的睡眠需要人体阴阳气血的协调,脏腑功能的正常运转。中医治疗失眠以"整体观念,辨证论治"作为指导思想,将人作为一个整体,宏观地去看待疾病,认为邪扰心神和心神失养是导致失眠的病理机制,因此通常将失眠分为"肝郁化火""痰热内扰""阴虚火旺""心脾两虚""心胆气虚""心肾不交"等不同的辨证分型,采用不同的治疗法则和方药,充分体现了传统医学个体化治疗的特点。

常用的药物有酸枣仁、柏子仁、茯苓、远志、五味子、首乌藤、郁金、栀子、半夏、百合、龙眼肉等。除了中药内服外还有针灸、推拿、中药外治等方法。

第八节　阿尔茨海默症

阿尔茨海默病(Alzheimer disease,AD),又叫老年性痴呆,是一种中枢神经系统变性病,起病隐袭,病程呈慢性进行性,是老年期痴呆最常见的一种类型。本病主要表现为渐进性记忆障碍、认知功能障碍、人格改变及语言障碍等神经精神症状,严重影响社交、职业与生活功能。AD的病因及发病机制尚未阐明,特征性病理改变为β淀粉样蛋白沉积形成的细胞外老年斑和Tau蛋白过度磷酸化形成的神经细胞内神经原纤维缠结,以及神经元丢失伴胶质细胞增生等。

【病因】

1. 脑血管病(Cerebral vascular disease)

其中最常见的是多发性脑梗死性痴呆(Multiple infarction dementia),这是由于一系列多次的轻微脑缺血发作,多次积累造成脑实质性梗死所引起。此外,还有皮质下血管性痴呆和急性发作性脑血管性痴呆,它们可以在一系列脑出血、脑栓塞引起的脑卒中之后迅速发展成痴呆,少数也可由一次大面积的脑梗死引起。总之,脑血管病也是AD较为常见的病因。

2. 脑变性疾病(Degeneration of brain diseases)

脑变性疾病引起的痴呆有许多种,最为常见的是阿尔茨海默病性痴呆(Dementia in Alzheimer's disease),在老年前期发病的又称早老性痴呆,其发病缓慢,为逐渐进展的进行性痴呆。除此之外,还有皮克病、亨廷顿舞蹈病性痴呆、进行性核上性麻痹、帕金森病性痴呆等。但这些痴呆较为少见。

3. 内分泌疾患(Endocrine disorders)

甲状腺功能低下症和副甲状腺功能低下症都可能引起痴呆。

4. 遗传因素(Genetic factors)

国内外许多研究都证明,AD患者的后代有更多机会患上此病,但是,其遗传方式目前仍不清楚。有人认为是显性基因遗传,有人则认为是隐性基因遗传,也有人认为是多基因常染色体隐性遗传,且遗传作用可受环境因素和遗传因子的突变所制约,以致中断其遗传作用。还有一些研究认为AD属非遗传性疾病,如血管性痴呆与遗传无直接关系。

【临床表现】

本病以近事易遗忘而几十年前的事还能记忆犹新、随着病情逐渐发展对往事亦遗忘为特点，且出现易怒、睡眠秩序颠倒、言语单调、喃喃自语和判断障碍等症状，如裤子当上衣穿，对时间、人物和地点的定向力发生障碍，不认家门，四处游走等。晚期还可有口、面不自主动作，如吸吮、噘嘴、厌食或贪食，大小便沾满全身。AD 一般在老年前期和老年期起病，起病隐袭，早期不易被发现，病情逐渐进展。核心症状为"ABC"三部分，即日常生活能力降低（Activities of daily living），精神行为异常（Behavior），认知能力下降（Cognition）。

【辅助检查】

1. 血液学检查

血液学检查包括①血常规；②血糖、血电解质（血钙、肾功能和肝功能）；③维生素 B_{12}、叶酸水平；④甲状腺素；⑤对于高危人群或提示有临床症状的人群应进行梅毒、人体免疫缺陷病毒、伯氏疏螺旋体血清学检查。

2. 神经心理学测验

（1）认知功能评估。首先进行筛查量表检查，对认知功能进行全面、快速检测，如简易精神量表（MMSE），内容简练，测定时间短，易被老人接受，是目前临床上测查本病智能损害程度最常见的量表。

（2）日常生活能力评估。日常生活能力评估（ADL）量表可用于评定患者日常生活功能损害程度。

（3）行为和精神症状（BPSD）的评估。包括阿尔茨海默病行为病理评定量表（BEHAVE-AD）、神经精神症状问卷（NPI）和 Cohen-Mansfield 激越问卷（CMAI）等。

3. 神经影像学检查

（1）结构影像学。用于排除其他潜在疾病和发现 AD 的特异性影像学表现。AD 的头 CT（薄层扫描）和 MRI（冠状位）检查可显示脑皮质萎缩明显，特别是海马体及内侧颞叶。

（2）功能性神经影像。正电子扫描（PET）和单光子发射计算机断层扫描（SPECT）可提高痴呆诊断可信度。

4. 脑电图（EEG）

AD 的 EEG 表现为 α 波减少、θ 波增高、平均频率降低，但 14% 的患者在疾病早期 EEG 正常。EEG 可提供朊蛋白病的早期证据，或提示可能存在中毒—代谢异常、暂时性癫痫性失忆或其他癫痫疾病。

【诊断】

当前主要依靠传统式的、描述式的方法鉴别和治疗 AD，未来的发展趋势为计算机化，在确定正常老年人认知老化常模的基础上，研究出一种信效度较高的认知评估工具，将患者认知状况和相关健康状况输入计算机，根据常模资料，计算机就会判断出两者差异，作出较为准确的诊断。通过分析评估得分还可获得更多比较精确的信息，比如患者在语言表达和"执行"功能方面损伤较大，而额前叶主要掌管其功能，因此就可判断可能罹患额前叶痴呆症。

【鉴别诊断】

在疾病的早期，要特别注意和假性痴呆相区别。假性痴呆指抑郁症患者，也有人把它作为广义的名词，包括继发于精神病具有明显认知损害的所有患者，均称假性痴呆。

（1）癔症性假性痴呆（Ganser 综合征）。本病通常突然发生，患者能理解提出的问题，但会做出极为荒谬的回答，给人一种故意开玩笑的印象，也可出现功能性神经症状，多产生于强烈精神创伤或压力之下，暗示性强。

(2)抑郁症。抑郁症即假性痴呆,与早期痴呆的区别困难,特别当痴呆伴有抑郁色彩时尤为困难。基本症状是工作能力下降,兴趣减少和待人冷淡,并有忧郁、后悔和绝望等情绪,但细心倾听患者谈话可以发现,患者对疾病的细节记忆得很清楚,检查过程中通过鼓励,患者可以在短时间内表现出良好的记忆力、注意力和计算力。抑郁症的特点是发病迅速,病程很少进展,病前有明显的诱因。可通过汉密尔顿抑郁量表(HRSD)测验确定。

(3)谵妄状态。老年人常在躯体性疾病损伤或手术后出现谵妄状态,记忆力和定向障碍貌似痴呆,但谵妄状态会突然发生,症状波动,夜间症状较重,对环境刺激或幻觉的反应快速、强烈,与痴呆的淡漠、呆滞不同。

(4)良性老年性遗忘症或生理性脑老化。这是生理性增龄过程,非进行性,对记忆减退和遗忘有自我评价能力,可履行家庭成员共同生活的义务和责任,保持职业工作能力,性格没有突出的变化,仍保持原有的特征。精神活动完整,坚守伦理道德观念,能谋求自身与环境的完善。

(5)失语症。失语症患者可表现为语无伦次,焦虑、抑郁,但通过检查,患者除语言功能障碍外,亦无行为、判断异常,而且多伴有局灶神经体征。

【治疗】

(一)药物治疗

1. 胆碱酯酶抑制剂

该药通过抑制胆碱酯酶抑制乙酰胆碱降解并提高其活性,改善神经递质的传递功能。胆碱酯酶抑制剂是目前唯一得到验证的、能够改善 AD 患者症状的药物。

2. 谷氨酸受体拮抗剂

盐酸美金刚(memantine)是 N-甲基-天冬氨酸(NMDA)受体激动剂,目前也已批准用于 AD 的治疗。该药可用于中晚期 AD 患者,研究显示对中重度患者整体转归、日常生活能力和行为的提高有明显作用,其中妄想、激越或攻击性和易激惹是得到改善最明显的症状。

3. 对行为和精神症状(BPSD)的治疗

对出现 BPSD 的患者,首先应仔细查找诱因和(或)加重因素,包括环境因素、生理问题(感染、便秘)、药物、抑郁和(或)精神病。如有可能应首先尝试使用安全的非药物管理(教育、锻炼、芳香治疗、感觉刺激、个性化音乐)等,症状可能会在短时间内自然消失。

4. 其他药物

很多其他药物,如吡拉西坦、尼麦角林、司来吉兰、长春西汀、维生素 E 和己酮可可碱等也有治疗 AD 的相关报道,但疗效尚未得到证实。

(二)心理社会治疗

这是对药物治疗的补充。应鼓励早期患者参加各种社会活动和日常生活活动,尽量维持其生活自理能力,以延缓衰退速度,但应注意对有精神、认知功能、视空间功能障碍、行动困难的患者提供必要的照顾,以防意外;患者如外出活动无人陪同时,需要随身携带身份证明或联系方式,以防走失;应鼓励家庭和社会对患者多给予照顾和帮助,进行康复治疗和训练。

【疾病预防及护理】

(一)一级预防

一级预防指预防认知功能正常的个体未来出现痴呆症状。AD 的危险因素中,有些因素是无法改变的(如年龄、性别和基因型),有些是可以改变的,包括血管性危险因素(高血压、吸烟、糖尿病、心房颤动和肥胖)和头部外伤,而保护因素包括使用降压药、非甾体抗炎药、他汀类药物、激素替代治疗、接受高等教育、节食、锻炼及参与社会益智活动。因为 AD 的病因尚未阐明,主要应减少危险因素的影响,并对易感人群进行监测。

(二)二级预防

二级预防指预防已经表现出一些认知损伤的非痴呆个体发展为 AD。早发现、早诊断、早治疗对延缓老年痴呆的发展有非常重要的意义。具体措施包括指导特定人群的家庭成员及相关人员掌握痴呆的常见早期症状,讲解痴呆的预防知识,指导特定人群定期进行精神状态及智能状况的自我评定,力争做到早发现。对检查发现的可疑患者做好其本人和家属工作,指导其就近及时到专科医疗机构进行检查,早诊断,早治疗。定期进行家庭访问,提供相应的咨询服务和健康指导。

在痴呆的诊疗中,护理是一个重要的内容,特别是针对中重度痴呆患者。首先应对患者进行充分的评估,制定护理方案,应加强对患者及照料者的健康教育,提供咨询和支持,例如提供有关 AD 的科学知识,包括疾病的本质、早期表现、治疗策略,以提供照料患者的能力;还应鼓励患者保持心情舒畅,稳定情绪。

家庭物品固定位置,放置有序,方便取用,防止撞伤。家属如发现患者行为异常应采取恰当的沟通交流方式以缓解患者的异常行为,如引导患者表达自己的想法,疏导情绪;在患者焦虑不安时尽量用语言安慰、疏导,多与患者进行思想感情交流,满足其合理要求,减少冲突,言谈中应避开"痴""傻""呆"等词。对晚期患者,生活上应给予关心、协助,但不是完全包办,要协助患者在熟悉的环境中自理,如洗漱、进餐、行走等。晚期患者对环境、方向的定向力差,不能单独外出,应防止走失或跌伤。药物、热水应放好、放稳,防止患者误服、烫伤。铁器、锐器等物品要保管好,防止患者误伤自己或他人。

第九节 血管性痴呆

血管性痴呆(Vascular Dementia,VaD)是指由缺血性卒中、出血性卒中和造成记忆、认知和行为等脑区低灌注的脑血管疾病所致的严重认知功能障碍综合征,是引起老年期痴呆的第二病因,在痴呆中占 10%~50%。VaD 是一个综合征,不同的血管病理变化均可引起 VaD 症状,包括大小动脉病变、弥漫性缺血性白质病变、心脏脱落栓子的栓塞、血液动力学改变、出血、血液学因素和遗传性疾病等。目前有关痴呆的分布,AD 占比最大(60%),混合型痴呆占 10%,单纯血管性痴呆(VaD)占 5% 左右。对于 VaD 的发病率,2002 年的一项尸检报告统计显示,VaD 的发生率为 13%,其中 64% 的 VaD 患者混合 AD,单一 VaD 患者的比例只有 18%。2014 年我国血管性痴呆的流行病学数据报道,我国 65 岁以上人群中,血管性痴呆患病率为 1.5%,女性稍高于男性。

【病因及发病机制】

缺血性卒中、出血性卒中和脑缺血缺氧等原因可导致脑 VaD,而高龄、吸烟以及有痴呆家族史、复发性卒中史和低血压史的患者易患 VaD,缺血、低灌注、栓塞、小血管病直接导致认知功能区域病变。梗死可以导致 AD 的加速和加重,卒中可以使原来亚临床的 AD 表现出来。

【临床表现】

根据病因、累及的血管、病变脑组织的部位、神经影像学和病理学特征,可将 VaD 分为多种类型,根据起病的形式分为以下几种主要的类型。

1. 急性血管性痴呆

(1)多梗死性痴呆(MID)。多梗死性痴呆由多发性脑梗死累及大脑皮层或皮层下区域所引起的痴呆综合征,是 VaD 最常见的类型,表现为反复多次突然发病的脑卒中,阶梯式加重、波动病程的认知功能障碍,以及病变血管累及皮层和皮层下区域的相应症状体征。

(2)关键部位梗死性痴呆(SID)。关键部位梗死性痴呆由单个脑梗死灶累及与认知功能密切相关的皮层、皮层下功能部位所导致的痴呆综合征。大脑后动脉梗死累及颞叶的下内侧、枕叶、丘脑,表现为遗忘、视觉障碍,左侧病变有经皮质感觉性失语,右侧病变空间失去定向力;大脑前动脉影响了额叶内侧部,表现为淡漠和执行功能障碍;大脑前、中、后动脉深穿支病变可累及丘脑和基底节而出现痴呆,表现为注意力、始动性、执行功能和记忆受损,垂直凝视麻痹、内直肌麻痹,会聚不能,构音障碍和轻偏瘫;内囊膝部受累,表现为认知功能突然改变,注意力波动,精神错乱、意志力丧失、执行功能障碍等。

(3)分水岭梗死性痴呆。分水岭梗死性痴呆属于低灌注性血管性痴呆。影像学检查在本病的诊断中有重要作用,表现为经皮质性失语、记忆减退、失用症和视空间功能障碍等。

(4)出血性痴呆。出血性痴呆为脑实质内出血、蛛网膜下腔出血后引起的痴呆。丘脑出血导致认知功能障碍和痴呆,硬膜下血肿也可以导致痴呆,常见于老年人,部分患者认知障碍缓慢出现。

2. 亚急性或慢性 VaD

(1)皮质下动脉硬化性脑病呈进行性、隐匿性病程,常有明显的假性球麻痹、步态不稳、尿失禁和锥体束受损体征等。部分患者可无明确的卒中病史。

(2)伴有皮质下梗死和白质脑病的常染色体显性遗传性脑动脉病是一种遗传性血管病,晚期发展为VaD。

【辅助检查】

1. 神经心理检查

常用简易精神状态量表、长谷川痴呆量表、Blessed 痴呆量表、日常生活功能量表、临床痴呆评定量表等确定痴呆及其程度;哈金斯基(Hachinski)缺血量表≥7 分支持 VaD 诊断。

2. 神经影像学检查

不同类型 VaD 有不同的影像学特点;MID 患者脑部核磁共振 T2 加权像示多个皮质—皮质下梗死;SID 患者脑部核磁共振 T2 加权像示独立梗死灶;皮质下血管性痴呆(SVD)患者脑部反转恢复脉冲序列磁共振示腔梗和缺血性白质病变。

【诊断标准】

一、2011 年 AHA/ASA 指南关于 VCI/VaD 的诊断标准

(一)很可能的 VaD

1. 存在认知障碍和脑血管病的影像学证据

(1)血管事件(如症状性卒中)与认知缺损的发生之间存在明确的时间关系。

(2)认知损害的严重性和类型与弥漫性皮质下脑血管病变间存在明确相关性。

2. 没有卒中前后发生提示非血管性神经退行性疾病的缓慢进展的认知衰退病史

(二)可能的 VaD

存在认知损害和脑血管病的影像学证据,但是还存在以下情况。

(1)血管病变(如静息性梗死、皮质下小血管病)和认知损害间无明确相关性(时间上、严重性或认知受损类型)。

(2)诊断 VaD 还缺乏足够的信息(如有提示血管病变的临床症状但没有 CT/MRI 结果)。

(3)严重的失语会妨碍恰当的认知评估。如在引起失语的临床事件发生前有记录的认知功能正常证据(如每年的认知评估),则可以归为很可能的 VaD。

(4)在可能影响认知功能的血管病基础上,存在其他神经退行性疾病或情况,如①有其他神经退行性

疾病史(如帕金森病、PSP、DLB);②生物标记(如 PET、CSF、淀粉样肽配体)或基因研究(如 PS1 突变)证实的 AD;③有可能影响认知的活动性肿瘤、精神或代谢性疾病。

二、轻度认知障碍

(1)存在≥1 个认知域的获得性衰退,依据包括:①患者主诉或照料者提供或医生印象多为完成任务难和采取代偿策略;②认知评估存在轻度缺陷的证据(1～2 个 SD)。

(2)认知缺损不影响生活独立性(IADL 保留)但需要付出很大努力或采取代偿策略。

三、重度认知障碍

(1)存在≥1 个认知域的获得性衰退,依据包括:①患者主诉或照料者提供或医生印象多为特异能力的显著下降;②≥1 个认知领域的认知评估存在显著缺陷(低于均是 2 SD)。

(2)认知缺陷足以导致生活独立性受损(至少 IADL 需要辅助)。

四、血管病因的脑实质病变

(1)大血管病动脉粥样硬化病变。多发梗死;重要部位梗死。

(2)小血管病。多发腔隙性梗死;缺血性白质改变;血管间隙扩大;皮质微梗死和微出血。

(3)出血。脑出血;蛛网膜下腔出血;多发皮质和皮质下微出血。

(4)低灌注。海马硬化;皮质片层梗死。

五、认知损害血管性病因的证据

1. 存在以下情况

(1)认知缺损起病与脑血管事件时间相关,脑血管事件证据包括卒中病史记录和卒中体征。

(2)突出损害见于信息处理速度、注意、执行功能且无卒中 TIA 史者,需要存在以下情况中至少 1 项:早期步态障碍,早期排尿控制障碍,人格情感障碍。

2. 出现显著影像学脑血管病证据

(1)1 个大梗死导致轻度损害,2 个梗死导致重度损害。

(2)重要部位梗死。

(3)多发腔隙性梗死。

(4)广泛严重的脑白质损害。

(5)脑出血。

(6)联合出现以上情况。

【排除标准】

一、排除标准

1. 病史

早期记忆损害、进展加重的记忆和其他认知功能(语言、运动技能、感知)没有脑局灶性病变影像学证据;早期突出的帕金森病表现;病史提示其他原发性神经系统疾病。

2. 影像学

没有脑血管病变表现。

3. 其他疾病足以解释记忆或其他认知损害

脑部病变;抑郁症;中毒和代谢异常等。

二、VaD 诊断的步骤

(1)确定有无痴呆。

(2)确定脑血管病/卒中是否存在。

(3)确定痴呆与脑血管病是否相关。

【鉴别诊断】

1. AD

AD 起病隐匿，进展缓慢，记忆等认知功能障碍突出，可有人格改变，神经影像学表现为显著的脑皮层萎缩，Hachacinski 缺血量表≤4 分(改良 Hachacinski 缺血量表≤2 分)，支持 AD 诊断。

2. 皮克病

进行性痴呆，早期即有明显的人格改变和社会行为障碍、语言功能受损，出现记忆等认知功能的障碍相对较晚。CT 或 MRI 结果显示，主要是显著的额叶和(或)颞叶萎缩。

3. 路易体痴呆(DLB)

出现波动性的认知障碍、反复生动的视幻觉、锥体外系症状，但影像学上无梗死灶，神经系统检查无定位体征。

4. 帕金森病痴呆

帕金森病痴呆早期出现锥体外系受累症状，如静止性震颤、肌强直等，以注意力、计算力、视空间、记忆力等受损为主，一般无卒中病史。

【治疗】

对血管功能损害进行危险评估，考虑年龄、高血压、吸烟、糖尿病、卒中/TIA 发作史等；降低进一步损害的风险，如卒中和其他危险因素的治疗；对继发疾病进行治疗，如抑郁、焦虑、激越；对痴呆症状进行治疗，如认知、总体功能、日常生活活动能力。

1. 治疗原发性脑血管疾病

高血压治疗，一般认为收缩压控制在 135～150 mmHg 可改善认知功能；抗血小板聚集治疗，阿司匹林等可改善脑循环；2 型糖尿病是 VaD 的一个重要危险因素，对糖尿病患者的降糖治疗对 VaD 有一定的预防意义；用他汀类药物可以降低胆固醇，对预防脑血管病有积极意义。

2. 认知症状的治疗

维生素 E、维生素 C 和银杏叶制剂等可能有一定的辅助治疗作用；脑赋活剂如吡拉西坦、尼麦角林等有助症状改善。AHA/ASA 推荐 ChEI 类、美金刚等药物治疗 VaD 的循证证据均为 Ⅱ 级，可有效改善VaD 患者的功能。

【预后】

VaD 的预后与引起血管损害的基础疾病和颅内血管病灶的部位有关。通过改善脑循环、预防脑血管病复发可减轻症状，防止病情进一步恶化。

第五章　代谢性疾病

第一节　糖尿病

糖尿病(diabetes mellitus,DM)是在遗传背景和内外环境因素共同作用下引起的一组以高血糖为特征的临床综合征,胰岛素的相对和绝对缺乏以及胰岛素作用障碍单独或共同引起糖类、脂肪、蛋白质三大营养物质中水和电解质等的代谢紊乱,严重者可引起急性代谢紊乱、糖尿病酮症酸中毒(diabetic ketoacidosis,DKA)、高渗性高血糖状态(hyperosmolar hyperglycemic state,HHS)及乳酸性酸中毒等急性并发症,其中前两者称为高血糖危象(hyperglycemic crisis)。此外,糖尿病也可出现多种慢性并发症,导致器官功能障碍和衰竭,严重者致残甚至致死。

【分型】

美国糖尿病学会(American Diabetes Issociation,ADA)于1999年以世界卫生组织官方文件的形式发布,分为以下四种类型:

(一)1型糖尿病

其病因和发病机制尚不清楚,目前认为是由于胰岛β细胞破坏或数量显著减少和胰岛素绝对缺乏所导致的胰岛素分泌显著下降或缺失所致的临床综合征,但不包括已阐明病因的胰岛β细胞破坏所致的糖尿病类型。

(二)2型糖尿病

其病因和发病机制目前尚未完全阐明,目前认为其是以胰岛素抵抗为主伴胰岛β细胞功能缺陷所导致的胰岛素相对不足或胰岛素分泌不足的一类糖尿病,由于临床诊断的局限性,实际工作中常将不符合其他类型分类标准的糖尿病诊断为2型,但这些患者很可能不是2型,因此应尽量明确诊断糖尿病的分型,以便于更有的放矢地进行治疗。

(三)特殊类型糖尿病

1. 胰岛β细胞功能基因突变所致的糖尿病

是指因单基因突变致胰岛β细胞功能缺陷而引起的糖尿病,不伴或仅伴有轻度的胰岛素作用障碍,包括:①青少年时期发病的成年型糖尿病(maturity-onset diabetes of the young,MODY);②线粒体母系遗传性糖尿病。

2. 胰岛素受体基因突变所致的糖尿病

是指胰岛素受体基因异常致使胰岛素作用障碍而导致的胰岛素抵抗。

3. 其他特异型糖尿病

其病因和临床类型很多,但都是病因明确的糖尿病。

(四)妊娠期高血糖

目前将妊娠期高血糖分为三种情况:①糖尿病合并妊娠(妊前糖尿病);②妊娠期新发现的糖尿病

(overt diabetes)，这种情况为显性糖尿病，指妊娠期 HbA1c 或血糖达到糖尿病诊断标准；③妊娠期糖尿病（GDM）。

【病因】

糖尿病的病因和发病机制十分复杂，目前认为，绝大多数自身免疫性 1 型糖尿病与遗传因素、环境因素如病毒感染、致糖尿病化学物质、饮食因素及自身免疫因素均有关。2 型糖尿病多是由于胰岛素的作用和分泌这两个方面的缺陷所导致的，二者与遗传因素和环境因素均有关，环境因素在遗传背景下起作用。

【病理生理】

糖尿病患者的胰岛 β 细胞胰岛素分泌能力和（或）胰岛素生物作用缺陷致胰岛素绝对或相对不足，引起三大营养物质的代谢紊乱。

（一）糖类代谢

由于葡萄糖磷酸化减少，进而导致糖酵解、磷酸戊糖旁路代谢及三羧酸循环减弱，糖原合成减少，分解增多。代谢紊乱使肝脏、肌肉和脂肪组织摄取利用葡萄糖的能力降低，空腹及餐后肝糖输出增加。肝糖异生增加，出现空腹及餐后高血糖。胰岛素缺乏使丙酮酸脱氢酶活性降低，葡萄糖有氧氧化减弱，能量供给不足。

（二）脂肪代谢

由于胰岛素缺乏或作用不足，脂肪组织摄取葡萄糖及清除血浆甘油三酯的能力下降，合成代谢减弱，脂蛋白脂酶活性低下，血浆游离脂肪酸和甘油三酯浓度增高。

（三）蛋白质代谢

肝脏、肌肉等组织摄取氨基酸减少，蛋白质合成减弱，分解加速，导致负氮平衡。肌肉组织摄取这些氨基酸合成蛋白质的能力降低，导致乏力、消瘦、组织修复和抵抗力降低。儿童生长发育障碍时，高糖素分泌增加，且不为高血糖所抑制。

【临床表现】

（一）自然病程和临床阶段

1. 1 型糖尿病

（1）临床前期。多数患者在临床糖尿病出现前，有一个胰岛 β 细胞功能逐渐减退的过程，在出现临床症状时 β 细胞功能已显著低下，临床可无"三多一少"（多尿、多饮、多食和体重减轻）症状。

（2）发病初期。大多患者在 25 岁前起病，少数可在 25 岁后的任何年龄发病。胰岛 β 细胞破坏的程度和速度相差甚大：一般来说，暴发性 1 型糖尿病起病最急，除"三多一少"症状外，还可出现类似急性胰腺炎的表现；幼儿和儿童以及成人急性发病者发病较重较快，成人较轻较慢。因此，不同年龄以及不同起病速度的临床表现存在年龄差异。儿童和青少年及成人急性发病者在感染应激等诱因下，以糖尿病酮症酸中毒为首发症状，治疗依赖胰岛素，对胰岛素敏感。如外源性胰岛素使用恰当，急性发病者的血糖能维持在较理想的范围内；若胰岛素使用不合理，则患者血糖波动大，并且十分容易发生低血糖反应。若因某种原因停用胰岛素或合并急性应激时，十分容易诱发酮症酸中毒。

（3）中后期糖尿病。病程在 10～15 年或以上且未合理治疗者常出现各种慢性并发症，其后果严重，糖尿病慢性并发症包括糖尿病性微血管病变（diabetic microangiopathy），主要为肾病和视网膜病变；糖尿病性大血管病变（diabetic microangiopathy），主要为冠心病、脑血管病和周围血管病及糖尿神经病变。其中微血管病变是糖尿病患者的特异性损害，与高血糖密切相关，早期安全长期的强化胰岛素治疗可延缓其发展。

2. 2型糖尿病

2型糖尿病的糖尿病前期时间可以很长,主要针对可控制性风险因素的初级预防和二级预防可以在很大程度上使病程延缓或停留在此阶段,甚至逆转。2型糖尿病多发生于40岁以上人群,常见于老年人,近年有发病年轻化的倾向。

"三多一少"症状是否出现与血糖水平密切相关。2型糖尿病的首发症状可有多种表现,除多尿、多饮和体重减轻外,视力减退(糖尿病视网膜病变所致)、肢端麻木、尿路感染、皮肤痒、女性外阴瘙痒以及高血糖危象(酮症酸中毒和高渗性高血糖状态)均可为其首发症状。由于多数患者肥胖或超重,起病较缓慢,一部分患者可长期无代谢紊乱症状,有些则在体检时才被确诊,临床中常用"新诊断糖尿病"这一概念来表示新诊断但病史中的病程不确切的糖尿病,因此该人群病程可能短也可能长。一般建议用诊断患有糖尿病的时间多久或糖尿病症状出现多久,少用糖尿病的病程多久来描述病史。随着我国经济水平及居民健康意识的提高,定期体检的人群明显增加,因此糖尿病早期诊断的比例也逐渐随之上升。

(二)代谢紊乱的表现

各种类型糖尿病的代谢紊乱表现基本相同,但不同类型不同个体间的临床表现程度相差很大,有的患者无任何自觉症状,仅在常规体检时发现高血糖,多见于肥胖或超重的2型糖尿病患者;表现为典型的"三多一少"(多饮,多尿,多食和体重减轻)症状的患者,多见于1型糖尿病。急性代谢紊乱异常指高血糖危象,在症状严重时发生。非急性代谢紊乱但空腹血糖>16.6 mmol/L 或最高血糖>19.3 mmol/L,常称为严重高血糖,处理不当会发生高血糖危象。

(1)全身代谢紊乱。典型患者有体力减退、精神萎靡、乏力、易疲劳、易感冒、工作能力下降等症状,并发感染时可有低热、食欲减退及体重迅速下降。

(2)心血管系统紊乱。可有非特异性心悸、气促、心律不齐、心动过缓、心动过速、心前区不适等症状。在代谢过程中,由于体液丢失和血容量降低,可导致直立性低血压,进一步发展可出现酮症酸中毒或高渗性高血糖状态。

(3)消化系统紊乱。无并发症者多表现为食欲亢进和易饥,进食量增多而体重下降,病情较重者出现食欲碱退、恶心、呕吐或腹胀,伴胃肠神经病变者更为明显。

(4)泌尿生殖系统紊乱。早期因多饮,夜尿增多,尿液为等渗性或高渗性,并发感染时,出现脓尿、脓血尿,且伴尿急和尿痛,男性老年患者可因合并前列腺肥大而出现尿频、尿急与排尿中断等症状。女性可有月经过少、闭经及性欲减退的症状;男性患者以勃起功能障碍和性欲减退最常见。

(5)精神神经系统紊乱。由于口渴中枢和食欲中枢被刺激,患者烦渴、多饮、善饥、贪食,多数伴有情绪不稳或抑郁。有的患者心理压力过重,对生活和工作失去信心,另一些患者表现为失眠多梦、易惊醒。

(三)糖尿病慢性并发症的表现

糖尿病慢性并发症是因为长期或慢性高血糖所致的脏器损伤,是糖尿病重要的并发症。

1. 微血管并发症

微循环障碍、微血管瘤和微血管基底膜增厚是糖尿病微血管病变的特征性改变。糖尿病几乎能够损害全身所有的组织器官,但通常所称的微血管病变则特指糖尿病视网膜病和糖尿病肾病。

(1)糖尿病视网膜病(DRP)。DRP是糖尿病最常见的微血管并发症和成年人后天性失明的主要原因,也是高血糖所致血管病变中最特异的表现,其发生发展与糖尿病发病时间直接相关。糖尿病还可引起青光眼、白内障、屈光改变、虹膜睫状体炎等并发症。

(2)糖尿病肾病(diabetic kidney disease, DKD)。DKD 的肾小球病变又称为肾小球硬化症(glomerulosclerosis),可伴有水肿和高血压,部分呈肾病综合征表现,后期肾小球病变患者绝大多数伴有糖尿病视网膜病。高血糖除了造成肾小球病变外,临床也可发生肾小管病变、肾动脉病变以及肾脏感染,因此肾小球病变是 DKD 最重要的病变,但其他病变的发生也必须重视。

2. 动脉粥样硬化

糖尿病可以是胰岛素抵抗综合征的一个表现,患者有营养过度、腹型肥胖、高血压、脂代谢紊乱等表现。肥胖是发生胰岛素抵抗和代谢综合征的关键因素,并直接或间接促进动脉粥样硬化和动脉钙化的发生。肾小球血管也因同样变化而使得通透性增加,出现白蛋白尿。因此,微量白蛋白尿既是动脉粥样硬化的危险因素,又是全身血管内皮细胞损伤的标志物。

动脉粥样硬化和动脉钙化主要侵犯主动脉、冠状动脉、脑动脉、肾动脉和外周动脉,引起冠心病、缺血性脑血管病、高血压及夹层动脉瘤。由于糖尿病患者常常呈高凝状态,出血性脑血管病相对少见。外周动脉粥样硬化常以下肢动脉为主,表现为下肢发凉、疼痛、感觉异常和间歇性跛行,严重者可致肢体坏疽。大动脉钙化以收缩压升高、舒张压正常或降低、脉压明显增大和血管性猝死为特征。

3. 糖尿病神经病变

(1)多发性神经病变。多发性神经病变的常见症状为肢端感觉异常(麻木、针刺感、灼热及感觉减退等),呈手套或短袜状分布,有时痛觉过敏,随后出现肢体隐痛、刺痛或烧灼样痛,夜间或寒冷季节加重。感觉减退易受创伤或灼伤致皮肤溃疡,因神经营养不良和血液供应不足,溃疡较难愈合,若继发感染,可引起骨髓炎和败血症。老年患者偶见多神经根病变所致的肌萎缩。足部因长期受压或创伤可致骨质吸收破坏和关节变形。

(2)单一神经病变。单一神经病变主要累及脑神经(Ⅲ动眼神经、Ⅳ滑车神经、Ⅵ展神经),以累及第Ⅲ对脑神经较为多见。第Ⅲ对脑神经瘫痪表现为同侧上眼睑下垂和眼球运动障碍,第Ⅵ对脑神经瘫痪表现为同侧眼球内斜斜视。也可累及股神经、腓神经、尺神经或正中神经。单一神经病变常急性起病,呈自限性,多可痊愈。

(3)自主神经病变。自主神经病变较常见,且出现较早,影响胃肠、心血管、泌尿系统和生殖器官功能。自主神经病变表现为静息时心动过快和直立性低血压。伴有糖尿病心肌病变的患者常出现顽固性充血性心力衰竭和心脏扩大,并发冠心病的患者无痛性心肌梗死发生率高,行冠脉扩张或放置支架手术后,易发生再梗死。心脏外自主神经病变表现有瞳孔对光反射迟钝、排汗异常(无汗、少汗或多汗)或胃排空延迟(轻瘫)、腹泻、便秘或排尿无力、膀胱麻痹、尿失禁或尿潴留。

4. 糖尿病皮肤病变

糖尿病皮肤病变的种类很多,较常见的有以下几种。

(1)糖尿病大疱病。糖尿病大疱病多见于病程长、血糖控制不佳及伴有多种慢性并发症者。其症状为皮肤水疱多,突然发生,可无自觉症状,多位于四肢末端,也可见于前臂或胸腹部;边界清楚,周边无红肿或充血,壁薄透明,内含清亮液体,易渗漏,通常经2~4周自愈,但可反复发作。

(2)糖尿病皮肤病。糖尿病皮肤病较常见,为圆形或卵圆形暗红色平顶小丘疹,正前呈分散或群集分布,发展缓慢,可产生鳞屑,后期可发生萎缩和色素沉着。

(3)糖尿病脂质渐进性坏死。糖尿病脂质渐进性坏死常见于女性,可在糖尿病之前出现,多发生在胫前部,也可发生于手背或足背,双侧对称。早期病变呈圆形或卵圆形的橙色或紫色状,边界清晰,无痛。后期斑块中央皮肤萎缩凹陷,周边隆起伴色素沉着,外伤后易形成溃疡。

5. 感染

(1)皮肤黏膜感染。1型糖尿病的病因主要与自身免疫有关,感染机会可能更多,易并发疖、痈等化脓性感染,常反复发生,愈合能力差,有时可引起败血症和脓毒血症。

(2)膀胱炎、肾盂肾炎和气肿性胆囊炎。膀胱炎常见于女性,尤其是并发自主神经病变者常因反复发作而转为慢性膀胱炎。严重的肾盂肾炎是急性肾乳头坏死(pupillary necrosis)的常见病因之一,其典型表现为寒战高热,血尿和肾乳头坏死组织碎片从尿中排出,病死率高。急性气肿性胆囊炎(emphysematous cholecystitis)多见于糖尿病患者,病情严重,致病菌以梭形芽孢杆菌最常见,大肠杆菌和链球菌次之。

（3）毛菌病（mucormycosis）。毛菌病常累及鼻、脑、肺、皮肤和胃肠，或以弥散性毛菌病形式出现，主要见于糖尿病患者，是糖尿病合并真菌感染的最严重类型。感染常首发于鼻甲和鼻副窦，导致严重的蜂窝织炎和组织坏死。炎症可由筛窦扩展至眼球后及中枢神经，引起剧烈头痛和鼻出血，出现流泪、突眼等症状，或导致脑血管及海绵窦血栓形成。鼻腔分泌物呈黑色、带血，鼻甲和中隔可坏死甚至穿孔。

（4）结核病。以糖尿病合并肺结核多见，糖尿病人群的发病率明显高于非糖尿病人群。肺结核病变多呈渗出性或干酪样坏死，易形成空洞，病变的扩展与播散较快。合并结核病时高血糖加重，体重减轻。

（四）常见伴发病

糖尿病伴发肥胖、高血压、血脂代谢紊乱较多，常见的还有高尿酸血症、脂肪肝、胆石症、阻塞性睡眠呼吸暂停，慢性骨关节病等；精神与心理障碍；认知功能障碍；牙周疾病；肿瘤；骨质疏松症与骨折。

【诊断】

（一）糖尿病和糖尿病前期的诊断标准

首先需确定是否患有糖尿病，然后进行糖尿病分类，并确定有无并发症或合并症。糖尿病的临床诊断应依据静脉血浆血糖而不是毛细血管血糖的检测结果，目前国际通用的诊断标准和分类是世界卫生组织（1999 年）标准，糖尿病诊断、糖代谢状态分类标准和糖尿病的分型体系见表 5-1。

糖尿病症状加任意点血糖≥11.1 mmol/L（200 mg/dL）（糖尿病症状包括多饮、多尿和不明原因的体重下降；任意点血糖指不考虑上次用餐时间，一天中任时的血糖）或空腹血糖≥7.0 mmol/L（126 mg/dL）（空腹状态是指至少 8 小时没有进食热量）或葡萄糖负荷后 2 小时血糖≥11.1 mmol/L（200 mg/dL）且无糖尿病症状者，需另日重复测定血糖明确诊断。空腹血糖受损（impaired fasting glucose，IFG）和糖耐量受损（impaired glucose tolerance，IGT）是未达到糖尿病诊断标准的高血糖状态（糖尿病前期，IFG 和 IGT 都是发生糖尿病和心血管病变的危险因素）。

表 5-1　糖代谢状态分类

糖代谢分类	空腹血糖	糖负荷后 2 小时血糖
正常血糖	<6.1 mmol/L	<7.8 mmol/L
空腹血糖受损（IFG）	6.1～7.0 mmol/L	<7.8 mmol/L
糖耐量异常（IGT）	<7.0 mmol/L	7.8～1.1 mmol/L
糖尿病	≥7.0 mmol/L	≥11.1 mmol/L

（二）糖尿病的鉴别诊断

1. 排除继发性等特异型糖尿病

应排除以下继发性等特异型糖尿病：①弥漫性胰腺病变致 β 细胞广泛破坏或大部分胰腺切除引起的胰源性糖尿病；②肝脏疾病所致的肝源性糖尿病；③内分泌疾病（肢端肥大症、Cushing 综合征、胰高糖素瘤、嗜铬细胞瘤、甲亢、生长抑素瘤）因拮抗胰岛素外周作用或因抑制胰岛素分泌（如生长抑素瘤）而并发的糖尿病；④药物所致的糖尿病，其中以长期应用超生理量糖皮质激素（类固醇性糖尿病）多见；⑤各种应激和急性疾病伴随的高血糖症（应激性高血糖症）。通过详细询问病史和全面细致的体格检查，再配合必要的实验室检查，一般不难鉴别。

2. 黎明现象与低血糖后高血糖现象的鉴别

黎明现象（dawn phenomenon）是每天黎明后（清晨 5:00～8:00）出现的血糖升高现象，出现高血糖之前的午夜无低血糖，不存在低血糖后的高血糖反应。黎明现象的基本特点是清晨高血糖，血糖波动性增大。黎明时患者体内的升血糖激素(生长激素、糖皮质激素和儿茶酚胺等)分泌增加,血糖随之升高。该时段机体对血糖的利用率最低,使血糖进一步升高,从而引发清晨高血糖。正常人和糖尿病患者均有黎明现象,虽然黎明现象与低血糖后高血糖现象,即"苏木杰反应"(somogyi effect)均表现为清晨空腹血糖升高,但是糖尿病患者的黎明现象更明显,提示患者的血糖控制不良。两者的病因和机制不同,处理刚好相反,故需仔细鉴别。若单凭症状难以区别,可以通过自我监测凌晨 0:00～4:00 的 2～3 次血糖识别。如监测到的血糖偏低或低于正常值,或先出现低血糖,随后出现高血糖,则为苏木杰反应;如监测到的血糖升高或几次血糖值一直平稳,则为黎明现象。

【治疗】

对确诊的糖尿病患者,我们的管理重点主要分为以下三大环节:第一,制定管理目标。总体目标是预防和减少发生急性代谢紊乱和慢性并发症的概率,并且改善患者的预后,提高患者的生活质量。第二,实现管理目标达标。需要患者及家庭、医务人员、社会及政府等多方共同努力、相互协作才能实现目标达标。首先,患者必须学会自我管理;其次,基层医疗机构,尤其是社区卫生服务中心要积极承担基本的管理工作,负责患者的分级双向转诊、高级别医疗机构负责疑难并发症的诊治;再次,社会和政府应重视和支持糖尿病的管理和宣教。第三,长期监测,按制定目标监测患者的达标情况并及时调整管理方案。

一、目标和控制指标

糖尿病管理的目标是:①纠正代谢紊乱,消除糖尿病症状,维持良好的营养状况,提高患者的生存质量,保障患者正常的工作能力,保证儿童的正常生长发育;②防止发生糖尿病急性代谢紊乱(主要指高血糖危象);③预防、延缓和减少慢性并发症的发生与发展。

为达到以上目标,糖尿病管理应强调早期治疗、长期治疗、综合治疗和个体化的基本原则。首先,糖尿病患者在确诊之后,应接受系统的糖尿病自我管理教育,正确掌握相关知识和技能,并且不断学习。糖尿病自我管理教育和支持应以患者为中心,尊重和响应患者的个人爱好、需求和价值观,以此指导临床决策,并注重个体化。此外,由于糖尿病自我管理教育和支持可改善患者的临床结局并减少疾病的花费,因此,当为患者提供糖尿病自我管理教育和支持时,健康教育提供者应该考虑治疗负担、患者自我管理的自我效能以及社会与家庭支持的程度,以此为基础给予相应的支持,提供相应的帮助。最后,医护工作者应在最佳时机为糖尿病患者提供尽可能全面的糖尿病自我管理教育,为患者提供糖尿病自我管理教育。每位糖尿病患者一旦确诊,即应接受糖尿病自我管理教育,从而使患者充分认识糖尿病并掌握糖尿病的自我管理能力。

为了改善糖尿病患者的临床结局、健康状况和生活质量,糖尿病患者的教育和管理形式可以采取多种多样的方式,既可以是集体教育,如大课堂式、小组式,也可以是个体教育,即糖尿病教育者与患者进行一对一的沟通和指导,给提供患者一些适合重复练习的技巧,如自我注射胰岛素、自我血糖监测(SMBG)。

二、达标措施

(一)糖尿病教育

糖尿病需终身治疗,其治疗效果在很大程度上取决于患者的主动性和病情的严重程度。糖尿病教育的内容包括对医疗保健人员、患者和家属的宣传教育,提高医务人员的综合防治水平,将科学的糖尿病知识、自我保健技能深入浅出地传授给患者,使患者了解治疗不达标的危害性,只要医患长期密切合作,可以达到正常的生活质量。

糖尿病教育应贯穿于糖尿病诊治的整个过程,其内容包括糖尿病基础知识、心理卫生、医学营养治疗、运动治疗、药物治疗、自我血糖监测及自我保健等。其中,血糖监测是糖尿病管理中的重要组成部分,其结果有助于评估糖尿病患者糖代谢紊乱的程度,制定合理的降糖方案,反映降糖治疗的效果并指导治疗方案的调整。目前临床上常用的血糖监测方法有利用血糖仪进行的毛细血管血糖监测、持续葡萄糖监测(CGM)、HbA1c 和糖化白蛋白(GA)的检测等。

1. 毛细血管血糖监测

这类监测包括患者进行 SMBG 及在医院内进行的床边快速血糖检测,建议所有糖尿病患者均需进行 SMBG。SMBG 的频率应根据患者病情的实际需要来决定,兼顾有效性和便利性,例如每天轮换进行餐前和餐后 2 小时的配对血糖监测,能够改善患者的 HbA1c 水平,且不影响生活质量。SMBG 的具体原则如下:因血糖控制非常差或病情危重而住院治疗者应每天监测 4～7 次血糖,或根据治疗需要监测血糖;采用调整生活方式干预控制糖尿病的患者,可根据需要有目的地通过血糖监测了解饮食控制和运动对血糖的影响,并以此来调整饮食和运动;使用口服降糖药者可每周监测 2～4 次空腹或餐后 2 小时血糖;使用胰岛素治疗者可根据胰岛素治疗方案进行相应的血糖监测。使用基础胰岛素的患者应监测空腹血糖,根据空腹血糖调整睡前胰岛素的剂量;使用预混胰岛素者应监测空腹和晚餐前血糖,根据空腹血糖调整晚餐前胰岛素剂量,根据晚餐前血糖调整早餐前胰岛素剂量,空腹血糖达标后,注意监测餐后血糖以优化治疗方案;特殊人群(围手术期患者、低血糖高危人群、危重症患者、老年患者、1 型糖尿病、GDM 等)的监测,应在遵循以上血糖监测基本原则的基础上,实行个体化的监测方案。

2. HbA1c

HbA1c 在临床上是评估长期血糖控制状况的金标准,也是临床上决定是否需要调整治疗的重要依据。标准的 HbA1c 检测方法的正常参考值为 4%～6%,在治疗之初,建议每 3 个月检测 1 次,一旦达到治疗目标可每 6 个月检查一次。对于患有贫血和血红蛋白异常疾病的患者,HbA1c 的检测结果是不可靠的。

3. GA

GA 能反映糖尿病患者检测前 23 周的平均血糖水平,其正常参考值为 11%～17%。GA 对短期内血糖变化比 HbA1c 敏感,是评价患者短期糖代谢控制情况的良好指标,尤其是对于糖尿病患者治疗方案调整后的疗效评价。此外,GA 可用于糖尿病筛查,并辅助鉴别急性应激,如外伤、感染等所导致的应激性高血糖。对于患有肾病综合征、肝硬化等影响白蛋白更新速度的疾病的患者,GA 的检测结果是不可靠的。

4. CGM

CGM 是指通过葡萄糖传感器监测皮下组织间液的葡萄糖浓度变化的技术,可以提供更全面的血糖信息,了解血糖波动的特点,为糖尿病个体化治疗提供依据。

结合上述手段,对糖尿病患者来说,应通过教育达到下列目的:①认识自己所患糖尿病的类型及其并发症的重要性;②正确掌握饮食治疗和调整食谱的基本技能;③认识控制不良的严重后果及其控制的重要性;④能自行观察病情,自我监测血糖、血压,并能初步调整饮食和药物;⑤能自己注射胰岛素,并初步调整用量;⑥能识别、预防和及时处理低血糖;⑦能主动与医务人员配合,病情变化时能及时复诊,并按要求定期复查。

(二)医学营养治疗

俗称饮食治疗,是糖尿病治疗的基础,也是最难坚持的治疗,应严格和长期执行。2 型糖尿病及糖尿病前期患者均需接受个体化医学营养治疗,在熟悉糖尿病治疗的营养(医)师或综合管理团队(包括糖尿病教育者)的指导下完成。在评估患者营养状况的前提下,设定合理的营养治疗目标,调整总能量的摄入,合理、均衡分配各种营养素,达到患者的代谢控制目标,并尽可能满足个体饮食喜好。

1. 医学营养治疗的目标

参考美国糖尿病学会(ADA)2017 膳食指南及中国糖尿病医学营养治疗指南(2017)的要求,确定糖尿病医学营养治疗的目标,即使超重或肥胖者 BMI 达到或接近 24 kg/m² ,或体重至少下降 7%;每日饮食总热量一般减少 1 670~2 100 kJ；饱和脂肪酸摄入占总脂肪酸摄入的 30% 以下；中等强度体力活动至少保持在 150 分钟/周。

2. 膳食营养因素

糖尿病前期或糖尿病患者应当接受个体化能量平衡计划，目标是既要达到或维持理想体重，又要满足不同情况下的营养需求。超重或肥胖的糖尿病患者应减轻体重，不推荐 2 型糖尿病患者长期接受极低能量（<3 340 kJ/d）的营养治疗。膳食中由脂肪提供的能量应占总能量的 20%~30%，同时控制膳食中胆固醇的过多摄入。

3. 碳水化合物

膳食中碳水化合物所提供的能量应占总能量的 50%~65%。对碳水化合物的数量、质量的控制是血糖控制的关键环节。应定时定量进餐，尽量保持碳水化合物均匀分配。控制添加糖的摄入，不喝含糖饮料。

4. 蛋白质

肾功能正常的糖尿病患者，蛋白质的摄入量可占供能比的 15%~20%，保证优质蛋白质比例超过三分之一。推荐蛋白质摄入量约 0.8 g/(kg·d)，过高的蛋白质摄入[如>1.3 g/(kg·d)]与蛋白尿升高、肾功能下降、心血管及死亡风险增加有关，低于 0.8 g/(kg·d) 的蛋白摄入并不能延缓糖尿病肾病进展，已开始透析的患者蛋白质摄入量可适当增加。蛋白质来源应以优质动物蛋白为主，单纯增加蛋白质不易引起血糖升高，但可能引起胰岛素分泌增加。

5. 饮酒

不推荐糖尿病患者饮酒，若饮酒应计算酒精中所含的总能量，一般不超过 1~2 份标准量/日（一份标准量的啤酒 285 mL，清淡啤酒 375 mL，红酒 100 mL，白酒 30 mL，各约含乙醇 10 g。女性一天饮酒的酒精量不超过 15 g，男性不超过 25 g），15 g 酒精相当于 350 mL 啤酒、150 mL 葡萄酒或 45 mL 蒸馏酒，每周不超过 2 次。同时，应警惕酒精可能诱发的低血糖，避免空腹饮酒。禁忌大量饮酒，因可诱发酮症酸中毒和低血糖症。

6. 膳食纤维

豆类、富含纤维的谷物类（每份食物≥5 g 纤维）、水果、蔬菜和全谷物食物均为膳食纤维的良好来源。提高膳食纤维摄入对健康有益，建议糖尿病患者达到膳食纤维每日推荐摄入量，即 10~14 g/4 180 kJ。

7. 钠

食盐摄入量应限制在每天 6 g 以内，每日钠摄入量不超过 2 000 mg，伴肾病或高血压者应少于 3 g。同时应限制摄入含钠高的调味品或食物，例如味精、酱油、调味酱、腌制品、盐浸等加工食品等。

8. 微量营养素

糖尿病患者容易缺乏维生素 B、维生素 C、维生素 D 以及铬、锌、硒、镁、铁、锰等多种微量营养素，可根据营养评估结果适量补充。长期服用二甲双胍者应预防维生素 B_{12} 缺乏。

9. 膳食模式

在专业人员的指导下，结合患者的代谢目标和个人喜好（例如风俗、文化、宗教、健康理念、经济状况等），设计个体化的饮食治疗方案。合理膳食模式指以谷类食物为主，高膳食纤维摄入、低盐低糖低脂肪摄入的多样化膳食模式，同时监测血脂、肾功能以及营养状况的变化。

医学营养治疗对于糖尿病患者有重要意义：1 型糖尿病患者在合适的总热量、合理的膳食结构和规律的进餐次数的基础上，配合胰岛素的治疗，可以有效控制高血糖，同时防止低血糖的发生；2 型糖尿病患者，尤其是超重者，通过医学营养治疗，可以有效减轻体重，改善高血糖和脂代谢紊乱，同时控制高血压和胰岛素抵抗，减少降糖药物的用量。应依据身体的健康需求制定平衡膳食，即各种营养成分的摄入都应该合理，同时考虑患者的生活相饮食习惯。

（1）制定每天需要的总热量。首先按性别、年龄和身高计算理想体重[理想体重（kg）＝身高（cm）－

105]，然后根据患者的理想体重和工作性质，参考其原来的生活习惯，计算每日所需的总热量(每日成人卧床静息状态给予热量84～126 kJ/kg，轻体力劳动126～146 kJ/kg，中度体力劳动146～168 kJ/kg，重体力劳动168 kJ/kg以上。青少年、妊娠期和哺乳期妇女、营养不良和消瘦及伴有消耗性疾病的患者，应酌情增加所摄入的热量)，使体重逐渐控制在理想体重的±5%以内。

(2)营养素的热量分配。糖类摄入量通常应占总热量的55%～60%，提倡食用面和定量杂粮，要严格限制或避免蔗糖、葡萄糖、蜜糖及其制品(各种糖果、甜糕点，冰激凌及含糖软饮料等)的摄入。脂肪的摄入量要严格限制在总热量的20%～30%之间，其中饱和脂肪酸应<10%，单不饱和脂肪酸应尽量达到10%～15%，其余由多不饱和脂酸补充，即控制所摄入食物的脂肪量，少食动物脂肪，尽量用植物油代替。一般糖尿病患者(无肾病及特殊需要者)每日蛋白质的摄入量应占总热量的15%～20%(每日每千克理想体重0.8～1.2 g)，其中动物蛋白占1/3，临床糖尿病肾病(大量蛋白尿)者应减少蛋白质的摄入量(每日每千克理想体重0.8 g以下)。生长发育期的青少年、妊娠期和哺乳期妇女、营养不良和伴消耗疾病患者的蛋白质摄入量可适当增加。

(3)制定食谱。每日总热量及营养素组成确定后，应根据各种食物的产热量确定食谱(每克糖类和蛋白质产热16.8 kJ，每克脂肪产热37.8 kJ)。根据生活习惯、病情和药物治疗的需要，每日三餐热量分配可选择1/5、2/5、2/5或1/3、1/3、1/3，也可按每日四餐分配为1/7、2/7、2/7、2/7。

(三)运动治疗

运动治疗能帮助患者控制血糖，提高胰岛素敏感性。在每次运动的过程中，应根据实际效果和病情变化进行必要的饮食调整，运动时间30～60分钟，每天一次或每周5次。活动强度应达到有氧代谢的水平，即约为最大耗氧量(VO_2 max)的60%，可用运动时的脉率进行估算[脉率(次/分钟)=170-年龄]。例如，一位57岁糖尿病患者的运动时脉率约为：170-57=113次/分钟。运动前应仔细检查有无糖尿病并发症等，在医务人员的指导下制定运动方案，了解运动环境是否安全，做好低血糖的防范准备。

1. 糖尿病运动的适应证

1型糖尿病患者病情稳定者宜于餐后运动，2型糖尿病患者血糖在16.7 mmol/L以下者，尤其是肥胖者。

有下列情况时，不宜进行剧烈体育锻炼：①1型糖尿病患者病情未稳定或伴有严重慢性并发症，如严重糖尿病肾病；③伴严重高血压或缺血性心脏病；④伴有增殖性视网膜病变、脑动脉硬化、严重骨质疏松或机体平衡功能障碍者。对不能主动进行运动治疗者，应由他人协助，进行必要的被动锻炼。

成年2型糖尿病患者每周至少150分钟的中等强度有氧运动，增加日常身体活动，减少久坐时间。血糖控制极差且伴有急性并发症或严重慢性并发症的患者，应慎重进行运动治疗。运动锻炼在2型糖尿病患者的综合管理中占重要地位。规律运动有助于控制血糖、减少心血管危险因素、减轻体重以及提升幸福感，而且对糖尿病高危人群一级预防效果显著。

2. 2型糖尿病患者进行糖尿病运动时应遵循的原则

流行病学研究结果显示，规律运动8周以上可将2型糖尿病患者的HbA1c降低0.66%。坚持规律运动12～14年的糖尿病患者病死率显著降低。

(1)运动治疗应在医师指导下进行。运动前要进行必要的评估，特别是心肺功能和运动功能的医学评估(如运动负荷试验等)。

(2)运动时长。成年2型糖尿病患者每周至少进行150分钟(如每周运动5天，每次30分钟)中等强度(50%～70%最大心率，运动时有点用力，心跳和呼吸加快但不急促)的有氧运动。研究发现，即使进行一次短时的体育运动(如10分钟)，累计30分钟/天，对于糖尿病治疗也是有益的。

(3)体育运动的种类。中等强度的体育运动包括快走、太极拳、骑自行车、乒乓球、羽毛球和高尔夫球；较大强度的运动包括快节奏舞蹈、有氧健身操、慢跑、游泳、骑自行车上坡、足球、篮球等。

(4)运动频率。如无禁忌证，每周最好进行2～3次抗阻运动(两次锻炼间隔≥48小时)，锻炼肌肉力量和耐力。锻炼部位应包括上肢、下肢、躯干等主要肌肉群,训练强度为中等。联合进行抗阻力运动和有氧运动可获得更大程度的代谢改善。

（5）及时调整。运动项目要与患者的年龄、病情及身体承受能力相适应,并定期评估,适时调整运动计划。记录运动日记,有助于提升运动依从性。运动前后要加强血糖监测,运动量大或激烈运动时应建议患者临时调整饮食及药物治疗方案,以免发生低血糖。

（6）养成健康的生活习惯。养成积极的生活方式,如增加日常身体活动、减少静坐时间,将有益的体育运动融入日常生活中。

（7）注意事项。空腹血糖＞16.7 mmol/L、反复出现低血糖或血糖波动较大、有DKA等急性代谢并发症、合并急性感染、增殖性视网膜病变、严重肾病、严重心脑血管疾病(不稳定性心绞痛、严重心律失常、一过性脑缺血发作)等情况时避免运动,病情控制稳定后方可逐步恢复运动。

（四）戒烟

吸烟与肿瘤、糖尿病、糖尿病大血管病变、糖尿病微血管病变、过早死亡的风险增加相关。研究表明,2型糖尿病患者戒烟有助于改善代谢指标、降低血压和白蛋白尿。应劝告每一位吸烟的糖尿病患者停止吸烟或停用烟草类制品,减少被动吸烟,对患者吸烟状况以及尼古丁依赖程度进行评估,同时提供咨询、戒烟热线,必要时加用药物等帮助患者戒烟。

（五）口服降糖药治疗

生活方式干预是糖尿病治疗的基础,如血糖控制不达标(HbA1c≥7.0%)则进入药物治疗。目前,国内临床常应用的口服降糖药主要有7大类,即双胍类、磺脲类(sulfonylureas,SU)、葡萄糖苷酶抑制剂(glucosidase-inhibitors)、噻唑烷二酮类(azolidinediones,TZD)、非磺脲类促胰岛素分泌剂、二肽基肽酶(DPP-4)抑制剂及其他口服降糖药。注射药主要是胰岛素和GLP1受体激动剂或类似物。

二甲双胍、α-糖苷酶抑制剂或胰岛素促泌剂可作为单药治疗的选择,其中二甲双胍是单药治疗的首选。在单药治疗疗效欠佳时,可联合其他药物或胰岛素注射治疗。高血糖的药物治疗多基于纠正导致人类血糖升高的两个主要病理生理改变——胰岛素抵抗和胰岛素分泌受损。双胍类的主要药理作用是减少肝脏葡萄糖的输出;磺脲类和格列奈类直接刺激胰岛β细胞分泌胰岛素;α-糖苷酶抑制剂的主要药理作用为延缓碳水化合物在肠道内的消化吸收;TZD的主要药理作用为改善胰岛素抵抗;DPP-4抑制剂通过减少体内胰高血糖素样肽-1(GLP-1)的分解、增加GLP-1浓度从而促进胰岛β细胞分泌胰岛素;SGLT2抑制剂的主要药理作用为通过减少肾小管对葡萄糖的重吸收来增加肾脏葡萄糖的排出。糖尿病的医学营养治疗和运动治疗是控制2型糖尿病高血糖的基本措施,在饮食和运动不能使血糖控制达标时应及时采用药物治疗。

1. 双胍类

目前临床上使用的双胍类药物主要是盐酸二甲双胍。双胍类药物的主要药理作用是通过减少肝脏葡萄糖的输出和改善外周胰岛素抵抗而降低血糖。许多国家和国际组织制定的糖尿病诊治指南中均推荐二甲双胍作为2型糖尿病患者控制高血糖的一线用药和药物联合中的基本用药。

双胍类药物的主要适应证是:①超重、肥胖或伴有冠心病的2型糖尿病;②与其他口服降糖药联合应用;③胰岛素治疗时(包括1型糖尿病)加用双胍类有助于稳定血糖。除1型糖尿病外,双胍类药物的禁忌证有:①所有SU药物的禁忌证;②乳酸性酸中毒、严重心力衰竭、严重肝病和哺乳期患者禁用;③双胍类药物禁用于肾功能不全[血肌酐水平男性＞132.6 μmol/L(1.5 mg/dL),女性＞123.8 μmol/L(1.4 mg/dL)或预估肾小球滤过率(eGFR)＜45 mL/min]、肝功能不全、严重感染、缺氧或接受大手术的患者。造影检查如使用碘化对比剂时,应暂时停用二甲双胍。

双胍类药物最严重的不良反应是诱发乳酸性酸中毒,较为常见的不良反应是胃肠道症状,表现为口干、口苦、口中有金属味、厌食、恶心、呕吐、腹泻等,进餐中或餐后服药或由小剂量开始服药可减轻症状。偶有过敏反应,表现为皮肤红斑、荨麻疹等。从小剂量开始服药并逐渐加量是减少不良反应的有效方法。

长期使用二甲双胍者应注意维生素 B_{12} 缺乏的可能性。

2. 磺脲类(SU)

SU 药物属于胰岛素促泌剂,主要是刺激胰岛 β 细胞分泌胰岛素,增加体内的胰岛素水平而降低血糖。SU 药物可使 HbA1c 降低 1.0%～1.5%(去除安慰剂效应后)。目前在我国上市的 SU 药物主要有格列本脲、格列美脲、格列齐特、格列吡嗪和格列喹酮

SU 的主要适应证有:①运动治疗不能使血糖达标的 2 型糖尿病患者;②肥胖的 2 型糖尿病患者应用双胍类等药物治疗后,血糖控制仍不满意或因胃肠道反应不能耐受的;③SU 治疗不达标时可与胰岛素联合使用,非多次胰岛素注射者不必停用 SU。

SU 禁用于 1 型糖尿病和 2 型糖尿病合并严重感染、酮症酸中毒、高渗性高血糖状态的情况。围手术期应暂停使用 SU,改为胰岛素治疗。当患者合并严重慢性并发症或伴明显肝功能不全时或者对 SU 过敏,应注意各种 SU 不能联合应用。

SU 的主要不良反应是低血糖,特别是在老年患者和肝、肾功能不全者中容易发生,一般与剂量过大、饮食配合不妥、使用长效制剂或同时应用增强 SU 降糖作用的药物有关;另一不良反应是体重增加,可使非超重肥胖者体重增加,但不会增加超重肥胖者体重。有肾功能轻度不全的患者,宜选择应用格列喹酮。消渴丸是含有格列本脲和多种中药成分的固定剂量复方制剂,其降糖效果与格列本脲相当。研究显示,与格列本脲相比,服用消渴丸发生低血糖的风险较低,改善糖尿病相关中医症候的效果更显著。此外,还可出现恶心、呕吐、消化不良、皮肤瘙痒、皮疹和光敏性皮炎等,如症状轻微,多可耐受;如症状逐渐加重,或发生严重肝损害、粒细胞缺乏、再生障碍性贫血、溶血性贫血、血小板减少性紫癜等明显毒副作用时,应立即停药,并给予相应处理。

在使用 SU 时,应避免与其他药物的相互作用,有些药物(水杨酸制剂、磺胺类药物、保泰松、霉素、胍乙啶、利舍平、β 肾上腺素能拮抗剂、单胺氧化酶抑制剂等)可减弱糖异生或降低 SU 与血浆蛋白结合,或降低 SU 的肝代谢与肾排泄,增强 SU 的降糖效应;另一些药物(噻嗪类利尿药、呋塞米、依他尼酸、糖皮质激素、雌激素、钙拮抗剂、苯妥英钠、苯巴比妥等)因抑制胰岛素释放、抗胰岛素作用、促进 SU 肝降解,可降低 SU 的降糖作用。

3. 葡萄糖苷酶抑制剂

葡萄糖苷酶抑制剂通过抑制碳水化合物在小肠上部的吸收而降低餐后血糖,但对乳糖酶无抑制作用,不影响乳糖的消化吸收。葡萄糖苷酶抑制剂对肠道菌群有有益作用,还有一定的升高血中 GLP-1 浓度和降低血中胰岛素水平的作用,可减重,饮食中碳水化合物类大于 50% 者使用效果更好。葡萄糖苷酶抑制剂主要用于 2 型糖尿病,单独应用可降低餐后血糖与空腹血糖和血浆胰岛素水平,与其他口服降糖药联合应用可提高疗效;对于 1 型糖尿病或使用胰岛素治疗的 2 型糖尿病患者,加用本药可改善血糖控制,减少胰岛素用量。

国内上市的 α-糖苷酶抑制剂有阿卡波糖、伏格列波糖和米格列醇。进餐时嚼服。禁忌证主要有:①对此药过敏或有肠道炎症、溃疡、消化不良、疝等症状;②血肌酐＞180 μmol/L 或 CFR＜25 mL·min^{-1}·$(1.73 m^2)^{-1}$;③肝硬化;④合并感染、严重创伤或酮症酸中毒等。常见不良反应为胃肠道反应,如腹胀、排气、腹痛、腹泻等。应从小剂量开始,逐渐加量可减少不良反应。单独服用本类药物通常不会发生低血糖。应用 α-糖苷酶抑制剂的患者如果出现低血糖,治疗时需使用葡萄糖或蜂蜜,食用蔗糖或淀粉类食物纠正低血糖的效果差。

4. 噻唑烷二酮类(TZD)

噻唑烷二酮类亦称胰岛素增敏剂,主要通过增加靶细胞对胰岛素作用的敏感性而降低血糖。TZDs 主要用于 2 型糖尿病,尤其适合于伴有明显胰岛素抵抗者。可单独或与其他口服降糖药、胰岛素联合应用,但不适用于 1 型糖尿病、酮症酸中毒、有心力衰竭(纽约心脏学会心功能分级 Ⅱ 级以上)、活动性肝病或转氨酶升高超过正常上限 2.5 倍及严重骨质疏松和有骨折病史的患者。TZDs 单独使用时不导致低血

糖,但与胰岛素或胰岛素促泌剂联合使用时可增加低血糖发生的风险。

目前在我国上市的 TZDs 主要有罗格列酮和吡格列酮两种。罗格列酮(rosiglitazone)的起始剂量为 4 mg/d,最大剂量 8 mg/d,一次或分次口服;吡格列酮(pioglitazone)的起始剂量为 15～30 mg/d,最大剂量 45 mg/d。常见的不良反应有水肿、体重增加、头痛、头晕、乏力、恶心和腹泻,贫血、心力衰竭和女性四肢远端骨折。这些不良反应在与胰岛素联合使用时表现更加明显。本药可使绝经前无排卵型妇女恢复排卵,如不注意避孕则有妊娠可能。该作用对多囊卵巢综合征有效。

5. 非磺脲类促胰岛素分泌剂

格列奈类药物为非磺脲类胰岛素促泌剂,目前我国已上市的有瑞格列奈和那格列奈。此类药物主要通过刺激胰岛素的早时相分泌而降低餐后血糖,可将 HbA1c 降低 0.5％～1.5％。此类药物需在餐前即刻服用,可单独使用或与其他降糖药联合应用(与磺脲类降糖药联合应用需慎重)。格列奈类药物的常见不良反应是低血糖和体重增加,但低血糖的风险和程度较磺脲类药物轻,除此之外,极少数患者可能出现一过性肝功能异常、过敏及胃肠道反应。格列奈类药物可以在肾功能不全的患者中使用。

6. 二肽基肽酶-4(DPP-4)抑制剂

DPP-4 抑制剂通过抑制 DPP-4 而减少 GLP-1 在体内的失活,使内源性 GLP-1 的水平升高。GLP-1 是一种在食物营养物质刺激下,由肠道内分泌细胞合成分泌的肠促胰素(Incretin),具有葡萄糖依赖性促胰岛素分泌的特性,可通过促进 β 细胞的胰岛素分泌、抑制 α 细胞不适当的胰高糖素分泌、抑制食欲及减缓胃排空等多种途径参与机体血糖稳态调节。

DPP-4 抑制剂适用于成人 2 型糖尿病患者的血糖控制,不能用于 1 型糖尿病或糖尿病酮症酸中毒患者;不推荐用于妊娠期、哺乳期妇女和儿童及有胰腺炎病史者。目前在中国已上市的 DPP-4 抑制剂药物有 5 种,即西格列汀、沙格列汀、维格列汀、利格列汀和阿格列汀。

DPP-4 抑制剂禁忌证是:对药物或药物中任何一种成分过敏者禁用。常见不良反应有咽炎、头痛、上呼吸道感染等,但是其低血糖的发生率比磺脲类药物低,少见不良反应包括超敏反应、血管神经水肿、肝酶升高、腹泻、咳嗽等。

7. 其他口服降糖药

钠-葡萄糖协同转运子-2(SGLT-2)抑制剂可特异性抑制滤过葡萄糖在肾小管的重吸收,以增加尿中葡萄糖排泄,从而发挥降糖作用,并促进体重下降,但增加尿路感染的风险。

固定剂量复方制剂(fixed dose compound,FDC)常用二甲双胍与其他口服降糖药组合,如二甲双胍与 SU、TZD、DPP-4 抑制剂及阿卡波糖。FDC 可提高患者的依从性。

GLP-1 受体激动剂通过激动 GLP-1 受体而发挥降低血糖的作用。GLP-1 受体激动剂以葡萄糖浓度依赖的方式增强胰岛素分泌、抑制胰高糖素分泌,并能延缓胃排空,通过中枢性的食欲抑制来减少进食量。目前国内上市的 GLP-1 受体激动剂为艾塞那肽、利拉鲁肽、利司那肽和贝那鲁肽,均需皮下注射。GLP-1 受体激动剂可有效降低血糖,并有显著降低体重和改善 TG、血压和体重的作用。单独使用 GLP-1 受体激动剂不会明显增加低血糖发生的风险。GLP-1 受体激动剂可以单独使用或与其他降糖药联合使用。GLP-1 受体激动剂的常见不良反应为胃肠道症状(如恶心、呕吐等),主要见于初始治疗时,不良反应可随着治疗时间的延长逐渐减轻。

此外,中医认为糖尿病是消渴症,可采用辨证施治法,与西药配合使用。

(六)胰岛素

2 型糖尿病患者在生活方式和口服降糖药联合治疗的基础上,若血糖仍未达到控制目标,应尽早(3 个月内)开始胰岛素治疗。2 型糖尿病患者的胰岛素起始治疗可以采用每日 1～2 次胰岛素的频率,胰岛素的多次注射可以采用每天 2～4 次或持续皮下胰岛素输注(CSII)方法。对于 HbA1c≥9.0％或空腹血糖≥11.1 mmol/L 同时伴明显高血糖症状的新诊断 2 型糖尿病患者,可考虑实施短期(2 周至 3 个月)胰岛素强化治疗。所有 1 型糖尿病和妊娠期高血糖患者都应接受胰岛素治疗,其中急性起病和 β 细胞明显不足的慢性起病 1 型糖尿病患者要求终生接受胰岛素治疗。

2 型糖尿病患者发生下列情况时需用胰岛素治疗：①高渗性高血糖状态、乳酸性酸中毒、糖尿病酮症酸中毒或反复出现酮症；②血糖控制不达标的增殖型视网膜病变；③神经病变导致严重腹泻与吸收不良综合征；④合并严重感染、创伤、手术、急性心肌梗死及脑血管意外等应激状态；⑤肝、肾功能严重不全；⑥妊娠期及哺乳期；⑦多种口服降糖药治疗血糖仍不达标等。

胰岛素按作用快慢和持续时间的不同，分为超短效（速效，餐时）、短效（普）、中效、长效四类；根据控制血糖的需要分为不同比例的短、超短及中效的预混胰岛素制剂；按照胰岛素的氨基酸序列可分为动物胰岛素（猪）、人胰岛素及在人胰岛素基础上进行修饰的胰岛素类似物；按照生产工艺可分为生物合成和基因重组胰岛素。

中效胰岛素或长效胰岛素类似物于睡前皮下一次注射，餐前注射 1～3 次短效胰岛素，多数患者的血糖能得到满意控制。预混胰岛素早、晚餐前各注射一次，部分患者能达到控制全天血糖的目的。一般常用中效和短效混合制剂，二者的比例和每日的总剂量因人而异，但早、晚的剂量应大致相等或早餐前用量约占日总量的 2/3。必要时预混胰岛素制剂可于三餐前皮下注射，即可达每日 3 次。

（七）慢性并发症的治疗

糖尿病的各种慢性并发症重在预防，强调早期诊断和治疗，严格控制血糖是防治慢性微血管并发症的基础，但必须同样重视血糖以外的慢性并发症，特别是动脉样硬化性血管病的风险因素的管理。如合并高血压时，血管紧张素转换酶抑制剂和血管紧张素 Ⅱ 受体拮抗剂可作为首选药物，常需要联合其他降压药。血脂谱异常者以总胆固醇、LDL-C 增高为主时，宜选 3-羟 3-甲基戊二酰辅酶 A 还原酶抑制剂（他汀类），以甘油三酯升高为主者可用贝特类药物。除此之外，应有效控制超重及肥胖者的体重，同时进行抗凝和抗血小板治疗。

（八）妊娠期高血糖的治疗

育龄糖尿病（妊娠前糖尿病）妇女在计划怀孕前，应开始接受强化胰岛素治疗，血糖达标才能妊娠。妊娠前糖尿病、妊娠期显性糖尿病及 CGDM 者，妊娠期血达标对确保母婴安全至关重要。妊娠期间的体重增加宜在 12 kg 以内；糖类的摄取量为每日 200～300 g，蛋白质每日每千克理想体重为 1.5～2.0 g。

降糖药物一般选用人胰岛素制剂或速效胰岛素类似物。降糖治疗应尽量避免出现低血糖。36 周前早产婴儿的存活率低，38 周后胎儿宫内死亡率高，故宜在妊娠 32～36 周住院治疗，直到分娩。住院期间应同时监护产科情况，必要时行引产或剖宫产。绝大多数妊娠糖尿病患者在分娩后可停用胰岛素。

（九）危重症及围术期的血糖管理

此类人群应使用胰岛素控制血糖，严格进行血糖监测，尽量避免出现低血糖。总体而言，血糖应控制在 6～10 mmol/L。

血糖监测是血糖安全达标的重要保证措施之一，非住院患者应行自我血糖监测（SMBG）。非降糖药物治疗者也可行 SMBG，胰岛素多次注射者每日应进行 2～4 次 SMBG。动态血糖监测（CGM）主要用于频发或无感知或夜间低血糖的患者，以及时发现低血糖。

（十）低血糖的处理

医生需要为糖尿病患者制定个体化的治疗方案，以达到控制血糖疗效的最大化，并将低血糖风险最小化。注意发现引起低血糖的诱因，并及时预防和治疗。低血糖可导致身体不适甚至危及生命，也是血糖达标的主要障碍，应该引起特别注意。

1. 低血糖的诊断标准

对非糖尿病患者来说，低血糖症的诊断标准为血糖<2.8 mmol/L，而对于接受药物治疗的糖尿病患者，只要血糖水平≤3.9 mmol/L 就属于低血糖范畴。糖尿病患者常伴有自主神经功能障碍，影响机体对低血糖的反馈调节能力，这也增加了发生严重低血糖的风险。同时，低血糖也可能诱发或加重患者自主

神经功能障碍,形成恶性循环。

2.可引起低血糖的降糖药物

胰岛素、磺脲类和非磺脲类胰岛素促泌剂均可引起低血糖,其他种类的降糖药(如二甲双胍、α-糖苷酶抑制剂、TZDs)单独使用时一般不会导致低血糖。应用 DPP-4 抑制剂、GLP-1 受体激动剂和 SGLT-2 抑制剂的低血糖风险较小。

3.低血糖的临床表现

低血糖的临床表现与血糖水平以及血糖的下降速度有关,可表现为交感神经兴奋(如心悸、焦虑、出汗、饥饿感等)和中枢神经症状(如神志改变、认知障碍、抽搐和昏迷),但老年患者发生低血糖时常可表现为行为异常或其他非典型症状。夜间低血糖常因难以发现而得不到及时处理。有些患者屡发低血糖后,可表现为无先兆症状的低血糖昏迷。严格的血糖控制会增加低血糖的风险,并且严重低血糖可能与患者死亡风险升高有关,因而对糖尿病患者需要制定个体化的血糖控制目标。

4.低血糖的可能诱因及预防对策

(1)胰岛素或胰岛素促泌剂。应从小剂量开始,逐渐增加剂量,谨慎地调整剂量。

(2)未按时进食,或进食过少。患者应定时定量进餐,如果进餐量减少,则相应减少降糖药物的剂量,有可能误餐时应提前做好准备。

(3)运动量增加。运动前应增加额外的碳水化合物摄入。

(4)酒精摄入。尤其是空腹饮酒时,酒精能直接导致低血糖,应避免酗酒和空腹饮酒。

(5)严重低血糖或反复发生低血糖。应调整糖尿病的治疗方案,并适当调整血糖控制目标。

(6)调整胰岛素用量。使用胰岛素的患者出现低血糖时,应积极寻找原因,精心调整胰岛素治疗方案和用量。

(7)提前预防。糖尿病患者应随身携带碳水化合物类食品,一旦发生低血糖,立即食用。

5.低血糖的治疗

糖尿病患者血糖≤3.9 mmol/L,需立即补充葡萄糖或含糖食物,严重的低血糖需要根据患者的意识和血糖情况给予相应的治疗和监护。低血糖是糖尿病患者长期维持正常血糖水平的制约因素,严重低血糖发作会给患者的健康带来巨大伤害。预防和及时治疗低血糖可以帮助患者达到合适的血糖水平,延缓并减少并发症的发生。

【预防和预后】

(一)预防

随着人口老龄化和经济的发展以及城市化生活的普及,糖尿病(主要是 2 型糖尿病)患者数量迅速增加,动脉粥样硬化性血管病及各种糖尿病并发症也随之相应增加,已成为糖尿病患者致残和致死的主要原因。面对糖尿病患者迅速增加这一全球性趋势,积极开展糖尿病及其并发症的预防,已成为我们的首要任务。应在全社会开展糖尿病宣传教育,提高患者及家属自我检测和治疗的能力,通过组织和开展三级预防,预防糖尿病,早期发现糖尿病及规范化管理糖尿病,减少糖尿病及其并发症的发生。一定要重视血糖控制以外的动脉粥样硬化风险因素的控制,许多糖尿病前期干预试验证明,通过生活方式和(或)药物干预,可降低 IGT、IFG 及 IGT 合并 IFG 人群发生糖尿病的风险。

(二)预后

糖尿病的预后取决于多方面的因素,糖尿病的早期治疗和患者长期以来的血糖、血压、血脂、体重及促凝状态的良好控制可明显降低致残率,延缓和防止动脉粥样硬化性血管病及慢性并发症的发生与发展。部分患者在糖尿病前期阶段的糖代谢异常是可逆的,经过干预能恢复正常;反之,我国大量研究证明,若此阶段不干预,20 年后绝大多数糖代谢异常可发展为糖尿病。糖代谢紊乱一旦发展到糖尿病阶段后,其病变一般是不可逆的,尽管发展缓慢,但为进行性,经数年至十几年的发展,会出现不同程度的慢性并发症,而且往往是多种并发症同时或先后发生。

三级预防能防止或延缓并发症的发生与发展,积极的治疗可显著提高患者的生活质量,延长生存寿命。严格的血糖控制可避免出现高血糖危象(酮症酸中毒和高渗状态)及感染,明显降低微血管并发症的发生率,长时间(可能10年以上)的控制可保护早期糖尿病的大血管。动脉粥样硬化性血管病是糖尿病的首要死因,急性并发症或高血糖危象治疗过晚、处理不及时可出现水和电解质平衡紊乱、休克、严重感染、心功能衰竭,都可导致死亡或残疾。

第二节　糖尿病酮症酸中毒

糖尿病酮症酸中毒(DKA)是由于胰岛素不足或作用明显减弱和升糖激素不适当升高引起的糖、脂肪和蛋白代谢紊乱综合征,是糖尿病的严重血糖危象之一,以至水、电解质和酸碱平衡失调,临床以高血糖、高血酮和代谢性酸中毒为主要表现。DKA的发生与糖尿病类型有关,部分糖尿病患者以DKA为首发表现。1型糖尿病急性起病者更倾向发生DKA;2型糖尿病可在无明显诱因下发生,也可在某些诱因,如急性感染、胰岛素不适当减量或突然中断治疗、饮食不当(饮食过量或不足、摄入食品过甜、酗酒等)、胃肠疾病(呕吐、腹泻等)、脑卒中、心肌梗死、创伤、手术、妊娠、分娩、精神刺激等情况下发生。

【病因】

发生DKA的基础是胰岛素严重缺乏和(或)作用明显减弱。胰岛素严重缺乏或严重抵抗时,伴随着胰高糖素等升糖激素的不适当升高,葡萄糖对胰高糖素分泌的抑制能力丧失,胰高糖素对刺激(精氨酸和进食)的分泌反应增强,导致肝、肾葡萄糖生成增多,外周组织利用葡萄糖障碍,加剧高血糖;同时脂肪分解代谢增强,血循环中游离脂肪酸明显增加,脂肪酸在肝脏的氧化分解增加,酮体生成旺盛,出现酮症或酮症酸中毒。其他升糖激素包括儿茶酚胺、糖皮质激素、生长激素等,在DKA的发展中也起一定作用。

【临床表现】

根据酸中毒的程度,DKA分为轻度、中度和重度。轻度糖尿病酮症(diabetic ketosis,DK)的血pH为$7.25\sim7.3$,HCO_3为$15\sim18$ mmol/L,阴离子间隙>10 mmol/L;中度糖尿病酮症除酮症外,还有轻至中度酸中毒,血pH为$7\sim7.25$,HCO_3为$10\sim15$ mol/L,阴离子间隙>12 mmol/L;重度糖尿病酮症是指酸中毒伴意识障碍(糖尿病酮症酸中毒昏迷),或虽无意识障碍,但血pH<7,$HCO_3<10$ mmol/L,阴离子间隙>12 mmol/L,多数患者的多尿、烦渴多饮和乏力症状加重,但亦可是首次出现。

如未及时治疗,病情继续恶化,将于$2\sim4$天发展至失代偿阶段,出现食欲减退、恶心、呕吐,常伴头痛、烦躁、嗜睡等症状,呼吸深快,呼气中有烂苹果味(丙酮气味)。病情进一步发展,会出现严重失水、尿量减少、皮肤黏膜干燥、眼球下陷,脉搏快而弱,血压下降,四肢冷。到晚期,各种反射变得迟钝甚至消失,终至昏迷。少数病例有明显腹痛,酷似急腹症,易误诊,应予以注意。患者还可有因感染等诱因引起的临床表现,但常被DKA的表现掩盖。

【辅助检查】

1. 尿液检查

尿液检查通常出现尿糖、尿酮阳性或强阳性,肾损害严重时,尿糖、尿酮阳性强度可与血糖、血酮值不相称。此外,重度DKA机体缺氧时,有较多的乙酰乙酸被还原为β-羟丁酸,此时尿酮反而呈阴性或弱阳性,DKA病情减轻后,β-羟丁酸转化为乙酰乙酸,使尿酮再呈阳性或强阳性,对这种血糖—酸中毒—血酮分离现象应予认识,以免错误判断病情。

由于病情重或失水时常无尿液,尿液标本无法获取,但 DKA 治疗后血酮体已明显改善,而膀胱中的尿液标本酮体可能仍为强阳性,二者"分离"。因此尿液酮体虽然敏感性较高但缺陷明显,不建议用尿酮体诊断和监测 DKA 的病情。部分患者可有蛋白尿和管型尿,随着 DKA 的治疗可消失。

2. 血液检查

(1)血糖升高。血糖一般在 13.9～33.3 mmol/L,超过 33.3 mmol/L 时多伴有高渗性高血糖状态或肾功能障碍。

(2)血酮体增高。DK 时血酮体常>1.5 mmol/L,DKA 时多在 3.0 mmol/L 以上,当留取尿样困难或肝、肾功能对尿酮测定有影响时,应采用定量法测定血 β-羟丁酸含量。

POCT 血糖测定方法已经成熟,对于 DKA 的病情判断和治疗监测更为及时方便。血二氧化碳结合力和 pH 降低,剩余碱负值(>-2.3 mmol/L)和阴离子间隙增大与碳酸盐的降低程度大致相等。DKA 患者偶见碱血症,多因严重呕吐、摄入利尿药或碱性物质补充过多所致,DKA 患者血钠、血氯常降低,也可正常或升高;血钾在治疗前高低不定,治疗后常出现严重低钾血症。血尿素氮和肌酐呈轻度至中度升高,一般为肾前性,随着 DKA 的恢复而下降,但肾脏本身有病变时可不下降或继续升高。血清淀粉酶、谷草转氨酶和谷丙转氨酶可呈一过性增高,一般在治疗后 2～3 天恢复正常。末梢血白细胞数和血脂升高,血清可呈乳糜状。

3. 其他检查

胸部 X 线检查有助于确定诱因或伴发疾病,心电图检查可发现无痛性心肌梗死等病变,并有助于监测血钾水平。除此之外,可能合并脑卒中等影像改变。

【诊断和鉴别诊断】

DKA 的诊断并不困难。对昏迷、酸中毒、失水、休克的患者,要考虑到 DKA 的可能性,并进行相应检查,如血糖>13.9 mmol/L、血酮体>3 mmo/L 或尿糖和酮体阳性伴血浆 pH<7.3、HCO_3<18 mmol/L,无论有无糖尿病都可诊断为 DKA。

【治疗】

DKA 所引起的病理生理改变,经过及时、正确的治疗是可以逆转的。因此,DKA 的预后在很大程度上取决于早期诊断和正确治疗。对 DKA 患者,仅需补充液体和进行胰岛素治疗,持续到酮体消失。DKA 应按以下方法积极治疗。

1. 胰岛素治疗

DKA 发病的主要病因是胰岛素严重缺乏,因此及时合理地补充胰岛素是治疗的关键。一般采用小剂量胰岛素治疗方案,既能有效抑制酮体生成,又可避免血糖、血钾和血渗透压下降过快带来的各种危险。最常采用的治疗手段是短效胰岛素持续静脉滴注:开始以 0.1 U/(kg·h)(成人 5～7 U/h)胰岛素加入生理盐水中持续静脉滴注,通常血糖可以 2.8～4.2 mmol/(L·h)的速度下降,如在第 1 小时内血糖下降<10%或血酮体降低的速度<0.5 mmol/(L·h),且脱水已基本纠正,胰岛素剂量可加倍;每 2 小时监测血糖与血酮(一般采用 POCT),根据血糖和血酮下降情况调整胰岛素用量;当血糖降至 11.1 mmol/L 时,转为第二阶段治疗。第二阶段胰岛素剂量减至 0.02～0.05 U/(kg·h)(3～6 U/h),至血酮<0.3 mmol/L 后,过渡到平时治疗的剂量。在停止静脉持续滴注胰岛素前,皮下注射中效或长效基础胰岛素一次,或能进食者在餐前胰岛素注射后 1～2 小时再静脉给药。如 DKA 的诱因尚未去除,应继续皮下注射胰岛素治疗,以避免 DKA 反复。如能排除低血钾症,考虑胰岛素静脉推注,继以上述持续静脉滴注方案治疗。

2. 补液治疗

补液治疗对重度 DKA 患者十分关键,不仅能纠正失水,恢复肾灌注,还有利于降低血糖和清除酮体。补液治疗通常先补给生理盐水,第二阶段补充5%葡萄糖液或葡萄液总量可按发病前体重的10%估计。补液速度应先快后慢,如无心力衰竭,在开始治疗的2小时内补给1 000～2 000 mL,以便较快补充血容量,改善周围循环和肾功能;然后根据血压、心率、每小时尿量及周围循环状况决定输液量和输液速度,在第3～6小时输入1 000～2 000 mL;一般第1个24小时的输液总量为400～5 000 mL,严重失水者可达6 000～8 000 mL。如治疗前已有低血压或休克,快速补液不能有效升高血压时,应输入胶体溶液,并采用其他抗休克措施。老年或伴心力衰竭患者,应在中心静脉压监护下调节输液速度及输液量。患者清醒后鼓励饮水。

3. 其他治疗

(1)休克、心力衰竭和心律失常的治疗。如休克严重且经快速输液后仍不能纠正,应考虑合并感染性休克或急性心肌梗死的可能,应仔细查找病因并给予相应处理。年老或合并冠状动脉疾病(尤其是急性心肌梗死)的患者输液过多时,可导致心力衰竭和肺水肿,应注意预防,一旦出现应予以治疗。血钾过低、过高均可引起严重心律失常,应在心电监护下及时治疗。

(2)脑水肿。脑水肿是DKA最严重的并发症,病死率高,可能与脑缺氧、补碱过多过快、血糖下降过快、补液过多等因素有关。DKA经治疗后,血糖已下降,酸中毒改善,但昏迷反而加重,应警惕脑水肿的可能。

DKA时失水、休克,或原来已有肾病变以及治疗延误等,均可引起急性肾损伤,一旦发生要及时处理。感染常为DKA的诱因,也可以是其伴发症,呼吸道及泌尿系统的感染最常见,应积极治疗。因DKA可引起低体温和白细胞升高,故不能单靠有无发热或血象来判断。

鼻脑型毛霉菌病虽罕见,但十分严重,应早期发现,积极治疗。酸中毒可引起急性胃扩张,用5%碳酸氢钠液洗胃,清除残留食物,以减轻呕吐等消化道症状,并防止发生吸入性肺炎和窒息。护理是抢救DKA的重要环节,按时清洁口腔、皮肤,预防复发性感染与院内感染,必须仔细观察和监测病情、神志状态、瞳孔大小、神经反应和液体出入量等变化,准确记录生命体征(呼吸、血压、心率)。

【预后和预防】

早期和积极的抢救已使DKA的死亡率降至5%以下,但老年人和已有严重慢性并发症者的死亡率仍较高。致死的主要原因为心肌梗死、肠坏死、休克和心肾衰竭。保持良好的血糖控制,预防和及时治疗感染及其他诱因,加强糖尿病教育,增强糖尿病患者和家属对DKA的认识,是预防DKA的主要措施,并有利于DKA的早期诊断和治疗。

第三节　高渗性高血糖状态

高渗性高血糖状态(hyperosmolar hyperglycemic state,HHS)是糖尿病的严重急性并发症之一,也是糖尿病高血糖危象的表现之一。HHS以严重高血糖伴或不伴酮症酸中毒、血浆渗透压显著升高、失水和意识障碍为特征,多见于老年2型糖尿病患者,发生率低于DKA,且好发于50～70岁的人群,男女发病率大致相同,约60%的患者于发病前无糖尿病病史或仅有轻度血糖偏高病史。

【病因和发病机制】

HHS的病因和发病机制十分复杂,目前尚未完全阐明。主要与下列因素有关。

(1)病因和诱因。HHS的常见诱因是急性感染(如肺炎、胃肠炎、胰腺炎等)、脑血管意外、严重肾脏疾病、血液或腹膜透析、水摄入不足、大量摄入含糖饮料等;许多药物(如糖皮质激素、β-受体阻滞剂、利尿剂、苯妥英钠、免疫抑制剂、氯丙嗪等)也可成为HHS的诱因;同时,大量静脉输入葡萄糖、长期静脉营养也可以诱发或导致 HHS 的发生。

HHS 的基本病因是胰岛素相对不足,各种诱因加重糖代谢紊乱。HHS 多见于老年人,其精氨酸加压素(AVP)释放的渗透压调节阈值上调,口渴中枢不敏感,加上主动饮水欲望降低和肾功能不全,失水相当严重,而钠的丢失少于失水,致血钠明显增高。

(2)升糖激素和胰岛素抵抗。当遇到感染、外伤、脑血管意外、手术等应激状态时,机体儿茶酚胺和糖皮质激素分泌增加,进一步抑制胰岛素的分泌,加重胰岛素抵抗,使血糖显著升高。失水和低血钾既能够刺激皮质醇、儿茶酚胺和胰高糖素分泌,又能进一步抑制胰岛素分泌。

(3)失水与脑细胞脱水。严重高血糖致渗透性利尿,失水多于失盐,低血容量又引起继发性醛固酮增多,使尿钠排出进一步减少。以上病理生理改变导致高血糖、高血钠、高血浆渗透压以及低血容量和细胞内脱水。脑脑细胞脱水和脑供血不足使 HHS 的神经精神症状远比 DKA 明显。HHS 与 DKA 发病基础都是胰岛素不足,但病理生理和临床表现却有明显差别。

【临床表现】

HHS 起病隐匿,一般从开始发病到出现意识障碍仅需 1～2 周,偶尔急性起病。患者经常先出现口渴、多尿和乏力等糖尿病症状,或原有的症状进一步加重,多食不明显,有的甚至厌食。还可出现反应迟钝,表情淡漠。随着病情日益加重,逐渐出现典型的 HHS 表现,主要有严重失水和神经系统两组症状体征:①全部患者有明显失水表现、唇舌干裂,大部分患者血压下降、心率加速,少数呈休克状态,更严重者伴少尿或无尿;②中枢神经系统的损害明显,且逐日加重,最终出现不同程度的意识障碍。当血浆渗透压>350 mmol/L 时,可出现定向障碍、幻觉、上肢拍击样粗震颤、癫痫样抽搐、失语、偏盲、肢体瘫痪、昏迷及锥体束征阳性等表现。病情严重者可并发脑血管意外或遗留永久性脑功能障碍。

【实验室检查】

(一)尿液检查

多数患者的尿比重较高,尿比重不升或固定于 1.010 左右时,提示肾损害严重。尿糖呈强阳性,肾损害使肾糖阈升高,但尿糖阴性者罕见。尿酮呈阴性或弱阳性,常伴有蛋白尿和管型尿。

(二)血液检查

血糖明显增高,多为 33.3～66.6 mmol/L(600～1 200 mg/dL),文献报道的最高血糖达 267 mmol/L(4 800 mg/dL);血钠多升高,可达 155 mmol/L 以上。但由于 HHS 同时存在使血钠及血钾升高和降低的多种病理生理改变,未经治疗的 HHS 的血钠和血钾高低不一。

血浆渗透压显著增高是 HHS 的重要特征和诊断依据,总渗透压一般在 350 mmol/L 以上。血浆总渗透压是指血浆有效渗透压(包括葡萄糖)与能自由通过细胞膜的尿素氮形成的渗透压之和。血浆总渗透压可直接测定,也可用公式计算,即血浆总渗透压(mmol/L)=2(Na+K')(mmo/L)+血糖(mmol/L)+血尿素氮(mmol/L),因血尿素氮能自由通过细胞膜,不构成细胞外液的有效渗透压,略去之值即为有效血浆渗透压。

血尿素氮、肌酐和酮体常增高,多为肾前性(失水所致),也可能是肾脏病变所致;如尿素氮和血肌酐不随 HHS 治疗好转,反而下降或进一步升高,提示预后不良。血酮正常或略高,一般不超过 48 mmol/L(50 mg/dL)。

【诊断】

只要提高对 HHS 的警惕与认识,其诊断并不十分困难。中老年患者有以下情况时,无论有无糖尿病病史,均要考虑 HHS 的可能:①明显脱水伴进行性意识障碍;②在合并感染、心肌梗死、手术等应激情况下出现多尿,或在大量摄入糖、静脉输注葡萄糖溶液或应用糖皮质激素、苯妥英钠、普萘洛尔等可致血糖升高的药物时,出现多尿和意识障碍;③无其他原因可解释的中枢神经受损症状与体征,如反应迟钝、表情淡漠、癫痫样抽搐和病理反射征等;④利尿、脱水及透析治疗者已有失水症状,但水的摄入明显不足。对出现上述症状者,应立即进行相应的实验室检查(血糖、血电解质、血尿素氮和肌酐、血气分析、尿糖、尿酮体、心电图等)。HHS 的实验室诊断参考标准是:①血糖≥33.3 mmol/L;②有效血浆渗透压≥320 mmol/L,这是诊断的核心指标或硬指标;③血清碳酸氢根>8 mmol/L,或动脉血 pH≥7.3;④尿糖呈强阳性,而血酮正常或轻度升高,尿酮为阴性或弱阳性。约 1/3 患者的 DKA 与 HHS 实验室结果重叠交叉。

【鉴别诊断】

HHS 首先应与脑血管意外进行区别,然后与糖尿病并发昏迷的其他情况区别。由于 HHS 可与 DKA 和(或)乳酸酸中毒并存,当上述诊断标准中的①③④缺乏或不完全符合时,不能否定 HHS 的诊断。

【治疗和预后】

HHS 的病情危重,病死率高达 40% 以上,因此要特别强调有效预防、早期诊断和积极治疗的重要性。

(一)补液治疗

患者均有严重失水的症状,失水量可达体重的 12%。脑细胞失水是威胁生命的主要原因,故积极补液至关重要,对预后起决定性作用。

(1)等渗溶液。一般先补充等渗溶液,如治疗前已有休克,可先补充生理盐水和适量胶体溶液,以尽快纠正休克;如无休克,经输注生理盐水 1 000~2 000 mL 后,有效血浆渗透压仍>350 mmol/L、血钠>155 mmol/L,可给一定量的低渗溶液(0.45%~0.6%盐水),并在中心静脉压及血浆渗透压监测下,调整补液量和补液速度;当渗透压降至 3 mmol/L 时,再改为等渗溶液。

(2)5%葡萄糖液和 5%葡萄糖盐液。5%葡萄糖液的渗透压为 278 mmol/L,虽为等渗溶液,但糖浓度约为正常血糖的 50 倍;5%葡萄糖盐液的渗透压为 586 mmol/L。因此,在治疗早期二者均不适用,而生理盐水的渗透压为 308 mmol/L,当属首选。当血糖降至 13.9 mmol/L(250 mg/dL)时,可开始输入 5%葡萄糖液并加入胰岛素(每 2~4 g 葡萄糖液加短效胰岛素 1 U)。输液总量一般按发病前体重的 10%~12%估算,开始 2 小时输入 1 000~2 000 mL,第一个 12 小时给予输液总量的 1/2,再加上当日尿量的液体量,其余在 24 小时内输入。输液中应监测尿量和心功能,必要时进行中心静脉压监护。

(二)胰岛素治疗

其原则与 DKA 相同,但所需剂量稍小。当血糖降至 13.9 mmol/L、血浆渗透压<330 mol/L 时,血钠仍低于正常水平,宜用 5%葡萄糖盐液。

(三)补钾

HHS 患者的体内钾丢失量一般为 5~10 mmol/kg(总量 400~1 000 mmol),但因失水和高渗状态,血钾可正常甚至升高,而在输注生理盐水过程中常出现严重低钾血症,故应及时补充,其方法与用量见 DKA 的治疗。

(四)其他治疗

如合并 DKA,应按 DKA 治疗原则纠正酸中毒。有时可伴发乳酸酸中毒,应注意识别,随着失水的纠正和胰岛素的应用,乳酸酸中毒多可自行恢复。积极去除诱因,注意纠正电解质紊乱。治疗并发症和护理的要点与 DKA 相同。

HHS 的预后不良,死亡率为 DKA 的 10 倍以上,抢救失败的主要原因是高龄、严重感染、重度心力衰竭、肾衰竭、急性心肌梗死和脑梗死等。

第四节　甲状腺功能亢进与弥漫性毒性甲状腺病

甲状腺功能亢进症(hyperthyroidism,简称甲亢)是由于甲状腺自身功能亢进,导致甲状腺激素(TH)合成和释放增多的疾病,可引起甲状腺毒症(thyrotoxicosis)表现,包括机体循环系统、消化系统、神经系统兴奋性增高和代谢亢进。其在病因和治疗上有别于炎症破坏甲状腺滤泡引起的甲状腺激素过量释放进入循环系统而引起的破坏性甲状腺毒症(destructive thyrotoxicosis),临床中应注意鉴别。甲状腺功能亢进症的病因包括弥漫性毒性甲状腺病(Graves病,GD)、多结节性甲状腺肿伴甲亢(毒性多结节性甲状腺肿)、甲状腺自主性高功能腺瘤、碘甲亢、垂体性甲亢、绒毛膜促性腺激素(hCG)相关性甲亢。其中GD是一种自身免疫性甲状腺病(autoimmune thyroid disease,ATID),其发病占所有甲亢的85%,临床表现除高代谢症候群外和弥漫性甲状腺肿外,还可有相关眼征、皮损和甲状腺肢端病,是一种多系统的综合征。其眼部表现为浸润性内分泌突眼,可以单独存在而不伴有高代谢症。本节主要对Graves病相关诊疗进行阐述。

【病因和发病机制】

(一)免疫系统异常

抑制性T淋巴细胞(Ts)功能缺陷,导致机体不能抑制针对自身组织的免疫反应,辅助性T淋巴细胞(Th)对甲状腺内的抗原发生致敏反应,刺激B淋巴细胞合成促甲状腺激素受体抗体(TRAb)。TRAb分为促甲状腺激素(TSH)刺激性抗体(TSAb)和TSH刺激阻断性抗体(TSBAb),95%初治的GD患者血清TSAb阳性,TSAb是GD的致病性抗体。

(二)遗传因素

学界通说认为GD与遗传基因有密切的关系。常可见到家族中先后发病的病例,且多为女性,此外同卵双生相继发生GD者达30%~60%(异卵双生仅为3%~9%)。GD患者的亲属约有一半血液中存在甲状腺自身抗体,他们患另一种ATID(如慢性淋巴性甲状腺炎)的比例和TRAb的检出率均高于一般人群。甲亢的发生与组织相容性复合体(MHC)基因相关,不同基因的检出率因人种的不同而不同。

(三)环境因素

环境因素可能也与GD的发生有相关性,某些病原体引起的感染、性激素、精神因素和应激等均可影响GD的发生和进展。上述情况下肾上腺皮质激素的分泌急剧升高,从而导致Ts或Th的功能异常,增强了免疫反应可能是GD的发病机制。

【病理生理】

导致TH分泌过多的病理生理作用是多方面的,其作用原理尚未完全阐明。TH可促进氧化磷酸化,主要通过刺激细胞膜的Na^+/K^+ ATP酶(即Na-K泵),此酶为一异二聚体蛋白,存在于心、肝、肾、骨骼和脂肪细胞膜中,T3刺激该酶二个亚基基因的转录,并参与转录后修饰的调节,使mRNA增加。此酶在维持细胞内外Na^+/K^+梯度的过程中,需要大量能量以促进Na^+的主动转移,以致ATP水解增多,从而促进线粒体氧化磷酸化反应,结果氧耗和产热均增加。TH的作用虽是多方面的,但主要在于促进蛋白质的分解,促进产热作用以及儿茶酚胺样作用,从而影响各种代谢和脏器的功能,如TH增加基础代谢率,加速营养物质的消耗。TH和儿茶酚胺的协同作用加强后者在神经、心血管和胃肠道等脏器的兴奋和刺激作用。此外,TH对心肌、肝脏和脂肪细胞也有直接刺激作用,如TH可通过激活腺苷环化酶,产生cAMP,调节心脏β-肾上腺素能受体基因表达。

T3过多可降低周围血管阻力,增加心肌收缩力,加快心率。啮齿类动物暴露在寒冷环境中或产生过食反应时,其选择性产热部位都在棕色脂肪。此过程需T3和细胞特异性β3-肾上腺素能受体刺激线粒体解偶联蛋白(UCP),该蛋白能增加棕色脂肪的分解,通过氧化磷酸化解偶联,使能量以热能散发。另外,T3既刺激脂肪生成也刺激脂肪分解,内源性脂肪酸是T3的底物,导致产热增多。T3诱导脂肪代谢过程中有许多酶生成,包括苹果酸脱氢酶、葡萄糖-6-磷酸脱氢酶、脂肪酸合成酶。甲状腺功能改变可引起脂蛋白代谢的变化,甲减时低密度脂蛋白胆固醇(LDL-C)和高密度脂蛋白胆固醇(HDL-C)升高,而甲亢时则相反。LDL的变化主要表现在LDL颗粒的清除率方面,而后者又是由肝细胞表面的LDL受体表达变化引起的。HDL-C的变化至少与胆固醇酯的转移有关,而决定转换率的主要因素又是基因的多型性,并因此而引起个体在脂肪代谢方面的不均一性变化。

激素原转换酶(prohormone convertase,PC)将激素原转换为有更强生物活性的激素。神经内分泌细胞有两种特异性PC(PC1和PC2),激素的活性和分泌速度也受这两种酶的活性的调节。T3可下调PC2 mRNA的表达,PC2增强子中存在T3的反应元件,并可通过T3对这些反应元件的负性调节作用而改变T3的作用,直至导致甲亢或甲减。

【临床表现】

本病多见于女性,男女患者比率为1∶4～1∶6,在20～40岁人群中最多见。典型的临床表现主要包括甲状腺毒症、甲状腺肿大和眼病。此外,存在少数老年患者表现为乏力、心悸、厌食、抑郁、嗜睡等,但无明显高代谢症状,称之"淡漠型甲亢"。典型的Graves病患者有以下表现。

（一）甲状腺毒症表现

1. 高代谢症群

因甲状腺激素分泌和释放增多导致交感神经兴奋性增高、新陈代谢加快、机体对儿茶酚胺的敏感性增强(甲状腺激素对儿茶酚胺的允许作用)。患者常出现疲惫、怕热、多汗、低热(甲亢危象时可有高热)、皮肤潮湿等症状。甲状腺激素使肠道对糖的吸收增加,加速体内肝糖分解和糖的氧化、利用,引发糖代谢异常或加重糖尿病;机体蛋白质分解增加,导致负氮平衡,体重减轻。

2. 心血管系统

患者常出现活动后心慌、气短明显,表现为持续性窦性心动过速,休息和睡眠时减轻但仍高于正常值。部分患者可有心律不齐,以房型期前收缩较多见,阵发性或持续性房颤次之,也可见室性或交界性期前收缩、房室传导阻滞,常随病情好转而治愈。病程长、病情严重者还可能出现心力衰竭、心脏扩大等。

在一项超过2 000例的60岁以上老年甲亢患者的调查中,28%的患者存在由于甲状腺高功能导致的房颤。除外其他原因引起的心脏病,当患者出现以下表现之一即可诊断为甲状腺毒症性心脏病:严重心律失常,包括持续性或阵发性房颤、房扑、频发室性期前收缩、Ⅱ度～Ⅲ度房室传导阻滞等;心力衰竭;心脏扩大;心绞痛或心肌梗死。

3. 消化系统

患者常出现多食欲亢进,但由于分解代谢增加,体重反而下降,偶有厌食甚至恶病质患者;胃肠蠕动增加,大便稀溏、次数增加。甲状腺激素对肝脏有直接毒性作用,部分患者可有肝脏肿大和转氨酶升高等,偶见黄疸。

4. 血液系统

外周血白细胞总数偏低,淋巴细胞、单核细胞比例增加,偶有贫血,可以伴发血小板减少性紫癜。

5. 皮肤改变

皮肤光滑细腻、温暖湿润,颜面潮红。小部分患者可有典型的胫前黏液性水肿,多见于小腿胫前下1/3段,也可见于足背、膝部、上肢甚至头部,皮损多为对称性。局部皮肤多增厚、粗糙,出现色素沉着。

6. 运动系统

主要表现为肌肉无力,少数患者可发生甲亢性肌病,可分为急性和慢性两种类型。急性甲亢性肌症多于数周内出现吞咽困难和呼吸肌麻痹。如甲状腺毒症性周期性瘫痪(thyroid periodic paralysis,TPP)主要见于年轻亚洲男性,常由饱餐、高糖饮食、剧烈运动等诱发,病变主要累及下肢,常伴低钾血症,甲亢控制后可自愈。

慢性甲亢性肌病主要累及近端肌群,以肩胛带和骨盆带肌群受累为主,部分累及远端肌群,表现为进行性肌无力、肌萎缩、尿肌酸排泄增多。Graves病有1%伴发重症肌无力,登楼、蹲起甚至梳头困难,新斯的明治疗无效。

7. 生殖系统

女性患者常有月经稀少、周期延长甚至闭经的症状,部分患者仍可妊娠、生育。男性主要表现为阳痿,偶有乳房发育。

8. 神经系统

患者常出现紧张失眠、多言好动、易激惹、注意力不集中等症状,部分患者可产生焦虑、多疑甚至幻觉等症状。伸舌、双手平举时有细颤,腱反射活跃,反射时间缩短。

(二)甲状腺肿大

多数患者甲状腺呈弥漫性肿大,质软,无压痛,可随吞咽上下移动。由于甲状腺的血流增多,在上下叶的外侧可闻及血管杂音和扪及震颤。

(三)眼病

1. 非浸润性突眼(non-infiltrating exophthalmos)

其发生主要与交感神经兴奋性增高有关,常见眼征有轻度突眼(多为对称性,突眼度不超过18 mm)、眼裂增宽(Darymple征),少瞬和凝视(Steelwag征),眼球内聚不良(Mobius征),上眼睑移动滞缓、下视露白(von Graefe征),眼向上看时前额皮肤不能皱起(Joffroy征)。

2. Graves眼(眶)病(Graves Ophthalmology or Graves orbitopathy,GO)

其发生与眶周组织的自身免疫炎性反应有关,主要由于眼外肌和球后组织淋巴细胞浸润和水肿所致。GO多见于男性,多伴随甲亢发生,5%的GO不伴甲亢,10%~20%为单眼受累。应行眶后CT或MRI协助排除球后占位并明确GO诊断。大部分患者可随病情控制自发减轻。

美国甲状腺学会依NO SPECS评分将GO分为0~6级(0级、1级为正常眼和非浸润性突眼,2~6级为GO)。可按照临床活动性评分(CAS)标准判断GO活动性(CAS≥3提示处于活动期),以下项目每项一分:①自发性球后疼痛;②眼球运动感疼痛;③眼睑红斑;④眼睑水肿;⑤结膜充血;⑥结膜水肿;⑦肉阜肿胀。

表5-2 GO分级

0级	无症状无体征
1级	无症状有体征(仅限于上视时前额皮肤不能皱起,少瞬目,眼裂增宽,辐辏不良)
2级	出现软组织受累的相关症状和体征(怕光、流泪、异物感、球后不适)
3级	突眼度>18 mm
4级	眼外肌受累
5级	角膜受累
6级	视神经受累

【实验室检查】

(一)甲状腺激素测定

甲亢患者总三碘甲状腺原氨酸(TT3)、总四碘甲状腺原氨酸(TT4)水平增高,TT3 和 TT4 的变化往往平行发生,但在甲亢初期、复发早期 T3 升高往往更快。T3 为早期 GD、治疗中疗效观察及停药后复发的较敏感指标,但总甲状腺激素受甲状腺结合球蛋白(TBG)的影响,在考虑到可能有 TBG 异常的情况下,应测定游离 T3(FT3)、游离 T4(FT4)。FT3 和 FT4 测定结果不受 TBG 的影响,与总 TT3 和 TT4 相比能更好地反映甲状腺功能,是诊断临床甲亢的首选指标,但 FT3 和 FT4 在血液中含量很低,对测定质控的要求较高。

(二)促甲状腺素(TSH)测定

TSH 刺激甲状腺激素的合成,同时又受甲状腺激素的反馈调节。甲亢时,TSH 受抑制,用敏感方法测定 TSH 值低于正常,是筛查甲亢的首选指标,尤其对诊断亚临床甲亢有重要意义,可作为单一指标进行甲亢筛查。一般甲亢患者 TSH<0.1 mIU/L,但垂体性甲亢 TSH 不降低或升高。

(三)甲状腺摄 131 碘率测定

甲亢时摄碘率增高,3 小时大于 25%,24 小时大于 45%,高峰前移。该试验目前已不作为甲亢诊断的常规指标,但对鉴别甲状腺毒症原因仍有一定意义。

(四)TSH 受体抗体(TRAb 或 TSAb)

TRAb 分为 TSAb 和 TSBAb 两种类型,其中 TSAb 与 Graves 病患者发生甲亢有关,未治的 Graves 病患者 TSAb 阳性率可达 80%~100%。测定 TSAb 对甲亢的诊断、治疗效果及预后判断均有意义。临床工作中,当患者有 Graves 病临床表现时,通常将 TRAb 视为 TSAb。

(五)甲状腺核素静态显像

主要用于对可触及的甲状腺结节性质的判定,对多结节性甲状腺肿大伴甲亢和自主高功能腺瘤的诊断意义较大。肿瘤区浓聚大量核素,肿瘤区外甲状腺组织和对侧甲状腺无核素吸收。

【诊断】

(一)甲亢的诊断

典型的甲亢患者易于诊断,当患者出现上述高代谢表现时应考虑甲亢可能,对治疗效果欠佳的糖尿病、结核病、心力衰竭、冠心病、肝病等患者,也应考虑到甲亢的可能。轻症患者或老年及儿童患者的表现常不典型,需借助全面的实验室检查综合分析判断。TSH 降低和 TH 升高可考虑甲亢;仅 T3 升高而 T4 正常可考虑为 T3 型甲亢;仅 T4 升高而 T3 正常考虑为 T4 型甲亢;TSH 降低,T3、T4 正常,在排除下丘脑—垂体疾病、甲状腺功能正常的病态综合征后,可诊断为亚临床甲亢。

(二)GD 的诊断

GD 的诊断标准:①甲亢;②甲状腺弥漫性肿大(少数患者无甲状腺肿大);③Graves 眼病;④胫前黏液性水肿;⑤TRAb、TSAb、抗甲状腺过氧化物酶抗体(TPOAb)或抗甲状腺球蛋白(TgAb)阳性。在以上标准中,前两项是必备条件,后三项为辅助条件,其中 TPOAb 和 TgAb 虽为非特异性指标,但能提示自身免疫病因。

(三)甲状腺危象的诊断

甲状腺危象为症状骤然加重和恶化,多发生于较重甲亢未予治疗或治疗不充分的患者,常见诱因有感染、手术、创伤、精神刺激等。临床表现有高热或过高热、大汗、心动过速(120~140 次/分钟或以上)、烦躁、焦虑不安、谵妄、恶心、呕吐、腹泻,严重患者可出现心力衰竭、休克及昏迷。甲亢危象的诊断主要靠临床表现综合判断,临床高度疑似本症及有危象前兆者应按甲亢危象处理,甲亢危象的病死率在20%以上。

【鉴别诊断】

(一)GD与其他类型甲亢的鉴别

可结合GO和甲状腺超声与结节性甲状腺肿大伴甲亢、毒性甲状腺腺瘤鉴别,与慢性淋巴细胞性甲状腺炎伴甲亢鉴别时应行细针穿刺。hCG相关甲亢血清中hCG显著升高;碘甲亢者有过量碘摄入史,甲状腺摄131碘率降低。亚临床甲亢应与甲状腺功能正常的病态综合征鉴别,后者的血FT4正常或降低,反T3(rT3)升高。

(二)GD与破坏性甲状腺毒症的鉴别

临床上还有一些破坏性甲亢(或称炎性甲亢),是由于甲状腺炎性反应导致甲状腺滤泡细胞膜通透性发生改变,滤泡细胞中大量甲状腺激素释放入血,引起血液中甲状腺激素明显升高和TSH下降,临床表现和生化检查酷似甲亢。鉴别Graves病和破坏性甲亢十分重要,因为前者需要积极治疗,后者不需治疗。两者最大的区别是前者甲状腺摄131碘率是升高或正常的,后者是被抑制的。此外,前者的TRAb是阳性,后者是阴性的;前者合并GO,后者不合并GO。亚急性甲状腺炎可有颈前疼痛。

(三)GD与其他疾病的鉴别

应注意与单纯性甲状腺肿大、更年期综合征、颅内肿瘤、血管瘤、结节病、青光眼、眼眶癌及心血管、消化系统、其他消耗性疾病的鉴别。

【治疗】

一、甲亢的治疗

甲亢治疗有3种方法:抗甲状腺药物(ATD)治疗,放射碘治疗和手术治疗。ATD的作用是抑制甲状腺激素合成,治愈率约50%,停药后复发率高达50%~60%;放射碘治疗和手术治疗都属于破坏性治疗,不容易复发。

(一)一般治疗

治疗初期应注意休息,保证营养和能量供给,进食富含高蛋白和富含维生素的食物,限制碘的摄入。精神紧张、不安、失眠者应给予镇静剂治疗。

(二)药物治疗

1. 抗甲状腺药物治疗

抗甲状腺药物有两种——咪唑类和硫氧嘧啶类,代表药物分别为甲巯咪唑(又称"他巴唑",MMI)和丙硫氧嘧啶(又称"丙嘧",PTU)。

药物治疗适应证:①症状较轻、甲状腺轻至中度肿大的患者;②青少年、儿童或老年患者;③妊娠妇女;④甲状腺手术后复发,又不适合放射性碘治疗者;⑤手术前准备。治疗一般需要1~2年,治疗中需要根据甲状腺功能情况增减药物剂量。

药物治疗有一些副作用,包括粒细胞减少、药物过敏、肝功能受损、关节疼痛和血管炎,药物治疗初期需要严密监测药物的副作用,尤其是粒细胞缺乏,需要告诫患者一旦出现发热和(或)咽痛,需要立即检查粒细胞,以便明确是否出现粒细胞缺乏,一旦出现,立即停药就诊。药物治疗的另一个缺点是停药后复发率高。

(1)甲巯咪唑(MMI)。为了尽快实现恢复正常甲状腺功能的目标,并考虑副作用风险,可根据治疗前的FT4水平粗略确定MMI的起始剂量。FT4为正常上限的1~1.5倍,MMI起始量为5~10 mg/d;

FT4 为正常上限的 1.5～2 倍，MMI 起始量为 10～20 mg/d；FT4 为正常上限的 2～3 倍，MMI 起始量为 30～40 mg/d。要根据患者的实际情况，如症状、甲状腺大小、T3 水平等个体化调整药物剂量。检测 T3 水平在药物调整过程中很重要，因为一些患者经过 MMI 治疗后 T3 水平恢复正常甚至偏低，但 T4 水平持续升高、TSH 低于正常，这种情况下仍属于甲亢治疗不足，而非药源性甲状腺功能减退（甲减）。

多数情况下，MMI 可以每日 1 次顿服，但鉴于 MMI 的药效持续时间可能并不足 24 小时，因此对于严重甲亢患者，如想更快控制病情，分次服药（15 mg 或 20 mg，2 次/天）可能比每日 1 次顿服更有效。左甲状腺素钠片（L-T4）与 MMI 合用的"阻断—替代"法目前已不推荐，因为其副作用风险增高。最新一项随机对照研究显示，与 MMI 30 mg/d 治疗相比，以碘化钾（KI）38 mg/d 与 MMI 15 mg/d 联合应用，能够更好地控制甲亢，且副作用更少。

（2）丙硫氧嘧啶（PTU）。用于治疗成人甲状腺功能亢进症，开始剂量一般为每天 300 mg，视病情轻重将剂量控制在 150～400 mg，分次口服，一日最大量 600 mg。病情得到控制后逐渐减量，维持量每天 50～150 mg，视病情调整；小儿开始剂量每日按体重 4 mg/kg，分次口服，维持量酌减。因 PTU 与蛋白结合紧密，通过胎盘和进入乳汁的量均少于 MMI，所以在妊娠期和哺乳期治疗甲亢时应首先选用。

2. 其他药物

（1）有机碘剂。有机碘剂可暂时性抑制甲状腺激素合成与释放，大剂量时抑制 T4 转变 T3，减少甲状腺局部血流，可用于术前准备及甲状腺毒症危象。对于应用 ATD 有不良反应、放射性碘治疗（或反复放射性碘治疗）或手术治疗禁忌或有抵触的 GD 甲亢患者而言，有机碘剂可能是有益的，其对轻度甲亢或既往接受过放射性碘治疗的患者可能更适合。

（2）β-肾上腺素受体阻断剂。该药可阻断 β-受体，改善交感神经兴奋症状，在 ATD 发挥作用前控制甲亢症状，同时阻断 T4 向 T3 转变，通过独立机制阻断甲状腺激素对心肌的直接作用。其禁忌证包括严重心力衰竭、心脏传导阻滞、哮喘和妊娠。

（3）联合应用甲状腺激素。其可称为"阻断—替代"服药法，即启动治疗时就采用足量 ATD 和左甲状腺素并用，优点是左甲状腺素维持机体的足够甲状腺激素，同时是足量的 ATD 发挥免疫抑制作用。但该疗法是否能提高 ATD 的治疗缓解率尚有争议，因此尚未被指南推荐使用。对于 ATD 治疗过程中有突眼加重、甲状腺肿大加重、甲状腺功能减退的患者应加用左甲状腺素。

（4）锂制剂。碳酸锂可以抑制甲状腺激素分泌，同时不干扰甲状腺对碘的摄取，但毒副作用较大，仅用于对 ATD 和碘剂均过敏的患者临时控制甲状腺毒症。

（3）131 碘治疗

同其他方法相比较，该方法具有以下优势。

（1）安全简便，费用低廉，效益高，总有效率达 95％，临床治愈率 85％以上，复发率小于第 1 次 131 碘治疗后 3～6 个月，部分患者如病情需要可做第 2 次 131 碘治疗。

（2）不会增加患者患甲状腺癌和白血病等癌症的发病率。

（3）不会影响患者的生育能力，也不会增加遗传缺陷的发生率。

（4）131 碘在体内主要蓄积在甲状腺内，对甲状腺以外的脏器，例如心脏、肝脏、血液系统等不造成急性辐射损伤，可以比较安全地用于治疗患有这些脏器合并症的重度甲亢患者。

（5）我国对年龄的适应证比较慎重。放射碘适合甲状腺中度肿大或甲亢复发的患者，医生应根据患者甲状腺对放射碘的摄取率计算每个患者需要的放射剂量。放射碘对孕妇和哺乳妇女是绝对禁忌证。由于放射碘的作用有延迟，根据时间随诊，甲减发生率每年 3％～5％。放射碘治疗不适合有甲状腺眼病的甲亢患者，因为治疗后眼病可能会加剧。

适应证：①成人 Graves 甲亢伴甲状腺肿大Ⅱ度以上；②ATD 治疗失败或过敏；③甲亢手术后复发；④甲亢性心脏病或甲亢伴其他病因的心脏病；⑤甲亢合并白细胞和（或）血小板减少或全血细胞减少；⑥老年甲亢；⑦甲亢并糖尿病；⑧毒性多结节性甲状腺肿；⑨自主功能性甲状腺结节合并甲亢。

相对适应证：①青少年和儿童甲亢，用 ATD 治疗失败、拒绝手术或有手术禁忌证；②甲亢合并肝、肾等脏器功能损害；③浸润性突眼，对轻度和稳定期的中重度浸润性突眼可单用 131 碘治疗甲亢，对进展期患者在 131 碘治疗前后加用泼尼松，禁忌证为妊娠和哺乳期妇女。

131 碘治疗甲亢后的主要并发症是甲减。发生甲减后，可以用左甲状腺素钠（L-T4）替代治疗，可使患者的甲状腺功能维持正常，患者可以正常生活、工作和学习，育龄期妇女可以妊娠和分娩。

（四）手术治疗

手术治疗适合甲状腺肿大显著或高度怀疑甲状腺恶性肿瘤的或甲状腺肿大有压迫气管引起呼吸困难者。手术前需要用药物将甲状腺功能控制在正常范围，术前还需要口服复方碘溶液。围手术期应注意钙和维生素 D 的评估和补充，建议术前评估血清钙及 25-羟维生素 D 水平，需要时纠正缺乏或预防性补充。对于术后甲状旁腺功能减低（甲旁减）风险高者，可考虑术前补充骨化三醇；术后根据血清钙和甲状旁腺激素（PTH）水平补充钙和骨化三醇，或经验性给予补钙（加或不加骨化三醇）。

手术治疗的治愈率在 95% 左右，复发率 0.6%～9.8%。手术治疗的适应证为：①中重度甲亢长期药物治疗无效或效果不佳；②停药后复发，甲状腺较大；③结节性甲状腺肿伴甲亢；④对周围脏器有压迫或胸骨后甲状腺肿；⑤疑似与甲状腺癌并存者；⑥儿童甲亢应用抗甲状腺药物治疗效果差者；⑦妊娠期甲亢药物控制不佳者，可以在妊娠中期（怀孕第 13～24 周）进行手术治疗。目前手术术式主张一侧行甲状腺全切，另一侧次全切，保留 4～6 g 甲状腺组织。

二、甲状腺危象的防治

1. 快速抑制 TT3、TT4 合成

因 PTU 兼有抑制 TT3、TT4 和 T4 向 T3 转化的作用，故甲状腺危象治疗首选 PTU。PTU 首剂 600 mg，口服或由胃灌入，如无 PTU 可用 MMI 60 mg；以后每次 PTU 200 mg、MMI 20 mg，每日 3 次，口服待危象消除后改用常规剂量。

2. 阻止 TH 释放

服用抗甲状腺药后 1～2 小时应用碘或碘化钾。首剂 30～60 滴，以后 5～10 滴，每 8 小时 1 次，口服或由胃管灌入；碘化钠 0.5～1 g 加于 5% 葡萄糖盐水 500 mL 中，缓慢静脉滴注 12～24 小时，视病情好转后逐渐减少，危象消除即可停用。

3. 降低周围组织对 TH 反应

应用肾上腺素能阻滞药普萘洛尔。若无心功能不全，剂量为 40～80 mg，每 6～8 小时口服 1 次；或 2～3 mg 加于 5% 葡萄糖盐水 250 mL 中缓慢静脉滴注。同时密切注意心率、血压变化，一旦危象解除改用常规剂量。

4. 拮抗应激

可用氢化可的松 100 mg 或相应剂量的地塞米松加入 5% 葡萄糖盐水 500 mL 中静脉滴注，每天可用 2～3 次。危象解除后可停用或改用泼尼松（强的松）小剂量口服，维持数日。

5. 抗感染

监护各重要器官功能和防治各种并发症。

6. 支持和对症治疗

（1）吸氧。视病情需要给氧。

（2）镇静药的应用。可选用或交替使用地西泮（安定）10 mg，肌肉注射或静脉注射，或苯巴比妥钠 0.1 g 肌肉注射，10% 水合氯醛 10～15 mL 灌肠，必要时可用人工冬眠 2 号半量或全量肌肉注射。

（3）积极物理降温。冰袋，酒精擦澡，冷生理盐水保留灌肠，输入低温液体等。

（4）纠正水电解质紊乱。一般输 5% 葡萄糖盐水，24 小时内可输入 2 000～3 000 mL，根据血钾、尿量合理补钾。

（三）GO 的治疗

GO 甲亢患者口服抗甲亢药的剂量与无 GO 者相同,尽量控制甲亢正常,同时注意禁烟及眼睛局部保护。活动性 GO 应首先接受放射碘治疗,然后预防性使用泼尼松(每天每千克体重 0.3～0.5 mg),1～3天减量,维持 3 个月。严重的 GO,应首选糖皮质激素,一般不使用放射性碘治疗,以免使 GO 加重。非活动性 GO 甲亢,^{131}I 治疗是安全的。

【预后】

GD 总体预后良好。ATD 药物治疗缓解率差异很大,男性、吸烟者(尤其男性)以及甲状腺肿大≥80 g 的患者的缓解率较低。TRAb 持续高水平以及多普勒彩色超声显示甲状腺血流增加与复发率密切相关。131 碘治疗和手术的缓解率高于 ATD,但永久性甲状腺功能减退的发生率也较高。偶可见到没有及时发现并积极治疗的甲亢导致机体多系统受损,特别是心脏受累,或由于某些诱因导致甲状腺危象发生,可以导致死亡。

第五节　甲状腺功能减退症

甲状腺功能减退症(Hypothyroidism,简称甲减)是由于各种原因导致的甲状腺激素合成及分泌减少,或其生理效应不足导致的全身性低代谢综合征。血清实验室检查特征为 FT3、FT4 下降,TSH 升高。其病理特征为黏多糖在组织和皮肤堆积,表现为黏液性水肿。

根据 2010 年我国十城市甲状腺疾病患病率调查,以 TSH>4.2 mIU/L 为诊断切点,甲减的患病率为 17.8%,其中亚临床甲减患病率为 16.7%,临床甲减患病率为 1.1%。女性患病率高于男性,随年龄增长患病率升高。

我国甲减年发病率为 0.29%,根据病因分为原发性甲减、继发性甲减及周围性甲减三类。原发性甲减是甲状腺本身发生病变,引起甲状腺激素合成、储存和分泌障碍,导致的全身代谢减低综合征,约占甲减所有原因的 99%。这种甲减可以由很多原因引起,主要的原因有甲状腺不发育或发育不全、甲状腺激素合成酶缺陷、长期缺碘、甲状腺炎、接受过甲状腺手术和放射性 131 碘治疗、服用过抑制甲状腺激素生成的药物或原因不明(又称为特发性甲减)。无明显甲减症状与体征、甲状腺激素正常、血 TSH 升高的轻型甲减被称为亚临床甲减。

【病因和发病机制】

（一）甲状腺发育异常

甲状腺发育异常常见于甲状腺缺如或甲状腺发育不全、甲状腺异位等,多有家族倾向。

（二）甲状腺病变

由于甲状腺病变而导致甲状腺激素分泌不足,主要有以下几个原因。

(1)甲状腺炎。以慢性淋巴细胞性甲状腺炎为主要原因,产生甲状腺抗体,引起甲状腺滤泡破坏,最后由机化萎缩所致,称之为特发性甲状腺功能减退。

(2)地方性甲状腺肿。由于缺碘而致甲状腺激素合成障碍,最终也可以发展成甲状腺功能减退。

(3)结节病。约有 10% 的结节病累及甲状腺,也可致甲状腺激素合成、分泌不足,引起甲状腺功能减退。

(4)甲亢中的自发性甲减。可能系合并自身免疫性甲状腺炎所致。

（三）下丘脑病变

下丘脑病变是继发性甲减的一种,由某种原因所致下丘脑功能减退而引起促甲状腺释放激素减少,最后导致促甲状腺激素、甲状腺激素减少。

(四)垂体前叶功能减退

这是另一种继发性甲减。由于某种原因如产后垂体坏死萎缩、肿瘤压迫、手术或放射损伤、各种感染及颅内血管病变等引起垂体前叶功能减退,导致促甲状腺激素及甲状腺激素分泌减少。临床常见于席汉氏病及西蒙氏病。

(五)其他

如果甲状腺手术切除过多,放射性碘治疗后甲状腺萎缩以及硫脲类等抗甲状腺药物治疗过量又抑制了过氧化物酶,则会阻碍甲状腺激素的合成。

【临床表现】

在成年人,甲减常隐匿发病,病情发展缓慢,典型症状常在几个月甚至几年后呈现出来。多见于中年女性,男女之比均为 1:5。早期表现缺乏特异性,常出现怕冷、少言乏力,表情淡漠、唇厚舌大,皮肤干燥发凉,眉毛稀疏、外 1/3 脱落等症状;还可出现记忆力减退,智力低下,窦性心动过缓,厌食、腹胀、便秘,性欲减退等。男性患者可出现阳痿,女性患者可出现溢乳。

(一)低代谢症候群

主要表现为易疲劳、怕冷、体重增加、行动迟缓。因血液循环差和热能生成减少,可有体温低于正常水平的情况。

(二)精神神经系统

轻者有记忆力、注意力、理解能力和计算能力减低的表现,疲劳、嗜睡症状突出,反应迟钝;重者可表现为痴呆、幻想、木僵、昏睡或惊厥。腱反射变化具有特征性,肌肉收缩后松弛期延缓,跟腱反射时间延长,常超过 350 毫秒(正常为 240~320 毫秒),膝反射多正常。

(三)皮肤改变

皮肤黏液性水肿为非凹陷性,常见于眼周、手和脚的背部以及锁骨上窝。黏液性水肿面容表现为颜面水肿、表情呆滞、淡漠,呈"假面具样"。鼻、唇增厚,舌增厚大、发音不清,言语缓慢,声调低哑;皮肤干燥发凉、粗糙脱屑;毛发干燥稀疏、眉毛外 1/3 脱落;指甲厚而脆、表面常有裂纹;由于高胡萝卜素血症,手脚皮肤呈姜黄色。

黏液性水肿昏迷多见于老年人或长期未获得治疗者,多在寒冷时发病。诱发因素为严重全身性疾病、中断甲状腺素治疗、感染、手术和使用麻醉、镇静药物等。临床表现为嗜睡、低体温(体温低于 35℃)、呼吸减慢、心动过缓、血压下降、四肢肌肉松弛、反射减弱或消失,甚至昏迷、休克,可因心肾衰竭而危及生命。

(四)心血管系统

心率缓慢,心音低弱,心脏呈普遍性扩大,常伴有心包积液,也有久病后心肌纤维肿胀,黏液性糖蛋白(PAS 染色阳性)沉积以及间质纤维化,称甲减性心肌病变。患者可出现明显脂代谢紊乱,呈现高胆固醇血症,高甘油三酯血症以及高 β-脂蛋白血症,常伴有动脉粥样硬化症,冠心病发病率高于一般人群,但因周围组织的低代谢率,心排血量减低,心肌氧耗减少,故很少发生心绞痛与心力衰竭。有时血压偏高,但多见于舒张压。心电图呈低电压,T 波倒置,QRS 波增宽,P-R 间期延长。

(五)消化系统

出现厌食、腹胀、便秘,偶尔可有黏液水肿性巨结肠、麻痹性肠梗阻的症状。胆囊因收缩减弱而胀大,半数患者有胃酸缺乏,导致恶性贫血与缺铁性贫血。

（六）内分泌和生殖系统

长期甲减可引起腺垂体增大、高泌乳素血症和溢乳。成年男性可有性欲减退、阳痿、精子减少的情况，成年女性可有月经过多的情况，久病不治者亦可导致卵巢萎缩、闭经。原发性甲减有时可同时伴有肾上腺皮质功能减退和 1 型糖尿病，是自身免疫性内分泌综合征（autoimmune polyglandular syndrome，APS）的一种，被称为施密特（Schmidt）综合征。婴儿期甲减如果治疗不及时，可导致性腺发育不全；幼年期甲减可致生长发育迟缓，性欲减退、月经周期紊乱和经血增多。

（七）血液系统

贫血在甲减患者中并不少见，血常规可见血红蛋白量减少，白细胞总数和分类计数、血小板数量常无增减。甲减患者贫血的原因是复杂多样的：因需氧量减少以及促红细胞生成素合成不足导致红细胞数量减少，发生正色素性贫血；因吸收不良或摄入不足引起叶酸、维生素 B_{12} 缺乏可以引起大细胞性贫血；月经量多可引起失血过多及胃酸缺乏引发铁吸收不足，最终导致小细胞性贫血。12% 的甲减患者伴有恶性贫血，另外，血浆凝血因子Ⅷ和Ⅸ浓度下降、毛细血管脆性增加及血小板黏附功能下降均易导致出血倾向。

（八）呼吸系统

可有胸腔积液，但呼吸困难的情况很少见。阻塞性睡眠呼吸暂停比较常见，在甲状腺功能恢复正常后可逆转。

（九）肌肉与关节系统

肌肉松弛无力，主要累及肩、背部肌肉与腓肠肌。有的患者暂时强直、痉挛或出现齿轮样动作，常感肌肉疼痛，可有肌肉乏力和萎缩的情况。骨质代谢缓慢，骨形成与吸收均减少，骨密度可增高。可有关节变性和关节腔积液，常感到疼痛、活动不灵、有强直感，受冷后加重，如慢性关节炎。

【实验室检查】

（一）一般检查

（1）血常规。常有轻中度贫血，血红蛋白与红细胞减少，多为轻中度正细胞正色素性贫血，小细胞低色素性或大细胞型贫血也可发生。

（2）生化。血糖正常或偏低，葡萄糖耐量曲线低平。血胆固醇（TC）明显升高，甘油三酯（TG）增高，低密度脂蛋白胆固醇（LDL-C）升高，高密度脂蛋白胆固醇（HDL-C）降低，同型半胱氨酸（HCY）升高，血清磷酸肌酸激酶（CK）、乳酸脱氢酶（HDL）升高。

（3）基础代谢率。基础代谢率降低，常在 $-30\% \sim -45\%$ 或以下。

（二）甲状腺功能检查

除临床表现外，主要依靠检测 TT4、FT4、TT3、FT3、TSH 以及促甲状腺素释放激素（TRH）兴奋试验等确立诊断。

1. 甲状腺激素 TT4、FT4 降低

这是诊断甲减的必备指标。原发性甲减血 TSH 的升高先于 TT4 的降低，故血清 TSH 是评估原发性甲状腺功能异常的最敏感和最早期的一线指标；亚临床甲状腺功能减退仅有 TSH 升高，而 TT4、FT4 正常；临床甲状腺功能升高，TT4、FT4 降低，严重时血清 TT3 和 FT3 减低；垂体性和下丘脑性甲状腺功能减退者，通常 TSH 正常或降低。

正常成人血清 TT4 水平为 64～154 nmol/L（5～12 μg/dL），TT3 为 1.2～2.9 nmol/L（80～190 ng/dL），不同实验室及试剂盒略有差异。目前多采用竞争免疫测定法，趋势为非核素标记（标记物为酶、荧光或化学发光物质）替代放射性核素标记。

2. 甲状腺摄碘率低于正常，呈扁平曲

（三）下丘脑—垂体—甲状腺轴功能检查

1. 血清 TSH 测定

正常人 TSH 多＜10 mIU/L，在原发性甲减中，TSH＞10 mIU/L；继发性甲减则显著降低，可＜0.1 mIU/L。需要注意的是，在许多非甲状腺疾病的情况下，TSH 的水平也会出现异常：急性疾病会导致血清 TSH 受抑；重危患者，尤其是接受多巴胺注射或药理剂量的糖皮质激素治疗的患者，TSH 水平可低于 0.1 mIU/L 且 FT4 低于正常；在非甲状腺疾病的恢复期，TSH 可升高到正常水平以上，但通常低于 20 mIU/L；在妊娠早期，由于 hCG 对甲状腺的刺激作用，血清 TSH 会明显下降，在妊娠中期 TSH 恢复到正常水平；皮下注射奥曲肽可能抑制 TSH 的分泌，但这并不会导致永久性中枢性甲减，但口服贝沙罗汀（Bexatotene）几乎均可导致永久性中枢性甲减；神经性厌食症患者的 TSH 和 FT4 的水平均可降低，类似于患有严重疾病的患者和因垂体和下丘脑病变导致的中枢性甲减患者。由于分泌无生物活性的 TSH 异构体，合并无功能垂体瘤的中枢性甲减患者 TSH 会轻度升高，通常不会高于 6 或 7 mIU/L。甲状腺激素抵抗的患者甲状腺激素及 TSH 均升高。

2. TSH 兴奋试验

静脉注射 TRH 200～500 μg 后，如血清 TSH 呈延迟增高反应，提示病变可能在下丘脑；如无增高反应，病变可能在垂体。如 TSH 基础值较高，TRH 注射后更高，则提示病变在甲状腺。

3. 甲状腺自身抗体检查

甲状腺过氧化物酶抗体（TPOAb）、甲状腺球蛋白抗体（TgAb）是确定原发性甲减病因的重要指标和诊断自身免疫甲状腺炎（包括桥本甲状腺炎、萎缩性甲状腺炎等）的主要指标，一般认为 TPOAb 的意义较为肯定。日本学者经甲状腺细针穿刺细胞学检查证实，TPOAb 阳性者的甲状腺均有淋巴细胞浸润，如果 TPOAb 阳性伴血清 TSH 水平增高，说明甲状腺细胞已经发生损伤。TPOAb 阳性与甲减有明显相关，在亚临床甲减人群中，高滴度 TPOAb 水平有助于预测向临床甲减的进展。TgAb 在自身免疫甲状腺炎患者中的阳性率较低，敏感性不如 TPOAb，并且 TgAb 不能固定补体，被认为在甲状腺的损伤中没有明显作用。此外，甲状腺癌的患者也可以有高滴度的 TgAb，因此，TgAb 的意义不如 TPOAb。但是研究发现，TgAb 单独阳性的女性中，血 TSH 水平也显著升高，因此在 TSH 升高而 TPOAb 阴性者中应该检测 TgAb。我国学者经过对甲状腺抗体阳性、甲状腺功能正常的个体随访 5 年发现，当初访时 TPOAb＞50 U/mL 和 TgAb＞40 U/mL 者，临床甲减和亚临床甲减的发生率显著增加。

4. 心功能检查

心电图示低电压、窦性心律过缓、T 波水平或倒置，偶见 PR 间期延长。心肌收缩力下降，射血分数减低，左室收缩时间间期延长，静息左心室舒张期功能障碍。

5. 放射性检查

X 线检查示骨龄延迟，骨化中心骨化不均，呈斑点灶（多发性骨髓化），有助于呆小病的早期诊断。部分患者有蝶鞍增大，可能与 TRH 刺激有关。必要时做垂体增强 MRI，以排除下丘脑垂体肿瘤。甲状腺核素扫描检查可发现异位甲状腺（舌骨后、胸骨后、纵隔内和卵巢甲状腺等）。先天性一叶甲状腺缺如者的对侧甲状腺因代偿而现象增强。

【诊断与鉴别诊断】

原发性甲状腺功能减退者 TSH 明显升高同时伴 FT4、TT4 下降，亚临床型甲减症血清 FT3、TT3 值可正常，而血清 TSH 轻度升高，血清 TSH 水平在 TRH 兴奋剂试验后，反应比正常人高。同时需要对患者的血常规、生化等指标进行评估。

（1）中枢性甲减与原发性甲减的鉴别。依靠基础 TSH 即可鉴别，前者减低，后者升高。当中枢性甲减（主要是下丘脑原因所致的甲减）表现为 TSH 正常或者轻度升高时，需要做 TRH 刺激试验鉴别。典型的下丘脑性甲减，TRH 刺激后的 TSH 分泌曲线呈现高峰延缓出现（注射后的 60～90 分钟），并持续高分泌状态至 120 分钟;垂体性甲减 TRH 刺激后的 TSH 反应迟钝,呈现低平曲线(增高小于 2 倍或者增加 4 mIU/L)。

(2)甲状腺功能正常病态综合征(euthyroid sick syndrome,ESS)。ESS 也被称为低 T3 综合征、非甲状腺疾病综合征,其并非是甲状腺本身的病变,而是由于严重疾病、饥饿状态导致的循环甲状腺激素水平的减低,是机体的一种保护性反应。这类疾病包括营养不良、饥饿、精神性厌食症、糖尿病、肝脏疾病等全身疾病。某些药物也可以引起本征,例如胺碘酮、糖皮质激素、丙硫氧嘧啶、普萘洛尔及含碘造影剂等。实验室检查的特征是血清 FT3、TT3 减低,rT3 增高;TT4 正常或者轻度增高,TSH 正常。疾病的严重程度一般与 TT3 减低的程度相关,严重病例可以出现 TT 和 FTQ 减低,TSH 仍然正常,称为"低 T3-T4 综合征"。

【治疗】

(一)普通成年人甲减的治疗

治疗原发性甲状腺功能减退症,一般都需要终生补充或替代甲状腺激素,也有桥本甲状腺炎所致甲减自发缓解的报道,同时对症补充营养及维生素 B、铁剂等,并进行病因治疗。治疗的目标包括使临床甲减症状和体征消失;TSH、TT4、FT4 值维持在正常范围内;继发于下丘脑和垂体的甲减,血清 TT4、FT4 达到正常范围。目前可用的补充或替代治疗药物有 3 种,即左甲状腺素钠(L-T4)、甲状腺片和 T3,左 L-T4 是甲减的主要替代治疗药物。

1. 甲状腺制剂终身替代治疗

正常人的甲状腺每天大约分泌 85 μg 的 T4。大约 80%的(约 26 μg)由外周的 T4 转换而来,仅有 20%(约 6.5 μg)的 T3 来自甲状腺直接分泌。目前普遍认为,尽管 T4 是甲状腺分泌的主要激素,但甲状腺激素作用于外组织主要为 T3 与其核受体结合。L-T4 治疗甲状腺功能减退症的基本原理是利用外源的甲状腺素(T4)在外周组织转换为活性代谢产物 T3。

L-T4 治疗必须经历由 T4 向 T3 转化的过程,L-T3 治疗的理论优势就在于可以避免这一过程,直接使有活性的激素发挥其作用。然而,单独 L-T3 治疗的缺陷在于缺少了底物 T4,循环和组织中 T3 的水平完全依赖于外源激素的替代治疗。目前并没有足够的证据证明 L-T3 治疗优于 L-T4 治疗,由于 L-T3 用药剂量和用药时间需要有严格依从性,若用药过量或药量不足,会增加心脏和骨骼副反应风险,而且与 L-T4 治疗相比,L-T3 治疗的剂量较难掌握,因此进行 L-T3 治疗时需要更频繁的监测,所以不推荐 L-T3 单药治疗甲减。目前还没有充分的证据证明 L-T4 和 L-T3 联合疗法比单一药物疗法具有优越性,因此也不推荐常规使用 L-T4 和 L-T3 联合用药治疗甲减。

为防止腺垂体功能减退者发生急性肾上腺皮质功能不全,甲状腺激素治疗应在皮质激素替代治疗后开始。若周围甲状腺激素不敏感型甲减治疗困难,可试用较大剂量 L-T3。黏液性水肿患者对胰岛素、镇静剂、麻醉剂较敏感,可诱发昏迷,故须慎用。

(1)用药剂量。临床治疗中,应用 L-T4 治疗多见,服药用量应强调个体化,并根据具体病情调整用量。L-T4 片剂半衰期约 7 天,每日 1 次给药,便可以获得稳定的血清 T 和 T3 水平。L-T4 的治疗剂量取决于患者的病情、年龄、体重,因此要个体化。成年甲减患者的 L-T4 替代剂量为每日 50～200 μg,平均每日 125 μg。如按照体重计算的剂量是每日每千克体重 1.6～1.8 μg;儿童需要较高的剂量,约每日每千克体重 2 μg;老年患者则需要较低的剂量,大约每日每千克体重 1 μg。妊娠时的替代剂量需要增加 30%～50%;甲状腺癌术后的患者需要剂量约每日每千克体重 2.2 μg,以抑制 TSH 到防止肿瘤复发需要的水平(见甲状腺结节和分化型甲状腺癌诊治指南)。

起始的剂量和达到完全替代剂量所需时间要根据年龄、体重和心脏功能状态确定。小于 50 岁、既往无心脏病史患者可以尽快达到完全替代剂量;大于 50 岁的患者服用 L-T4 前要常规检查心脏功能状态,一般从每日 25～50 μg 开始,每天 1 次口服,每 1～2 周复查,每次增加 25 μg,直至达到治疗目标。患缺血性心脏病者起始剂量要小,调整剂量宜慢,防止诱发和加重心脏病。

(2)用药方法。L-T4 的服药方法是每日晨起空腹服药 1 次,如果剂量大,有不良反应,可以分多次服用。L-T4 在空肠与回肠被吸收,空腹条件下胃内呈酸性状态,其对后续的小肠吸收至关重要。如果以 TSH 的控制水平为标准,那么比较不同的服药时间,从吸收最好到最差的时间排序是早餐前 60 分钟、睡前、早餐前 30 分钟、餐时。此外,还要考虑到患者的依从性,例如,尽管空腹服药可能会促进 L-T4 吸收,但也可能给患者带来不便。因此,如果不能在早餐前 1 小时服用,也可选择睡前服药。

L-T4 与其他药物的服用间隔应当在 4 小时以上,因为有些药物和食物会影响 LT-4 的吸收和代谢,如氢氧化铝、碳酸钙、消胆胺、硫糖铝、硫酸亚铁、食物纤维添加剂等均可影响小肠对 L-T4 的吸收;苯巴比妥、苯妥英钠、卡马西平、利福平、异烟肼、洛伐他汀、胺碘酮、舍曲林、氯喹等药物可以加速 L-T4 的清除。因此甲减患者同时服用这些药物时,需要增加 L-T4 用量。

(3)监测方法。补充甲状腺激素,重新建立下丘脑—垂体—甲状腺轴的平衡一般需要 4～6 周的时间,所以治疗初期,应每间隔 4～6 周测定血清 TSH 及 FT4。根据 TSH 及 FT4 水平调整 L-T4 剂量,直至达到治疗目标。治疗达标后,至少需要每 6～12 个月复查 1 次上述指标。

此外,贫血者可补充铁剂、维生素 B$_{12}$、叶酸等,胃酸不足者应补充稀盐酸,必须同时应用甲状腺激素治疗才能取得疗效。

2. 对症治疗

中、晚期重型病例除口服甲状腺片或左旋甲状腺素外,需对症治疗,如给氧、输液、控制感染、控制心力衰竭等。对于甲亢患者,要防止治疗过度造成甲减。

(二)妊娠期甲减的治疗

妊娠期未治疗的临床甲减对母体和胎儿均有不良影响,包括自然流产、早产、先兆子痫、妊娠高血压、产后出血、低体重儿、死胎、胎儿智力和运动发育受损;妊娠期亚临床甲减也会增加发生不良妊娠的危险,但妊娠前半期亚临床甲减对胎儿智力和运动发育损害是否有关尚有争议。甲状腺功能正常、单纯 TPOAb 阳性的妊娠早期妇女流产、早产、后代认知能力发育障碍风险增加。妊娠期亚临床甲减予以 L-T4 治疗是否可降低流产率和其他并发症尚有争议。

L-T4 是治疗妊娠期甲减的首选药物。服用其他抗甲状腺功能减退药物的患者,在计划妊娠时或发现妊娠后应尽快改为 L-T4 治疗。既往患有甲减或亚临床甲减的育龄妇女若计划妊娠,如正在服用 L-T4 治疗,应调整 L-T4 剂量,将 TSH 控制在正常范围内,最好 TSH<2.5 mIU/L 再妊娠。

既往患有甲减的妇女一旦怀孕,应立即就诊,检测甲状腺功能和自身抗体,根据 TSH 水平调整 L-T4 剂量;如果不能就诊,可以自行增加原有 L-T4 剂量的 25%～30%,以使妊娠早期 TSH 控制在 0.1～2.5 mIU/L、妊娠中期 TSH 控制在 0.2～3 mIU/L、妊娠晚期控制在 0.3～3 mIU/L,血清 FT4 和 TT4 处于妊娠特异正常范围。妊娠期诊断的临床甲减,L-T4 替代剂量应高于非妊娠妇女,为每天每千克体重 2～2.4 μg,应足量起始或尽快达到治疗剂量。妊娠期诊断的亚临床甲减,TSH>正常参考范围上限,不考虑 TPOAb 是否阳性,即开始使用 L-T4 治疗,治疗的剂量要根据 TSH 水平决定;TSH>妊娠特异参考值上限,L-T4 的起始剂量每天 50 μg;TSH>8.0 mIU/L,L-T4 的起始剂量每天 75 μg;TSH>10 mIU/L,L-T4的起始剂量每天 100 μg。

血清 TSH、FT4 和 TT4 应在妊娠前半期每 4 周监测一次,TSH 平稳可以延长至每 6 周一次,L-T4 剂量应根据 TSH 水平变化调整。临床甲减患者产后 L-T4 剂量恢复到妊娠前水平,妊娠期诊断的亚临床甲减患者产后可以停用 L-T4,均需在产后 6 周复查甲状腺功能及抗体等各项指标,以调整 L-T4 剂量。产后哺乳的甲减和亚临床甲减患者可以服用 L-T4,根据一般人群 TSH 和 FT4 参考范围调整 L-T4 剂量。

(三)黏液性水肿昏迷

黏液性水肿昏迷是一种罕见的危及生命的重症,多见于老年患者,通常由并发疾病所诱发。临床表现为嗜睡、精神异常、木僵甚至昏迷,皮肤苍白、低体温、心动过缓、呼吸衰竭和心力衰竭等。本病预后差,病死率达到 20%。其治疗包括以下几个方面。

(1)去除或治疗诱因。诱因中感染诱因占 35%。

(2)补充甲状腺激素。开始治疗时应当给予静脉注射甲状腺激素替代治疗。先静脉注射 L-T4 200～400 μg 作为负荷剂量,然后根据体重每天静脉注射 L-T4 1.6 μg/kg,直至患者的临床表现改善,改为口服给药或者其他肠道给药。如果没有 L-T4 注射剂,可将 L-T4 片剂磨碎后胃管鼻饲。

鉴于黏液性水肿昏迷患者甲状腺素转换为 T3 后可能会减少,所以除了给予 L-T4 之外,有条件时还要静脉注射 L-T3。但应避免 L-T3 剂量过高,因为治疗中高 T3 血症与致死性相关。可以给予 L-T3 5～20 μg 负荷剂量静脉注射,随后维持每 8 小时静脉注射 2.5～10 μg 的剂量,对于年幼或老年患者以及有冠状动脉疾病或心律失常病史的患者则采用较低的剂量。治疗可以持续到患者明显恢复(例如患者恢复意识和临床指标改善)。

(3)保温。避免使用电热毯,因其可以导致血管扩张,血容量不足。

(4)补充糖皮质激素。静脉滴注氢化可的松每天 200～400 mg。

(5)对症治疗。伴发呼吸衰竭、低血压和贫血时应采取相应的抢救治疗措施。

(6)其他支持疗法。

(四)中枢性甲减的治疗

不能把 TSH 作为监测指标,而应把血清 TT4、FT4 达到正常范围作为治疗的目标。

【预后】

作为众多常见病的一种,甲减是否具有遗传性是我们大家十分关心的问题,专家明确指出,甲状腺疾病有遗传倾向,甲减也不例外。但后天是否患甲状腺疾病则受环境因素影响,如精神压力、感染、过劳、创伤等,自然或社会环境改变、污染等都是后天导致甲状腺疾病的原因。

第六节　肥胖症

肥胖症是指摄入和消耗的能量不平衡而导致体内脂肪堆积过多和(或)分布异常,通常伴有体重增加。世界卫生组织(WHO)将肥胖定义为可能导致健康损害的异常或过多的脂肪堆积。作为一种由多因素引起的慢性代谢性疾病,目前在一些发达国家和地区人群中的患病情况已达到流行的程度。肥胖症按其病因可分为原发性和继发性肥胖,本节主要针对原发性肥胖症进行阐述。临床上,体内贮积脂肪量≥20%(而非实际体重≥理想体重的 20%)可称为肥胖。

【流行病学】

肥胖早在 1948 年就被 WHO 列入疾病分类名单(ICD 编码 E66),并被认为是 2 型糖尿病、心血管疾病、高血压、中风和多种癌症的危险因素。2005 年 WHO 工作报告估计全球大约有 16 亿成人(15 岁以上)超重,肥胖的成人至少有 4 亿。资料还显示,全球 5 岁以下儿童中,至少有 2 000 万人肥胖。

近 20 年来,我国超重(肥胖)的患病率逐年增长,呈流行态势。从 1993 年至 2009 年这 17 年间,成年人超重(肥胖)的患病率从 13.4% 增加至 26.4%,近似线性增长;成年人腹型肥胖的患病率从 18.6% 增长至 37.4%,平均年增长 1.1%,显著高于超重(肥胖)的增长速度。肥胖患病率的增加不仅仅局限于高收入国家,在低收入到中等收入国家(尤其是城市),超重和肥胖人口的增加也同样引人注目。此外,不同地区肥胖发生的情况也不尽相同,针对我国东北地区人群的调查显示,该地区成人肥胖率已达到 37.71%,且随年龄增加发病率明显增加,60 岁以上人群中,肥胖患病率可达 42.12%。

【分类】

(一)单纯性肥胖症

无明显内分泌、代谢病病因可寻的肥胖症称为单纯性肥胖,根据年龄及脂肪组织病理又可分以下两型。

(1)体质性肥胖症(幼年起病型肥胖症)。有肥胖家族史,自幼肥胖(一般出生后半岁左右起由于营养过度而肥胖直至成年),呈全身性分布(脂肪细胞增生肥大),限制饮食及加强运动疗效差,对胰岛素较不敏感。

(2)获得性肥胖(成年起病型肥胖症)。起病于 20～25 岁,由于营养过度及遗传因素而肥胖,以四肢肥胖为主,脂肪细胞单纯肥大而无明显增生,饮食控制和运动的疗效较好,经治疗胰岛素的敏感性可恢复正常。

(二)继发性肥胖症

是由于下丘脑、垂体、胰岛相关疾病及甲状腺功能减退症、肾上腺皮质功能亢进症、性腺功能减退症等疾病而引起神经—内分泌—代谢紊乱基础上的肥胖症。

【病因与发病机制】

肥胖症是一组异质性疾病,病因未明,被认为是包括遗传和环境因素在内的多种因素相互作用的结果。脂肪积聚是能量摄入超过能量消耗的后果,但这一能量平衡紊乱的原因目前尚未阐明。目前认为,导致全球超重和肥胖的因素包括:食物转变为富含脂肪和糖类而缺乏维生素、矿物质和其他微量营养素的高热量食物;由于城市化、交通方式的改变以及更多地采用坐姿的工作等因素而导致体力活动不断减少。

超重和肥胖及其导致的慢性疾病绝大部分是可以预防的。对于个人而言,可以采取的预防措施包括:力求摄入和消耗的能量达到平衡并维持正常体重;限制脂肪摄入并用不饱和脂肪代替饱和脂肪;增加蔬菜、水果、豆类以及谷物和坚果的摄入,同时减少糖类的摄入。在采取健康饮食的同时增加体力运动,每天保持至少 30 分钟规律的、中等强度的运动,必要时为了控制体重需要增加运动强度。同时还应该认识到超重和肥胖的防治不单纯是个人的问题,只有引起全社会的关注与支持以及获得政府的政策支持才有可能在全社会成功地防治肥胖。

(一)遗传因素

肥胖症有家族聚集倾向,但至今未能够确定其遗传方式和分子机制,不能完全排除共同饮食、活动习惯的影响。少数遗传性疾病可以导致肥胖,如劳—蒙—毕氏(Laurence-Moon-Biedl)综合征和普拉德—威利(Prader-Willi)综合征等。

近来又发现了数种单基因突变引起的人类肥胖症,但上述类型肥胖症极为罕见,对绝大多数人类肥胖症来说,至今未发现其致病原因,推测普通型原发性肥胖症可能属多基因遗传性复杂病,其基因机制尚有待于深入研究。

目前认为绝大多数人类肥胖症是复杂的多基因系统与环境因素综合作用的结果。

(二)环境因素

主要是饮食和体力活动。坐位生活方式、体育运动少、体力活动不足使能量消耗减少。饮食习惯不良,如进食多、喜甜食或油腻食物使摄入的能量增多。文化因素则通过饮食习惯和生活方式影响肥胖症的发生。此外,胎儿期母体营养不良、蛋白质缺乏或出生时低体重的婴儿,在成年期饮食结构发生变化时,也容易发生肥胖症。

(三)节俭基因和节俭表型假说

节俭基因(Thrifty gene)假说认为人类的祖先为适应贫穷和饥饿的环境,逐渐形成储存剩余能量的能力,在长期进化的过程中,遗传选择能量储存关联基因使人类在食物短缺的情况下生存下来。当能量储存基因型暴露于食物供给丰富的现代生活方式时,即转化为对机体损害的作用,引起(腹型)肥胖和胰岛素抵抗。

近年来基于个体的适应性变化提出了另一种解释:在胎儿期营养缺乏,如宫内营养不良环境下,个体产生调节或适应性反应,引起机体的组织结构、生理功能和代谢的持续变化,即"程序化"(programming)过程,这样的个体对生活方式的改变更加敏感,这一理论被称为节俭表型(Thrifty phenotype)。

(四)脂肪组织和脂肪细胞在肥胖发生中的作用

近年来研究表明,作为一种高度分化的细胞,脂肪细胞不仅具有贮存能量的功能,同时还是一个活跃的内分泌器官,能分泌数十种脂肪细胞因子、激素或其他调节物,在机体代谢及内环境稳定中发挥重要作用。

营养状况、激素和各种细胞生长因子均可使前脂肪细胞分化为成熟的脂肪细胞,但是短期内出现体重迅速增加往往是脂肪细胞体积增大的结果,而非脂肪细胞数量的增多。同样,迅速的体重减轻也主要是由于脂肪细胞体积缩小而非数量改变。男性型脂肪主要分布在内脏和上腹部皮下,称为"腹型"或"中心性"肥胖;女性型脂肪主要分布于下腹部、臀部和股部皮下,称为"外周性"肥胖。中心性肥胖者发生代谢综合征的危险性较大。

【临床表现】

(一)一般表现

单纯性肥胖可见于任何年龄,约1/2成年肥胖者有幼年肥胖史,一般呈体重缓慢增加(女性分娩后除外)。若短时间内体重迅速地增加,应考虑继发性肥胖。男性脂肪分布以颈项部、躯干部和头部为主,而女性则以腹部、下腹部、胸部乳房及臀部为主。

肥胖者的特征是身材外形显得矮胖、浑圆,脸部上窄下宽,双下颏,颈粗短,向后仰头枕部皮褶明显增厚。胸圆,肋间隙不显,双乳因皮下脂肪厚而增大。站立时腹部向前凸出而高于胸部平面,脐孔深凹。短时间明显肥胖者在下腹部两侧、双大腿和上臂内侧上部和臀部外侧可见细碎紫纹或白纹。手指、足趾粗短,手背因脂肪增厚而使掌指关节突出处皮肤凹陷,骨突不明显。儿童肥胖者外生殖器埋于会阴皮下脂肪中而使阴茎显得细小而短。

轻至中度原发性肥胖可无任何自觉症状,重度肥胖者则多有怕热、活动能力降低,甚至活动时有轻度气促的表现。睡眠时打鼾,可有高血压病、糖尿病、痛风等临床表现。

(二)其他表现

1. 肥胖症与心血管系统

肥胖症患者并发冠心病、高血压的概率明显高于非肥胖者,其发生率一般5~10倍于非肥胖者,尤其是腰围粗(男性>90 cm,女性>85 cm)的中心型肥胖患者。肥胖可致心脏肥大,后壁和室间隔增厚,心脏肥厚的同时伴血容量、细胞内和细胞间液增加,心室舒张末压、肺动脉压和肺毛细血管楔压均增高,部分肥胖者存在左室功能受损和肥胖性心肌病变。肥胖患者猝死发生率明显升高,可能与心肌的肥厚、心脏传导系统的脂肪浸润造成的心律失常及心脏缺血有关。高血压在肥胖患者中非常常见,也是加重心、肾病变的主要危险因素,体重减轻后血压会有所恢复。

2. 肥胖症的呼吸功能改变

肥胖患者肺活量降低且肺的顺应性下降,可导致多种肺功能异常,如肥胖性低通气综合征,临床以嗜睡、肥胖、肺泡性低通气为特征,常伴有阻塞性睡眠呼吸困难。肺功能异常严重者可致肺心综合征,由于腹腔和胸壁脂肪组织堆积增厚,膈肌升高而降低肺活量,肺通气不良,引起活动后呼吸困难,严重者可导致低氧、发绀、高碳酸血症,甚至出现肺动脉高压导致心力衰竭,此种心力衰竭往往对强心剂、利尿剂反应差。此外,重度肥胖者可引起睡眠窒息,偶见猝死。

3. 肥胖症的糖、脂代谢

进食过多的热量会促进甘油三酯的合成和分解代谢,肥胖症的脂代谢表现得更加活跃,糖代谢受到抑制,这种代谢改变参与胰岛素抵抗的形成。肥胖症脂代谢活跃的同时多伴有代谢的紊乱,会出现高甘油三酯血症、高胆固醇血症和低高密度脂蛋白胆固醇血症等。糖代谢紊乱表现为糖耐量的异常和糖尿病,尤其是中心性肥胖者。体重超过正常范围20%者,糖尿病的发生率增加1倍以上。当BMI>35时,死亡率约为正常体重的8倍。

4. 肥胖与肌肉骨骼病变

(1)关节炎。最常见的是骨关节炎,这是由于长期负重造成的,关节软骨面结构发生改变,以膝关节的病变最为多见。

(2)痛风。肥胖患者中大约有10%合并有高尿酸血症,容易发生痛风。

(3)骨质疏松。以往的观点认为,骨质疏松的肥胖者并不多见,但近年来的研究发现,肥胖者脂肪细胞会分泌多种脂肪因子和炎性因子,可能会加重肥胖者骨质疏松和骨折的发生。

5. 肥胖的内分泌系统改变

(1)生长激素。肥胖者生长激素的释放是降低的,特别是对刺激生长激素释放的因子不敏感。

(2)垂体—肾上腺轴。肥胖者肾上腺皮质激素分泌是增加的,分泌节律正常,但峰值增高,促肾上腺皮质激素(ACTH)浓度也有轻微的增加。

(3)下丘脑—垂体—性腺轴。肥胖者多伴有性腺功能减退,垂体促性腺激素减少,睾酮对促性腺激素的反应降低。男性肥胖者其血总睾酮水平降低,但轻中度肥胖者游离睾酮尚正常,可能是由于性激素结合球蛋白(SHBG)减少所致;重度肥胖者游离睾酮也可下降。另外,脂肪组织可以促进雄激素向雌激素转化,所以部分肥胖男性会出现乳腺发育;肥胖女孩月经初潮提前,成年女性肥胖者常有月经紊乱,无排卵性月经甚至闭经,多囊卵巢综合征发生率高。

(4)下丘脑—垂体—甲状腺轴。肥胖者甲状腺对促甲状腺激素(TSH)的反应性降低,垂体对促甲状腺素释放激素(TRH)的反应性也降低。

【辅助检查】

(一)体质指数

评估肥胖的方法很多,但较简便且常用的方法为体质指数(Body mauls index, BMI),其计算公式为:BMI=体重(kg)/身高^2(m^2)。BMI的国外诊断标准:25为正常上限,25~30为过重,≥30为肥胖,≥40为极度肥胖。考虑到国人的种属及形体,2011年中华医学会内分泌学会分会肥胖组的共识提出,中国的诊断标准应稍低于国外的标准:24为正常上限,24~28为过重,≥28为肥胖。

(二)腰臀比(Waist-to-Hip Ratio, WHR)和腰围

腰围和臀围应采取标准化的测量方式。腰围为经脐部中心的水平围长,或肋最低点与髂嵴上缘两水平线间中点线的围长,用软尺测量,在呼气之末、吸气未开始时测量。臀围为臀部向后最突出部位的水平围长,用软尺测量。

腰臀比=腰围/臀围。亚洲男性平均为WHR 0.81,亚洲女性平均为WHR 0.73。当男性WHR大于0.85,女性WHR大于0.80,可诊断为腹型肥胖。亚太地区建议将男性>90 cm、女性>80 cm作为肥胖的诊断标准,但国内研究显示,对于女性腰围>85 cm可能是更为合适的标准。

(三)标准体重百分率

标准体重百分率=被检者实际体重(kg)/标准体重(kg)×100%

标准体重百分率≥120%为轻度肥胖,≥125%为中度肥胖,≥150%为重度肥胖。但该标准不适用于

某些特殊个体(如健美和举重运动员)。

（四）身高推算法

男性理想体重(kg)＝身高(cm)－105；女性理想体重＝(kg)－100。如果实际体重超过理想体重的20％，可定义为肥胖。目前基本不采用身高推算法诊断肥胖，但是该指标常被用于估测理想体重以计算热量摄入，指导制定营养治疗方案。

【诊断与鉴别诊断】

BMI 是目前最方便常用的诊断方式，诊断标准如前所述。2014 年美国临床内分泌医生学会(AACE)和美国内分泌学会(ACE)联合发布肥胖诊断和管理的新"框架"，提出肥胖的诊断定义应从"以体重指数为中心"转变为"以肥胖相关并发症"为中心，推荐采用以下 4 个步骤诊断肥胖症：①采用 BMI 进行初始筛查；②对肥胖相关并发症进行临床评估；③对肥胖相关并发症的严重程度进行临床分级；④根据不同肥胖并发症选择预防和(或)干预措施。

该框架建议的诊断定义和切点为：①正常体重(BMI<25 kg/m²)；②超重(BMI 在 25～29.9 kg/m²，无肥胖相关并发症)；③肥胖 0 级(BMI≥30 kg/m²，无肥胖相关并发症)；④肥胖 1 级(BMI≥25 kg/m²[①]，至少存在 1 种轻度至中度肥胖相关并发症)；⑤肥胖 2 级(BMI≥25 kg/m²，至少存在 1 种重度肥胖相关并发症)。该框架定义的肥胖相关并发症包括：代谢综合征、糖尿病前期、2 型糖尿病、血脂异常、高血压、非酒精性脂肪肝病、多囊卵巢综合征、睡眠呼吸暂停、骨关节炎、胃食管反流病、残疾或不能运动。

必须注意的是，排除继发性肥胖后，单纯性肥胖症的诊断才能成立。

【治疗和预防】

一、治疗目标

(1)对肥胖的管理和治疗不应局限于减轻体重，还需要兼顾减少有关的健康风险并促进健康状况。这些目标可以通过适度减轻体重(减少原有体重的 5％～10％)、营养干预和进行适当的体力活动等措施达到。

(2)除了体重之外，还应兼顾肥胖并发症的管理，包括血脂紊乱、2 型糖尿病、高血压、呼吸系统疾病，尤其是睡眠呼吸暂停综合征和骨关节炎的治疗以及精神—心理障碍的相关干预。

(3)有效的肥胖管理能够减少对治疗肥胖伴发疾病药物的需要。

(4)对于部分患者尤其是超重的患者，应通过饮食和运动治疗防止体重进一步增加，而不是单纯地降低体重。

(5)体重减轻的目标应该具备合理性、可操作性(可以达到的)和个体化，并且应长期有效。

(6)治疗的具体目标包括：在 6 个月内减少 5％～15％的原有体重，这一目标已被证实可以达到而且有利于健康状态的恢复；严重肥胖者(如 BMI>35 kg/m²)可能需要减轻更多的体重(20％或以上)；维持体重减轻和防治伴发疾病是肥胖治疗成功的两个关键因素；作为一种慢性疾病，为了预防体重再次增加以及防治伴发疾病，随访是必不可少的。

二、具体措施

治疗的两个主要环节是减少热量摄取及增加热量消耗。强调以行为、饮食、运动为主的综合治疗，必要时辅以药物或手术治疗。继发性肥胖症应针对病因进行治疗。各种并发症及伴随病应给予相应的处理。

---

① 某些特殊人群(比如亚裔)BMI 23～25 kg/m²，但腰围增加。

（一）行为治疗

认知行为治疗（Cognitive behavioural therapies，CBT）是指通过宣传教育使患者及其家属对肥胖症及其危害性有正确的认识，从而配合治疗、采取健康的生活方式、改变饮食和运动习惯。CBT 通常包括若干方面：自我管理（如饮食日记），控制进餐过程，强化认知的技巧等。自觉地长期坚持健康的生活方式是肥胖症治疗最重要的措施。

（二）控制饮食

医学营养治疗的总体原则是减少食品和饮料中能量的摄入；减少总摄食量；避免餐间零食；避免睡前进餐；避免暴饮暴食；能量限制应该考虑到个体化原则，兼顾营养需求、体力活动强度、伴发疾病以及原有饮食习惯。在平衡膳食中，蛋白质、碳水化合物和脂肪提供的能量，应分别占总能量的 15%～20%、60%～65% 和 25% 左右。

轻度肥胖者应控制进食总量，采用低热卡、低脂肪饮食，避免摄入高糖高脂类食物，使每日总热量低于消耗量。多进行体力劳动和体育锻炼，如能使体重每月减轻 500～1 000 g 从而渐渐达到标准体重，则不必使用药物治疗。应该强调健康的饮食习惯，增加谷物和富含纤维素食物以及蔬菜、水果的摄取，多食用低脂食品，减少高脂食物的摄取。

中度以上肥胖更要严格控制总热量，女性患者进食量应限制在 5 000～6 300 kJ/d，如超过 6 300 kJ/d，则控制无效；男性应控制在 6 300～7 600 kJ/d，以此标准每周可减重 1～2 磅。

食物中应包括含适量必需氨基酸的动物性蛋白（占总蛋白量的三分之一较为合适），蛋白质摄入量每日每千克体重不少于 1 g；脂肪摄入量应严格限制，同时应限制钠的摄入，以免在体重减轻时发生水钠潴留，同时对降低血压及减少食欲也有好处；同时还应限制甜食、啤酒等的摄入。如经以上饮食控制数周体重仍不能降低者，可将每日总热量减至 3 400～5 000 kJ，但热量过少，患者易感疲乏软弱、畏寒乏力、精神委顿等，必须进行严密观察。据研究，饮食治疗早期蛋白质消耗较多，以致体重下降较快而呈负氮平衡，当持续低热卡饮食时，会发生保护性氮质潴留反应，逐渐重建氮平衡，于是脂肪消耗逐渐增多。但脂肪产热量约 10 倍于蛋白质，故脂肪组织消失量明显少于蛋白质组织量；蛋白质合成较多时，反而可使体重回升，这是人体对限制热卡后的自我调节过程。因此饮食治疗往往效果不显著，在此情况下，宜鼓励运动疗法以增加热量消耗。

（三）体力活动

关于活动量或运动量的制订应该因人而异，原则上采取循序渐进的方式。除了增加能量消耗和减少脂肪之外，体力活动还具有以下优点：减少腹内脂肪，增加瘦组织（包括肌肉和骨组织）的量；降低血压，改善糖耐量和胰岛素敏感性，改善脂代谢；增强体质；增加对饮食治疗的依从性，对长期体重控制具有正面影响；改善对自我健康的满意度，减少自卑感；减轻焦虑和抑郁状态。

体力活动的目标包括：减少久坐的行为方式（如长时间看电视或者使用计算机）；增加每天的运动量，患者在采取增加体力活动的过程中应该得到相应的指导。制订锻炼方案时要考虑到患者的运动能力和健康状况，本着循序渐进和安全第一的原则。建议患者每天进行 30～60 分钟中等强度的体力活动。

中等强度体力活动消耗的能量，男、女分别为 20.09～29.3 kJ/min 和 13.81～21.35 kJ/min，而低强度活动则分别是 7.95～19.25 kJ/min 和 5.86～13.39 kJ/min。如用心率来大致估算，进行中等强度体力活动时的心率为 100～120 次/分钟，低强度活动则为 80～100 次/分钟。

每天安排进行体力活动的量和时间应按减重目标计算，对于需要消耗的能量，一般多考虑采用增加体力活动的量和控制饮食相结合的方法，其中 50%（40%～60%）应该由增加体力活动的能量消耗来解决，其他 50% 可由减少饮食总能量和减少脂肪的摄入量达到，可以有意识地结合日常活动来增加体力活动的时间。肥胖者对体力活动的安排应根据其体能、年龄和兴趣等因素进行，可以某一项活动为主，再配合其他活动以达到需要消耗的能量，可以用能量消耗相等的或相似的体力活动或运动来替代或交换。

（四）药物治疗

对严重肥胖患者可应用药物减轻体重,然后继续维持,但临床上如何更好地应用这类药物仍有待探讨。用药可能产生药物副作用及耐药性,因而选择药物治疗的适应证必须十分慎重,要根据患者的个体情况衡量可能得到的益处和潜在的危险再作出决定。

1. 药物治疗的指征

多数肥胖症患者在认识到肥胖对健康的危害后,在医疗保健人员的指导下通过控制饮食量、减少脂肪摄入和增加体力活动,可使体重减轻。但仍有相当一部分患者由于种种原因体重仍然不能降低,或不能达到期望的减重目标,可考虑用药物辅助减重。此外,对于那些存在伴发疾病,尤其是增加体力活动可能加重原有的疾病或使病情出现新的变化的患者,也需要采用药物辅助减重。

现有的证据表明,药物治疗有助于患者增加对行为治疗的顺应性、改善肥胖导致的并发症并提高生活质量,同时也有助于预防相关并发症(如糖尿病)的进展。欧洲成人肥胖治疗指南建议对于 BMI＞30者或者 BMI＞27 且同时伴有肥胖相关疾病(如高血压、2 型糖尿病)者进行药物治疗;英国国家卫生与临床优化研究所(NICE)指南则推荐对于 BMI＞30 者或者 BMI＞28 且同时伴有肥胖相关疾病(如高血压、2型糖尿病)者进行药物治疗。

国内建议有以下情况可以采取药物治疗:食欲旺盛,餐前饥饿难忍,每餐进食量较多;合并高血糖、高血压、血脂异常和脂肪肝;合并负重关节疼痛;肥胖引起呼吸困难或有阻塞性睡眠呼吸暂停综合征;BMI＞24 且有上述并发症情况,或 BMI＞28 的,不论是否有并发症,经过 3～6 个月的单纯控制饮食和增加活动量处理仍不能减重,甚至体重仍有上升趋势者,可考虑用药物辅助治疗。值得指出的是,只有在采取充分的饮食、运动和行为治疗无效后,才考虑药物治疗。

2. 药物减重的目标

目标为减轻原体重的 5％～10％;减重后维持体重不反弹;使降血压、降血糖、调脂药物能更好地发挥作用。

3. 不适宜用药物减重的情况

儿童、孕妇和哺乳期妇女;原有对该类药物有不良反应者;正在服用其他选择性血清素再摄取制剂者;出于美容的目的而减肥者。

4. 药物治疗的选择

目前在全球范围内正式获准临床应用的抗肥胖药物仅有 2 个去甲肾上腺素能药物盐酸芬特明(phentermine hydrochloride)和盐酸安非拉酮(diethylpropion hydrorhioride)及 1 个肠道胰脂肪酶抑制剂奥利司他 3 种药物。

(1)中枢性减重药。主要指去甲肾上腺素能再摄取抑制剂,它能刺激交感神经系统释放去甲肾上腺素(涉及调控食欲的神经递质之一)和多巴胺,并抑制这两种神经递质的再摄取而抑制食欲和诱导饱腹感。

①盐酸芬特明。于 20 世纪 70 年代初上市,在美国被批准用于短期(＜12 周)治疗肥胖症,为美国目前处方量最高的减重药物。临床观察发现盐酸芬特明可致高血压、心动过速和心悸,故不可用于有心血管疾病或显著高血压的肥胖人群,同时使用期间须监测血压。用法为 15、30 或 37.5 mg/d。

②盐酸安非拉酮。在美国亦仅被批准用于短期治疗肥胖症。主要副作用有口干、失眠、头昏、轻度血压升高和(或)心率增快。用法为 25 mg/次,一天三次。

(2)非中枢性减重药。主要是肠道胰脂肪酶抑制剂。奥利司他于 1998 年首次上市,是至今在美国被批准可以长期(＞6 个月)治疗肥胖症的唯一药物。奥利司他通过与脂肪形成无活性中间体脂基一酶络合物,对胃肠道的脂肪酶,如胃脂肪酶、胰脂肪酶、羧酸脂酶的活性产生可逆性抑制,但对胃肠道其他酶,如淀粉酶、胰蛋白酶、糜蛋白酶和磷脂酶无影响。

奥利司他可使膳食脂肪吸收大约减少 33％,未吸收的甘油三酯和胆固醇随大便排出,从而达到减重的目的。奥利司他也能降低肥胖的糖尿病患者的腰围、BMI、血压、空腹血糖和 HbA1c 水平,降低超重和肥胖患者的血中总胆固醇及 LDL-C 水平。

15％～30％的患者可出现不良反应,包括皮脂溢出增多、肠胃胀气、便急、便失禁和油样便,且可干扰脂溶性维生素 A、维生素 D、维生素 E 和维生素 K 的吸收,故应用奥利司他应补充这些维生素(在服用奥利司他前或后至少 2 小时服用)。奥利司他禁用于慢性吸收不良综合征和胆汁淤积症。奥利司他还可能与肝损害有关,患者在治疗过程中应密切关注相关体征和症状,一旦发生须及时中止用药。用法为120 mg/次,一天三次,进餐时服用。

(3)兼有减重作用的降糖药物。肥胖与 2 型糖尿病之间关系密切,部分降糖药物有一定的减重作用,在肥胖的 2 型糖尿病中可选用。尽管部分药物有在非糖尿病患者中减重的临床研究,但是目前均没有用于单纯性肥胖者的适应证。

①二甲双胍。许多研究证实,不管是用药前后的比较还是与安慰剂和其他治疗药物相比,二甲双胍都能使肥胖的 2 型糖尿病患者的体重不同程度减轻,且在使用其他降糖药的基础上加用二甲双胍,也可以减轻这些降糖药对体重的不良影响。因此,对于肥胖的 2 型糖尿病患者,二甲双胍可作为首选用药。

②胰淀粉样多肽类似物。胰淀粉样多肽可以减慢食物(包括葡萄糖)在小肠的吸收速度,降低患者食欲,具有减重的作用。普兰林肽是一种注射用胰淀粉样多肽类似物,主要用于单用胰岛素、联合应用胰岛素和磺脲类药物和(或)二甲双胍仍无法达到预期疗效的糖尿病患者。临床研究发现,当普兰林肽与胰岛素合用时,可使患者体重轻度下降。此外,在肥胖的非 2 型糖尿病患者中应用普兰林肽,其效果与对照组相比,同样具有减轻体重的作用。

③胰升糖素样肽-1(GLP-1)受体激动剂或 GLP-1 类似物。艾塞那肽和利拉鲁肽在控制血糖的同时有减轻体重的作用,其减轻体重的作用与抑制食欲及摄食、延缓胃内容物排空有关。艾塞那肽和利拉鲁肽均具有明显的剂量依赖性。此外有研究表明,艾塞那肽除了减轻体重,还能降低身体总脂肪量和躯干脂肪量。

5. 药物治疗效果的评价

建议采用药物治疗 3 个月后对疗效进行评价。如果非糖尿病患者体重下降＞5％、糖尿病患者体重下降＞3％,即被视为有效,可以继续药物治疗;对于无效患者则宜停药,并对整体治疗方案重新评估。为避免可能出现的不良反应,对使用中枢性减重药物者的随访,起初至少每 2～4 周一次,3 个月以后可以改为每月一次。

(五)外科治疗

现有研究显示,对于重度肥胖患者而言,手术治疗是长期维持体重稳定、改善伴发疾病和生活质量的有效手段。欧美国家的相关指南认为,对于年龄在 18～60 岁的患者,如果 BMI＞40 或者 BMI 在 35.0～39.9 之间,但是伴有某些通过手术减轻体重可以改善的伴发疾病(包括 2 型糖尿病或其他代谢紊乱、心肺疾病、严重关节疾病和肥胖相关的严重精神障碍),均应考虑手术治疗。上述 BMI 水平可以是目前实际测定值,也可以是有确切病史记载者。

手术有效(指体重降低＞20％)率可达 95％,死亡率＜1％。不少患者可获得长期疗效,术前并发症可不同程度地得到改善或治愈。但手术可能并发吸收不良、贫血、管道狭窄等,有一定的危险性,仅用于重度肥胖、减肥失败又有严重并发症,且这些并发症有可能通过体重减轻而改善者。术前要对患者的全身情况进行充分估计,特别是糖尿病、高血压和心肺功能等,应给予相应的监测和处理。

肥胖手术治疗的主要目的是预防和治疗其伴发疾病,单纯以 BMI 来决定手术指征具有局限性。中国肥胖病外科治疗指南(2007)建议以外科治疗肥胖病的关键——由单纯脂肪过剩引起的伴发病(代谢紊乱综合征)为选择患者的手术适应证,有以下(1)～(3)之一者,同时具备(4)～(7)情况的,可考虑行外科手术治疗。

(1)确认出现与单纯脂肪过剩相关的代谢紊乱综合征,如 2 型糖尿病、心血管疾病、脂肪肝、脂代谢紊乱、睡眠呼吸暂停综合征等,且预测减重可以有效治疗。

(2)腰围。男性>90 cm,女性>80 cm;血脂紊乱;胆固醇(TC)>1.7 mmol/L 和(或)高密度脂蛋白胆固醇(HDL-C)男性<0.9 mmol/L,女性<1 mmol/L。

(3)BMI>32 且连续 5 年以上体重保持稳定或持续稳定地增加(应指患者正常情况下有确认记录的体重及当时的身高所计算的系数,如怀孕后 2 年内等特殊情况不应作为挑选依据)。

(4)年龄 16~65 岁。65 岁以上者,由于肥胖相关的并发症顽固且复杂,应根据术前各项检查权衡手术利弊,再决定手术与否;16 岁以下青少年患者要综合考虑肥胖程度、对学习和生活的影响、是否有家族遗传性肥胖病史和本人意愿。

(5)经非手术治疗后疗效不佳或不能耐受者。

(6)无酒精或药物依赖性,无严重的精神障碍、智力障碍。

(7)患者了解手术的减肥方式,理解和接受手术潜在的并发症风险;理解术后生活方式、饮食习惯改变对术后恢复的重要性并有承受能力,能积极配合术后随访。

考虑到术前对肥胖症患者的评估和准备,重度肥胖的手术治疗过程及围手术期处理可能涉及多个不同的临床学科参与,术后需要对营养支持、相关伴发疾病的治疗以及精神心理健康给予长期随访和治疗护理,建议手术治疗应该在具备提供完备的肥胖及其伴发疾病的诊断和内外科治疗能力(即具备继发性肥胖的鉴别诊断以及伴发内科、骨科、精神心理疾病的诊断治疗能力),并能够为患者提供包括内外科医师以及营养师、心理医师在内的多学科团队进行手术后护理和长期随访的综合性医疗机构进行。手术者应为具备高年资中级或以上职称的普外科医生,并经过专项培训或临床指导后方可独立施行此类手术。同时建议卫生行政主管部门建立该类手术的资格准入制度以保证手术的有效性和安全性。

减重手术按照手术原理可分为减少吸收型手术和限制摄入型手术。前者包括胆胰旷置术、小肠绕道术、十二指肠转位术和回肠转位术等,后者包括垂直绑带式胃减容术、袖状胃切除术、胃球囊术和可调节胃绑带术(Adjustable gastricbanding,AGB)等。此外还有兼具减少吸收和限制摄入的混合型手术,如胃分流术及腹腔镜 Roux-en-Y 胃旁路手术(Roux-en-Y gastric bypassoperation,RYGBP)。目前施行的减重手术大多采用腹腔镜手术。

因为严重肥胖的患者往往合并多种其他疾病,特别是心肺功能的异常,所以要充分认识手术的风险。大部分手术方式本身将永久性改变患者的消化道解剖结构,所以必须在事前让患者充分了解手术可能带来的并发症以及术后生活方式的改变。恶心、呕吐为术后最常见的症状,手术后并发症包括吻合口瘘、胃空肠吻合口狭窄、肠梗阻、胃肠道出血等,长期后遗症中肠绞痛、脂肪泻等较常见。

限制性手术一般不会造成术后营养不良、贫血、电解质紊乱等并发症。腹腔镜可调节胃绑带术的并发症相对较少,且多与胃绑带的机械性故障有关(胃绑带移位、阻塞、破裂、皮下泵倾斜、注水泵失灵和植入物感染等)。合并 2 型糖尿病的肥胖患者术后倾倒综合征的发生率较高。减少吸收型手术术后容易发生维生素及微量元素缺乏。RYGBP 术后患者由于高草酸尿、低尿量及低钙血症患尿路结石的危险因素高于可调节胃束带术。

手术治疗后需要终生随访。在术后的第 1 年里,至少要进行 3 次门诊随访以及更多的电话或其他方式的随访。对于可调节胃绑带术的患者,门诊随访的次数可能需要增加,以便对绑带进行适当的调节。随访的目的是掌握患者体重减轻以及伴发疾病的情况,是否有手术并发症发生,有无营养物质、维生素和矿物质的缺乏,以便根据需要做相应的检查并及时调整治疗方案,如有需要,还应进行必要的心理辅导。

(六)精神心理支持

精神心理支持对于肥胖的成功治疗是十分重要的,这种支持既包括在整体管理措施中对患者进行一般性的心理疏导和支持,也包括对相关的精神疾患,如焦虑、抑郁等的针对性治疗,必要时应请专科医师进行治疗。

第七节　高尿酸血症

高尿酸血症(hyperuricemia,HUA)是嘌呤代谢障碍引起的代谢性疾病,临床上分为原发性和继发性两大类,前者多由于先天性嘌呤代谢异常所致,常与肥胖、糖脂代谢紊乱、高血压、动脉硬化和冠心病等聚集发生;后者则由某些系统性疾病或者药物引起。少数 HUA 患者可以发展为痛风,出现急性关节炎、痛风肾和痛风石等临床症状和阳性体征。

目前中国高尿酸血症呈现高流行、年轻化、男性高于女性、沿海高于内地的趋势。HUA 是多种心血管危险因素及相关疾病(代谢综合征、2 型糖尿病、高血压、心血管事件及死亡、肾病等)的独立危险因素。HUA 治疗前建议进行分型诊断,以利于治疗药物的选择。生活方式指导、引起 HUA 的因素是预防HUA 的核心策略。应严格控制血尿酸在 360 μmol/L 以下,最好达 300 μmol/L 并长期维持。对于无症状的 HUA,也应予以积极地分层治疗。

20 世纪 80 年代以来,随着我国人民生活水平的不断提高,HUA 的患病率呈逐年上升趋势,特别是在经济发达的城市和沿海地区,HUA 患病率达 5%～23.5%,接近西方发达国家水平。

【病因和发病机制】

尿酸是人体嘌呤代谢的产物,人体嘌呤的来源有两种:内源性为自身合成或核酸降解(大约 600 mg/d),约占体内总尿酸量的 80%;外源性为摄入嘌呤饮食(大约 100 mg/d),约占体内总尿酸量的 20%。正常状态下,体内尿酸池为 1 200 mg,每天产生尿酸约 750 mg,排出 800～1 000 mg。30% 从肠道和胆道排泄,70% 经肾脏排泄。肾脏是尿酸排泄的重要器官,如果肾脏肌酐清除率减少 5%～25%,就可导致HUA。正常情况下,人体每天尿酸的产生和排泄基本上保持动态平衡,凡是影响血尿酸生成和(或)排泄的因素均可以导致血尿酸水平的增加。

1. 原发性高尿酸血症

(1)尿酸排泄减少。90% 原发性痛风患者高尿酸血症的原因与尿酸排泄减少有关,其可能的发生机制有:①肾小球滤过减少;②肾小管重吸收增加;③肾小管分泌减少。

(2)尿酸生成过多。内源性尿酸产生过多的标准为,在低嘌呤饮食(<17.9 μmol/d)超过 5 天后,尿中尿酸排出量仍大于 3.58 mmol。10% 原发性痛风患者高尿酸血症的原因与尿酸生成过多有关,其机制可能是内源性尿酸生成过多,与促进尿酸生成过程中的一些酶数量与活性增加和(或)抑制尿酸生成的一些酶的数量和活性降低有关。酶的缺陷与基因变异有关,可为多基因,也可为单基因。遗传方式可分为常染色体隐性、常染色显性遗传和性连锁遗传。

2. 继发性高尿酸血症

(1)肾尿酸排泄减少。肾尿酸排泄减少,其可能的原因有①肾病变,如肾小球病变导致尿酸滤过减少和肾小管病变导致尿酸分泌减少;②使用利尿剂,特别是噻嗪类利尿剂,其他药物如阿司匹林、吡嗪酰胺、左旋多巴、乙胺丁醇、乙醇等也可干扰肾小管对尿酸的重吸收;③体内有机酸增加,如酮酸、乳酸可竞争性抑制肾小管尿酸分泌。

(2)尿酸产生过多。多见于骨髓和淋巴增生性疾病。在白血病、淋巴瘤化疗、放疗过程中,由于大量的细胞破坏,可导致核酸代谢加速,进而导致继发性高尿酸血症。

【流行病学及其危害】

HUA 的流行趋势总体呈逐年上升态势,男性高于女性,且有一定的地区差异,南方和沿海经济发达地区较同期国内其他地区患病率高,可能与该地区人们摄入较多嘌呤高的海产品、动物内脏、肉类食品以及大量饮用啤酒等因素有关。更重要的是,HUA 的患病人群呈现年轻化的趋势。

在 HUA 高流行的同时,大量的研究证据凸显 HUA 的危害。HUA 与代谢综合征、2 型糖尿病、高血压、心血管疾病、慢性肾病、痛风等密切相关,是这些疾病发生发展的独立危险因素。

【诊断标准和分型】

国际上将 HUA 的诊断定义为:正常嘌呤饮食状态下,非同日 2 次空腹血尿酸水平男性 $>420\ \mu mol/L$,女性 $>360\ \mu mol/L$。

HUA 患者低嘌呤饮食 5 天后,留取 24 小时尿液,检测尿尿酸水平。根据血尿酸水平和尿尿酸排泄情况分为以下三型。

(1)尿酸排泄不良型。尿酸排泄 $<0.48\ mg \cdot kg^{-1} \cdot h^{-1}$,尿酸清除率 $<6.2\ mL/min$。

(2)尿酸生成过多型。尿酸排泄 $>0.51\ mg \cdot kg^{-1} \cdot h^{-1}$,尿酸清除率 $\geqslant 6.2\ mL/min$。

(3)混合型。尿酸排泄 $>0.51\ mg \cdot kg^{-1} \cdot h^{-1}$,尿酸清除率 $<6.2\ mL/min$。

临床研究结果显示,90% 的原发性 HUA 属于尿酸排泄不良型。

【筛查和预防】

HUA 的高危人群特点包括高龄、男性、肥胖、一级亲属中有痛风史、长期选择静坐的生活方式等。对于高危人群,建议定期进行筛查,通过检测血尿酸,及早发现 HUA。预防 HUA 应避免下列各种危险因素。

(1)饮食因素。高嘌呤食物如肉类、海鲜、动物内脏、浓的肉汤、酒(尤其是啤酒)等均可使血尿酸水平升高。

(2)疾病因素。HUA 多与心血管和代谢性疾病伴发,相互作用,相互影响,因此应注意对这些患者进行血尿酸检测,及早发现 HUA。

(3)避免长期使用可能造成尿酸升高的治疗伴发病的药物。建议经过权衡利弊后,去除可能造成尿酸升高的药物,如噻嗪类及袢利尿剂、烟酸、小剂量阿司匹林等。对于需服用利尿剂且合并 HUA 的患者,避免应用噻嗪类利尿剂;小剂量阿司匹林($<325\ mg/d$)尽管能够升高血尿酸,但作为心血管疾病的防治手段不建议停用。

【控制目标及干预治疗切点】

(1)控制目标。血尿酸 $<360\ \mu mol/L$(对于有痛风发作的患者,血尿酸宜 $<300\ \mu mol/L$)。

(2)干预治疗切点。男性血尿酸 $>420\ \mu mol/L$,女性血尿酸 $>360\ \mu mol/L$。

鉴于大量研究证实血尿酸水平超过正常范围或者正常高限时,多种伴发症的发生风险增加,建议对于 HUA 合并心血管危险因素和心血管疾病者,应同时进行生活指导及药物降尿酸治疗,使血尿酸长期控制在 $360\ \mu mol/L$ 以下。对于有痛风发作的患者,则需将血尿酸长期控制在 $300\ \mu mol/L$ 以下,以防止痛风反复发作。对于无心血管危险因素或无心血管伴发疾病的 HUA 者,建议仍给予以下相应的干预方案。

【治疗】

一、一般治疗

1. 生活方式指导

生活方式的改变包括健康饮食、限制烟酒、坚持运动和控制体重等,改变生活方式的同时也有利于对伴发症(例如冠心病、肥胖、代谢综合征、糖尿病、高脂血症及高血压)的管理。积极开展患者医学教育,提高患者防病治病的意识,提高治疗依从性。meta 分析显示,饮食治疗可以降低 10%～18% 的血尿酸或使血尿酸降低 70～90 $\mu mol/L$。

(1)健康饮食。已有痛风、HUA、代谢性和心血管危险因素的患者及中老年人群,饮食应以低嘌呤食物为主。

(2)多饮水,戒烟限酒。每日应保证尿量在 1 500 mL 以上,最好>2 000 mL。同时提倡戒烟,禁啤酒和白酒,如饮红酒宜适量。

(3)坚持运动,控制体重。每日中等强度运动 30 分钟以上。肥胖者应减轻体重,使体重控制在正常范围内。

2. 适当碱化尿液

当尿 pH6.0 以下时,需碱化尿液。尿 pH 6.2～6.9 有利于尿酸盐结晶溶解和从尿液排出,但尿 pH>7 时,易形成草酸钙及其他类结石,因此碱化尿液过程中要检测尿 pH。

常用药物有碳酸氢钠或枸橼酸氢钾钠。

(1)碳酸氢钠(小苏打)。每次 1 g,每日 3 次,口服。由于本品在胃中产生二氧化碳,可增加胃内压,并可引起嗳气和继发性胃酸分泌增加;长期大量服用可引起碱血症,并因钠负荷增加诱发充血性心力衰竭和水肿。

(2)晨尿酸性时,晚上加服乙酰唑胺 250 mg,以增加尿酸溶解度,避免结石形成。枸橼酸钾钠合剂(即 Shohl 溶液:枸橼酸钾 140 g,枸橼酸钠 98 g,加蒸馏水至 1 000 mL)。每次口服 10～30 mL,每日 3 次。使用时应监测血钾浓度,避免发生高钾血症。

(3)枸橼酸氢钾钠颗粒。该药不能用于急性或慢性肾衰竭患者,或当绝对禁用氯化钠时不能使用。枸橼酸氢钾钠也禁用于严重的酸碱平衡失调(碱代谢)或慢性泌尿道尿素分解菌感染。

二、高尿酸血症的治疗

可以根据患者的病情及 HUA 分型,药物的适应证、禁忌证及其注意事项等进行药物的选择和应用。目前临床常见药物包含抑制尿酸合成的药物和增加尿酸排泄的药物,其代表药物分别为别嘌呤醇和苯溴马隆。

(一)抑制尿酸合成的药物

主要指黄嘌呤氧化酶抑制剂(xanthine oxidase inhibitors,XOI),XOI 能够抑制尿酸合成,包括别嘌呤醇及非布他司。别嘌呤醇及其代谢产物氧嘌呤醇通过抑制黄嘌呤氧化酶的活性(后者能使次黄嘌呤转为黄嘌呤,再使黄嘌呤转变成尿酸),使尿酸生成减少。

1. 别嘌呤醇

(1)适应证。①慢性原发性或继发性痛风的治疗,控制急性痛风发作时,须同时应用秋水仙碱或其他消炎药,尤其是在治疗开始的几个月内;②用于治疗伴有或不伴有痛风症状的尿酸性肾病;③用于反复发作性尿酸结石患者;④用于预防白血病、淋巴瘤或其他肿瘤在化疗或放疗后继发的组织内尿酸盐沉积、肾结石等。

(2)用法及用量。小剂量起始,逐渐加量:初始剂量每次 50 mg,每日 2～3 次。小剂量起始可以减少早期治疗开始时的烧灼感,也可以规避严重的别嘌呤醇相关的超敏反应。经 2～3 周增至每日 200～400 mg,分 2～3 次服用;严重痛风者每日可增至 600 mg。维持量为成人每次 100～200 mg,每日 2～3 次。

肾功能下降时,如肌酐清除率(Ccr)<60 mL/min,别嘌呤醇应减量,推荐剂量为 50～100 mg/d;如 Ccr<15 mL/min,则禁用别嘌呤醇。

(3)不良反应。主要有肝功能异常、恶心、关节痛、皮疹等。

(4)禁忌证。本品禁用于正在接受硫唑嘌呤、巯嘌呤治疗的患者。

(5)注意事项。在服用非布司他的初期,经常会出现痛风发作频率增加的情况,这是因为血尿酸浓度降低,导致组织中沉积的尿酸盐动员。为预防治疗初期的痛风发作,建议同时服用非甾体抗炎药或秋水仙碱。在非布司他治疗期间,如果痛风发作,无需中止非布司他治疗。应根据患者的具体情况,对痛风进行相应治疗。

2. 非布司他

(1)适应证。本品适用于有高尿酸血症的痛风患者的长期治疗,不推荐用于无临床症状的高尿酸血症患者的一线治疗。

(2)用法及用量。本品不同剂型、不同规格的用法用量可能存在差异,请阅读具体药物说明书使用或遵医嘱。目前我国非布司他片的应用范围较广。

推荐非布司他片的起始剂量为 40 mg,每日 1 次。非布司他片的口服推荐剂量为 40 mg 或 80 mg,每日 1 次。如果 2 周后,血尿酸水平仍不低于 6 mg/dL(约 360 μmol/L),建议将剂量增至 80 mg,每日 1 次。给药时,无需考虑食物和抗酸剂的影响。

使用本药的特殊人群包括肝功能不全者和肾功能不全者。

轻、中度肝功能不全(Child-Pugh A、B 级)的患者无需调整剂量,但是尚未进行重度肝功能不全者(Child-Pugh C 级)使用非布司他的疗效及安全性研究,因此此类患者应慎用非布司他。

轻、中度肾功能不全(肌酐清除率<30~89 mL/min)的患者无需调整剂量。目前尚无充足的严重肾功能不全(肌酐清除率<30 mL/min)患者的研究数据,因此此类患者应慎用非布司他。

在开始使用非布司他治疗 2 周后,就可评估血尿酸水平是否达到目标值(<6 mg/dL)。

(3)不良反应。常见的不良反应有肝功能损害、恶心、皮疹、横纹肌溶解症、肾小管间质性肾炎、精神异常等。应从小剂量开始用药,定期监测肝功能;关注皮肤不良反应及有无心肌梗死和脑卒中的症状和体征;不建议用于既往有颅内静脉血栓形成(cerebral venous thrombosis,CVT)病史或近期有 CVT 发作的患者;有心血管病史患者如确需使用,应由专科医师评估后再决定。基层医师慎用。若发现患者肝功能异常[谷丙转氨酶(ALT)>正常值上限的 3 倍]时,应中止用药,尽量确定可能的原因,在原因不明确时不应再次使用。

(4)禁忌证。本品禁用于正在接受硫唑嘌呤、巯嘌呤治疗的患者。

(5)注意事项。在服用本品的初期,可能会引起痛风,这是因为血尿酸水平的改变导致组织沉积的尿酸盐被动员出来。为预防服用非布司他起始阶段的痛风发作,建议同时服用非甾体抗炎药或秋水仙碱。预防性治疗的获益可长达 6 个月。在非布司他治疗期间,如果痛风发作,无需中止服药。应根据患者的个体情况对痛风进行相应治疗。

(二)增加尿酸排泄的药物

抑制尿酸盐在肾小管的主动再吸收,增加尿酸盐的排泄,从而降低血中尿酸盐的浓度。该类药物可缓解或防止尿酸盐结晶的生成,减少关节的损伤,亦可促进已形成的尿酸盐结晶的溶解。由于 90% 以上的 HUA 为肾脏尿酸排泄减少所致,因此促尿酸排泄药适用人群更为广泛。代表药物为苯溴马隆和丙磺舒。在使用这类药物时要注意多饮水和使用碱化尿液的药物。此外,在使用此类药物之前要测定尿尿酸的排出量,如果患者的 24 小时尿尿酸的排出量已经增加(>3.54 mmol)或有泌尿系统结石则禁用此类药物。溃疡病或肾功能不全者慎用。

1. 苯溴马隆

(1)适应证。原发性和继发性高尿酸血症,痛风性关节炎间歇期及痛风结节肿等。长期使用对肾脏没有显著影响,可用于 Ccr>20 mL/min 的肾功能不全患者。对于 Ccr>60 mL/min 的成人无需减量,每日 50~100 mg。通常情况下服用苯溴马隆 6~8 天血尿酸可明显下降,降血尿酸强度及达标率强于别嘌呤醇,坚持服用可维持体内血尿酸水平达到目标值。长期治疗 1 年以上(平均 13.5 个月)可以有效溶解痛风石。该药与降压、降糖和调脂药物联合使用没有药物相互影响的情况。

(2)用法及用量。成人开始剂量为每次口服 50 mg,每日 1 次,早餐后服用。用药后 1~3 周检查血尿酸浓度,在后续治疗中,成人及14岁以上患者每日50~100 g。

(3)不良反应。可能出现胃肠不适、腹泻、皮疹等,但较为少见。肝功能损害的情况较罕见,国外报道发生率为1/17 000。

(4)禁忌证。①对本品中任何成分过敏者;②严重肾功能损害者(肾小球滤过率低于20 mL/min)及患有严重肾结石的患者;③孕妇、有可能怀孕妇女以及哺乳期妇女禁用。

(5)注意事项。治疗期必须大量饮水以增加尿量(治疗初期饮水量不得少于1 500~2 000 mL/d),以促进尿酸排泄。为了避免排泄尿酸过多而在泌尿系统形成结石,在开始用药的前2周可酌情给予碳酸氢钠或枸橼酸合剂,使患者尿液的pH值控制在6.2~6.9之间。定期测量尿液的酸碱度。

2. 丙磺舒

(1)用法及用量。成人1次0.25 g,1日2次;1周后可增至1次0.5 g,1日2次。根据临床表现及血和尿尿酸水平调整药物用量,原则上以最小有效量维持。

(2)禁忌证。①对本品及磺胺类药过敏者;②肝肾功能不全者;③伴有肿瘤的高尿酸血症者,或使用细胞毒的抗癌药、放射治疗患者,因可引起急性肾病,所以均不宜使用本品。

(3)注意事项。不宜与水杨酸类药、阿司匹林、依他尼酸、氢氯噻嗪、保泰松、吲哚美辛及口服降糖药同服。服用本品时应保证摄入足量水分(每天2 500 mL左右),防止形成肾结石,必要时同时服用碱化尿液的药物。定期检测血和尿pH值、肝肾功能及血尿酸和尿尿酸等。

有尿酸结石的患者属于相对禁忌证,也不推荐儿童、老年人、消化性溃疡者使用。痛风性关节炎急性发作症状尚未控制时不使用本品。如在本品治疗期间有急性发作,可继续应用原来的用量,同时给予秋水仙碱或其他非甾体抗炎药治疗。

3. 尿酸酶(uricase)

尿酸酶可催化尿酸氧化为更易溶解的尿囊素,从而降低血尿酸水平。生物合成的尿酸氧化酶主要有:①重组黄曲霉菌尿酸氧化酶(Rasburicase),又名拉布立酶,粉针剂,目前适用于因化疗引起的高尿酸血症患者;②聚乙二醇化重组尿酸氧化酶(PEG),静脉注射使用,主要用于重度HUA和难治性痛风,特别是肿瘤溶解综合征患者;③培戈洛酶(Pegloticase),这是一种聚乙二醇化尿酸特异性酶,已在美国和欧洲上市,用于降低尿酸及减少尿酸盐结晶的沉积,在欧洲获得治疗残疾的痛风石性痛风患者的资质,目前在中国尚未上市。

(三)联合治疗

如果单药治疗不能使血尿酸控制达标,则可以考虑联合治疗。即XOI与促尿酸排泄的药物联合使用,同时其他排尿酸药物也可以作为合理补充(在适应证下应用),如氯沙坦、非诺贝特等,二者均可辅助降低痛风患者的尿酸水平。如高血压患者伴血尿酸增高,选用氯沙坦抗高血压的同时,亦能降低血尿酸。另外,血尿酸升高合并慢性心功能不全患者使用氯沙坦联合治疗,可使血尿酸下降。非诺贝特可作为治疗高甘油三酯血症伴高尿酸血症的首选,如果仍不能达标,还可以联合培戈洛酶。

(四)降尿酸药应持续使用

研究证实,持续降尿酸治疗比间断服用药物更能有效控制痛风发作。共识建议在血尿酸达标后应持续使用,定期监测。

(五)中药治疗

中药治疗痛风及HUA日益受到关注。据研究,某些中药具有抗炎、镇痛、活血、消肿和降低血尿酸的作用,希望有设计严谨的循证医学证据予以证实。

三、痛风性关节炎急性发作期的治疗

(一)一般处理

卧床休息、抬高患肢。

（二）药物治疗原则

急性期应选用：①抑制粒细胞浸润药（如秋水仙碱）；②非甾体抗炎药（如吲哚美辛、保泰松等）；③糖皮质激素类（如强的松等）进行抗炎止痛的对症处理。急性期不宜选用降尿酸药物，以免加重炎症反应。

1. 抑制粒细胞浸润药

对痛风急性发作有特效。

用法为开始剂量为每小时 0.5 mg 或每 2 小时 1 mg 口服，直至症状缓解，或出现恶心、呕吐或腹泻等强烈胃肠道反应，或至每日最大剂量（6 mg）而病情无改善时停用。症状一般在 6～12 小时减轻，24～48 小时得到控制。以后减少至每日 0.5～1 mg，维持数日。

常见副作用有抑制骨髓、损害肝脏、胃肠道反应、秃发等。

2. 非甾体抗炎药

（1）吲哚美辛。初始剂量为 50 mg，8 小时服用 1 次；缓解后减为 1 次 25 mg，1 天 2～3 次，维持 2～3 天。

（2）保泰松。初始剂量为 0.4 g，以后每 4～6 小时 0.1 g；缓解后减为 1 次 0.1 g，1 天 3 次，维持数日。

（3）COX-2 选择性抑制剂。如塞来昔布、美洛昔康等，胃肠副作用小。

3. 糖皮质激素类

适用于不能耐受秋水仙碱或非甾体抗炎药的严重患者，使用时间不宜过长。

四、发作间歇期和慢性期的处理

治疗目的是维持血尿酸的正常水平，有较大痛风石或经皮溃破者可手术切除。

五、其他

继发性高尿酸血症的治疗原则是：①积极治疗原发病；②尽量避免或减少使用可能引发和（或）加重高尿酸血症的药物和方法；③尽快控制急性痛风性关节炎的发作。

高尿酸血症与代谢综合征并发，应积极行降压、降脂、减重及改善胰岛素抵抗等综合治疗。

【预后】

高尿酸血症是代谢综合征、2 型糖尿病、心血管疾病发生发展的独立危险因素，总体预后是良好的，有 5%～12% 的 HUA 患者最终会发展为痛风，出现反复发作的痛风性急性关节炎和间质性肾炎，形成痛风石，严重者伴有关节畸形或尿酸性尿路结石。

第八节　痛　风

痛风是一种单钠尿酸盐（MSU）沉积所致的晶体相关性关节病，与嘌呤代谢紊乱和（或）尿酸排泄减少所致的高尿酸血症直接相关，属代谢性风湿病范畴。其临床特征为血清尿酸升高、反复发作性急性关节炎、痛风石及关节畸形、尿酸性肾结石、肾小球、肾小管、肾间质及血管性肾脏病变等。

痛风分为原发性、继发性和特发性 3 类，原发性痛风占绝大多数。本病见于世界各地，由于受地域、民族、饮食习惯的影响，痛风患病率差异较大，痛风患病率为 1%～15.3%，并随年龄增长、血清尿酸浓度升高和持续时间增长而增加。

【病因和发病机制】

病因和发病机制不清。

（一）高尿酸血症的形成

见第五章第一节。

（二）痛风的发生

临床上有 5％～15％的高尿酸血症患者发展为痛风，具体表现有痛风性关节炎、痛风肾、痛风石等。确切原因不清，但痛风患者常有阳性家族史，属多基因遗传缺陷。

急性关节炎是由于尿酸盐结晶沉积引起的炎症反应，因尿酸盐结晶可趋化白细胞，故在关节滑囊内尿酸盐沉积处，可见白细胞显著增加并吞噬尿酸盐，然后释放白三烯 B4 和糖蛋白等化学趋化因子；单核细胞受尿酸盐刺激后可释放白介素 1。长期尿酸盐结晶沉积导致单核细胞、上皮细胞和巨大细胞浸润，形成异物结节，即痛风石。痛风性肾病是痛风特征性的病理变化之一，表现为肾髓质和椎体内有小的白色针状物沉积，周围有白细胞和巨噬细胞浸润。

【临床表现】

（一）多发年龄

男性原发性痛风患者在青春期便可开始出现高尿酸血症，痛风发病多在 40 岁以后，发病率随年龄而增加；女性痛风在绝经后数年发生。

（二）临床分期

1. 无症状高尿酸血症期

血尿酸浓度随年龄呈持续性或波动性增高，从血尿酸增高至症状出现可长达数年至数十年，只有在发生关节炎时才称为痛风。部分高尿酸血症患者终生不出现症状，称为无症状的高尿酸血症。

2. 急性痛风性关节炎（发作期）

（1）是原发性痛风最常见的首发症状。

（2）常见诱因。受寒、劳累、高蛋白饮食、酗酒（尤其是啤酒）、摄入过多高嘌呤食物、感染、创伤等。

（3）发病急骤，初发时多数为单关节，随后累及多关节。第一跖趾关节为好发部位，其次为足底、踝、足跟、膝、腕、指和肘关节。大关节如肩、髋、脊椎极少累及。

（4）通常在夜间因剧痛而惊醒，疼痛剧烈，如"刀割样"，轻压便可有剧烈痛感，24～48 小时达到高峰。受累关节局部可出现红肿、热及明显压痛，活动受限，并伴有发热、白细胞增多与血沉增快等全身症状。

3. 痛风发作间歇期

痛风发作持续数天至数周后自然缓解，不留后遗症，无症状阶段即称间歇期。60％的患者于第 1 年内复发，也可间隔数年至 10 余年，少数患者终生仅发作一次。

4. 慢性痛风性关节炎

（1）多见于未经治疗或治疗不佳的患者，早期防止高尿酸血症的患者可无此期。

（2）痛风石是尿酸盐沉积在软骨、滑膜、肌腱和软组织中所形成的芝麻大小到鸡蛋大小黄白色痛风结节，为特征性表现。痛风结节多见于耳郭、跖趾、指间、掌指、肘等关节，亦可见于尺骨鹰嘴、滑车和跟腱内。

（3）痛风石形成过多及炎症反复发作导致关节僵硬、活动受限和畸形。痛风石表面的皮肤变得很薄，磨损处流出白色粉样液，并可形成瘘管。

（4）病变已至后期，关节炎发作较频，间歇期缩短，疼痛日渐加剧，甚至发作之后不能完全缓解。

5. 肾脏病变

（1）尿酸性肾病。由尿酸盐在肾间质组织沉积所致。早期可仅表现为间歇性蛋白尿和镜下血尿。随病变进展，可出现肾脏浓缩功能受损、慢性肾功能不全和肾功能衰竭。部分患者以尿酸性肾病为首发临床表现。

（2）肾尿酸结石。原发性痛风患者有 20%～25%会出现肾尿酸结石。细小泥沙样结石可随尿液排出而无症状，较大结石则可引起肾绞痛、血尿及尿路感染。肾尿酸结石可为部分患者的首发临床表现。继发性痛风中肿瘤播散或接受放化疗的患者肾尿酸结石的发生率更高。

（3）急性肾功能衰竭。大量尿酸盐结晶阻塞尿路（肾小管、肾盂或输尿管），患者突然出现少尿甚至无尿，进而发生急性肾功能衰竭。

【辅助检查】

（一）血尿酸测定（尿酸酶法）

青春期前平均值：214 $\mu mol/L$（3.6 mg/dL）；成年男性参考值：<380 $\mu mol/L$（6.4 mg/dL）；成年女性绝经前参考值：<309 $\mu mol/L$（5.2 mg/dL），绝经后接近男性；高尿酸血症：血尿酸>420 $\mu mol/L$（7.0 mg/dL），美国风湿病学会推荐诊断标准为 6.8 mg/dL。

由于受多种因素影响，需反复测定方能得出准确结果。

（二）尿尿酸测定（尿酸酶法）

限制嘌呤饮食 5 天后测定 24 小时尿尿酸排出量：①成人参考值：1.2～2.4 mmol（200～400 mg）；②尿酸生成过多：>3.6 mmol（600 mg）；③尿酸排泄过少：<3.6 mmol（600 mg）。

尿酸清除率<5%提示肾尿酸排泄减少，>10%提示肾尿酸生成增多。

（三）滑囊液检查（针吸细胞学检查）及痛风石内容物的检查

膝关节正常滑液呈草黄色，不超过 4 mL，清亮而透明。镜下观察白细胞数<200/mm^3，中性粒细胞比例<25%。痛风性关节炎患者滑液的主要特征是：滑液量增多，外观呈白色而不透亮，黏性低，白细胞计数>500/mm^3，中性粒细胞比例>75%。在偏振光显微镜下可见到白细胞内或呈游离状态的尿酸钠盐晶体，呈针状（5～20 μm），并有负性双折光现象，关节炎急性期的阳性率约为 95%。在高分辨数字影像显微镜下可显示细胞内和细胞外的尿酸盐晶体。

（四）病理组织学检查

异物肉芽肿为主要病理改变，可见多量异物巨细胞、类上皮细胞及纤维组织，在异物巨细胞胞质中见红染的类结晶样物沉积。

（五）X 线检查

病变周围软组织肿胀，关节软骨及骨皮质破坏，典型者表现为骨质穿凿样透亮缺损。

（六）肾脏病变的检查

尿常规、肾功能、肾脏超声、腹部平片、静脉肾盂造影、病理检查等。

（七）其他检查

CT、MRI、关节镜、血清酶学检查等。

【诊断与鉴别诊断】

（一）诊断

男性和绝经后女性的血尿酸>420 $\mu mol/L$（7 mg/dL）、绝经前女性>358 $\mu mol/L$（6 mg/dL）可诊断为高尿酸血症，如出现特征性关节炎表现、尿路结石或肾绞痛发作，同时伴有高尿酸血症，应考虑为痛风，关节炎穿刺或痛风石活检发现尿酸盐结晶也可确诊痛风。

急性痛风性关节炎诊断多采用 1977 年美国风湿病学会（ACR）的分类标准。

（1）关节液中有特异性尿酸盐结晶。

（2）用化学方法或偏振光显微镜证实痛风石中含尿酸盐结晶。

(3)具备以下 12 项(临床、实验室、X 线表现)中的 6 项:①急性关节炎发作＞1 次;②炎症反应在 1 日内达高峰;③单关节炎发作;④可见关节发红;⑤第 1 跖趾关节疼痛或肿胀;⑥单侧第 1 跖趾关节受累;⑦单侧跗骨关节受累;⑧可疑痛风石;⑨高尿酸血症;⑩不对称关节内肿胀(X 线证实);⑪无骨侵蚀的骨皮质下囊肿(X 线证实);⑫关节炎发作时关节液微生物培养阴性。

(二)鉴别诊断

急性痛风性关节炎需与风湿性关节炎表现、类风湿性关节炎、化脓性关节炎、创伤性关节炎等鉴别;慢性痛风性关节炎需与类风湿性关节炎及假性痛风等鉴别。

1. 类风湿性关节炎

多见于青中年女性,好发于小关节,表现为游走性、对称性关节炎。血尿酸不高,类风湿因子多呈阳性。X 线表现为关节面粗糙、关节间歇狭窄,甚至关节面融合。

2. 化脓性关节炎

滑囊液检查发现大量白细胞,可培养出致病菌。

3. 创伤性关节炎

有明确的外伤史。

4. 软组织蜂窝织炎

畏寒、高热等全身症状严重,关节痛常不明显,白细胞增高而血尿酸不高。

5. 假性痛风

为关节软骨钙化所致,多见于甲状腺激素替代治疗的老年女性患者,膝关节最常受累。假性痛风症状酷似痛风,但血尿酸不高,滑囊液检查可发现焦磷酸钙结晶,X 线检查可发现典型的关节间隙条状钙化影。

6. 其他

如银屑病关节炎等。

【干预治疗切点及控制目标】

根据 2019 年发布的《中国高尿酸血症与痛风诊疗指南》,对于无合并症的无症状高尿酸血症患者,建议在血尿酸水平≥480 μmol/L 时开始降尿酸治疗,控制目标为血尿酸＜360 μmol/L。有下列合并情况之一的,血尿酸水平≥420 μmol/L 时开始降尿酸治疗:痛风性关节炎发作≥2 次/年、有痛风石或肾结石、慢性痛风性关节炎、慢性肾脏疾病、高血压、脂代谢异常、糖尿病、脑卒中、缺血性心脏病、心力衰竭和发病年龄＜40 岁者;控制目标为血尿酸＜300 μmol/L(严重痛风患者,如有痛风石或痛风频繁急性发作,目标血尿酸水平应＜300 μmol)。

根据 2021 年发布的《痛风基层合理用药指南》,对于符合以下临床情况的痛风患者可以开始药物降尿酸治疗(特别提示:需要注意降尿酸药物的不良反应):①痛风性关节炎发作≥2 次/年;②痛风性关节炎发作 1 次且同时合并以下任何一项:有痛风石、有泌尿系结石、CKD3 期以上。痛风性关节炎发作 1 次合并以下任何一项的患者,建议结合专科医生意见进行降尿酸治疗:①年龄＜40 岁;②血尿酸＞480 μmol/L(8.0 mg/dL);③合并高血压、糖耐量异常或糖尿病、血脂紊乱、肥胖、冠心病、脑卒中、心功能不全的患者。对于无症状高尿酸血症患者(无关节炎发作、无引起高尿酸血症明确病因),建议进行非药物治疗观察随诊,6～12 个月治疗效果不佳的,可考虑转诊。不建议基层医生加用降尿酸药物治疗。

建议在痛风发作期间开始降尿酸治疗,治疗效果优于发作控制后再治疗。推荐持续使用药物治疗,直至血尿酸值＜360 μmol/L(6.0 mg/dL)。推荐药物治疗的同时,由医务人员进行患者教育、目标设定等辅助治疗措施。治疗方案需个体化,做到分层、达标、长程管理,逐步调整剂量,避免短期内血尿酸水平波动过大从而诱发痛风急性发作。

【治疗】

一、治疗原则

1. 健康的生活习惯

合理饮食,充足摄水,适当锻炼。

2. 有效的药物治疗

(1)积极控制高尿酸血症,预防尿酸盐沉积造成的关节破坏及肾脏损害。

(2)迅速控制痛风性关节炎的急性发作。

(3)预防急性关节炎复发。

(4)积极防治伴发疾病,特别是伴发的代谢综合征。

3. 定期监测

二、一般治疗

(1)保持体重在正常范围内。

(2)坚持低嘌呤饮食(如绿叶蔬菜、水果、牛奶等),限制摄入高嘌呤食物(如动物内脏、骨髓、海鲜等)。

(3)严格戒酒(尤其是啤酒)。

(4)主动饮水。应维持每日尿量在 2 000 mL 以上,尿 pH<6 时需服用碱性药物(如碳酸氢钠)。

(5)坚持锻炼。以有氧锻炼为宜。

三、痛风性关节炎急性发作期的治疗

(一)一般处理

卧床休息,抬高患肢。

(二)使用降尿酸药物治疗

详见第五章第七节中的相关内容。

(三)使用镇痛药物治疗

1. 秋水仙碱

(1)适应证。秋水仙碱用于急性期痛风性关节炎和短期预防痛风性关节炎急性发作,为痛风急性发作一线用药。当痛风发作时,建议早期、小剂量起始秋水仙碱治疗。

(2)用法。起始剂量为每小时 0.5 mg 或每 2 小时 1 mg 口服,直至症状缓解。如出现恶心、呕吐或腹泻等强烈胃肠道反应,或至每日最大剂量(6 mg)而病情无改善时停用。症状一般在 6～12 小时减轻,24～48 小时控制。症状缓解后,减少至每日 0.5～1 mg 维持数日。

成人急性期起始负荷剂量为 1 mg,1 小时后追加 0.5 mg,12 小时后每次 0.5 mg,每天 1～2 次口服,直至症状完全缓解。

儿童用药尚不明确。

特殊人群用法:老年人应减量;骨髓造血功能不全、严重心脏病或肾功能不全及胃肠道疾病患者慎用;女性服药及停药以后数周内不能怀孕;肾功能不全者需酌情减量或延长给药时间间隔;eGFR<10 mL · min^{-1} · (1.73 m^2)$^{-1}$ 或透析患者禁用。

预防痛风发作用法:0.5 mg/次、1～2 次/天,疗程 3～6 个月,若出现不良反应应随时停药。

(3)不良反应及处理。常见不良反应包括恶心、呕吐、腹痛、腹泻,出现不良反应时应减少用量,严重者立即停药。药物过量也可以引起严重腹泻、胃肠道出血、皮疹和肝肾损害,用药期间定期检查肝肾功能。

少见不良反应包括周围神经炎、肌病、脱发、精子生成受抑制、休克、血尿、抽搐及意识障碍,多见于静脉用药及老年人。长期应用有导致骨髓抑制的可能,应定期监测血常规。用药还可导致别嘌醇超敏综合征,表现为皮肤剥脱、发热、嗜酸性粒细胞增多以及多器官受累,出现该不良反应的患者多因肝肾功能衰竭而死,死亡率达 25%。发现后应立即停药,并用糖皮质激素进行治疗。

(4)禁忌证。本品禁用于妊娠及哺乳期妇女、对本品过敏者、骨髓增生低下及肝肾功能不全者。

(5)注意事项。秋水仙碱是 CYP3A4 和 p-糖蛋白的底物,当秋水仙碱与这类药物合用时,需慎用或减量使用。秋水仙碱可导致可逆性的维生素 B_{12} 吸收不良,使中枢神经系统抑制药增效、拟交感神经药的反应性加强,降低口服抗凝药、降压药的作用。与以上药物合用时应调整剂量。

2. NSAIDs

若无禁忌证,推荐早期足量使用 NSAIDs 速效制剂。本品使用禁忌为有活动性消化道溃疡/出血,或既往有复发性消化性溃疡/出血病史。合并心肌梗死、心功能不全者、慢性肾脏病患者应尽量避免使用,此类患者建议选择环氧化酶(COX)-2 选择性抑制剂,可明显降低胃肠道和头晕等不良反应的发生率,特别是对于需长期服用小剂量阿司匹林的痛风患者来说。

(1)吲哚美辛。初始剂量为每次 50 mg,每 8 小时服用 1 次,症状缓解后减为每次 25 mg,2~3 次/天,维持 2~3 天。

(2)保泰松。初始剂量为 0.4 g,然后减为 0.1 g/4~6 h,症状缓解后减为 0.1 g/次,3 次/天,维持数日。

(3)COX-2 选择性抑制剂。塞来昔布、美洛昔康等胃肠道副作用小。

3. 糖皮质激素

糖皮质激素主要用于严重急性痛风发作伴有明显全身症状者、肾功能不全者、秋水仙碱或 NSAIDs 治疗无效或使用受限者。患者不宜口服用药时,可考虑静脉给药。使用糖皮质激素时应注意预防和治疗高血压、糖尿病、水钠潴留、感染等不良反应,避免使用长效制剂。急性发作仅累及 1~2 个大关节且全身治疗效果不佳者,可考虑关节腔内注射短效糖皮质激素,但应避免短期内重复使用。

(四)碱化尿液治疗

慢性肾功能不全合并高尿酸血症和/或痛风、接受促尿酸排泄药物治疗、尿酸性肾结石的患者,必要时可碱化尿液,但应注意过度碱化而增加其他结石的风险。碳酸氢钠适用于慢性肾功能不全合并代谢性酸中毒患者;枸橼酸盐制剂主要用于尿酸性肾结石、胱氨酸结石及低枸橼酸尿患者。本品禁用于急慢性肾功能衰竭、严重酸碱平衡失调、慢性泌尿道尿素分解菌感染及氯化钠绝对禁用的患者。

(1)禁忌证。对本品过敏或药品性状改变时禁用。

(2)不良反应。主要不良反应为胀气和胃肠道不适,长期应用需警惕钠负荷过重及高血压。

(3)用法和用量。成人口服,起始剂量 0.5~1 g/次、3 次/天,与其他药物相隔 1~2 小时服用;儿童每日 1~10 mmol/kg,1 g 碳酸氢钠相当于 12 mmol HCO_3^-;特殊人群中,老年人用药尚未明确,妊娠及哺乳期妇女慎用。

(4)注意事项。可加速酸性药物(如阿司匹林)的排泄;可降低胃蛋白酶的疗效;增强在碱性尿液中发挥更好作用的药物(如氨基糖苷类抗生素)的疗效。

四、间歇期及慢性痛风性关节炎期的治疗

(一)治疗策略

选用降尿酸药物进行治疗,防止痛风的急性发作(降尿酸药可致急性发作)。

(二)降尿酸药的选择

1. 促进尿酸排泄的药物

每日尿酸排泄量小于 600 mg,肾功能良好者,可选择促进尿酸排泄的药物。

2. 抑制尿酸合成的药物

每日尿酸排泄量大于 600 mg，肾功能减退者，可选择抑制尿酸合成的药物。具体用药方案见第五章第七节的内容。

五、痛风性肾病的治疗

应积极治疗痛风，有效控制尿酸水平及伴随疾病（如高血压、糖尿病等）。

（1）发生急性梗阻性肾衰竭时应早期行透析。

（2）发生尿酸性结石时进行溶石治疗。

（3）晚期肾功能衰竭时需进行透析或肾移植。

六、其他

发生关节活动障碍时可考虑进行理疗等治疗；痛风石过大或经皮破溃可进行手术治疗。

七、继发性痛风的治疗

应积极治疗原发病，根据需要选用降尿酸药，宜选用抑制尿酸合成的药物。分解尿酸的人工重组尿酸酶（拉布立酶）已用于临床防治肿瘤溶解性高尿酸血症。

【预后】

痛风是一种终身性疾病，如果能及早诊断进行规范治疗，大多数痛风患者可正常工作生活。慢性期病变可致关节残毁，但具有一定的可逆性。伴发高血压、糖尿病或肾功能不全者的疾病风险增加，并可危及生命。

第六章　呼吸系统疾病

第一节　社区获得性肺炎

社区获得性肺炎(community-acquired pneumonia,CAP)是指在医院外获得的感染性肺实质(含肺泡壁,即广义上的肺间质)炎症,包括具有明确潜伏期的病原体感染并在入院后在潜伏期内发病的肺炎。

【危险因素】

吸烟、酗酒、基础肺疾病、营养不良、免疫力低下、长期应用抗生素及老年人误吸是 CAP 的主要危险因素。

【临床诊断依据】

(1)新近出现咳嗽、咳痰的症状或原有呼吸道疾病症状加重,并出现咳脓性痰,伴或不伴有胸痛表现。

(2)发热。

(3)肺实变体征和(或)闻及湿性啰音。

(4)白细胞(WBC)$>10\times10^9$/L 或$<4\times10^9$/L,伴或不伴细胞核左移。

(5)胸部 X 线检查可见片状、斑片状浸润性阴影或间质性改变,伴或不伴有胸腔积液。

患者如有以上(1)～(4)项中任何一项加第 5 项,并除外肺结核、肺部肿瘤、非感染性肺间质性疾病、肺水肿、肺不张、肺栓塞、肺嗜酸性粒细胞浸润症及肺血管炎等后,可建立临床诊断。

【病原学诊断】

在社区治疗的轻、中度肺炎患者不必普遍进行病原学检查,只有在初始经验性治疗无效时才需要进行病原学检查,结合社区的实际情况,本节仅介绍痰细菌学检查。

(一)痰细菌学检查标本的采集、送检

痰是最方便且无创伤性的病原学诊断标本,但痰易被口咽部细菌污染,因此痰标本质量的好坏、送检及时与否将直接影响细菌的分离率和结果解释,应注意以下 2 点。

(1)采集。尽量在抗生素治疗前采集标本。嘱患者先行漱口,并指导或辅助其深咳嗽,留取脓性痰送检。

(2)送检。应尽快送检,不得超过 2 小时。延迟送检或待处理标本应置于 4℃的环境保存(疑为肺炎链球菌感染的标本不在此列),保存的标本应在 24 小时内处理。

(二)检测结果诊断意义的判断

1. 有意义

(1)合格痰标本培养优势菌中度以上生长(≥+++)。

(2)合格痰标本细菌少量生长,但与涂片镜检结果一致(肺炎链球菌、流感嗜血杆菌、卡他莫拉菌)。

(3)3 天内多次培养到相同细菌。

2. 无意义

(1)痰培养有上呼吸道正常菌群的细菌(如草绿色链球菌、表皮葡萄球菌、非致病奈瑟菌、类白喉杆菌等)。

(2)痰培养为多种病原菌少量(<+++)生长。

【鉴别诊断】

CAP 需与肺结核及肺占位性疾病相鉴别,因为三者均为常见病,且在临床表现及胸部 X 线表现上很相似,但三种疾病的处理原则完全不同。

1. 肺结核

起病慢,病程长,病变好发于肺上叶尖后段及下叶背段,病灶不均匀,新旧不一,可有钙化点或播散灶,结核菌素试验(PPD 试验)常呈阳性或强阳性。痰结核菌检查及纤支镜检查有助于鉴别,经验性抗感染治疗常无效。

2. 肺癌

肺癌并发阻塞性肺炎时,其 X 线表现常与肺炎相混淆。肺癌患者一般年龄偏大,常无毒血症状,可伴有刺激性咳嗽,有痰中带血、咯血、胸痛等表现。胸部 X 线提示团块影,胸部 CT 可协助诊断,痰脱落细胞学检查、纤支镜检查及病理组织活检有助于明确诊断及鉴别诊断。

3. 其他

CAP 尚需与肺水肿、肺栓塞、肺血管炎、结缔组织疾病的肺部侵犯(如狼疮性肺炎、肺间质纤维化、类风湿疾病、硅肺)等鉴别。

【入院治疗标准】

满足下列标准之一,尤其是两种或两种以上条件并存时,建议住院治疗。

(1)年龄≥65 岁。

(2)存在以下基础疾病或相关因素之一:①慢性阻塞性肺疾病;②糖尿病;③慢性心、肾功能不全;④恶性实体肿瘤或血液病;⑤获得性免疫缺陷综合征(AIDS);⑥吸入性肺炎或存在容易发生误吸的因素;⑦近 1 年内曾因 CAP 住院;⑧精神状态异常;⑨脾切除术后;⑩器官移植术后;⑪慢性酗酒或营养不良;⑫长期应用免疫抑制剂。

(3)存在以下异常体征之一:①呼吸频率≥30 次/分钟;②脉搏≥120 次/分钟;③动脉收缩压<90 mmHg;④体温≥40℃或<35℃;⑤意识障碍;⑥存在肺外感染病灶(如败血症、脑膜炎)。

(4)存在以下实验室和影像学异常之一:①WBC>20×10^9/L 或<4×10^9/L,或中性粒细胞计数<1×10^9/L;②呼吸空气时动脉血氧分压(PaO_2)<60 mmHg,动脉血氧分压(PaO_2)/吸入氧气浓度(FiO_2)<300,或动脉血二氧化碳分压($PaCO_2$)>50 mmHg;③血肌酐(SCr)>106 μmol/L 或血尿素氮(BUN)>7.1 mmol/L;④血红蛋白<90 g/L 或红细胞压积(HCT)<30%;⑤血浆白蛋白<25 g/L;⑥有败血症或弥漫性血管内凝血(DIC)的证据,如血培养阳性、代谢性酸中毒、凝血酶原时间(PT)和部分凝血活酶时间(APTT)延长、血小板减少;⑦X 线胸片显示病变累及 1 个肺叶以上、出现空洞、病灶迅速扩散或出现胸腔积液。

【初始经验性抗感染治疗建议】

我国幅员辽阔,各地自然环境及社会经济发展存在很大差异,CAP 病原体流行病学分布和抗生素耐药率并不一致,需要进一步研究和积累资料,表 6-1 的治疗建议仅是原则性的,须结合具体情况进行选择。

表 6-1　不同人群 CAP 患者初始经验性抗感染治疗的建议

CAP 患者类型	常见病原体	初始经验性治疗的抗菌药物选择
青壮年、无基础疾病患者	肺炎链球菌、肺炎支原体、流感嗜血杆菌、肺炎衣原体等	①青霉素类(青霉素、阿莫西林等);②多西环素(强力霉素);③大环内酯类;④第一代或第二代头孢菌素;⑤呼吸喹诺酮类(如左旋氧氟沙星、莫昔沙星等)
老年人或有基础疾病患者	肺炎链球菌、流感嗜血杆菌、需氧革兰阴性杆菌、金黄色葡萄球菌、卡他莫拉菌等	①第二代头孢菌素(头孢呋辛、头孢丙烯、头孢克洛等)单用或联用大环内酯类;②β-内酰胺类/β-内酰胺酶抑制剂(如阿莫西林/克拉维酸、氨苄西林/舒巴坦)单用或联用大环内酯类;③呼吸喹诺酮类

治疗时需要注意以下几点。

(1)对于既往健康的轻症且胃肠道功能正常的患者,应尽量推荐用生物利用度良好的口服抗感染药物治疗。

(2)我国成人 CAP 致病肺炎链球菌对青霉素的不敏感率(包括中介与耐药)在 20% 左右,青霉素中介水平(MIC 0.1~1 mg/L)耐药肺炎链球菌肺炎仍可选择青霉素,但需提高剂量;高水平耐药或存在耐药高危险因素时应选择头孢曲松、头孢噻肟、厄他培南、呼吸喹诺酮类或万古霉素。

(3)我国肺炎链球菌对大环内酯类耐药率普遍在 60% 以上,且多呈高水平耐药,因此在怀疑为肺炎链球菌所致 CAP 时不宜单独应用大环内酯类,但大环内酯类对非典型致病原仍有良好疗效。

(4)支气管扩张症并发肺炎,铜绿假单胞菌是常见病原体,经验性治疗药物选择应兼顾此病原体除上述推荐药物外,亦有人提倡联合喹诺酮类或大环内酯类,认为此类药物易穿透或破坏细菌的生物被膜。

(5)疑有吸入因素时应优先选择氨苄西林/舒巴坦钠、阿莫西林/克拉维酸等有抗厌氧菌作用的药物,或联合应用甲硝唑、克林霉素等,也可选用莫昔沙星等对厌氧菌有效的呼吸喹诺酮类药物。

(6)对怀疑感染流感病毒的患者,一般并不推荐联合应用经验性抗病毒治疗,只有对于有典型流感症状(发热、肌痛、全身不适和呼吸道症状)、发病时间小于 2 天的高危患者及处于流感流行期时,才考虑联合应用抗病毒治疗。

(7)对于危及生命的重症肺炎,建议早期采用广谱强效的抗菌药物治疗,待病情稳定后可根据病原学进行针对性治疗,或降阶梯治疗。抗生素治疗要尽早开始,首剂抗生素治疗争取在诊断 CAP 后 4 小时内使用,以提高疗效,降低病死率,缩短住院时间。

(8)抗感染治疗一般可于热退和主要呼吸道症状明显改善后 3~5 天停药,但疗程视不同病原体、病情严重程度而异,不宜将肺部阴影完全吸收作为停用抗菌药物的指征。对于普通细菌性感染,如肺炎链球菌,用药至患者热退后 72 小时即可;对于金黄色葡萄球菌、铜绿假单胞菌、克雷伯菌属或厌氧菌等容易导致肺组织坏死的致病菌所致的感染,建议抗菌药物疗程≥2 周。对于非典型病原体,疗程应略长,如肺炎支原体、肺炎衣原体感染的建议疗程为 10~14 天,军团菌属感染的疗程建议为 10~21 天。

(9)重症肺炎除进行有效抗感染治疗外,营养支持治疗和呼吸道分泌物引流亦十分重要。

【初始治疗后的评价、处理】

1. 治疗有效

初始治疗后 48~72 小时应对病情和诊断进行评价。有效治疗反应首先表现为体温下降,呼吸道症状亦可有改善,白细胞恢复和 X 线胸片病灶吸收一般出现较迟。凡症状明显改善,不一定考虑痰病原学检查结果如何,仍可维持原有治疗。症状显著改善后,胃肠外给药者可改用同类或抗菌谱相近、或对致病原敏感的制剂口服给药,采用序贯治疗。

2. 治疗无效

初始治疗 72 小时后症状无改善或一度改善又恶化,视为治疗无效,其常见原因和处理如下。

(1)药物未能覆盖致病菌或细菌耐药。结合实验室痰培养结果并评价其意义,审慎调整抗感染药物,并重复病原学检查。

(2)特殊病原体感染。如分枝杆菌、真菌、肺孢子菌、包括 SARS 和人禽流感在内的病毒或地方性感染性疾病。应重新对有关资料进行分析并进行相应检查,包括对通常细菌的进一步检测,必要时采用侵袭性检查技术,明确病原学诊断并调整治疗方案。

(3)出现并发症(脓胸、迁徙性病灶等)或存在影响疗效的宿主因素(如免疫损害)。应进一步检查和确认,进行相应处理。

(4)CAP 诊断有误时。应重新核实 CAP 的诊断,明确是否为非感染性疾病。

【预防】

戒烟、避免酗酒有助于预防肺炎的发生。预防接种肺炎链球菌疫苗和(或)流感疫苗可减少某些特定人群罹患肺炎的机会。目前应用的多价肺炎链球菌疫苗是从多种血清型中提取的多糖荚膜抗原,可有效预防 85%～90% 的侵袭性肺炎链球菌的感染。

建议接种肺炎链球菌疫苗的人员包括:体弱的儿童和成年人;60 岁以上老年人;反复发生上呼吸道感染(包括鼻窦炎、中耳炎)的儿童和成年人;具有肺、心脏、肝脏或肾脏慢性基础疾病者;糖尿病患者;癌症患者;镰状细胞性贫血患者;霍奇金病患者;免疫系统功能失常者;脾切除者;需要接受免疫抑制治疗者;长期居住在养老院或其他护理机构者。

灭活流感疫苗的接种范围较肺炎链球菌疫苗广泛一些,建议接种的人员包括:60 岁以上老年人;慢性病患者及体弱多病者;医疗卫生机构工作人员,特别是临床一线工作人员;小学生和幼儿园儿童;养老院、老年人护理中心、托幼机构的工作人员;服务行业从业人员,特别是出租汽车司机,民航、铁路、公路交通的司乘人员,商业及旅游服务的从业人员等;经常出差或到国内外旅行的人员。

第二节　支气管哮喘

哮喘是由多种细胞(如嗜酸性粒细胞、肥大细胞、T 淋巴细胞、中性粒细胞、平滑肌细胞、气道上皮细胞等)以及细胞组分参与的气道慢性炎症性疾病。其临床表现为反复发作的喘息、气急、胸闷或咳嗽等症状,常在夜间或凌晨发作及加重,多数患者可自行缓解或经治疗后缓解,同时伴有可变的气流受限和气道高反应性,随着病程的延长可导致一系列气道结构的改变,即气道重塑。

【危险因素】

1. 遗传因素

哮喘是一种复杂的、具有多基因遗传倾向的疾病,具有家族聚集现象,血缘关系越近,发病率越高。

2. 环境因素

主要包括室外变应原(花粉等),室内变应原(尘螨、宠物、蟑螂等),职业性变应原(油漆等),食物(鱼、虾等),药物(阿司匹林、抗生素)。

3. 非变应原性因素

大气污染、吸烟、肥胖、运动等。

【临床表现】

1. 症状

典型表现为发作性伴有哮鸣音的呼气性呼吸困难,可在数分钟内发生,持续数小时至数天不等,可自行缓解或经平喘治疗后缓解,夜间及凌晨发作或加重。

2. 体征

典型表现为双肺广泛哮鸣音,呼气相延长。比较严重的哮喘发作时,可出现呼吸音减弱,甚至完全消失,称为"沉默肺",这是病情危重的表现,在非发作期查体可无异常发现。

【实验室检查】

1. 支气管舒张试验(BDT)

用以测定气道的可逆性改变,常用的吸入用支气管舒张剂有沙丁胺醇和特布他林,在吸入支气管舒张剂20分钟后再次测定肺功能,1秒用力呼气容积(FEV1)较用药前增加≥12%且绝对值增加≥200 mL,提示结果为阳性,可判断为存在可逆性气道阻塞。

2. 胸部X线及CT检查

发作时胸部X线可见双肺透亮度增加,呈过度通气状态,缓解期多无异常发现;胸部CT可发现支气管壁增厚,黏液阻塞。

【诊断】

(一)诊断标准

1. 典型哮喘的临床症状和体征

(1)反复发作喘息、气急,伴或不伴胸闷或咳嗽,夜间及晨间多发,常与接触变应原、冷空气、物理或化学性刺激以及上呼吸道感染、运动等有关。

(2)发作时双肺可闻散在或弥漫性哮鸣音,呼气相延长。

(3)上述症状和体征可经治疗缓解或自行缓解。

2. 可变气流受限的客观检查

(1)支气管舒张试验阳性。

(2)支气管激发试验阳性。

(3)呼气流量峰值(PEF)平均每日昼夜变异率>10%,或PEF周变异率>20%。

符合上述典型哮喘的临床症状和体征,同时具备气流受限的客观检查中任一条,并除外其他疾病所起的喘息、气急、胸闷及咳嗽,可以诊断为哮喘。

(二)不典型哮喘的诊断

1. 咳嗽变异性哮喘

咳嗽作为唯一或主要症状,无喘息、气急等典型哮喘的症状和体征,同时具备可变气流受限客观检查中的任一条,并除外其他疾病引起的咳嗽。

2. 胸闷变异性哮喘

胸闷作为唯一或主要症状,无喘息、气急等典型哮喘的症状和体征,同时具备可变气流受限客观检查中的任一条,并除外其他疾病引起的胸闷。

3. 隐匿性哮喘

指无反复发作喘息、气急、胸闷或咳嗽的表现,但长期存在气道反应性增高者。随访发现有14%～58%的隐匿性哮喘可发展为有症状的哮喘。

（三）分期

根据临床表现，哮喘可分为急性发作期、慢性持续期和临床缓解期。

【治疗】

一、慢性持续期哮喘的治疗

（一）治疗目标

哮喘治疗目标在于能够维持正常的活动水平，达到良好控制哮喘症状的目标，同时尽可能减少急性发作、肺功能不可逆损害和药物相关不良反应的风险。

（二）药物

治疗哮喘的药物可以分为控制药物和缓解药物。

（1）控制药物。指需要每天使用并长时间维持的药物，这些药物主要通过抗炎作用使哮喘维持临床控制，其中包括糖皮质激素（ICS）、β_2-受体激动剂、ICS/长效 β_2-受体激动剂复合制剂、白三烯调节剂、全身性激素、茶碱、色甘酸钠、抗 IgE 单克隆抗体及其他有助于减少全身激素剂量的药物等。

（2）缓解药物。又称急救药物，这些药物在有症状时按需使用，通过迅速解除支气管痉挛从而缓解哮喘症状，包括速效吸入和短效口服 β_2-受体激动剂、全身性激素、吸入性抗胆碱能药物、短效茶碱等。

1. 糖皮质激素

糖皮质激素是最有效的控制哮喘气道炎症的药物。吸入为慢性持续期哮喘使用激素的首选途径。

（1）吸入给药。ICS 局部抗炎作用强，药物直接作用于呼吸道，所需剂量较小，全身性不良反应少。

（2）口服给药。对于大剂量 ICS 联合 LABA 仍不能控制的持续性哮喘和激素依赖型哮喘，可以叠加小剂量口服激素维持治疗。

2. β_2-受体激动剂

（1）短效 β_2-受体激动剂（SABA）。常用药物有沙丁胺醇和特布他林等。该类药物的吸入治疗是缓解轻至中度哮喘急性发作的首选，也可用于预防运动性哮喘。

（2）长效 β_2-受体激动剂（LABA）。LABA 舒张支气管平滑肌的作用可维持 12 小时以上。目前在我国临床常用的吸入型 LABA 有沙美特罗、福莫特罗和茚达特罗等。长期单独使用 LABA 有增加哮喘死亡的风险，故不推荐长期单独使用。

3. ICS/LABA 复合制剂

ICS 和 LABA 具有协同的抗炎和平喘作用，可获得相当于或优于加倍剂量 ICS 的疗效，并可增加患者的依从性、减少大剂量 ICS 的不良反应，尤其适用于中至重度持续哮喘患者的长期治疗。目前在我国临床应用的复合制剂有不同规格的布地奈德/福莫特罗干粉剂、氟替卡松/沙美特罗干粉剂和倍氯米松/福莫特罗气雾剂。

4. 白三烯调节剂（LTRA）

这是除 ICS 之外唯一可单独应用的长期控制性药物，可作为轻度哮喘的替代治疗药物和中重度哮喘的联合用药。目前在国内主要使用半胱氨酸白三烯受体拮抗剂治疗哮喘，如顺尔宁。LTRA 可减轻哮喘症状，改善肺功能，减少哮喘恶化，但其抗炎作用不如 ICS。LTRA 尤其适用于伴有过敏性鼻炎、阿司匹林哮喘、运动性哮喘患者的治疗。

5. 茶碱

一般给予较小剂量的茶碱即可起到治疗作用。对吸入 ICS 或使用 ICS/LABA 复合制剂仍未控制的哮喘患者，可加用缓释茶碱作为哮喘的维持治疗。

6. 抗胆碱药物

吸入性抗胆碱药物,如短效抗胆碱药物(SAMA)异丙托溴铵和长效抗胆碱药物(LAMA)噻托溴铵,都具有一定的支气管舒张作用,但较 β_2-受体激动剂作用弱,起效也较慢。抗胆碱药物与 β_2-受体激动剂联合应用具有互补作用。

7. 变应原特异性免疫疗法(AIT)

通过皮下注射常见吸入变应原提取液,可减轻哮喘症状和降低气道高反应性,适用于变应原明确且在严格的环境控制和药物治疗后仍控制不良的哮喘患者。

8. 其他治疗哮喘药物

第二代抗组织胺药物(H1受体拮抗剂)如氯雷他定、其他口服抗变态反应药物如曲尼司特,在哮喘治疗中作用较弱,主要用于伴有变应性鼻炎的哮喘患者。

(三)治疗方案

一旦哮喘诊断确立,应尽早开始规律的控制治疗,这对于取得最佳疗效至关重要。

整个哮喘治疗过程需要对患者连续进行评估,调整并观察治疗反应。控制性药物的升降级应按照阶梯式方案选择,哮喘控制维持3个月以上可以考虑降级治疗以找到维持哮喘控制的最低有效治疗级别。

1. 第一级治疗:按需吸入缓解药物。

(1)推荐治疗方案。按需吸入SABA能够迅速有效地缓解哮喘症状,但单独使用SABA存在安全性隐患,因此仅能用于偶有短暂的白天发作、没有夜间症状、肺功能正常的患者。症状超出上述程度,或存在任何急性发作危险因素或过去1年有急性发作病史者,均需要规律使用控制性药物。

(2)其他治疗方案。对存在危险因素的患者,除按需使用SABA外,还应考虑规律使用低剂量ICS。

(3)不推荐的治疗方案。不推荐吸入抗胆碱能药物,也不推荐单独使用快速起效的LABA(如福莫特罗)。

2. 第二级治疗:低剂量控制药物加按需使用缓解药物

(1)推荐治疗方案。低剂量ICS加按需使用缓解药物。

(2)其他治疗方案。LTRA可用于不能够或不愿意接受ICS治疗、对ICS不良反应不能耐受的患者,或合并过敏性鼻炎、咳嗽变异性哮喘、运动性哮喘、阿司匹林以及药物诱发哮喘的初始治疗,但其作用比ICS弱。对于从未使用过控制性药物的患者,低剂量ICS/LABA作为初始治疗能够更快控制症状,改善肺功能,但没有证据表明其能够进一步减少急性发作的风险,费用也较高。

(3)不推荐的治疗方案。一般不推荐单独使用缓释茶碱,也不推荐使用色甘酸制剂。

3. 第三级治疗:1种或2种控制性药物加按需使用缓解药物。

(1)推荐治疗方案。选择低剂量ICS/LABA复合制剂进行维持治疗,加SABA作为缓解治疗。在相同剂量的ICS基础上联合使用LABA能够有效地控制症状、改善肺功能、减少急性发作的风险。

(2)其他治疗方案。其他的选择包括增加ICS至中等剂量,但疗效不如联合LABA;低剂量的ICS联合LTRA或缓释茶碱。

4. 第四级治疗:2种以上控制性药物加按需使用缓解药物。

(1)推荐治疗方案。低剂量ICS/福莫特罗维持加缓解治疗,或中等剂量ICS/LABA复合制剂加按需使用SABA。对于使用低剂量ICS/LABA加按需使用SABA哮喘控制不佳的患者,应升级到中等剂量ICS/LABA治疗。

(2)其他治疗方案。如果采用中等剂量ICS/LABA控制不佳,可以考虑再增加一种控制性药物,如LTRA或缓释茶碱;亦可使用高剂量ICS/LABA,但增加ICS剂量获益有限而不良反应显著增加。

5. 第五级治疗:较高水平的治疗和(或)叠加治疗。

推荐治疗方案为转诊给哮喘专科医师,考虑叠加治疗。

（四）治疗方案的调整

哮喘治疗方案的调整主要是根据症状控制水平和危险因素水平等，按照哮喘阶梯式治疗方案进行升级或降级调整，以获得良好的症状控制并减少急性发作的风险。

治疗方案的实施是由患者哮喘控制水平所驱动的一个循环，必须通过持续性的监测和评估来调整治疗方案以维持哮喘症状控制良好，并逐步确定维持哮喘控制所需的最低治疗级别，保证治疗的安全性，降低医疗成本。通常起始治疗后每 2～4 周需复诊一次，之后每 1～3 个月随访 1 次。如发生急性发作则 1 周内复诊。

1. 升级治疗

当目前级别的治疗方案不能控制哮喘［症状持续和（或）发生急性发作］，应给予升级治疗，选择更高级别的治疗方案直至哮喘达到控制为止。升级治疗前需排除和纠正下列因素：①药物吸入方法不正确；②依从性差；③持续暴露于触发因素；④存在合并症；⑤哮喘诊断错误。

哮喘升级分为以下 3 种方式：①持久升级治疗；②短程加强治疗；③日常调整治疗。

2. 降级治疗

当哮喘症状得到控制并维持良好状态至少 3 个月，且肺功能恢复并维持平稳状态，可考虑降级治疗。

降级治疗原则：①哮喘症状得到控制且肺功能保持稳定 3 个月以上；②降级治疗应选择适当时机，避开患者呼吸道感染、妊娠、旅行等情况；③通常每 3 个月减少 ICS 剂量 25%～50% 是安全可行的；④每一次降级治疗都应视为一次试验，需密切观察，定期随访评估，并告知患者一旦症状恶化，需恢复原来的治疗方案。

推荐的药物减量方案通常是首先减少激素用量，再减少使用次数，然后再减去与激素合用的控制药物，以最低剂量 ICS 维持治疗至最终停止治疗。

（五）针对危险因素的干预

临床工作中，可以通过优化哮喘药物治疗方案以减少急性发作，同时需关注并识别有急性发作高危因素的患者，制订相应的干预策略以减少未来急性发作的风险。

二、急性发作期的治疗

哮喘急性发作是指患者喘息、气急、胸闷、咳嗽等症状在短时间内迅速加重，肺功能恶化，需要给予额外的缓解药物进行治疗的情况。

哮喘发作的程度轻重不一，病情发展的速度也有所不同，可以在数小时或数天内出现，偶尔可在数分钟内危及生命。识别具有哮喘相关死亡高危因素的患者非常重要，这些患者出现急性发作时应当尽早到医院就诊。

哮喘发作的治疗取决于哮喘加重的严重程度以及对治疗的反应。治疗的目的在于尽快缓解症状、解除气流受限和改善低氧血症，同时还需制订长期治疗方案以预防再次急性发作。

（一）轻中度哮喘发作的处理

1. 轻中度哮喘发作的自我处理

SABA 是缓解哮喘症状最有效的药物，患者可以根据病情轻重每次使用 2～4 喷，直至症状缓解，同时应该增加控制性药物（如 ICS）的剂量。

（1）口服激素的使用。若初始治疗和增加控制治疗 2～3 天患者症状改善不明显，或者症状迅速加重，或者患者既往有突发重症哮喘急性发作史，应口服激素治疗。建议给予泼尼松龙 0.5～1 mg/kg 或等效剂量的其他口服激素治疗 5～7 天。

（2）后续处理。初始治疗后 1～2 天自我评估治疗效果不佳，应及时到医院就诊。经过自我处理后，即使症状缓解的患者也建议到医院就诊。

2. 轻中度急性发作的医院(急诊室)处理

若患者在家中自我处理后无明显缓解,或者症状持续加重,应立即至医院就诊。反复使用吸入性SABA是治疗急性发作最有效的方法。

(1)口服激素治疗。对 SABA 初始治疗效果不佳或在控制药物治疗基础上出现急性发作的患者,推荐使用泼尼松龙 0.5～1 mg/kg 或等效剂量的其他全身激素,口服 5～7 天。

(2)雾化吸入激素。有研究结果显示,成人雾化吸入激素改善 PEF 较全身激素更快,耐受性和安全性更好,可作为中重度哮喘急性发作的治疗选择。

(二)中重度急性发作的处理

1. 急诊室或医院内的处理

(1)支气管舒张剂的应用。首先应进行吸入 SABA 治疗。

(2)全身激素的应用。中重度哮喘急性发作应尽早使用全身激素,特别是对 SABA 初始治疗效果不佳或疗效不能维持,以及在使用口服激素基础上仍然出现急性发作的患者。推荐中重度急性发作患者首选口服用药,推荐剂量为泼尼松龙 0.5～1 mg/kg 或等效剂量的其他口服激素;严重的急性发作患者或不宜口服激素的患者,可以静脉给药,推荐用法为甲泼尼龙 80～160 mg/d,或氢化可的松 400～1 000 mg/d,分次给药。

(3)氧疗。

2. 急性重度和危重哮喘的处理

急性重度和危重哮喘患者经过上述药物治疗后,若临床症状和肺功能无改善甚至继续恶化,应及时给予机械通气治疗,药物处理同前述。

【管理、教育和预防】

(一)哮喘的管理

尽管哮喘目前不能根治,但通过有效的管理,通常可以使哮喘病情得到满意的控制。哮喘管理的长期目标是:①达到良好的症状控制并维持正常的活动水平;②最大程度降低急性发作、固定性的气流受限及不良反应的未来风险。在与患者制订哮喘管理的共同目标时,需考虑医疗制度、药物的可及性、文化差异和个人喜好等因素。

建立医患之间的合作关系(伙伴关系)是实现有效哮喘管理的首要措施。

(二)哮喘患者的教育

对哮喘患者的教育必须成为医患之间所有互助关系中的重要组成部分,具体包括以下几个方面。

(1)提高用药依从性和正确使用吸入装置的指导和培训。

(2)哮喘常识传授。

(3)由医护人员指导的哮喘自我管理培训。

(4)病情自我监测和管理。

(5)医务人员的定期评估。

(三)哮喘的预防

哮喘是由内因(遗传)和外因(环境)共同作用所致,多种环境因素也可能对哮喘的发生起重要作用。

(1)营养。提倡母乳喂养、孕期进食富含维生素 D 和维生素 E 的食物。

(2)过敏原。避免过敏原暴露是治疗的关键。

(3)药物。镇痛剂中对乙酰氨基酚可能与成人和儿童哮喘有关,孕妇口服对乙酰氨基酚可导致后代患哮喘概率增加。

(4)污染。孕妇吸烟、产前烟草暴露、产后母亲吸烟可形成与哮喘发生相关的污染。

第三节 支气管扩张症

支气管扩张症（bronchiectasis）是指支气管树的异常扩张，为一种常见的呼吸道慢性化脓性炎症。反复发作的慢性炎症和纤维沉积或纤维化修复使支气管壁毁损，导致支气管持久扩张、变形。病变主要累及中等大小支气管，病变可以广泛，也可以局限，左肺下叶最为常见。支气管扩张症可伴有支气管大量萎陷，支气管萎陷部位远端的所有气道及肺泡均出现不张，使肺叶呈现无气状态。

【诱发因素】

（1）支气管—肺感染。常见的有百日咳、麻疹、金黄色葡萄球菌肺炎、病毒性支气管炎或结核等多种感染性疾病。

（2）支气管阻塞。常见的原因有吸入异物、肿瘤、黏液填塞、肺门淋巴结肿大、获得性支气管疾病。

（3）遗传性缺陷。纤毛缺陷[如纤毛不动综合征、卡塔格内（kartagener）综合征等]，α1-抗胰蛋白酶缺陷症，囊性纤维化。

（4）免疫缺陷。如先天性获得性丙种球蛋白缺乏症，慢性肉芽肿病。

（5）先天性解剖学缺陷。如支气管软化、软骨缺陷、支气管囊肿等。

（6）其他。吸入性肺炎、Yasung综合征、吸入有害物质等。

【分类分型】

支气管扩张存在几个分类系统，大多数都是以支气管镜和尸检所见到的支气管的解剖异常为基础。目前常用的分类包括：①柱状支气管扩张，这种支气管的横截面是等大的；②囊柱型支气管扩张，在柱状支气管扩张上存在局限的缩窄，使支气管外观不规则，类似于曲张静脉；③囊状支气管扩张，越靠近肺的外周，扩张越明显，支气管最终形成气球样结构。

【临床表现】

其症状的轻重与分型及感染的程度有关。主要有以下几个表现。

1. 慢性咳嗽和咳大量脓痰

50％～90％的患者具有典型的咳嗽、咳脓性痰的症状。早期症状较轻，可完全无症状，随着病情进一步发展及合并感染，咳嗽加重，痰量增多，每日可达100～400 mL，痰液呈黄绿色，放置数小时后常可分三层：上层为泡沫状痰液，中层为混浊黏液，底层为脓性坏死组织。如伴有厌氧菌感染，痰液可具有恶臭味，患者常在变换体位时（如早晨起床或晚上睡下时）咳嗽加重，痰液增多。

2. 反复咯血

反复咯血为本病的特点，占50％～75％，咯血量多少不等，可为痰中带血丝到大咯血，常因为压力较高的小支气管动脉破裂所致，血液可急骤喷出，出血量可达数百甚至上千毫升，出血后血管压力降低而收缩，出血可自动停止。咯血量与病变范围和程度不一定成正比，有的患者以咯血为主要症状，咳嗽咯痰不明显，患者一般身体情况较好，这一类型称"干性支气管扩张"。

3. 发热

患者反复感染可引起全身中毒症状。早期可不发热，当分泌物引流不畅时会导致炎症蔓延，引起肺炎、肺脓肿、胸膜炎或脓胸，患者可高烧。

4. 其他症状

随着病情加重，患者有食欲减退、消瘦等症状。儿童可致生长发育和营养不良，少数患者可有继发性淀粉样变。

5. 体征

早期支气管病变轻,范围小,可无明显体征;病变明显时,在病变部位可闻及持续性湿啰音,排痰后啰音可暂时消失。久病患者中,约 1/3 的人可出现杵状指(趾)。

【辅助检查】

胸部 X 线检查囊状支气管扩张的气道表现为显著的囊腔,腔内可存在气液平,囊腔内无气液平时很难与大疱性肺气肿或严重肺间质病变的蜂窝肺鉴别,支气管扩张的其他表现为气道壁增厚,典型表现为双轨征及环形阴影,病变较轻时影像学检查可正常。

确诊支气管扩张的影像学检查为支气管造影,因其为创伤性检查,目前多采用高分辨 CT(HRCT)检查。

【诊断】

根据反复咳脓痰、咯血病史和既往有诱发支气管扩张的呼吸道感染病史,HRCT 显示支气管扩张的异常影像学改变,即可明确诊断为支气管扩张。

【鉴别诊断】

需鉴别的疾病主要为慢性支气管炎、肺脓肿、肺结核、支气管肺癌和弥散性泛细支气管炎等。

(1)慢性支气管炎。多发生在中年以上患者中,在气候多变的冬春季节咳嗽、咳痰明显加重,多咳白色黏痰,感染急性发作时可出现脓性痰,但无反复咯血史。听诊双肺可闻及散在干湿性啰音。

(2)肺脓肿。起病急,伴有高热、咳嗽、大量脓臭痰,X 线检查可见局部浓密炎症阴影,内有空腔液平。

(3)肺结核。常有低热、盗汗、乏力、消瘦等结核毒性症状,干湿性啰音多局限于上肺,通过 X 线胸片和痰结核菌检查可做出诊断。

【治疗】

一、物理治疗

物理治疗可促进呼吸道分泌物排出,提高通气的有效性,维持或改善运动耐力,缓解气短、胸痛症状。

1. 排痰

有效清除气道分泌物是支气管扩张症患者长期治疗的重要环节,特别是对于慢性咳痰和(或)高分辨率 CT 表现为黏液阻塞者,痰量不多的支气管扩张症患者也应学习排痰技术,以备急性加重时应用。常用排痰技术有以下几种。

(1)体位引流。采用适当的体位,依靠重力的作用促进某一肺叶或肺段中分泌物的引流,胸部 CT 结果有助于选择合适的体位。治疗时可能需要采取多种体位,患者容易疲劳,每日多次治疗一般不易耐受,通常对氧合状态和心率无不良影响。体位引流应在饭前或饭后 1~2 小时进行。禁忌证包括无法耐受所需的体位、无力排出分泌物、抗凝治疗、胸廓或脊柱骨折、近期大咯血和严重骨质疏松者。

(2)震动拍击。腕部屈曲,手呈碗形在胸部拍打,使聚积的分泌物易于咳出或引流,可与体位引流配合应用。

(3)主动呼吸训练。支气管扩张症患者应主动练习呼吸,促进排痰。每次循环应包含 3 部分:①胸部扩张练习,即深呼吸,包括用力呼气、放松及呼吸控制,是深吸气可以帮助气流通过分泌物进入远端气道;②用力呼气可使呼气末等压点向小气道一端移动,从而有利于远端分泌物清除;③呼吸控制,即运动膈肌缓慢呼吸,可避免用力呼气加重气流阻塞。

(4)辅助排痰技术。包括气道湿化(清水雾化)、雾化吸入盐水、短时雾化吸入高张盐水、雾化吸入特布他林以及无创通气。

患者可根据自身情况选择单独或联合应用上述排痰技术，每日 1～2 次，每次持续时间通常为 20～30 分钟，急性加重期可酌情调整持续时间和频度。

2. 吸气肌训练

适用于合并呼吸困难且影响到日常活动的患者。两项小规模随机对照研究结果表明，与无干预组相比，吸气肌训练可显著改善患者的运动耐力和生活质量。

二、抗菌药物治疗

支气管扩张症患者出现急性加重合并症状恶化，即咳嗽、痰量增加或性质改变、脓痰增加和（或）喘息、气急、咯血及发热等全身症状时，应考虑应用抗菌药物。仅有黏液脓性或脓性痰液或仅痰培养阳性不是应用抗菌药物的指征。

支气管扩张症患者急性加重时的微生物学研究资料很少，估计急性加重一般是由定植菌群引起，60%～80% 的稳定期支气管扩张症患者存在潜在致病菌的定植，最常分离出的细菌为流感嗜血杆菌和铜绿假单胞菌，其他革兰阳性菌如肺炎链球菌和金黄色葡萄球菌也可定植患者的下呼吸道。应对支气管扩张症患者定期进行支气管细菌定植状况的评估。痰培养和经支气管镜检查均可用于评估支气管扩张症患者细菌定植状态，二者的评估效果相当。

许多支气管扩张症患者频繁应用抗菌药物，容易造成细菌对抗菌药物耐药，且支气管扩张症患者气道细菌定植部位易于形成生物被膜，阻止药物渗透，因此推荐对大多数患者进行痰培养，急性加重期开始抗菌药物治疗前应送痰培养，在等待培养结果时即应开始经验性抗菌药物治疗。急性加重期初始经验性治疗应针对这些定植菌，根据有无铜绿假单胞菌感染的危险因素[①近期住院；②频繁（每年 4 次以上）或近期（3 个月以内）应用抗生素；③重度气流阻塞（FEV1＜30%）；④口服糖皮质激素（最近 2 周每日口服泼尼松＞2 周）。应至少符合 4 条中的 2 条]及既往细菌培养结果选择抗菌药物。

无铜绿假单胞菌感染高危因素的患者应立即经验性使用对流感嗜血杆菌有活性的抗菌药物。对有铜绿假单胞菌感染高危因素的患者，应选择有抗铜绿假单胞菌活性的抗菌药物，还应根据当地药敏试验的监测结果调整用药，并尽可能应用支气管穿透性好且可降低细菌负荷的药物。

应及时根据病原体检测及药敏试验结果和治疗反应调整抗菌药物治疗方案，若存在一种以上的病原菌，应尽可能选择能覆盖所有致病菌的抗菌药物。临床疗效欠佳时，需根据药敏试验结果调整抗菌药物，并即刻重新送检痰培养。若因耐药无法单用一种药物，可联合用药，但没有证据表明两种抗菌药物联合治疗对铜绿假单胞菌引起的支气管扩张症急性加重有益。急性加重期不需常规使用抗病毒药物。采用抗菌药物轮换策略有助于减轻细菌耐药，但目前尚无临床证据支持其常规应用。

急性加重期抗菌药物治疗的最佳疗程尚不确定，建议所有急性加重治疗疗程均应为 14 天左右。

三、咯血的治疗

1. 大咯血的紧急处理

大咯血是支气管扩张症致命的并发症，一次咯血量超过 200 mL 或 24 小时咯血量超过 500 mL 为大咯血，严重时可导致窒息。预防咯血窒息应视为大咯血治疗的首要措施，大咯血时首先应保证气道通畅，改善氧合状态，稳定血流动力学状态。咯血量少时应安抚患者，缓解其紧张情绪，嘱其患侧卧位休息。出现窒息时采取头低足高 45 度的俯卧位，用手取出患者口中的血块，轻拍健侧背部促进气管内的血液排出。若采取上述措施无效，应迅速进行气管插管，必要时行气管切开。

2. 药物治疗

（1）垂体后叶素。垂体后叶素为治疗大咯血的首选药物，一般静脉注射后 3～5 分钟起效，维持 20～30 分钟。用法为垂体后叶素 5～10 U 加 5% 葡萄糖注射液 20～40 mL，稀释后缓慢静脉注射，约 15 分钟注射完毕,继之以 10～20 U 加生理盐水或 5％葡萄糖注射液 500 mL 稀释后静脉滴注(0.1 U·kg^{-1}·h^{-1}),出血停止后再继续使用 2～3 天以巩固疗效。支气管扩张伴有冠状动脉粥样硬化性心脏病、高血压、肺源性心脏病、心力衰竭以及孕妇均忌用。

(2)促凝血药。促凝血药为常用的止血药物,可酌情选用抗纤维蛋白溶解药物,如氨基己酸(4～6 g 加入生理盐水 100 mL,15～30 分钟静脉滴注完毕,维持量 1 g/h)或氨甲苯酸(100～200 mg 加入 5％葡萄糖注射液或生理盐水 40 mL 静脉注射,2 次/天);或增加毛细血管抵抗力和血小板功能的药物,如酚磺乙胺(250～500 mg,肌肉注射或静脉滴注,2～3 次/天);还可给予静脉注射血凝酶 1～2 kU,5～10 分钟起效,可持续 24 小时。

(3)其他药物。如普鲁卡因 150 mg 加生理盐水 30 mL 静脉滴注,1～2 次/天,皮内试验(0.25％普鲁卡因溶液 0.1 mL 皮内注射)阳性者方可应用;酚妥拉明 5～10 mg 以生理盐水 20～40 mL 稀释静脉注射,然后以 10～20 mg 加入生理盐水 500 mL 内静脉滴注,不良反应有直立性低血压、恶心、呕吐、心绞痛及心律失常等。

3. 介入治疗或外科手术治疗

支气管动脉栓塞术和(或)手术是大咯血的一线治疗方法。

四、非抗菌药物治疗

1. 黏液溶解剂

气道黏液高分泌及黏液清除障碍导致黏液潴留是支气管扩张症的特征性改变。吸入高渗药物如高张盐水可增强理疗效果,短期吸入甘露醇则未见明显疗效。急性加重时应用溴己新可促进痰液排出,羟甲半胱氨酸可改善气体陷闭。成人支气管扩张症患者不推荐吸入重组人 DNA 酶。

2. 支气管舒张剂

由于支气管扩张症患者常常合并气流阻塞及气道高反应性,因此经常使用支气管舒张剂,但目前并无确切依据。合并气流阻塞的患者应进行支气管舒张试验评价气道对 β$_2$-受体激动剂或抗胆碱能药物的反应性,以指导治疗。不推荐常规应用甲基黄嘌呤类药物。

3. 吸入糖皮质激素(简称激素)

吸入激素可拮抗气道慢性炎症,少数随机对照研究结果显示,吸入激素可减少排痰量,改善生活质量,有铜绿假单胞菌定植者改善更明显,但对肺功能及急性加重次数并无影响。目前证据不支持常规使用吸入性激素治疗支气管扩张(合并支气管哮喘者除外)。

五、支气管扩张症治疗流程

综合以上治疗方式,支气管扩张症的一般治疗流程如下(表 6-2)。

表 6-2　支气管扩张症治疗流程

疾病分类	症状	治疗方法	检查	药物
先天性支气管扩张	咳浓痰和流浓鼻涕	使用止咳化痰的药物以及抗生素治疗,注意饮食控制,平时适当运动,保持心情舒畅,勿食油腻,勿食辛辣,多吃新鲜水果蔬菜及高蛋白食物	胸部 X 线检查 胸部高分辨率 CT 扫描 血炎性标志物 血清免疫球蛋白(IgG、IgA、IgM)和血清蛋白电泳 血气分析 微生物学检查	口服阿莫西林胶囊或者红霉素等抗生素控制感染,口服气管扩张的药物,如氨茶碱

（续表）

疾病分类	症状	治疗方法	检查	药物
继发性支气管扩张	慢性咳嗽、咳大量脓痰和反复咯血	可采用物理治疗、抗菌药物治疗、咯血的治疗、非抗菌药物治疗、手术	胸部 X 线检查 胸部高分辨率 CT 扫描 血炎性标志物 血清免疫球蛋白（IgG、IgA、IgM）和血清蛋白电泳 血气分析 微生物学检查	①祛痰剂：溴己新 8～16 mg，3 次/天；氨溴索（沐舒坦）30 mg，3 次/天；②抗生素：如磺胺甲恶唑/甲氧苄啶［复方磺胺甲基异恶唑（TMP-SMZ）］0.48 g，2 次/天口服，首剂加倍；③并发咯血的处理：氨基己酸（6-氨基己酸）、氨甲苯酸（对羧基苄胺）；④增加血小板和毛细血管功能的酚磺乙胺（止血敏）、卡巴克络（安络血）；⑤参与凝血酶原合成的维生素 K；⑥对抗肝素的鱼精蛋白

【预防】

儿童时期下呼吸道感染及肺结核是我国支气管扩张症最常见的病因，因此应积极防治儿童时期下呼吸道感染，积极接种麻疹、百日咳疫苗，预防、治疗肺结核，以预防支气管扩张症的发生。免疫球蛋白缺乏者推荐定期应用免疫球蛋白（每月静脉注射丙种球蛋白 500 mg/kg），可预防反复感染。一项随机对照研究结果表明，注射肺炎疫苗可减少急性加重次数，推荐注射多价肺炎疫苗，同时每年注射流感疫苗预防流感所致的继发性肺部感染。支气管扩张症患者应戒烟，可使用一些免疫调节剂，如卡介菌多糖核酸等，以增强抵抗力，有助于减少呼吸道感染和预防支气管扩张症急性发作。

第四节　慢性阻塞性肺病

慢性阻塞性肺病（慢阻肺）是一种以持续气流受限为特征的可以预防及治疗的疾病，其气流受限多呈进行性加重，与气道和肺组织对烟草烟雾等有害气体或有害颗粒的慢性炎症反应增强有关。慢阻肺主要累及肺脏，但也可引起全身（肺外）的不良效应。可存在多种合并症。

当慢支和肺气肿患者的肺功能检查出现持续性气流受限时，则可诊断为慢阻肺；如果仅有慢支和/或肺气肿，而无持续气流受限，则不能诊断。

一些已知病因或具有特征性病理改变的气流受限疾病，如支气管扩张症、肺结核、弥漫性泛细支气管炎和闭塞性细支气管炎等均不属于慢阻肺。

【危险因素】

（一）个体因素

某些遗传因素可增加慢阻肺发病的危险，即慢阻肺有遗传易感性。已知的遗传因素为 α1-抗胰蛋白酶缺乏，其重度缺乏与非吸烟者的肺气肿形成有关；哮喘和气道高反应性均为发病的危险因素。

（二）环境因素

（1）吸烟。这是最重要的环境发病因素。

（2）空气污染。主要体现在化学气体（氯、氧化氮和二氧化硫等）对支气管黏膜的刺激和细胞毒性作用。

（3）职业性粉尘和化学物质。

（4）生物燃料烟雾。

（5）感染。呼吸道感染是其发病和加重的另一个重要因素，病毒和（或）细菌感染是急性加重的常见原因。儿童期重度下呼吸道感染和成年时的肺功能减低及呼吸系统症状的发生有关。

（6）社会经济地位。室内外空气污染程度不同、营养状况等与社会经济地位的差异也许有一定内在联系；体重指数越低，患病率越高。

【临床表现】

慢阻肺的特征性症状是慢性和进行性加重的呼吸困难、咳嗽和咳痰。

（一）常见症状

（1）呼吸困难。这是最重要的症状，也是患者体能丧失和焦虑不安的主要原因。

（2）慢性咳嗽。常为首发的症状，早期晨起较重。

（3）咳痰。常咳少量黏液性痰，合并感染时量增多，常为脓性痰。

（4）喘息和胸闷。喘息和胸闷不是特异性症状，部分患者特别是重症者有明显的喘息，听诊有广泛的吸气相或呼气相哮鸣音，胸部紧闷感常于劳累后发生。

（5）其他。病情较重者可能发生全身性症状，如体重下降、食欲减退、外周肌肉萎缩和功能障碍、精神抑郁和（或）焦虑等，长时间剧烈咳嗽可导致咳嗽性晕厥，合并感染时可咯血痰。

（二）体征

（1）视、触。胸廓形态异常，如胸部过度膨胀、前后径增大、剑突下胸骨下角（腹上角）增宽和腹部膨凸等；常见呼吸变浅、频率增快、辅助呼吸肌（如斜角肌和胸锁乳突肌）参加呼吸运动，重症患者可见胸腹矛盾运动；患者不时用缩唇呼吸以增加呼出气量，呼吸困难加重时常采取前倾坐位。低氧血症患者可出现黏膜和皮肤发绀，伴有右心衰竭的患者可见下肢水肿和肝脏增大。

（2）叩。肺部呈过清音，心浊音界缩小，肝浊音界降低。

（3）听。两肺呼吸音减弱，呼气相延长，部分患者双肺可闻及干湿性啰音，心音遥远，剑突部心音较清晰响亮。

【实验室检查及其他检测指标】

（1）肺功能。这是判断气流受限的主要客观指标，对慢阻肺的诊断、严重程度评价、疾病进展、预后及治疗等均有重要意义。气流受限是以 FEV1 和 FEV1 占用力肺活量（FVC）百分比（FEV1/FVC）降低来确定的。

（2）胸部 X 线。早期可无异常改变，之后可出现肺纹理增粗、紊乱等非特异性改变，也可出现肺气肿改变。胸部 X 线对于与其他肺部疾病鉴别具有非常重要的价值。

（3）胸部 CT。可见慢阻肺小气道病变、肺气肿及并发症的表现，但其主要临床意义在于排除其他具有相似症状的呼吸道疾病。

【诊断与鉴别】

（1）全面采集病史进行评估。症状、接触史、既往史和系统回顾等均有参考价值。

（2）诊断。通过临床表现、危险因素接触史、体征及实验室检查等综合分析确定。持续存在气流受限是诊断的必备条件，肺功能检查是诊断慢阻肺的金标准。

（3）鉴别。与哮喘、充血性心力衰竭、支气管扩张症、肺结核、闭塞性细支气管炎、弥漫性泛细支气管炎相鉴别。

【鉴别要点】

（1）慢阻肺。中年发病，症状缓慢进展，有长期吸烟史或其他烟雾接触史。

（2）哮喘。早年发病（通常在儿童期），每日症状变化快，夜间和清晨症状明显，也可有过敏史、鼻炎和（或）湿疹以及哮喘家族史。

（3）充血性心力衰竭。胸部 X 线提示心脏扩大和肺水肿，肺功能检查提示有限制性通气障碍而非气流受限。

（4）支气管扩张症。有大量脓痰，常伴有细菌感染、粗湿啰音、杵状指等症状，胸部 X 线或 CT 提示支气管扩张、管壁增厚。

（5）肺结核。所有年龄均可发病，胸部 X 线示肺浸润性病灶或结节状、空洞样改变，微生物检查可确诊，流行地区高发。

【评估】

根据患者的临床症状、急性加重风险、肺功能异常的严重程度及并发症情况进行综合评估，目的是确定疾病的严重程度，包括气流受限的严重程度、患者的健康状况和未来急性加重的风险程度，其最终目的是为了指导治疗。

1. 症状评估 mMRC

0 级：只有在剧烈活动时感到呼吸困难

1 级：在平地快不行走或步行爬小坡时出现气短

2 级：由于气短，平底走时比同龄人慢或者需要停下来休息

3 级：在平地行走约 100 m 或数分钟后需要停下来喘气

4 级：因为严重呼吸困难而不能离开家，或在穿脱衣服时出现呼吸困难

2. CAT（COPD 评估测试）

0 分：从不咳嗽	5 分：总是在咳嗽
0 分：一点痰也没有	5 分：有很多很多痰
0 分：没有任何胸闷的感觉	5 分：有很严重的胸闷感觉
0 分：爬坡或上一层楼时，没有气喘的感觉	5 分：爬坡或上一层楼时，感觉严重喘不过气来
0 分：在家能做任何事情	5 分：在家做任何事情都很受影响
0 分：尽管有肺部疾病，但对外出很有信心	5 分：由于有肺部疾病，对离家一点信心都没有
0 分：睡眠非常好	5 分：由于有肺部疾病，睡眠相当差
0 分：精力旺盛	5 分：一点精力都没有

3. 评价气流受限程度：根据 FEV1 占预计值的百分比分为 4 级（表 6-3）

表 6-3　评价气流受限程度

1 级	轻度	FEV1≥80%预计值
2 级	中度	50%≤FEV1<80%预计值
3 级	重度	30%≤FEV1<50%预计值
4 级	极重度	FEV1<30%预计值

1. 急性加重风险评估

上一年发生 2 次以上急性加重史，或上一年因急性加重住院 1 次，预示以后频繁发生急性加重的风险大。

2. 综合评估

目的是改善慢阻肺的疾病管理。

mMRC≥2 级或 CAT≥10 分,提示症状较重。通常没有必要同时使用 2 种评估方法。

气流受限程度的评估:3 级、4 级表明具有高风险。

根据急性加重的病史进行判断。在过去一年中,急性加重次数 2 次以上或上一年因急性加重住院 1 次以上表明具有高风险,且当肺功能评估风险分类与急性加重史获得结果不一致时,应以评估得到的风险最高结果为准,采取"就高不就低"原则。

【病情管理】

一、稳定期的管理

(一)管理目的

稳定期的管理目的包括减轻当前症状和降低未来风险两方面。减轻当前症状包括缓解症状、改善运动耐量和改善健康状况;降低未来风险包括防止疾病进展、防止和治疗急性加重期及减少病死率,主要有以下 3 个方面。

1. 教育与管理

劝导患者戒烟。

2. 控制职业性或环境因素

因职业或环境粉尘、刺激性气体而致病的患者,应脱离污染环境。

3. 药物治疗

(1)支气管舒张剂。包括 β₂-受体激动剂、抗胆碱药、茶碱类药物。

(2)激素。长期吸入激素不能阻止其 FEV1 的降低趋势,长期吸入激素较适用于肺功能三、四级且有临床症状及反复加重者,和 β₂-受体激动剂联合使用效果好。

(3)磷酸二酯酶-4(PDE-4)抑制剂。通过抑制细胞内环腺苷酸降解来减轻炎症,如茶碱、罗氟司特等。

(4)其他。除以上药物外,其他药物还包括①祛痰药(黏液溶解剂),如盐酸氨溴索、乙酰半胱氨酸等;②抗氧化剂,如 N-乙酰半胱氨酸、羧甲司坦等;③免疫调节剂;④疫苗,如流感疫苗、肺炎球菌疫苗等;⑤中药。

4. 氧疗

长期家庭氧疗指征包括以下 2 个方面。

(1)氧分压≤55 mmHg 或血氧饱和度≤88%,有或无高碳酸血症。

(2)氧分压在 55～60 mmHg 或血氧饱和度<89%,并有肺动脉高压、心力衰竭水肿或红细胞增多症(血细胞比容>0.55)。

氧疗方法为鼻导管吸入,流量为 1～2 L/min,每日持续吸氧时间>15 小时。

(二)推荐药物

首先根据 mMRC 分级和 CAT 评分将患者分为 ABCD 四组。

A 组:症状轻微(即 mMRC 分级<2 级且 CAT 评分<10)且急性加重风险低(即每急性加重 0～1 次);

B 组:症状更严重(即 mMRC 分级≥2 级或 CAT 评分≥10 分),但急性加重既往史显示急性加重风险低(即每年急性加重 0～1 次);

C 组:日常生活中症状轻微(即 mMRC 0～1 级或 CAT 评分<10 分),但过去一年的急性加重病史导致急性加重风险高(即急性加重≥2 次/年,并且有 1 次或多次急性加重导致住院);

D 组:症状负荷较重(即 mMRC 分级≥2 级,或 CAT 评分≥10 分)且急性加重风险高(即急性加重≥2 次/年,且有 1 次或多次急性加重导致住院)。

要注意的是,虽然FEV1渐降的幅度与慢阻肺急性加重的风险呈负相关,但对个体患者而言,FEV1作为单一指标并不能预测急性加重风险。因此,ABCD评估分类中不再包括FEV1。

对于A类患者,可按需使用短效β-受体激动剂(SABA)或短效抗胆碱能药物(SAMA)以缓解或预防症状;如果单药疗效不足,可联用SABA与SAMA。

对于B类患者,推荐规律使用长效吸入性支气管扩张剂。在临床实践中,倾向于使用长效吸入性毒蕈碱拮抗剂(LAMA,又称长效抗胆碱能药),而非1天2次的长效β-受体激动剂(LABA)。然而,根据患者症状和潜在药物不良反应,1天1次的LABA也不失为合理的替代。如果单用长效支气管扩张剂未能控制症状,推荐加用另一种选自其他类别的长效支气管扩张剂。

对于C类患者,由于LAMA可降低急性加重发生率,建议规律予以LAMA治疗,而非LABA。备选疗法包括LAMA与LABA联用,或LABA与吸入性糖皮质激素(ICS)联用。

对于D类患者,推荐LAMA联合LABA的规律治疗,而非单用长效支气管扩张剂或LABA联合ICS。可能的例外情况为临床表现或检查结果提示哮喘与COPD重叠的患者,对于这些患者,更优选择为LABA与ICS联用。对于接受LABA与LAMA联用或LABA与ICS联用后仍有症状或复发急性加重的患者,建议3种药物联合治疗(LABA、LAMA、ICS)。

二、急性加重期的管理

1. 原因

最常见的原因是气管、支气管感染,主要为病毒、细菌感染。每年急性加重次数≥2次为频繁急性加重。肺炎、充血性心力衰竭、心律失常、气胸、胸腔积液和肺栓塞等疾病的症状酷似慢阻肺急性发作,需仔细鉴别。

2. 急性加重期的判断和严重程度评估

诊断主要依靠患者急性起病的临床过程,其特征是呼吸系统症状恶化超出日间的变异,并由此需要改变其药物治疗。主要表现为气促加重,常伴喘息、胸闷、咳嗽加剧、痰量增多、痰液颜色和(或)黏度改变及发热等,也可出现全身不适、失眠、嗜睡、疲劳、抑郁和意识不清等症状;运动耐量下降、发热和(或)胸部影像学异常也可能是慢阻肺急性加重的征兆。气促加重,咳嗽、痰量增多及出现脓性痰常提示有细菌感染。

急性加重的评估基于病史、反应严重程度的体征及实验室检查。急性加重期不推荐进行肺功能测定,因为患者无法配合且检查结果不够准确;动脉血气分析(氧分压<50 mmHg,二氧化碳分压>70 mmHg,pH<7.3提示病情重)可以确定患者是否需进行严密监护或入住ICU行无创或有创机械通气;部分患者血白细胞计数增高及中性粒细胞核左移可为气道感染提供佐证,但通常慢阻肺急性加重患者白细胞计数并无明显改变。

3. 治疗

治疗目标为最小化本次急性加重的影响,同时预防再次发生急性加重。急性加重可以预防,具体措施有戒烟、接种流感和肺炎疫苗、掌握吸入装置用法等与治疗有关的知识,如吸入长效支气管舒张剂或联合应用吸入激素、使用PDE-4抑制剂等。

(1)院外治疗。急性加重患者全身使用激素和抗生素对治疗有益,可促进病情缓解,缩短康复时间,改善肺功能和动脉血气;抗生素的选择应依据患者急性加重的严重程度及常见的致病菌,结合患者所在地区致病菌及耐药菌的流行情况,选择敏感的抗生素,疗程为5～10天。

(2)住院治疗。病情严重的慢阻肺急性加重患者需要住院治疗,到医院就诊或住院治疗的指征包括:①症状明显加重,如突然出现静息状态下呼吸困难;②重度慢阻肺;③出现新的体征或原有体征加重(如发绀、意识改变和外周水肿);④有严重的伴随疾病(如心力衰竭或新近发生的心律失常);⑤初始治疗方案失败;⑥高龄;⑦诊断不明确;⑧院外治疗无效或条件欠佳。

【慢阻肺与合并症】

最常见的合并症是心血管疾病、骨质疏松和抑郁。

（1）心血管疾病。这是最常见、最重要的合并症，主要包括：①缺血性心脏病，无论是治疗心绞痛或是心肌梗死，应用选择性 β_1-受体阻滞剂治疗是安全的；②心力衰竭；③心房颤动（慢阻肺的治疗应按照慢阻肺常规进行，但应用大剂量 β_2-受体激动剂治疗时应格外小心）；④高血压，是慢阻肺最常见心血管疾病合并症。

（2）骨质疏松。多见于肺气肿患者。全身应用激素治疗能显著增加骨质疏松的风险，应避免在慢阻肺急性加重时反复使用激素治疗。

（3）抑郁。常发生于较年轻、女性、吸烟、FEV1 较低、咳嗽、圣乔治呼吸问卷评分较高及合并心血管疾病的患者当中。

（4）肺癌。这是轻度慢阻肺患者死亡的最常见原因。

（5）感染。慢阻肺合并感染时应用大环内酯类抗生素可增加茶碱的血浓度，反复应用抗生素可能增加抗生素耐药的风险，如慢阻肺患者在吸入激素治疗时反复发生肺炎，则应停止吸入激素治疗，以便观察是否为吸入激素导致的肺炎。

第五节　成人急性呼吸道感染

成人急性呼吸道感染（ARTI）是社区的常见病之一，包括急性单纯性支气管炎、咽炎、急性鼻窦炎和普通感冒。对 ARTI 患者不适当地使用抗菌药物不仅会导致耐药，还会给公共卫生带来严重威胁。

一、急性单纯性支气管炎

急性单纯性支气管炎是一种大气道（支气管）自限性炎症，伴有咳嗽，可持续 6 周，咳嗽可伴有或不伴有轻微的全身症状。急性支气管炎是最常见的门诊成人患者诊断，急性支气管炎导致的不合理抗菌药物使用在成人中明显多于其他 ARTI 综合征。

1. 判断细菌感染的可能性

90％表现为咳嗽的门诊患者是由于病毒感染所致，其他非病毒病原体如肺炎支原体、肺炎衣原体可偶尔导致急性支气管炎，百日咳博德特氏菌如果存在社区流行也应该加以考虑，然而判断究竟是否为病毒感染是非常困难的。

出现脓痰或者痰的颜色改变（如黄色、绿色）并不意味着细菌感染，脓痰的出现是由于炎症细胞或者黏膜上皮细胞脱落。

对于 70 岁以下免疫功能正常的健康成人，符合下列标准时才需要考虑肺炎：心动过速（＞100 次/分钟），呼吸加快（＞24 次/分钟）、发热（口温＞38℃）及胸部检查异常（啰音、触觉语颤）。

2. 管理策略

对于急性单纯性支气管炎不建议常规使用抗菌药物，除非出现肺炎。

使用对症处理的药物可能会使患者受益，这些药物包括镇咳药（右美沙芬、可待因）、祛痰药（愈创甘油醚）、第一代抗组胺药（苯海拉明）、减充血药（去氧肾上腺素）、β-受体激动剂（沙丁胺醇）等，但是这些治疗手段的证据资料有限。

3. 高水平建议

除非怀疑存在肺炎，否则不应经验性使用抗菌药物。

二、咽炎

咽炎是上呼吸道感染的表现形式之一,常呈自限性,通常表现为咽痛,进而表现为吞咽困难,同时合并或不合并全身症状。

1. 判断细菌感染的可能性

大部分咽炎源于病毒,常见的有鼻病毒、冠状病毒、腺病毒、单纯疱疹病毒、副流感病毒、肠病毒、EB病毒、巨细胞病毒和流感病毒。患者表现为咽痛和其他相关症状,包括咳嗽、鼻塞、结膜炎、声音嘶哑,或咽部病变(溃疡或水泡)。通常不需要进一步的检查,但是应该排除 A 组链球菌感染,并排除其他严重感染。考虑存在细菌感染症状的患者可以进行 A 组链球菌快速抗原检测或者咽部标本培养,或者两者同时进行。可疑的临床表现包括持续性的发热、寒战、盗汗、淋巴结压痛、咽部扁桃体渗出、猩红热样皮疹、腭部瘀点和扁桃体肿大等。

目前广泛使用的评分标准为 Centor 评分,但其对于 A 组链球菌感染的指示作用较差。美国感染病学会(IDSA)建议该标准仅用于识别 A 组链球菌咽炎可能性较低的情况,通常当患者满足 Centor 评分中3 条以内的标准时不需要检测。

如出现异常的严重迹象和症状,如吞咽困难、流口水、颈部压痛或肿胀时,应当评估罕见的咽喉感染,比如扁桃体周围脓肿、咽旁脓肿、会咽炎和 Lemierre 综合征。有证据表明,坏死性梭杆菌与青少年地方性咽炎和 Lemierre 综合征相关,该菌的感染是罕见的、致命的,不建议常规检测该菌,但是对于青少年或年轻成人患者存在严重感染表现时应当加以考虑。

2. 管理策略

仅当患者有链球菌试验的阳性结果时才考虑给予抗菌药物。应选择窄谱的抗菌药物,疗程通常为10 天左右。

尽管大部分咽炎的病因都是病毒,但是超过 60％的患者均被给予抗菌药物。诊断为 A 组链球菌感染的患者使用抗菌药物可以缩短咽痛的病程,但是获益很有限。有证据表明抗菌药物可以预防 A 组链球菌复杂感染,比如急性风湿热、扁桃体周围脓肿和 A 组链球菌的进一步传播、爆发。不建议对于慢性A 组链球菌携带者预防性地使用抗菌药物,也不建议行扁桃体切除术来降低发病率。

成人咽痛患者可以给予对症治疗。阿司匹林、对乙酰氨基酚这些非甾体抗炎药和咽喉含片可以减轻疼痛,盐水、利多卡因胶浆和其他类似混合物的治疗证据不足。咽痛的典型病程通常不超过 1 周,抗菌药物对于缓解症状获益极少,并且有不良效果。

3. 高水平建议

存在 A 组链球菌感染咽炎表现的患者如出现持续性发热、前颈部淋巴结炎、咽部扁桃体渗出或其他可能的合并症状时,应进行快速抗原检测,同时进行或不进行细菌培养。只有存在链球菌感染证据时才给予抗菌药物治疗。

三、急性鼻窦炎

急性鼻窦炎是一种自限性疾病,通常是由病毒感染、过敏或刺激等导致的鼻窦、鼻旁窦黏膜组织的炎症反应。临床表现包括鼻充血、鼻塞、脓性鼻腔分泌物、上颌牙痛、面部疼痛或者压痛、发热、乏力、咳嗽、嗅觉减退或丧失、耳压升高或充盈、头痛、口臭。病程可持续 1~33 天,大部分症状在一周以内缓解。

1. 判断细菌感染的可能性

急性鼻窦炎通常是由病毒引起的。急性细菌性鼻窦炎(ABRS)是一种由于病毒性上呼吸道感染(URI)致黏膜清除功能受损,窦口阻塞继发的感染。不到 2％的病毒性 URI 会合并 ABRS。

细菌性鼻窦炎诊断的金标准是穿刺引流出脓性分泌物,但是很少进行。影像学对于判断细菌性病因并无帮助,因为尽管影像学能够发现如黏膜增厚、液化或者透明度下降等表现,且这些表现90%是由细菌感染引起的,但是影像学的特异性只有61%,细菌和病毒感染的影像学表现非常类似,对于治疗并无帮助。

因为ABRS缺乏简单准确的诊断标准,因此临床指南建议根据临床表现和症状来区分细菌和病毒感染。细菌感染的可能症状会持续10天以上,临床上无缓解甚至更加严重(发热>39℃、脓性鼻腔分泌物、面部疼痛持续3天以上),初期改善后症状恶化超过3天(恶心感加倍)。此外,典型病毒URI初期缓解后出现新发的发热、头痛、鼻腔分泌物,提示细菌性感染的可能性增加。

2. 管理策略

临床实践指南建议对于符合ABRS诊断标准的患者应尽早经验性使用抗菌药物。阿莫西林—克拉维酸钾是首选药物,多西环素、呼吸喹诺酮也可用于治疗ABRS。

对于单纯性鼻窦炎,无论轻重都不应给予抗菌药物,而应该观察,也有建议称可使用阿莫西林。辅助治疗如鼻腔盐水冲洗和鼻腔内使用糖皮质激素有助于改善症状和减少抗菌药物使用。使用抗菌药物后症状仍然严重或者反复发作的患者需要进一步就诊于耳鼻喉科、感染性疾病、过敏性疾病的专家。

急性单纯性鼻窦炎是一种自限性疾病,通常不使用抗菌药物症状也可缓解,使用抗菌药物可能会导致不良影响大于获益;止痛药和退热药物可以缓解症状。其他辅助治疗还包括全身或局部使用减充血剂、鼻腔内使用盐水冲洗、黏液溶解剂、糖皮质激素以及抗组胺药物。

3. 高水平建议

临床医生应该对使用抗菌药物有保留,除非症状持续超过10天,新发严重的发热(>39℃),有脓性鼻腔分泌物,面部疼痛至少3天,或者病毒感染后,初期症状缓解后又加重并持续5天。

四、普通感冒

普通感冒是一种温和的自限性疾病,是最常见的急性疾病,它是一种轻微的上呼吸道病毒感染,症状包括打喷嚏、流鼻涕、咽痛、咳嗽、低烧、头痛、不适。这些临床表现是由于宿主对于特定病毒感染的炎症应答。普通感冒的并发症包括急性细菌性鼻窦炎、哮喘发作和中耳炎,抗菌药物不适用于预防这些并发症。

1. 病因

多种病毒与普通感冒相关,这些病毒表现出季节性,并通过不同途径传播,如直接的手接触污染表面,或者接触感染患者喷嚏、咳嗽后空气中的液滴。最有效的传播方式是手接触。因此,降低流行最好的方法是洗手。

2. 管理策略

临床指南指出对症治疗是恰当的处理原则,不应开具抗菌药物。感冒症状可持续2周,如果症状加重或者超过预期恢复时间应随访;应告知患者抗菌药物是不需要的,且不当使用会增加不良反应。

对于普通感冒建议对症治疗。单独使用抗组胺药物的副作用可能大于获益,抗组胺—镇痛—减充血剂的复方制剂可以显著改善症状。其他对症处理包括异丙托溴铵吸入、色甘酸钠吸入、镇咳、镇痛。

锌补充剂已被证明在症状出现24小时内给予可以缩短病程,但是其获益应加以权衡。不良反应包括恶心和味觉差。没有证据支持使用维生素和草药有显著效果,比如维生素C和紫锥菊。

3. 高水平建议

不建议对于普通感冒使用抗菌药物。

第六节　特发性肺间质纤维化

特发性肺间质纤维化(idiopathic pulmonary fibrosis,IPF)指病因不明、局限于肺部的弥漫性肺间质纤维化,是特发性间质性肺炎(idiopathic interstitial pneumonia IIP)中病理表现为普通型间质性肺炎的一种类型,是 IIP 中最常见的一种,占 47%～71%。IPF 的曾用名称很多,如 Hamman-Rich 综合征、隐源性致纤维化肺泡炎或脱屑性间质性肺炎、寻常性间质性肺炎等,后两个名称可能是 IPF 不同阶段的表现。

【病因】

目前病因不明,可能与接触粉尘或金属、自身免疫缺陷、慢性反复的微量胃内容物吸入、病毒感染和吸烟等因素有关。遗传基因对发病过程也可能有一定影响。

【病理】

肺泡壁细胞浸润、增厚、间质纤维化为 IPF 的特点,后期肺泡结构被破坏,有的扩大融合成囊状,与扩大的细支气管相通形成"蜂窝肺"。

【临床表现】

1. 临床表现

主要为进行性呼吸困难,可分为急性、亚急性和慢性三型。初期可有干咳、偶有脓痰或血痰,呼吸困难隐袭,难以确定发病日期,逐日加重;可伴乏力、胸闷、体重下降等症状,偶有发热,后期咳嗽剧烈,发绀加重。有时症状可缓解,但不能恢复到正常状态;如有继发感染,病情更重。有合并肥大性骨、关节症状者。

体检见呼吸浅速,肺底有 Velcro 啰音和合并症的表现,20%～50%的患者有杵状指(趾),晚期可出现呼吸衰竭、肺源性心脏病的表现。

2. 实验室检查

红细胞增多,血沉加快,IgA、IgM 和 IgG 增高,类风湿因子和抗核抗体可能呈阳性,但特异性均不大。肺功能检查呈进行性限制性通气功能障碍,肺顺应性下降,二氧化碳弥散量可降至 1/5～1/2。大气道阻力正常。血氧分压(PaO_2)可因早期过度通气而下降。

3. X 线胸片

X 线胸片表现为多种多样、非特异性变化,急性或亚急性早期可表现为广泛斑块状影,多处融合,常见于下肺野;慢性病例则呈弥漫性细小斑点状、粟粒状或毛玻璃样,也可为细网织状纤维化影。后期出现圆形透亮区,直径 5～10 mm 不等。肺体积缩小,上下径缩短,脏器因而移位。

【诊断】

1. 诊断要点

本病诊断主要根据临床特征、X 线胸片表现、肺通气及弥散功能、病理活检及排除其他已知原因导致的间质性肺病(ILD)。根据是否有外科肺活检的结果,有两种确诊标准。

(1)确诊标准一。第一是外科肺活检显示组织学符合普通型间质性肺炎的改变,第二是同时具备下列条件:①排除其他已知的可引起 ILD 的疾病,如药物中毒、职业环境性接触和结缔组织病等;②肺功能检查有限制性通气功能障碍伴弥散功能下降;③常规 X 线胸片或高分辨率 CT(HRCT)显示双下肺和胸膜下分布为主的网状改变或伴蜂窝肺,可伴有少量磨玻璃样阴影。

（2）确诊标准二。无外科肺活检时，需要符合下列所有 4 条主要指标和 3 条以上的次要指标。主要指标包括：①除外已知原因的 ILD，如药物中毒、职业环境性接触和结缔组织病等；②肺功能表现异常，包括限制性通气功能障碍[肺活量（VC）减少，而 FEV/FVC 正常或增加]和（或）气体交换障碍{静态/运动时肺泡动脉血氧分压差[P(A-a)O$_2$]增加或一氧化碳弥散量（DLCO）降低}；③胸部 HRCT 表现为双下肺和胸膜下分布为主的网状改变或伴蜂窝肺，可伴有极少量磨玻璃样阴影；④经支气管镜肺活检（TBLB）或支气管肺泡灌洗术（BAL）结果不支持其他疾病的诊断。次要条件包括：①年龄＞50 岁；②隐匿起病或无明确原因的进行性呼吸困难；③病程≥3 个月；④双肺听诊可闻及吸气性 Velcro 啰音。

2. 鉴别诊断

应与肺炎、粟粒性肺结核、肺癌淋巴管播散、肺泡细支气管肺癌、肺泡蛋白沉积症、外源性过敏性肺泡炎以及其他种类的肺间质性疾病相区别。

【治疗】

目前的治疗效果有限。推荐的治疗方案是糖皮质激素联合环磷酰胺或硫唑嘌呤，具体方法如下。

1. 糖皮质激素泼尼松或其他等效剂量的糖皮质激素

按照理想体重每天 0.5 mg/kg，口服 4 周；然后降低剂量至每天 0.25 mg/kg，口服 8 周；继之减量至每天 0.125 mg/kg 或 0.25 mg/kg，隔天 1 次口服。

2. 环磷酰胺

按照理想体重，每天 2 mg/kg。开始剂量可为 25～50 mg/d，口服，每 7～14 天增加 25 mg，直至最大量 150 mg/d。

3. 硫唑嘌呤

按照理想体重每天 2～3 mg/kg。开始剂量为 25～50 mg/d，之后每 7～14 天增加 25 mg，直至最大量 150 mg/d。

治疗至少持续 6 个月。治疗过程中需要监测和预防药物的不良反应。

当肺功能严重不全、低氧血症迅速恶化，但不伴有严重的心、肝、肾病变时，年龄小于 60 岁者，可考虑进行肺移植。

【预后】

继发感染是 IPF 死亡的主要原因。肺功能明显受损或激素治疗反应不良者预后差。

第七节　急性肺栓塞

急性肺栓塞（pulmonary embolism，PE）是内源性或外源性栓子阻塞肺动脉引起肺循环障碍的临床和病理生理综合征，包括肺血栓栓塞症、脂肪栓塞综合征、羊水栓塞、空气栓塞、肿瘤栓塞等。其中肺血栓栓塞症（pulmonary thromboembolism，PTE）是最常见的 PE 类型，指来自静脉系统或右心的血栓阻塞肺动脉或其分支所致疾病，以肺循环和呼吸功能障碍为主要临床表现和病理生理特征，占 PE 的绝大多数，通常所称的 PE 即指 PTE。

深静脉血栓（deep venous thrombosis，DVT）PTE 的主要血栓来源，DVT 多发于下肢或者骨盆深静脉，脱落后随血流循环进入肺动脉及其分支，PTE 常为 DVT 的合并症。由于 PTE 与 DVT 在发病机制上相互关联，是同一种疾病病程中两个不同阶段的临床表现，因此统称为静脉血栓栓塞症（venous thromboembolism，VTE）。

【危险因素】

（1）危险程度较高的因素。下肢骨折；3 个月内因心力衰竭、心房颤动或心房扑动入院；髋关节或膝关节置换术；严重创伤；3 月内发生过心肌梗死；既往 VTE 及脊髓损伤。

（2）危险程度中等的因素。膝关节镜手术；自身免疫疾病；输血；中心静脉置管；化疗；慢性心力衰竭或呼吸衰竭；应用促红细胞生成因子；激素替代治疗；感染（尤其是呼吸系统、泌尿系统感染或 HIV 感染）；炎症性肠道疾病；肿瘤；口服避孕药物；卒中瘫痪；产后；浅静脉血栓及遗传性血栓形成倾向。

（3）危险程度较低的因素。卧床＞3 天；糖尿病；高血压；久坐不动（如长时间乘车或飞机旅行）；年龄增长；腹腔镜手术（如腹腔镜下胆囊切除术）；肥胖；妊娠；静脉曲张等。

【临床表现】

PE 缺乏特异性的临床症状和体征，会给诊断带来一定困难，易漏诊。

1. 症状

PE 的症状缺乏特异性，症状表现取决于栓子的大小、数量、栓塞的部位及患者是否存在心、肺等器官的基础疾病。多数患者表现为胸痛、呼吸困难、咯血和（或）先兆晕厥、晕厥而被疑诊肺栓塞。

胸痛是 PE 的常见症状，多因远端 PE 引起的胸膜刺激所致。中央型 PE 中的胸痛可表现为典型的心绞痛性质，多因右心室缺血所致，需与急性冠脉综合征（acute coronary syndrom，ACS）或主动脉夹层相鉴别。

呼吸困难在中央型 PE 中表现得急剧而严重，而在小的外周型 PE 中通常表现得轻微而短暂。既往存在心力衰竭或肺部疾病的患者，呼吸困难加重可能是 PE 的唯一症状。

咯血多提示肺梗死，且多在肺梗死后 24 小时内发生，血液呈鲜红色，或数日内发生可为暗红色。

晕厥虽不常见，但无论患者是否存在血液动力学障碍均可发生晕厥，有时是急性 PE 的唯一或首发症状，小的 PE 也可以完全没有症状。

2. 体征

主要是呼吸系统和循环系统体征，主要表现为呼吸频率增加，多超过 20 次/分钟；心率加快，多超过 90 次/分钟；血压下降及发绀。低血压和休克罕见，但却非常重要，提示大血管栓塞，导致血液动力学储备严重降低。

颈静脉充盈或异常搏动提示右心负荷增加；肺动脉瓣区可出现第 2 心音亢进或分裂，三尖瓣区可闻及收缩期杂音。急性 PE 致急性右心负荷加重，可出现肝脏增大、肝颈静脉反流征和下肢水肿等右心衰竭的体征。

【实验室检查】

1. 动脉血气分析

血气分析的检测指标不具有特异性，可表现为低氧血症、低碳酸血症、$P(A\text{-}a)O_2$ 增大及呼吸性碱中毒，但多达 40％的患者动脉血氧饱和度正常，20％的患者 $P(A\text{-}a)O_2$ 正常。检测时应以患者就诊时卧位、未吸氧、首次动脉血气分析的测量值为准。

2. 血浆 D 二聚体

急性血栓形成时，凝血和纤溶同时激活，可引起血浆 D 二聚体的水平升高。血浆 D 二聚体检测的阴性预测价值很高，正常 D 二聚体水平往往可以排除急性 PE 或 DVT，但 D 二聚体阳性不能作为确诊肺栓塞的标准，因肿瘤、炎症、出血、创伤、外科手术等也可导致阳性监测结果，因此血浆 D 二聚体测定的主要价值在于排除急性 PE，尤其是低度可疑患者。

血浆 D 二聚体的特异性随年龄增长而降低，80 岁以上患者降至 10％左右。建议使用年龄校正的临界值以提高老年患者血浆 D 二聚体的评估价值。年龄校正的临界值(50 岁以上年龄×10 μg/L)在保持敏感度的同时,使特异性从 34%～46%增加到 97%以上。使用年龄校正的 D 二聚体临界值,代替以往的标准(500 μg/L)临界值,排除 PE 的可能性由 6.4%升至 29.7%,没有其他假阴性发现。

3. 心电图

急性 PE 的典型心电图表现为 S Ⅰ Q Ⅲ T Ⅲ,T Ⅲ(即 Ⅰ 导联 S 波加深,Ⅲ 导联出现 Q/q 波及 T 波),也可表现为胸前导联 V1～V4 及肢体导联 Ⅱ、Ⅲ、avF 的 ST 段压低和 T 波倒置,V1 呈 QR 型,不完全性或完全性右束支传导阻滞。

4. 超声心动图

在提示诊断、预后评估及排除其他心血管疾患方面有重要价值。

超声心动图可提供急性 PE 的直接征象和间接征象:直接征象为发现肺动脉近端或右心腔血栓,如同时患者临床表现疑似 PE,可明确诊断,但阳性率低;间接征象多是右心负荷过重的表现,如右心室壁局部运动幅度下降,右心室和(或)右心房扩大,三尖瓣反流速度增快以及室间隔左移运动异常、肺动脉干增宽等。

5. 胸部 X 线平片

PE 如果引起肺动脉高压或肺梗死,胸部 X 线平片可出现肺缺血征象,如肺纹理稀疏、纤细,肺动脉段突出或瘤样扩张,右下肺动脉干增宽或伴截断征,右心室扩大征;也可出现肺野局部浸润阴影、尖端指向肺门的楔形阴影、盘状肺不张、患侧膈肌抬高、少量胸腔积液、胸膜增厚黏连等。胸片虽缺乏特异性,但有助于排除其他原因导致的呼吸困难和胸痛。

6. CT 肺动脉造影

CT 具有无创、扫描速度快、图像清晰、较经济的特点,可直观判断肺动脉栓塞的程度和形态以及累及的部位及范围。PE 的直接征象为肺动脉内低密度充盈缺损,部分或完全包围在不透光的血流之内的"轨道征",或者呈完全充盈缺损,远端血管不显影;间接征象包括肺野楔形条带状的高密度区或盘状肺不张、中心肺动脉扩张及远端血管分布减少或消失等。

CT 肺动脉造影是诊断 PE 的重要无创检查技术,敏感性为 83%,特异性为 78%～100%。其主要局限性是对亚段及以远肺动脉内血栓的敏感性较差。

在临床应用中,CT 肺动脉造影应结合患者临床可能性评分进行判断。低危患者如果 CT 结果正常,即可排除 PE;对临床评分为高危的患者,CT 肺动脉造影结果阴性并不能除外单发的亚段 PE。如 CT 显示段或段以上血栓,可确诊 PE,但对可疑亚段或以远血栓,则需进一步结合下肢静脉超声、肺通气灌注扫描或肺动脉造影等检查明确诊断。

CT 静脉造影被认为是诊断疑似 PE 患者 DVT 的简易方法,因为可与 CT 肺动脉造影同时完成,仅需注射一次造影剂。联合 CT 静脉和肺动脉造影使 PE 诊断的敏感性由 83%增加至 90%。但 CT 静脉造影能够明显增加放射剂量,对于年轻女性需慎重进行。加压静脉超声成像(compression venous ultrasonography, CUS)与 CT 静脉造影对 DVT 患者的诊断价值相似,因此建议采用超声代替 CT 静脉造影。

7. 肺动脉造影

肺动脉造影是诊断 PE 的"金标准",其敏感性为 98%,特异性为 95%～98%。PE 的直接征象有肺动脉内造影剂充盈缺损,伴或不伴"轨道征"的血流阻断;间接征象有肺动脉造影剂流动缓慢,局部低灌注,静脉回流延迟,在其他检查难以肯定诊断时,如无禁忌证,可进行造影检查。对于疑诊 ACS 且直接送往导管室的血液动力学不稳定患者,在排除 ACS 后,可以考虑肺动脉造影,且可同时行经皮导管介入治疗。

8. 下肢深静脉检查

PE 和 DVT 为 VTE 的不同临床表现形式,90% PE 患者的栓子来源于下肢 DVT,70% PE 患者合并DVT。由于 PE 和 DVT 关系密切,且下肢静脉超声操作简便易行,因此下肢静脉超声在 PE 诊断中有一定价值,对怀疑 PE 患者应检测有无下肢 DVT 形成。除常规下肢静脉超声外,对可疑患者推荐行 CUS 检查,即通过探头压迫静脉观察等技术诊断 DVT,静脉不能被压陷或静脉腔内无血流信号为 DVT 的特定征象。CUS 诊断近端血栓的敏感性为 90%,特异性为 95%。

【诊断】

PE 不仅临床表现不特异,常规检查如胸片、心电图、血气分析、超声心动图等也缺乏特异性。多排螺旋 CT、放射性核素肺通气灌注扫描、肺动脉造影常能明确诊断,但费用高,尤其肺动脉造影具有侵入性,许多基层医院尚不具备检查条件。结合我国实际情况,参照欧洲心脏病学会(ESC)2014 年急性 PE 诊疗指南,我们推荐对怀疑急性 PE 的患者采取"三步走"策略,首先进行临床可能性评估,再进行初始危险分层,然后逐级选择检查手段以明确诊断。

1. 临床可能性评估

常用的临床评估标准有加拿大 Wells 评分和修正的 Geneva 评分。这两种评分标准简单易懂,所需的临床资料易于获得,适合在基层医院普及。最近,Wells 和 Geneva 法则都进行了简化,更增加了临床实用性,其有效性也得到了证实(表 6-5、表 6-6)。

表 6-5　Wells 评分

评价内容	原始版得分	简化版得分
既往 PE 或 DVT 病史	1.5	1
心率≥100 bpm	1.5	1
过去 4 周内有手术或制动史	1.5	1
咯血	1	1
肿瘤活动期	1	1
DVT 临床表现	3	1
其他鉴别诊断的可能性低于 PE	3	1
临床概率		
三分类法(简化版不推荐三分类法)		
低	0~1	
中	2~6	
高	≥7	
两分类法		
PE 可能性小	0~4	0~1
PE 可能	≥5	≥2

表 6-6　Geneva 评分

评价内容		原始版	简化版
既往 PE 或 DVT 病史		3	1
心率	75~94 bpm	3	1
	≥95 bpm	5	2

（续表）

评价内容	原始版	简化版
过去1个月内手术史或骨折史	2	1
咯血	2	1
肿瘤活动期	2	1
单侧下肢痛	3	1
下肢深静脉触痛和单侧肿胀	4	1
年龄＞65岁	1	1
临床概率		
三分类法		
低	0～3	0～1
中	4～10	2～4
高	≥11	≥5
两分类法		
PE可能性小	0～5	0～2
PE可能	≥6	≥3

2. 初始危险分层

应对急性 PE 的严重程度进行初始危险分层（图 6-1）以评估 PE 的早期死亡风险（包括住院死亡率或 30 天死亡率）。初始危险分层主要根据患者当前的临床状态，只要存在休克或者持续低血压即为高危 PE（休克或者持续低血压是指收缩压＜90 mmHg，或收缩压下降≥40 mmHg 并持续 15 分钟以上，并排除新发心律失常、血容量下降、脓毒血症）；如无则为非高危 PE。此分层方法对诊断和治疗策略都具有非常重要的意义，以此决定下一步诊疗策略。

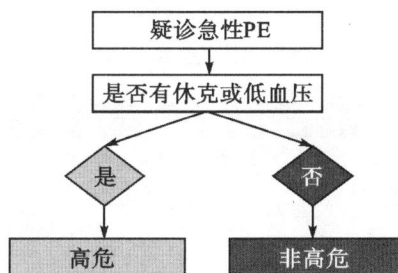

图 6-1 急性 PE 初始危险分层

（1）伴休克或低血压的可疑 PE。临床可能性评估分值通常很高，属可疑高危 PE，随时会危及生命，首选 CT 肺动脉造影明确诊断（I，C），鉴别诊断包括急性血管功能障碍、心包填塞、ACS 和主动脉夹层。如患者和医院条件所限无法行 CT 肺动脉造影，应首选床旁超声心动图检查（I，C），以发现急性肺高压和右心室功能障碍的证据。对于病情不稳定不能行 CT 肺动脉造影者，超声心动图证实右心室功能障碍足以立即启动再灌注治疗，无需进一步检查，如果发现右心血栓则更强化 PE 诊断。

除超声心动图外，床旁辅助影像学检查还推荐 CUS，如果经胸超声心动图检查时声窗不理想，还可选择经食道超声心动图（Ⅱb，C），以查找静脉或肺动脉血栓，进一步支持 PE 诊断。患者病情一旦稳定，应考虑行 CT 肺动脉造影最终确定诊断。对于疑诊 ACS 直接送往导管室的不稳定患者,在排除 ACS 后,如考虑 PE 可能,可行肺动脉造影(Ⅱb,C)。推荐诊断策略如图 6-2 所示。

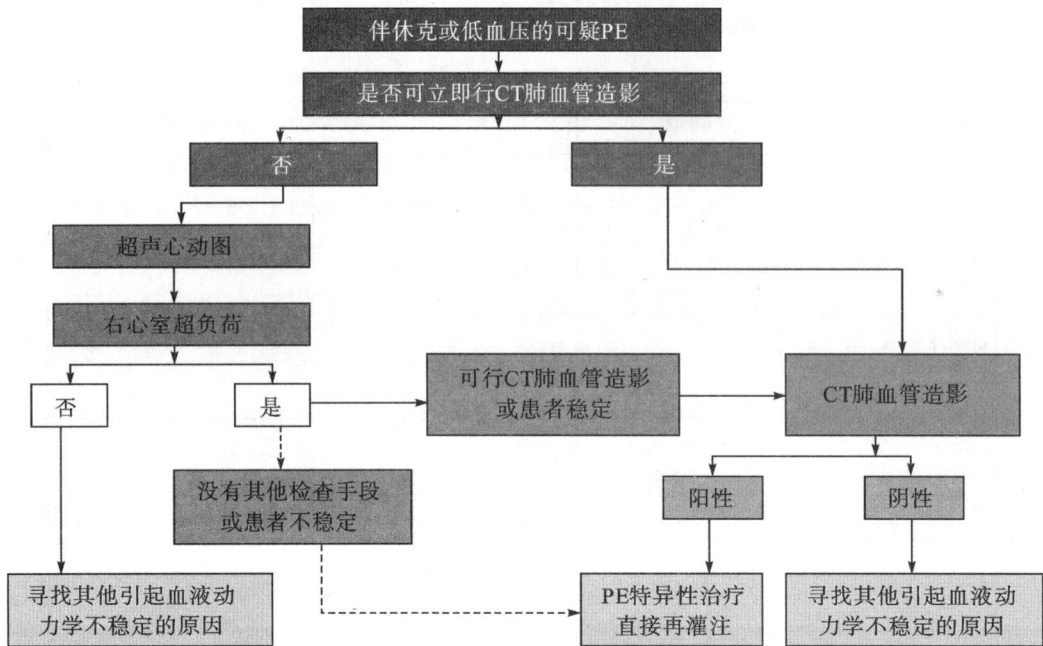

图 6-2　可疑高危 PE 患者诊断流程图

(2)不伴休克或低血压的可疑 PE。首先进行临床可能性评估,在此基础上决定下一步诊断策略(Ⅰ,A)。对于临床概率为低、中或 PE 可能性小的患者,进行血浆 D 二聚体检测,以减少不必要的影像学检查和辐射,建议使用高敏法检测(Ⅰ,A)。临床概率为低或 PE 可能性小的患者,如高敏或中敏法检测血浆 D 二聚体水平正常,可排除 PE(Ⅰ,A);临床概率为中的患者,如中敏法检测血浆 D 二聚体为阴性,需进一步检查(Ⅱb,C);临床概率为高的患者,需行 CT 肺动脉造影明确诊断。推荐诊断策略如图 6-3 所示。

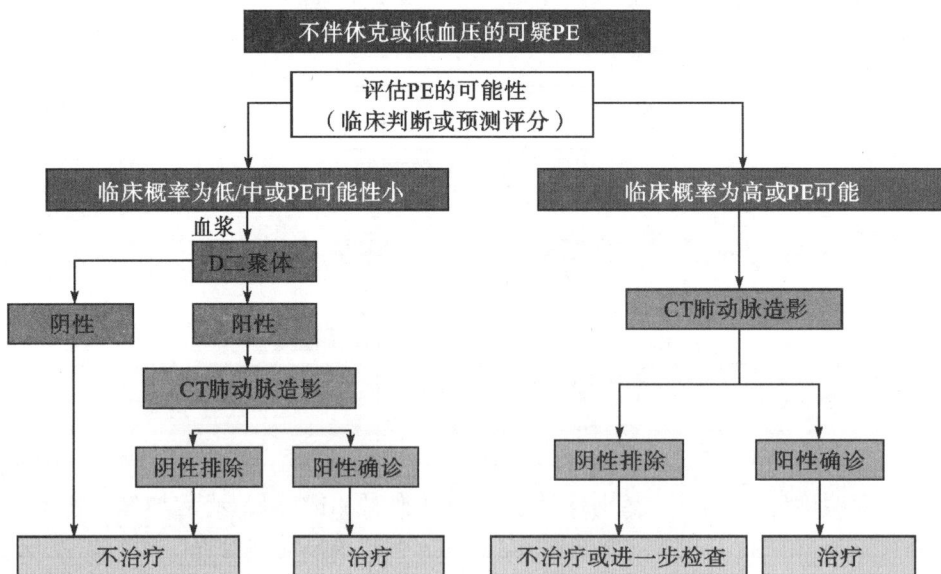

图 6-3　可疑非高危 PE 患者诊断流程图

【治疗】

一、危险度分层

PE 的治疗方案需根据病情严重程度而定,因此必须迅速准确地对患者进行危险度分层以制定相应的治疗策略(图 6-4)。

首先根据是否出现休克或者持续性低血压对疑诊或确诊 PE 进行初始危险度分层,以识别早期死亡高危患者(I,B)。如患者血液动力学不稳定,出现休克或低血压,应视为高危患者,立即进入紧急诊断流程,一旦确诊 PE,迅速启动再灌注治疗。

不伴休克或低血压为非高危患者,需应用有效的临床预后风险评分,推荐使用肺栓塞严重指数(pulmonary embolism severity index,PESI)或其简化版本(sPESI),以区分中危和低危患者(Ⅱb,B)。原始版 PESI 较为烦琐,建议采用简化版 sPESI(表 6-7)。对中危患者而言,需进一步评估风险(Ⅱb,B)。超声心动图或 CT 血管造影证实右心室功能障碍,同时伴有心肌损伤生物标志物肌钙蛋白升高者为中高危,对这类患者应进行严密监测,以早期发现血液动力学失代偿,一旦出现即启动补救性再灌注治疗。右心室功能和(或)心脏标志物正常者为中低危。

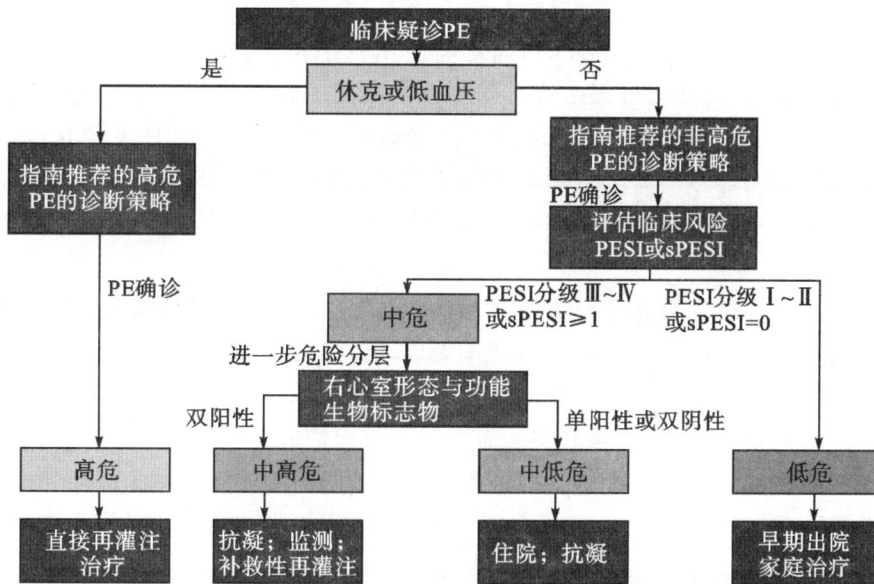

图 6-4 基于危险度分层的急性 PE 治疗策略

表 6-7 肺栓塞严重指数(PESI)及其简化版本(sPESI)

指标	原始版本	简化版本
年龄	以年龄为分数	1 分(若年龄＞80 岁)
男性	＋10 分	—
肿瘤	＋30 分	1 分
慢性心力衰竭	＋10 分	1 分
慢性肺部疾病	＋10 分	
脉搏≥110 bpm	＋20 分	1 分
收缩压＜100 mmHg	＋30 分	1 分

（续表）

指标	原始版本	简化版本
呼吸频率＞30 次/分钟	＋20 分	—
体温＜36℃	＋20 分	—
精神状态改变	＋60 分	—
动脉血氧饱和度＜90％	＋20 分	1 分

注：PESI 分级方法中，≤65 分为Ⅰ级，66～85 分为Ⅱ级，86～105 分为Ⅲ级，106～125 分为Ⅳ级，＞125 分为Ⅴ级。

二、急性期治疗

（一）血液动力学和呼吸支持

急性右心衰竭及其导致的心排血量不足是 PE 患者死亡的首要原因。因此，PE 合并右心衰竭患者的支持治疗极其重要。研究提示，积极扩容不仅无益，反而有可能因过度机械牵张或反射机制抑制心肌收缩力而恶化右心功能。对心脏指数低、血压正常的 PE 患者，给予适度的液体冲击（500 mL），有助于增加心输出量。

在药物、外科或者介入再灌注治疗的同时，通常需使用升压药。去甲肾上腺素通过直接正性肌力作用能改善右心室功能，同时通过刺激外周血管 α-受体升高体循环血压，也能改善右心室冠状动脉灌注，但应限于低血压患者。多巴酚丁胺和（或）多巴胺对心脏指数低、血压正常的 PE 患者有益，但应掌握尺度，超过生理范围的心脏指数可导致血流由阻塞血管向未阻塞血管的进一步重新分配，从而加重通气/血流比失调。肾上腺素兼具去甲肾上腺素和多巴酚丁胺的优点，而无体循环扩血管效应，可能对 PE 伴休克患者有益。

血管扩张剂可降低肺动脉压力和肺血管阻力，但这些药物缺乏肺血管特异性，经体循环给药后可能导致体循环血压进一步降低。吸入一氧化氮可能会改善 PE 患者的血液动力学状态和气体交换。左西孟旦在扩张肺动脉的同时增加右心室收缩力，有助于恢复急性 PE 患者的右心室—肺动脉耦联。

PE 患者常伴中等程度的低氧血症和低碳酸血症。低氧血症通常在吸氧后逆转，当给予机械通气时，需注意尽量减少其不良的血液动力学效应。机械通气造成的胸腔内正压会减少静脉回流，恶化血液动力学不稳定的 PE 患者的右心衰竭。因此，呼气末正压要慎用。应给予较低的潮气量（按照去脂体重，剂量为约 6 mL/kg），以保持吸气末平台压力＜30 cm H_2O。

（二）抗凝

急性 PE 患者推荐抗凝治疗，目的在于预防早期死亡和 VTE 复发。

1. 肠外抗凝剂

对于高或中等临床可能性的 PE 患者，在等待诊断结果的同时应给予肠外抗凝剂（I，C），其中普通肝素、低分子量肝素或磺达肝癸钠均有即刻抗凝作用。初始抗凝治疗，低分子量肝素和磺达肝癸钠优于普通肝素，发生大出血和肝素诱导血小板减少症（heparin-induced thrombocytopenia，HIT）的风险也低。普通肝素具有半衰期短、抗凝效应容易监测、可迅速被鱼精蛋白中和的优点，推荐用于拟直接再灌注的患者，以及严重肾功能不全（肌酐清除率＜30 mL/min）或重度肥胖者。低分子量肝素和普通肝素主要依赖抗凝血酶系统发挥作用，如有条件，建议使用前和使用中检测抗凝血酶活性，如果抗凝血酶活性下降，需考虑更换抗凝药物。

（1）普通肝素。首先给予负荷剂量 2 000～5 000 U，或者按照体重，80 U/kg 静脉注射，继之以 18 U/kg/h 持续静脉滴注。抗凝必须充分，否则将严重影响疗效，导致血栓复发率明显增高。在初始 24 小时内需每 4～6 小时测定活化部分的凝血活酶时间（APTT）1 次，并根据 APTT 调整普通肝素的剂量

(表 6-8),每次调整剂量后 3 小时再测定 APTT,使 APTT 尽快达到并维持于正常值的 1.5～2.5 倍。治疗达到稳定水平后,改为每日测定 APTT 1 次。

应用普通肝素可能会引起 HIT,在使用普通肝素的第 3～5 日必须复查血小板计数。若需较长时间使用普通肝素,应在使用后的第 7～10 日和 14 日复查血小板计数,普通肝素使用 2 周后则较少出现 HIT。若患者出现血小板计数迅速或持续降低超过 50%,或血小板计数小于 $100 \times 10^9/L$,应立即停用普通肝素,一般停用 10 日内血小板数量开始逐渐恢复。

(2)低分子量肝素。所有低分子量肝素均应按照体重给药。一般不需常规监测,但在妊娠期间需定期监测抗 Xa 因子活性。抗 Xa 因子活性的峰值应在最近一次注射后 4 小时测定,谷值则应在下一次注射前测定。每日给药 2 次的抗 Xa 因子活性目标范围为 0.6～1.0 U/mL,每日给药 1 次的目标范围为 1.0～2.0 U/mL。

表 6-8　根据 APTT 调整普通肝素剂量的方法

APTT	普通肝素调整剂量
<35 秒(<1.2 倍正常对照值)	静脉注射 80 U/kg,然后静脉滴注剂量增加 4 U/kg/h
35～45 秒(1.2～1.5 倍正常对照值)	静脉注射 40 U/kg,然后静脉滴注剂量增加 2 U/kg/h
46～70 秒(1.5～2.3 倍正常对照值)	无需调整剂量
71～90 秒(2.3～3.0 倍正常对照值)	静脉滴注剂量减少 2 U/kg/h
>90 秒(>3 倍正常对照值)	停药 1 小时,然后静脉滴注剂量减少 3 U/kg/h

(3)磺达肝癸钠。磺达肝癸钠是选择性 Xa 因子抑制剂,每次 2.5 mg 皮下注射,每天 1 次,无需监测,但由于其消除功能随体重减轻而下降,对体重<50 kg 的患者慎用。因该药物会在体内蓄积,增加出血的风险,因此严重肾功能不全的患者(肌酐清除率<30 mL/min)禁用磺达肝癸钠;对于中度肾功能不全的患者(肌酐清除率 30～50 mL/min)应减量 50% 使用。

2. 口服抗凝药

应尽早给予口服抗凝药,最好与肠道外抗凝剂同日给予(I,B)。50 多年来,维生素 K 拮抗剂(vitamin K antagonist,VKA)一直是口服抗凝治疗的“金标准”,包括华法林、硝苄丙酮香豆素、苯丙香豆素、苯茚二酮等,其中华法林国内最为常用。近年来,一些新型口服抗凝药开始应用于临床。

(1)华法林。华法林是一种维生素 K 拮抗剂,它通过抑制依赖维生素 K 凝血因子(Ⅱ、Ⅶ、Ⅸ、Ⅹ)的合成而发挥抗凝作用。初始治疗通常与普通肝素、低分子量肝素或磺达肝癸钠联用。

国外指南对于一般患者(<60 岁)或较为健康的门诊患者推荐起始剂量为 10 mg,老年人和住院患者为 5 mg,经过 5～7 天再根据国际标准化比值(international normalized ratio,INR)调整每日剂量,当 INR 稳定在 2～3 时停止使用普通肝素、低分子量肝素或磺达肝癸钠,继续予华法林治疗。

因人种差异,亚洲人对华法林的代谢较弱,我国房颤抗栓临床试验的结果表明,华法林的维持剂量大约为 3 mg。为了减少过度抗凝的情况,根据 2013 年《华法林抗凝治疗的中国专家共识》,通常不建议给予负荷剂量,推荐初始剂量为 1～3 mg,某些患者如老年、肝功能受损、慢性心力衰竭和出血高风险患者,初始剂量还可适当降低。为达到快速抗凝目的,华法林应与普通肝素、低分子量肝素或磺达肝癸钠重叠应用 5 天以上,当 INR 达到目标范围(2～3)并持续 2 天以上时,停用普通肝素、低分子量肝素或磺达肝癸钠。

国内外已经将华法林量效有关的基因多态性检测商品化,主要是 CYP2C9 和 VKORCI,通过基因多态性检测有助于初始剂量的选择。但基因多态性仅能解释 30%～60% 的华法林个体差异,临床仍需综合考虑患者的体表面积、肝肾功能及合并用药等因素来选择合适的剂量。目前,国外指南不推荐对所有服用华法林的患者常规进行基因检测。如有条件,基因检测可作为华法林剂量调整的辅助手段。

（2）非维生素 K 依赖的新型口服抗凝药

近年来，大规模临床试验为非维生素 K 依赖的新型口服抗凝药（Non-vitamin K-dependent new oral anticoagulants，NOACs）用于 PE 或 VTE 急性期治疗提供了证据，包括达比加群、利伐沙班、阿哌沙班和依度沙班。

①达比加群。达比加群是直接凝血酶抑制剂。RE-COVER 试验比较了 VTE 患者使用达比加群（150 mg/次，每日 2 次）与华法林的治疗作用，主要观察事件为有症状和客观确诊的 VTE 患者的 6 个月复发率，共纳入 2539 例，21％仅有 PE，9.6％同时有 PE 和 DVT，两组均给予肠道外抗凝剂，平均观察时间为 10 天。有效性终点方面，达比加群不劣于华法林（HR 1.1；95％ CI 0.65～1.84），大出血事件无统计学差异，但达比加群的所有出血事件更少（HR 0.71；95％ CI 0.59～0.85）。RE-COVER II 研究纳入了 2589 例患者，进一步验证了这一结果。

②利伐沙班。利伐沙班为直接 Xa 因子抑制剂。依据 EINSTEIN-DVT 和 EINSTEIN-PE 试验，以依诺肝素/华法林为对照，验证了利伐沙班单药口服（15 mg/次，每日 2 次，持续用药 3 周；继以 20 mg/次，每日 1 次）在控制 VTE 复发方面的有效性不劣于依诺肝素/华法林的标准治疗（HR 1.12；95％ CI 0.75～1.68），两者主要安全性事件（大出血或临床相关的非大出血）发生率相当，而利伐沙班大出血发生率更低。

③阿哌沙班。阿哌沙班是直接 Xa 因子抑制剂。依据 AMPLIFY 研究，阿哌沙班单药口服治疗（10 mg/次，每日 2 次，持续用药 7 天；继以 5 mg/次，每天 2 次）在减少复发症状性 VTE 或 VTE 相关死亡等有效性事件方面不劣于传统的依诺肝素/华法林治疗（相对风险 RR 0.84；95％ CI 0.6～1.18）。安全性方面，阿哌沙班大出血发生率及大出血合并临床相关的非大出血的复合事件发生率更低（RR 0.31；95％ CI 0.17～0.55；优越性 $P<0.001$）。

④依度沙班。依度沙班是直接 Xa 因子抑制剂。Hokusal-VTE 研究比较了依度沙班与华法林的作用。依度沙班在主要有效性事件（复发症状性 VTE 或致死性 PE）方面不劣于华法林，且主要安全性事件（大出血或临床相关的非大出血）发生率更低。

上述试验结果提示，NOACs 治疗 VTE 的疗效不劣于标准的肝素/华法林方案，且更安全。目前，NOACs 可以替代华法林用于初始抗凝治疗（Ⅰ，B）；利伐沙班和阿哌沙班可作为单药治疗（不需合用肠外抗凝剂），但急性期治疗的前 3 周（利伐沙班）或前 7 天（阿哌沙班）需增加口服剂量；达比加群和依度沙班必须联合肠外抗凝剂应用（Ⅰ，B）。以上 4 种新型口服抗凝药均不能用于严重肾功能损害患者（Ⅲ，A）。

（三）溶栓治疗

溶栓药物可直接或间接地将纤维蛋白溶酶原转变成纤维蛋白溶酶，迅速降解纤维蛋白，使血栓溶解；通过清除和灭活纤维蛋白原、凝血因子Ⅱ、Ⅴ、Ⅷ及纤维蛋白溶酶原，干扰凝血功能；纤维蛋白原降解产物增多，抑制纤维蛋白原向纤维蛋白转变，并干扰纤维蛋白的聚合。溶栓治疗可迅速溶解血栓和恢复肺组织灌注，逆转右心衰竭，增加肺毛细血管血容量及降低病死率和复发率。欧美多项随机临床试验证实，溶栓治疗能够快速改善肺血流动力学指标，提高患者早期生存率。国内一项大样本回顾性研究也证实，对急性 PE 患者用"尿激酶或重组组织型纤溶酶原激活剂阿替普酶溶栓治疗＋抗凝治疗"总有效率达 96.6％，显效率 42.7％，病死率 3.4％，显著优于对症治疗组和单纯抗凝治疗组。

1. 临床常用溶栓药物及用法

我国临床上常用的溶栓药物有尿激酶（UK）和重组组织型纤溶酶原激活剂阿替普酶（rt-PA）两种。

（1）尿激酶。2014 年欧洲心脏病协会推荐方法为：按照体重，负荷量为 4 400 U/kg，静脉注射 10 分钟，随后以 4 400 U/kg·h^{-1}持续静脉滴注 12～24 小时；或者采用 2 小时溶栓方案：300 万单位持续静脉滴注 2 小时。我国"急性肺栓塞尿激酶溶栓、栓复欣抗凝治疗多中心临床试验"采用的方案是：按照体重，20 000 U/kg·2 h^{-1}静脉滴注，总有效率为 86.1％，无大出血发生，方案安全有效，简便易行。

本指南建议使用 UK 治疗急性 PE 的用法为：20 000 U/kg·2 h^{-1}静脉滴注。

(2)rt-PA。2014 年欧洲心脏病协会推荐方法为：100 mg，2 小时内静脉给予；或者按照体重，每次 0.6 mg/kg，静脉注射 15 分钟。目前我国大多数医院采用的方案是：rt-PA 50～100 mg 持续静脉滴注，无需负荷量。2010 年朝阳医院王辰教授发表了我国 VTE 研究组 rt-PA 治疗急性 PE 的临床研究结果，共入选 118 例急性 PE 患者，其中 65 例采用半量(50 mg)持续静脉滴注 2 小时，53 例采用全量(100 mg)持续静脉滴注 2 小时，结果显示半量 rt-PA 溶栓治疗 PE 与全量相比，有效性相似且更安全，尤其对于体重 <65 kg 的患者，其出血事件明显减少。关于 50 mg 和 100 mg 两个剂量的疗效比较，目前尚无定论。

本指南推荐 rt-PA 用法为：50～100 mg 持续静脉滴注 2 小时，体重 <65 kg 的患者给药总剂量不应超过 1.5 mg/kg。

2. 禁忌证

(1)绝对禁忌证：①出血性卒中；②6 个月内缺血性卒中；③中枢神经系统损伤或肿瘤；④近 3 周内重大外伤、手术或者头部损伤；⑤1 个月内消化道出血；⑥已知的出血高风险患者。

(2)相对禁忌证：①6 个月内短暂性脑缺血发作发作；②口服抗凝药应用；③妊娠或分娩后 1 周；④不能压迫止血部位的血管穿刺；⑤近期曾行心肺复苏；⑥难于控制的高血压(收缩压 >180 mmHg)；⑦严重肝功能不全；⑧感染性心内膜炎；⑨活动性溃疡。

值得注意的是，对于危及生命的高危 PE 患者，大多数禁忌证应视为相对禁忌证。

3. 溶栓时间窗

肺组织氧供丰富，有肺动静脉、支气管动静脉、肺泡内换气三重氧供，因此肺梗死的发生率低，即使发生，症状也相对较轻。PE 溶栓治疗的目的主要是尽早溶解血栓疏通血管，减轻血管内皮损伤，降低慢性血栓栓塞性肺高压的发生危险。因此，在急性 PE 起病 48 小时内即开始行溶栓治疗，能够取得最大的疗效，但对于那些有症状的急性 PE 患者，在 6～14 天行溶栓治疗仍有一定作用。

4. 溶栓治疗过程中注意事项

(1)溶栓前应行常规检查。血常规、血型、APTT、肝肾功能、动脉血气、超声心动图、胸片、心电图等作为基线资料，用以与溶栓后资料进行对比以判断溶栓疗效。

(2)备血。同时向家属交代病情，签署知情同意书。

(3)使用尿激酶溶栓期间勿同时使用普通肝素，rt-PA 溶栓时是否停用普通肝素无特殊要求，输注过程中可继续应用。

(4)使用 rt-PA 溶栓时，可在第一小时内泵入 50 mg，观察有无不良反应，如无则在第二小时内序贯泵入另外 50 mg。在溶栓开始后每 30 分钟做一次心电图，复查动脉血气，严密观察患者的生命体征。

(5)溶栓治疗结束后，应每 2～4 小时测定 APTT，当其水平低于基线值的 2 倍(或 <80 秒)时，开始规范的肝素治疗，即常规使用普通肝素或低分子量肝素治疗。由于溶栓的出血风险，以及有时可能需要立即停用并逆转肝素的抗凝效应，推荐溶栓治疗后的数小时继续给予普通肝素，然后可切换成低分子量肝素或者磺达肝癸钠。如患者在溶栓开始前已接受低分子量肝素或磺达肝癸钠治疗，则普通肝素输注应推迟至最近一剂低分子量肝素注射后 12 小时(每天 2 次给药)，或最近一剂低分子肝素或磺达肝癸钠注射后 24 小时(每天 1 次给药)。

(四)外科血栓清除术

1924 年成功实施了第一例外科肺动脉血栓清除术。近年来，包括心脏外科医生在内的多学科综合团队再次将血栓清除术引入治疗高危 PE 和选择性的中高危 PE，尤其对于溶栓禁忌或失败的患者。在血液动力学崩溃前，多学科迅速干预并实施个体化血栓清除术，可使围手术期的死亡率降低至 6% 或更低。术前溶栓增加了出血风险，但不是外科血栓清除术的绝对禁忌证。一系列结果表明，术后患者存活率、WHO 功能分级和生活质量均获得提高。

(五)经皮导管介入治疗

介入治疗可去除肺动脉及主要分支内的血栓，促进右心室功能恢复，改善症状和存活率。对于有溶栓绝对禁忌证的患者,介入方法包括:①猪尾导管或球囊导管进行血栓碎裂;②液压导管装置进行血栓流变溶解;③抽吸导管进行血栓抽吸;④血栓旋切。对于没有溶栓禁忌证的患者,可同时经导管溶栓或者在机械捣栓的基础上药物溶栓。

汇总35项介入治疗的非随机研究资料表明,在纳入的594例患者中,介入治疗的临床成功率为87%。由于67%的患者同时接受了辅助局部溶栓治疗,单纯导管机械性干预本身的作用难以确定。介入相关并发症的发生率约2%,包括右心室衰竭恶化导致的死亡、远端栓塞、肺动脉穿孔并肺出血、体循环出血、心包填塞、心脏传导阻滞或心动过缓、溶血、对比剂肾病以及穿刺并发症。

(六)静脉滤器

不推荐PE患者常规植入下腔静脉滤器(Ⅲ,A)。在有抗凝药物绝对禁忌证以及接受足够强度抗凝治疗后复发的PE患者,可以选择静脉滤器植入(Ⅱa,C)。观察性研究表明,静脉滤器植入可以减少PE急性期病死率,但会增加VTE复发风险。尚无证据支持对近端静脉有漂浮血栓的患者常规植入静脉滤器。

永久性下腔静脉滤器的并发症较少导致死亡,但很常见,早期并发症包括插入部位血栓,发生率可达到10%。上腔静脉滤器植入有导致严重的心包填塞的风险。晚期并发症包括约20%的DVT复发和高达40%血栓后综合征。无论是否应用抗凝剂及抗凝时程长短,5年后下腔静脉堵塞的发生率约22%,9年后约33%。

非永久性下腔静脉滤器分为临时性和可回收性,临时性滤器必须在数天内取出,而可回收性滤器可放置更长时间。植入非永久性滤器后,一旦抗凝剂可以安全使用建议尽早取出。长期留置的晚期并发症发生率10%以上,包括滤器移位、倾斜、变形、腔静脉穿孔、滤器断裂、碎片栓塞以及装置本身血栓形成。

(七)早期出院和家庭治疗

筛选不良事件风险低的急性PE患者早期出院和行院外治疗。PESI是迄今最为有效的多风险预测模型。低PESI分级(Ⅰ级或Ⅱ级)可作为急性PE患者进行家庭治疗的标准。简化版的PESI(sPESI)对于鉴别低危PE具有很高的敏感性,但在选择早期出院和家庭治疗患者方面的价值尚缺乏直接的证据。NT-proBNP可用于选择适于家庭治疗患者,临床评估为低危PE、同时NT-proBNP水平<500 pg/mL的152例患者中,经3个月随访,无1例发生死亡、VTE复发或大出血。

(八)治疗策略

急性PE治疗策略的推荐流程如图6-4所示。

(1)合并休克或低血压的PE(高危PE)。PE患者出现休克或低血压时住院期间死亡风险极高,尤其在入院后最初数小时内。应给予血液动力学和呼吸支持,起始抗凝首选静脉普通肝素。直接再灌注治疗,尤其是全身溶栓,是高危PE患者治疗的最佳选择(I,B)。有溶栓禁忌或溶栓失败伴血液动力学不稳定的患者,可行外科血栓清除术(I,C)。对全量全身溶栓有禁忌或溶栓失败者,也可行经皮导管介入治疗(Ⅱa,C)。

(2)不伴休克或低血压的PE(中危或低危PE)。不推荐这类患者进行常规全身溶栓治疗(Ⅲ,B)。除合并严重肾功能不全患者外,皮下注射低分子量肝素或磺达肝癸钠是大多数不伴血液动力学障碍的急性PE患者治疗的最佳选择。PE确诊后,应采用有效的临床评分进行风险评估(推荐PESI或sPESI,如表6-7所示)和危险分层(Ⅱb,B)。中危患者应行超声心动图或CT肺动脉造影评估右心室功能并进行肌钙蛋白检测,以进一步确定危险分层(Ⅱb,B);对中高危患者,应严密监测以及早发现血液动力学失代偿,一旦出现即启动补救性再灌注治疗(I,B);对中低危患者,建议给予抗凝治疗。PESI分级为Ⅰ级或Ⅱ级以及sPESI评分为0的低危患者,可考虑早期出院或进行家庭治疗。

三、抗凝治疗时程

PE患者抗凝治疗的目的在于预防VTE复发。目前有证据表明:①PE患者应接受至少3个月的抗凝治疗;②6或12个月后停止抗凝治疗与3个月后停止抗凝治疗相比,PE复发风险相似;③长期抗凝可降低约 90% 的 VTE 复发风险,但这一获益被每年 1% 以上的大出血风险所抵消。因此,抗凝治疗的时程应因人而异。

1. 诱发型 PE

VTE 可被一些暂时性或可逆性危险因素,如手术、创伤、制动、妊娠、口服避孕药或激素替代治疗所诱发,称为诱发型 PE。对于此类患者,如果暂时性危险因素已经去除,推荐口服抗凝治疗 3 个月(I,B)。

2. 无诱因 PE

无诱因 PE 患者的复发风险高于诱发型 PE,应给予口服抗凝治疗至少 3 个月(I,A)。此后,根据复发和出血风险决定抗凝治疗的时程。可根据以下列情况鉴别患者是否具有长期的高复发风险:①既往有 1 次以上的 VTE 发作;②抗磷脂抗体综合征;③遗传性血栓形成倾向;④近端静脉残余血栓;⑤出院时超声心动图检查存在持续性右心室功能障碍。此外,VKA 停用 1 个月后 D 二聚体阴性是 VTE 复发的保护性因素。

目前,尚无评价接受抗凝治疗的 VTE 患者出血风险评分体系。基于现有证据,出血危险因素主要有:①高龄(尤其>70 岁);②既往胃肠道出血史;③既往卒中史,无论是出血性还是缺血性;④慢性肾病或肝病;⑤联用抗血小板治疗;⑥其他严重急性或慢性疾病;⑦抗凝治疗管理不善;⑧未严格监测凝血功能。

对于首次发作的无诱因 PE 且出血风险低者,可考虑进行长期抗凝治疗(Ⅱa,B);对于复发的无诱因 DVT 或 PE 患者,建议进行长期抗凝治疗(I,B)。血栓形成倾向分子携带者、狼疮患者、蛋白 C 或蛋白 S 缺陷者、纯合型凝血因子 V 的 Leiden 点突变或纯合型凝血酶原 G20210A(PTG20210A)突变者,在首次无诱因 VTE 发作后均需进行长期抗凝治疗。目前尚无证据证实对杂合型凝血因子 V 的 Leiden 点突变或杂合型 PTG20210A 突变者进行长期抗凝治疗有临床获益。值得注意的是,长期抗凝并非终生抗凝,仅指抗凝治疗时程不限于急性发作后 3 个月,对于这些患者需定期评估,根据复发和出血风险,决定是否停用抗凝治疗。

3. 肿瘤合并 PE

活动期肿瘤是 VTE 复发的重要危险因素,最初 12 个月的复发率约 20%,因此,肿瘤患者发生 PE 后建议进行长期抗凝治疗。一项随机试验显示,DVT 合并肿瘤患者给予达肝素(前 4～6 周,按照体重,剂量为 200 U/kg,每日一次,随后减量至 75% 初始剂量,维持至 6 个月)比华法林更能有效预防 VTE 复发,因此,建议给予 VTE 合并肿瘤患者接受至少 3～6 个月的低分子量肝素治疗(Ⅱa,B)。6 个月后应给予何种治疗方案尚不明确,建议只要肿瘤仍处于活动期,则长期给予低分子量肝素或 VKA 治疗(Ⅱa,C)。

4. 长期抗凝治疗药物选择

大部分患者可长期应用维生素 K 拮抗剂,肿瘤患者长期应用低分子量肝素更安全有效。RE-MEDY 研究、RE-SONATE 研究、EINSTEIN 研究和 AMPLIFY 扩展研究分别评估了新型口服抗凝剂达比加群、利伐沙班和阿哌沙班用于 VTE 患者的长期抗凝治疗的效果,结果显示有效且较常规的 VKA 治疗更为安全,可替代华法林用于长期抗凝治疗(Ⅱa,B)。近期两项纳入 1224 例患者的临床试验结果显示,长期阿司匹林治疗(标准口服抗凝治疗结束后)可使无诱因 DVT 或 PE 患者复发风险降低 30%～35%。虽然阿司匹林降低复发风险不及口服抗凝剂效果的一半,但与其相关的出血事件发生率很低。对不能耐受或拒绝服用任何口服抗凝药者,可考虑口服阿司匹林(Ⅱb,B)。

四、慢性血栓栓塞性肺高压的治疗

慢性血栓栓塞性肺高压(chronic thromboembolic pulmonary hypertension,CTEPH)是以呼吸困难、乏力、活动耐力减低为主要表现的一组综合征,是急性 PE 的远期并发症,症状性 PE 发生 2 年内其累计发生率为 0.1%～9.1%。对于急性 PE 抗凝治疗 3 个月后仍合并呼吸困难、体力减退或右心衰竭的患者,均应评估是否存在 CTEPH(Ⅱa,C)。

CTEPH 的诊断需满足以下两个条件:①肺动脉平均压≥25 mmHg,肺小动脉楔压≤15 mmHg;

②肺灌注扫描至少一个肺段灌注缺损,或肺动脉 CT 成像或肺动脉造影发现肺动脉闭塞。核素肺通气/灌注(V/Q)扫描是诊断 CTEPH 的首选影像学检查,敏感度和特异度分别为 $96\%\sim97\%$、$90\%\sim95\%$。CT 肺动脉造影和右心导管术也是 CTEPH 诊断的必要检查,前者可确定机化血栓位置,后者可评估肺动脉高压严重程度。肺动脉造影是明确肺血管解剖结构的"金标准",可判断是否存在慢性血栓栓塞、栓塞位置及外科手术可行性,并排除其他诊断。CTEPH 诊断流程如图 6-5 所示。

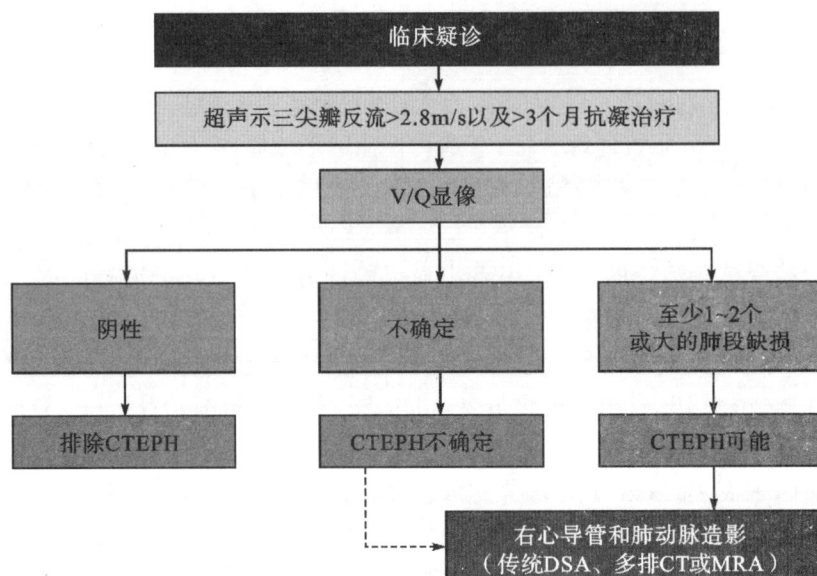

图 6-5   CTEPH 诊断流程图

肺动脉血栓内膜剥脱术仍是 CTEPH 首选治疗方法(I,C),死亡率目前低至 4.7%,可使大部分患者症状缓解,血液动力学接近正常。CTEPH 患者是否可行手术由多种因素决定,通常的判断标准为术前 NYHA 心功能分级为 Ⅱ～Ⅳ级以及手术可达位于主干、叶或段肺动脉的血栓部位。高龄不是外科手术的禁忌证,也不受肺动脉阻力阈值或右室功能障碍程度限制。未行手术治疗的 CTEPH 患者,或者肺动脉内膜剥脱术后持续或残留肺高压的患者预后差。

肺动脉球囊扩张术是部分无法进行外科手术治疗的 CTEPH 患者的替代治疗手段。CTEPH 的内科治疗手段包括抗凝、利尿和吸氧。无论是否行肺动脉内膜剥脱术,均建议终生抗凝(Ⅰ,C)。目前尚无关于新型口服抗凝剂治疗 CTEPH 有效性和安全性的数据,现有证据也不支持常规植入静脉滤器。对于不能手术、术后持续存在或复发的 CTEPH,可使用鸟苷酸环化酶激动剂利奥西呱(Riociguat)(Ⅱ,B)或其他已批准的肺高压靶向药物治疗(Ⅱb,B)。CTEPH 治疗流程如图 6-6 所示。

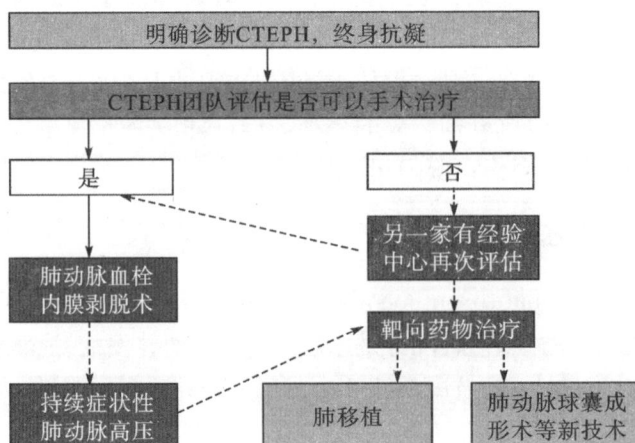

图 6-6   CTEPH 治疗流程图

五、特殊急性 PE 的诊断与治疗

（一）PE 与妊娠

PE 是孕产妇死亡的主要原因之一。由于顾虑胎儿会被电离辐射影响,CT 等检查可能无法进行,因此 PE 可能会被漏诊,这可导致妊娠的高危 PE 患者出现致命性后果。反之,妊娠妇女一旦被误诊为 PE,也会导致母亲和胎儿接受不必要的抗凝治疗,影响分娩方法、未来避孕以及未来妊娠期间血栓预防。

1. 妊娠 PE 的诊断

妊娠不改变 PE 的临床表现,但由于妊娠妇女常有气促主诉,解读该症状需谨慎。动脉血气标本应在直立体位抽取,因为妊娠末三个月时仰卧位的氧分压会降低。建议采用有效的 PE 诊断评分法则进行诊断评估(I,C)。为避免不必要的辐射,进行 D-二聚体检测很有必要,阴性同非妊娠患者具有相同的临床意义(Ⅱb,C),但因为整个妊娠期间 D-二聚体水平都会生理性增高,其阳性预测价值有限。如果 D-二聚体结果异常,需行下肢加压超声,发现近端 DVT 可进一步证实 PE 诊断(Ⅱb,C),提示需抗凝治疗,从而避免不必要的胸部影像学检查。

疑诊 PE 妊娠患者,若胸片正常,应行肺通气/灌注显像以除外 PE(Ⅱb,C)。多个回顾性分析表明,正常的肺通气/灌注显像结果具有与 CT 结果阴性相同的价值,可排除妊娠 PE。若胸片异常或肺通气/灌注显像也无法进行,可考虑 CT 肺动脉造影(Ⅱa,C)。一般认为引起胎儿损伤的危险阈值为 50 mSv,常规胸片和 CT 肺动脉造影都低于这一数值。肺动脉造影术对胎儿的放射暴露过高(2.2~3.7 mSv),妊娠期间应避免。

2. 妊娠 PE 的治疗

(1)抗凝。无休克或低血压妊娠患者,推荐应用低分子量肝素抗凝治疗(I,B),需要根据体重调整剂量,一般无需监测,但对于极端体重或者肾病患者应监测抗 Xa 因子活性;也可使用普通肝素,但需要监测 APTT,长期应用可能会导致骨质疏松。由于缺乏证据,不建议使用磺达肝癸钠。另外,VKA 能通过胎盘,妊娠早期会引起胚胎病,妊娠晚期会引起胎儿和新生儿出血以及胎盘早剥,整个妊娠期间都有引起中枢神经系统异常可能,因此 VKA 禁用于妊娠患者。产后可用 VKA 替代肝素治疗,抗凝治疗至少维持至产后 6 周,总的治疗时程最低 3 个月,哺乳期可用 VKA。

(2)溶栓。已发表的资料中有 28 例妊娠女性进行了溶栓治疗,多数采用 rt-PA 进行治疗(100 mg/次,2 小时给药),结果显示孕妇出现并发症的风险与非妊娠人群相似。除非情况危急,围产期禁用溶栓治疗。

（二）PE 与肿瘤

肿瘤患者患 VTE 的总体风险是普通人群的 4 倍,肺癌、结肠癌和前列腺癌发生 VTE 的绝对数量最大,而多发性骨髓瘤、脑部肿瘤和胰腺癌的 VTE 相对风险最高,分别为正常对照人群的 46、20 和 16 倍,转移阶段的胃癌、膀胱癌、子宫癌、肾癌和肺癌亦是 VTE 的高发人群。肿瘤术后最初 6 周 VTE 的风险较健康对照人群增高 90 倍以上,仅次于髋关节或膝关节置换术,且在术后 4~12 个月仍维持较高水平,可达 30 倍。多因素分析显示,肿瘤可使 PE 患者 30 天死亡、休克或 PE 复发的风险增加 3 倍。RIETE 注册研究显示,肿瘤和非肿瘤 PE 患者 3 个月全因死亡率分别为 26.4% 和 4.1%,35 000 多例 VTE 患者中,肿瘤是全因死亡率和 PE 相关死亡率最强烈的独立危险因素。

1. 肿瘤患者 PE 的诊断

D-二聚体阴性与非肿瘤患者具有同样的阴性诊断价值(Ⅱa,B),但多数肿瘤患者的 D-二聚体水平非特异性增高。一项研究中将 D-二聚体的界值提高至 700 $\mu g/L$ 或者使用年龄校正的界值水平,使肿瘤患者 PE 的排除比例由 8.4% 分别提高至 13% 和 12%,而相应的假阴性比例也不高。

2. 肿瘤患者 PE 的治疗

肿瘤患者初发 PE 应与有症状的 PE 采取相同的治疗策略(Ⅱa,C)。慢性期抗凝包括续用低分子量

肝素、换用 VKA 和停止抗凝,需综合考虑抗肿瘤治疗成功与否、预期 VTE 复发风险、出血风险以及患者意愿,制订个体化的治疗方案。低分子量肝素或 VKA 治疗的肿瘤患者 VTE 复发时,可考虑换用最高允许剂量的低分子量肝素或选用静脉滤器植入。如因出血无法抗凝时,可首先考虑静脉滤器植入,但肿瘤患者在缺乏抗凝剂的情况下,植入滤器血栓形成的发生率非常高。

第八节　慢性呼吸衰竭

有慢性肺、胸部疾病的患者,其呼吸功能逐渐被损害,经过较长时间发展为呼吸衰竭。虽有缺氧或伴有二氧化碳潴留,但通过机体代偿适应,仍能保持一定的生活活动能力的呼吸衰竭,称为代偿性慢性呼吸衰竭。一旦合并呼吸道感染等情况,病情将急性加重,在短时间内出现 PaO_2 显著下降和(或)$PaCO_2$ 显著升高的情况,称为慢性呼吸衰竭急性加重。

【病因】

呼吸衰竭的全过程很复杂,临床上常见的病因有以下几个方面。

(1)气道阻塞性病变。气管—支气管的炎症、痉挛、肿瘤、异物、纤维化瘢痕等引起气道阻塞和肺通气不足,或伴有通气/血流比例失调,导致缺氧和二氧化碳潴留。常见疾病如慢性阻塞性肺病(COPD)、重症哮喘、支气管扩张等。

(2)肺组织病变。肺炎、肺气肿、重度肺结核、弥漫性肺纤维化、肺水肿、急性呼吸窘迫综合征(ARDS)等各种累及肺泡和(或)肺间质的病变。

(3)肺血管疾病。各种血管炎、血管栓塞、原发性肺动脉高压、结缔组织病等。

(4)胸廓与胸膜病变。如严重的脊柱畸形、强直性脊柱炎、大量胸腔积液或气胸、广泛胸膜增厚、多处肋骨骨折、外伤等。

(5)肌肉疾病。包括各种脑、脊髓、外周神经和肌肉疾病以及神经系统感染(如吉兰-巴雷综合征等)、药物中毒等。

【临床表现】

临床表现除引起慢性呼吸衰竭的原发疾病症状外,主要是缺氧和二氧化碳潴留所致的多脏器功能紊乱。

(1)缺氧的典型表现为判断能力障碍及动作不稳,重者烦躁不安、神志恍惚、谵妄、昏迷甚至死亡。呼吸困难常见(但呼吸困难不一定代表呼吸衰竭存在),可见发绀、心动过速、血压升高,亦可有心动过缓、血压下降甚至休克。伴肺心病者可见心律失常、右心衰竭,还可伴多脏器功能损害。

(2)高碳酸血症可致中枢神经系统紊乱。可见全身血管收缩和二氧化碳所致的局部血管扩张(如脑、皮肤)混合存在。还可有心动过速、出汗、血压升降不定、头痛、嗜睡、肌肉震颤、粗大的阵挛性抽搐动作和扑翼样震颤等症状。

(3)缺氧和二氧化碳潴留所致的中枢神经系统症候群称作肺性脑病。

(4)呼吸衰竭时还伴有血液、消化和泌尿系统症状以及电解质、酸碱失衡等。

【诊断】

根据患者原有的呼吸系统慢性疾病以及缺氧和二氧化碳潴留的临床表现,同时结合有关体征,诊断并不困难。明确诊断有赖于血气分析。

鉴别诊断:应鉴别脑动脉硬化、梗死以及低钾、低钠、低渗透症等引起的神经精神症状。

【治疗】

1. 给氧

开始时应给以低流量氧（$1\sim3$ L/min），以防 $PaCO_2$ 进一步升高[PaO_2 达到 $6.67\sim8$ kPa（$50\sim60$ mmHg）即可]。定期行血气分析监测，以调整给氧量。

2. 机械通气

经上述给氧疗效不佳且 $PaCO_2$ 过高引起的酸血症明显时，应给以人工机械通气治疗。可选用双水平气道正压（BiPAP）型面（鼻）罩式机械通气，如仍不满意应行气管插管（甚至行气管切开，但应严格掌握适应证），配合机械通气。

3. 抗感染

慢性呼吸衰竭时常伴有呼吸道感染，可根据痰培养和药物敏感试验或革兰染色确定细菌种类或按经验选用适当的抗生素。此外还应防止二重感染，特别是白色念珠菌感染。

4. 促使呼吸道分泌物排出

患者常因进水量不足而致痰不易咳出。可试用祛痰药，但效果不明确。可鼓励患者饮水或增加输液量以保证体液充足（但不能过量而增加心脏负担），也可拍击背部助痰排出，酸中毒时禁用氯化铵制剂。

5. 支气管扩张剂的应用

大多数 COPD 患者呼吸衰竭时都可能伴有气道阻力升高，故皆应试用支气管扩张药物，如茶碱类、β_2-受体激动剂，重者还应用肾上腺皮质激素。有报告认为，抗胆碱能药物——吸入溴化异丙托品（爱喘乐）对治疗 COPD 更佳，但起效慢。

6. 纠正水、电解质紊乱和酸碱平衡失调

慢性呼吸衰竭时常可因护理不周致进食、进水不足，因肺性脑病或右心衰竭使用脱水剂过量或限制进水过严，可存在潜在或明显的失水情况。应认真记录出入水量以估计应补充多少水分。为了防止补液过多，应监测肺毛细血管楔嵌压。

二氧化碳潴留可致呼吸性酸中毒，缺氧又可引起代谢性酸中毒，而机械通气过度可致呼吸性碱中毒，利尿或输碱性药物过度可引起代谢性碱中毒。在复杂的过程中甚至可出现三重酸碱失衡。所以，呼吸衰竭时应适时监测血气分析和电解质，以便及时处理和调整治疗方案。

根据我国肺心病专业会议上的统计，最常见的电解质紊乱顺序为低氯、低钾、高钾、低钠、高钠、低镁、低磷、低钙等，即低的多，高的少，所以出现低渗透压的也多，应根据情况调整或补充。

7. 右心衰竭的治疗

呼吸衰竭出现右心衰竭时一般在给氧、休息和治疗基础病后，多可自行缓解，不需使用洋地黄类药物。如浮肿明显又伴肺性脑病者，可应用利尿剂，但一般宜用缓慢的利尿药，如氢氯噻嗪（也可加用保钾的氨苯喋啶）等。如伴有左心衰竭、肺水肿和肺性脑病时可用快速利尿剂，如呋塞米等。尿多时应注意补充电解质。必要时试用洋地黄类药物，一般使用快速作用类，如毛花苷丙 $0.2\sim0.4$ mg 静脉注射，或毒毛花苷 K 0.25 mg 静脉注射（配以葡萄糖液稀释）。

有关降低肺动脉压的药物，不作为常规应用。

8. 呼吸兴奋剂

必要时可试用，如吗吡咪酮（doxapram）140 mg，稀释后以 $2\sim2.8$ mg/h 的速度静脉滴注，或烯丙哌三嗪（almitrine）$50\sim150$ mg/d，分 $2\sim3$ 次口服。用药 $2\sim3$ 天无效即停。

9. 镇静剂

应慎用此类药物，即使是地西泮类轻型镇静剂也有致死的报道，必须应用时要做好机械通气的准备。

10. 其他

（1）补充足够的营养和热量。

（2）使用抗自由基药物：①维生素 E；②辅酶 Q10（10 mg/d）；③维生素 C；④肾上腺皮质激素；⑤过氧化物歧化酶（SOD）；⑥中药类，如丹参、川芎嗪等。

（3）抗膈肌疲劳药。如参麦抗自由基类药物，剂量为 40 mL 稀释为 250 mL，每日静滴，增强呼吸肌的作用。

【康复治疗】

1. 预防感冒和慢性支气管炎发作

锻炼身体，增强抵抗力。也可试用一些免疫调节剂，如气管炎菌苗、卡介苗提取物（如斯奇康）、核酪、流感疫苗等。感冒流行时避免外出。也可在中医指导下考虑用"扶正固本""冬病夏治"等方式。

2. 家庭氧疗

慢性低氧血症患者，有条件时可用特制的"制氧仪"（一般氧枕、化学药物制氧器等产氧量很少，不能满足需要，桶装氧放在家里不安全，皆不宜长期用）在家长期吸入氧气（1～2 L/min），每天吸入 15 小时以上（时间短效果差），可以提高劳动能力和生活质量，延长寿命。

3. 排痰

无心力衰竭的患者可多饮水，稀化痰液，或试用一些祛痰药物和吸入支气管扩张剂等。无力咳出时可试用体位引流或采取有效的咳嗽方式（例如坐在床边，两腿下垂，手扶床边或桌上）。也可请家属用"空心拳"轻拍胸背。

4. 呼吸方式训练

（1）缩唇呼气法。当患者呼气时将口唇缩小些，以延长呼气时间，增加口腔压力，压力传至末梢气道，避免小气道过早关闭而减少肺泡内"气陷"，减轻肺充气过度。此外，还可在练习后减少呼吸频率，增加潮气量，从而改善肺泡有效通气量。

（2）腹式呼吸法（即膈肌运动锻炼）。肺气肿明显时胸廓饱满而难以扩张，呼吸幅度下降，只有增加膈肌活动度进行代偿呼吸。方法是平卧床上，一只手平放在上胸部，另一只手放在腹部脐周，让腹肌放松，平静缓慢地用膈肌舒松进行腹式呼吸运动。吸气时腹部手感到向上抬，而胸部无明显移动感（呼气时腹移动相反）即证明是腹式呼吸。由数分钟起开始锻炼，逐步加长时间，久之便不自觉地习惯于腹式呼吸。腹式呼吸有效的标志为：①呼吸频率下降；②潮气量增加；③肺泡通气量增加；④功能残气量减少；⑤咳嗽咳痰能力增强。如患者胸片上可见膈肌已降至最低限度，呈平坦而无弧形存在，则此法无效。

（3）器械应用。有报告认为可用专门器械训练呼吸肌能力和耐力，也有用"体外电膈肌起搏仪"增加膈肌肌力者，可能有一定作用，但过度应用会加重膈肌疲劳。

5. 戒烟

戒烟是必要的，也是困难的。医生劝导时要和颜悦色，才能取得患者的信任和合作。以下措施可能有所帮助：①和戒烟成功的朋友交谈一下；②避免接触那些爱劝人吸烟的人，远离吸烟环境；③有条件时可试用含少量尼古丁的戒烟膏药，以减轻戒烟的痛苦和吸烟的心理依赖；④有毅力者可逐渐减少吸烟数量，以减轻戒断症状（决心不大者此法无效）；⑤饮食的热量要低，多吃水果蔬菜；⑥第 1 周多饮汤水以排除体内积累的尼古丁；⑦将家中、办公室的储存烟清除掉；⑧安排好生活、娱乐，有条件者可外出旅游 1 周；⑨患病时住院治疗是戒烟的最好机会；⑩认识到戒烟第 1 周最难过，只要坚持戒烟 1 周，即成功在望。

6. 营养支持

COPD 患者多伴有营养代谢障碍，加上长期生病，食欲缺乏、消化不良，进食时易致低氧血症，食入高碳水化合物时产生的二氧化碳增多超过通气的能力，更使患者营养不良、呼吸肌萎缩，导致肌无力。故应当补充均衡、全面的营养，保证足够的热量、维生素、电解质和水分的平衡。

7. 体育锻炼

COPD 患者本身就易缺氧，所以进行体育活动时应当保证是在有氧状态下进行，不宜过分运动，过分运动易使运动后气喘吁吁、久久不能平静。应当量力而行,循序渐进,病重者可先在床上进行全身肌肉松弛锻炼,包括头颈、四肢、胸腹的肌肉,分别活动。如尚能起床活动,可按体力情况,练我国传统的"八段锦"、太极拳或散步。平时喜欢骑车者,仍可骑车代步,较远行时可省力气。

8. 生活方式

尽可能进行体力锻炼,以防肌肉萎缩,失去生活自理能力。睡前不宜做体操。常用物品如水杯、药品、台灯、卫生纸等要放在床边。室内要温暖适宜,被褥要轻、暖,衣服要宽松,毛衣最好为开胸式,淋浴时要坐在凳子上,盆浴要低矮,方便出入,时间不宜过长,以防晕厥。

平时培养一种娱乐项目,可以多和他人交往,避免孤独。在床上也可做一些手工生产,既可消遣,又可增加收入。按照医生的建议,储备些常用药物,如祛痰剂、支气管扩张剂、口服抗生素等。要记录其性能、用法、不良反应,保留好药物的说明书。一旦有痰量明显增加、变色或咳嗽性质变化的情况,应及早用药或去看医生。

【预防】

主要是原发疾病的防治。COPD 患者应防止受凉感冒,一旦有症状出现应及时就医。平时进行耐寒锻炼,中医药"扶正固本""冬病夏治"的理念可能有一定辅助作用。

【预后】

COPD 患者一旦发生呼吸衰竭,预后不良。5 年生存率一般为 15％～25％,在家长期吸氧(每天 15 小时以上)可能延长生命和提高生活质量。

第九节　胸腔积液

正常人的胸膜腔通常有少量液体(3～30 mL),在呼吸运动时起润滑作用。任何病理原因导致的液体产生、增多或(和)吸收减少,都会使胸膜腔液体积聚,即为胸腔积液(pleural effusion),积液可以是水、血、乳糜或脓液等。胸腔积液是临床上常见征象,既可由胸膜疾病所致,也可由其他脏器的疾病引起,因此,当患者出现胸腔积液时,医生应该确定其原发疾病,再行相应治疗。

【病因】

产生胸腔积液的原因很多,根据积液性质大致可分为漏出液和渗出液两大类。

导致漏出液的病因有充血性心力衰竭、上腔静脉阻塞综合征、缩窄性心包炎、肝硬化、肾病综合征、营养不良所致的低蛋白血症、腹膜透析、药物过敏和放射反应、黏液性水肿、结节病等。

导致渗出液的病因包括以下几类。

(1)感染性疾病。包括细菌(以结核杆菌最为多见)、真菌、寄生虫(如并殖吸虫)、支原体和病毒等所致的感染。

(2)恶性肿瘤。包括胸膜本身的肿瘤(如胸膜间皮瘤)和其他部位恶性肿瘤的胸膜转移(如肺癌和乳腺癌)。

(3)风湿性疾病。如系统性红斑狼疮(system lupus erythematosus,SLE)和类风湿性关节炎(rheumatoid arthritis,RA)等。

(4)其他。如胸部外伤、手术、食管瘘、胸导管阻塞或破裂、膈下病变、肺梗死或变态反应性疾病等均可导致胸腔积液。偶见尿毒症、结节病、梅格斯(Meigs)综合征以及心力衰竭的陈旧性积液等。

【病理】

从病理生理或发病机制角度来看,胸腔积液的产生可见于下列情况。

(1)胸膜毛细血管静脉压增高。如充血性心力衰竭、缩窄性心包炎、上腔静脉或奇静脉受阻等,常引起漏出液。

(2)胸膜毛细血管壁通透性升高。可见于胸膜炎症(结核性或肺炎旁性)、胸膜肿瘤(胸膜间皮瘤或转移性肿瘤)、风湿性疾病、膈下疾病(如膈下脓肿或急性胰腺炎)和肺梗死等,产生渗出液。

(3)胸膜毛细血管胶体渗透压降低。如肝硬化、肾小球肾炎、肾病综合征、营养不良所致低蛋白血症等,引起漏出液。

(4)胸膜淋巴引流障碍。如癌性淋巴管阻塞、淋巴管发育异常等,可引起渗出液。

(5)其他。如外伤、食管破裂、主动脉瘤破裂可引起血胸;胸导管受阻可导致乳糜胸。

【诊断】

一、症状

症状的轻重取决于积液量的多少和增长速度。积液量介于 $0.3\sim0.5$ L 时,症状多不明显。早期患者可无任何症状,部分人因胸膜受刺激,可出现针刺样胸痛、咳嗽或深呼吸时加重的情况。出现大量胸腔积液时,患者可出现气促、胸闷等症状。

二、体征

早期常无异常或仅闻及胸膜摩擦音。典型胸腔积液体征表现为气管及心界向健侧移位,患侧胸廓饱满,呼吸运动受限,触觉语颤减弱,叩诊呈实音,听诊呼吸音减弱或消失。

三、X 线检查

胸部透视和胸片是诊断胸腔积液的有效手段,当积液量超过 300 mL 时,正位胸片肋膈角变钝;积液量更多时中下肺野呈均匀一致的密度增高阴影,上界呈外高内低的弧形边缘。伴有胸膜腔积气时可见液平。

需注意的是,包裹性积液、叶间积液和肺底积液在临床上容易被漏诊或误诊。包裹性积液可表现为球形或块状阴影,易被误诊为肿瘤,侧位胸片可资鉴别。叶间积液表现为双凸透镜状阴影,与肺不张、肿瘤易相混。肺底积液表现为膈肌抬高或肺下界与胃泡区距离加宽,容易被忽视。必要时还可进行 CT 检查,对寻找肺内原发灶或了解纵隔淋巴结等情况有帮助。

四、超声波检查

常用来鉴别胸腔积液与胸膜增厚,并有助于判断积液程度、性质和胸腔穿刺定位。

五、胸腔积液检查

凡是胸腔积液患者,都应争取抽取胸腔积液进行有关实验室或特殊检查的机会,这可以确定胸腔积液的性质是渗出液还是漏出液,对某些疾病的诊断还有提示作用。

近年来用来鉴别渗出液和漏出液的指标见附录,但作出判断仍需结合临床。

1. 一般检查

漏出液中白细胞常 $<100\times10^6$ /L,以淋巴细胞及间皮细胞为主;渗出液中白细胞常 $>500\times10^6$ /L,结核性以淋巴细胞为主,化脓性感染常 $>10\ 000\times10^6$ /L,以中性粒细胞为主伴细胞变性。胸腔积液中嗜酸粒细胞增多（>5%）的情况多见于并殖吸虫病、肺胸阿米巴病、肺梗死等疾病，也可见于风湿性疾病、恶性肿瘤、肺结核或肺炎所伴的胸腔积液。此外，反复胸穿抽液亦可使胸腔积液中嗜酸粒细胞增多。

胸腔积液中红细胞为$(5\sim10)\times10^9/L$时，便呈淡红色，多由恶性肿瘤或结核性引起。肉眼若为血性，红细胞计数多在$100\times10^9/L$以上，多见于外伤、肺梗死或恶性肿瘤所致的血胸。出血性渗出液与真正的血胸的鉴别，以胸腔积液中红细胞比容或血红蛋白含量与外周血相比较为标准：出血性渗出液少有血红蛋白>10 g/L或血细胞比容>10%者；胸腔积液血细胞比容>外周血的50%以上为血胸。血性胸腔积液有时还要排除是否为穿刺损伤所致。

2. 酶学检查

酶学检查对良、恶性胸腔积液的鉴别有一定意义，常用的有乳酸脱氢酶（LDH）、腺苷脱氨酶（ADA）、溶菌酶（LZM）和血管紧张素转化酶（ACE）等。

胸腔积液中LDH含量增高[>3.33 μmol·s^{-1}/L(200 U/L)]或胸腔积液 LDH/血清 LDH 比值>0.6时，可诊断为渗出液；胸腔积液 LDH>8.35 μmol·s^{-1}/L(500 U/L)时，提示恶性肿瘤或肺炎所伴胸腔积液已经并发感染。

ADA 在结核性胸腔积液中明显增高，均值为(102 ± 52.1)U/L，明显高于癌性的(24.4 ± 11.7)U/L，故有人认为ADA<45 U/L者基本可以除外结核。但HIV合并结核性胸膜炎患者，胸腔积液ADA不升高。

LZM 在结核性胸腔积液中亦明显高于癌性，LZM>60 mg/L多为结核性，降低多考虑癌性或其他原因所致胸腔积液。

结核性胸腔积液时胸腔积液与血清中ACE均增高。当胸腔积液ACE>30 U/L，且胸腔积液/血清ACE>1时，提示结核性；若胸腔积液ACE<25 U/L，胸腔积液/血清ACE<1时，则可能为癌性。

其他有关的检查还包括胸腔积液淀粉酶（胰腺疾病所致者增高）、透明质酸酶（胸膜间皮瘤时升高）、癌胚抗原（恶性胸腔积液时升高）及前列腺素E测定（有助于渗出液与漏出液鉴别）。可根据患者具体情况选用。

3. 肿瘤标志物

癌胚抗原（CEA）在恶性胸腔积液中早期即可升高，且比血清更显著。若胸腔积液CEA>20 μg/L或胸腔积液/血清CEA>1，常提示为恶性胸腔积液，其敏感性为40%～60%，特异性为70%～88%。胸腔积液端粒酶测定诊断恶性胸腔积液的敏感性和特异性均大于90%。其他肿瘤标志物，如肿瘤糖链相关抗原、细胞角蛋白19片段、神经元特异性烯醇酶等，亦可作为鉴别诊断的参考。

4. 病原学检查

渗出液离心沉淀物涂片可做革兰或抗酸染色确定致病菌。脓性者进行厌氧菌和需氧菌培养，必要时还应做结核菌或真菌培养。巧克力色脓液要查阿米巴滋养体。

5. 脱落细胞检查

癌性胸腔积液可找到肿瘤细胞，连续检查6次标本有助于提高阳性率。间皮细胞在结核性胸膜炎时多<1%，若间皮细胞量多，常可排除结核性胸腔积液，而应考虑风湿性疾病或胸膜肿瘤。胸膜间皮瘤的间皮细胞常明显升高。胸腔积液细胞染色体呈现非整倍体、假二倍体或标志染色体（染色体易位、缺乏、倒位、等臂或环状染色体），提示恶性胸腔积液。此外，系统性红斑狼疮患者胸腔积液中可找到狼疮细胞（LE细胞），有时比周围血更易查见。

6. 胸膜活检

经皮胸膜活组织检查对于鉴别有无肿瘤以及判定胸膜结核很有帮助。拟诊结核病时，活检标本还应做结核菌培养。脓胸或有出血倾向者不宜做胸膜活检。如活检证实为恶性胸膜间皮瘤，在1个月内应对活检部位进行放射治疗，以防止针道种植。

7. 胸腔镜检查

可在直视下观察病变部位及其范围，并可取活组织送细菌学、病理学检查，阳性率可达70%～

100%。检查有一定创伤性,应严格掌握其适应证,注意严防出血、继发感染、皮下气肿等并发症。

8. 其他

乳糜胸外观呈乳状,无味,胸腔积液中含三酰甘油较多,但胆固醇含量不高,见于胸导管破裂。乳糜样胸腔积液是陈旧积液胆固醇积聚所致,胆固醇含量>2.59 mmol/L 或胸腔积液中出现胆固醇结晶,但三酰甘油正常,见于陈旧性结核性脑膜炎、癌性胸腔积液、肝硬化或类风湿关节炎等。

考虑风湿性疾病所致胸腔积液可检查胸腔积液中类风湿因子(RF)滴度、抗核抗体或补体等,系统性红斑狼疮时抗核抗体可呈阳性,补体 C3、C4 含量甚低;类风湿性关节炎时 CH50 和 C3、C4 低下,RF 常阳性,对诊断有一定帮助。γ 干扰素升高见于结核性,降低则见于肿瘤性。

还有患者检测胸腔积液中葡萄糖含量、pH 值等,具体价值尚有待于进一步探讨。

9. 开胸探查

经以上方法仍不能确诊者,可考虑开胸探查,但对那些无手术根治指征的病例则不宜开胸探查。

【治疗】

胸腔积液表现为漏出液者,主要针对原发病进行治疗。若积液量很大,可以适当进行胸腔穿刺抽液,以缓解症状,促进其吸收。

渗出性胸腔积液可以采取下列治疗措施。

(1)一般治疗。卧床休息,剧烈胸痛时可辅以镇痛剂,咳嗽剧烈者服用止咳药,如磷酸可待因(0.03 g/次,口服)。

(2)胸腔穿刺抽液。少量积液无需特殊处理,胸腔积液量大时,一般每周抽液 2~3 次,每次抽液量不超过 1 000 mL,防止抽液过快过多而引起的复张性肺水肿。

(3)积极治疗原发病。根据原发疾病的不同,选择相应的治疗措施(详见有关章节)。

(4)手术治疗。适用于慢性脓胸、乳糜胸及严重血胸或血气胸患者,经内科保守治疗无效时可考虑。

第七章 泌尿系统疾病

第一节 尿路感染

尿路感染(urinary tract infection,简称尿感)是指各种病原体,如细菌、真菌、支原体、衣原体、病毒、寄生虫等侵犯尿路黏膜或组织引起的尿路炎症。

根据有无临床症状,尿感可分为有症状尿感和无症状细菌尿。无症状细菌尿是指患者有真性细菌尿而无尿感的临床症状,即无症状尿感;既有真性细菌尿又有临床症状者称为有症状尿感。根据感染发生部位可分为上尿路感染和下尿路感染,前者指肾盂肾炎,后者主要指膀胱炎。肾盂肾炎、膀胱炎又有急性和慢性之分。根据有无尿路功能或结构的异常,又可分为复杂性和非复杂性尿感。复杂性尿感是指伴有尿路引流不畅、结石、畸形、膀胱输尿管反流等结构或功能的异常,或在慢性肾实质性疾病基础上发生的尿路感染。不伴有上述情况者称为非复杂性尿感。根据尿感是初发还是再发,可分为初发(首次发作的)尿感和再发性尿感(6个月内尿感发作≥2次或1年内≥3次)。后者又可分为复发和重新感染。

尿路感染发生的常见易感因素主要有:①尿路梗阻;②尿路畸形和结构异常;③尿路的器械检查;④尿道内或尿道口周围有炎症病灶;⑤机体免疫力差;⑥遗传因素。

【流行病学】

女性尿路感染发病率明显高于男性,比例约为8∶1。未婚女性发病率为1%～3%,已婚女性发病率增高,约为5%,这与性生活、月经、妊娠、应用杀精子避孕药物等因素有关。60岁以上女性尿感发生率高达10%～12%,多为无症状性细菌尿。除非存在易感因素,成年男性极少发生尿路感染。50岁以后男性因前列腺肥大的发生率增高,尿感发生率也相应增高,约为7%。

【病因和发病机制】

(一)病原微生物

革兰阴性杆菌为尿路感染最常见的致病菌,其中以大肠埃希菌最为常见,占全部尿路感染的80%～90%,其次为变形杆菌和克雷白杆菌。5%～10%的尿路感染由革兰阳性细菌引起,主要是粪链球菌和凝固酶阴性的葡萄球菌(柠檬色和白色葡萄球菌)。大肠埃希菌最常见于无症状性细菌尿、非复杂性尿路感染或首次发生的尿路感染。医院内感染、复杂性或复发性尿感、尿路器械检查后发生的尿感,则多为粪链球菌、变形杆菌、克雷白杆菌和铜绿假单胞菌所致。其中变形杆菌常见于伴有尿路结石者,铜绿假单胞菌多见于尿路器械检查后,金黄色葡萄球菌则常见于血源性尿感。腺病毒可以在儿童和一些年轻人中引起急性出血性膀胱炎,甚至引起流行。此外,结核分枝杆菌、衣原体、真菌等也可导致尿路感染。

(二)发病机制

1. 感染途径

(1)上行感染。病原菌经由尿道上行至膀胱,甚至输尿管、肾盂引起的感染称为上行感染,约占尿路感染的95%。正常情况下,前尿道和尿道口周围定居着少量细菌,如链球菌、乳酸菌、葡萄球菌和类白喉杆菌等,但不致病。某些因素,如性生活、尿路梗阻、医源性操作、生殖器感染等可导致上行感染的发生。

(2)血行感染。指病原菌通过血运到达肾脏和尿路其他部位引起的感染。此种感染途径少见,不足3%,多发生于患有慢性疾病或接受免疫抑制剂治疗的患者中。常见的病原菌有金黄色葡萄球菌、沙门菌属、假单胞菌属和白色念珠菌属等。

(3)直接感染。泌尿系统周围器官、组织发生感染时,病原菌偶可直接侵入到泌尿系统导致感染。

(4)淋巴道感染。盆腔和下腹部的器官感染时,病原菌可从淋巴道感染泌尿系统,但此种感染途径较为罕见。

2. 机体防御功能

正常情况下,进入膀胱的细菌很快被清除,是否发生尿路感染除与细菌的数量、毒力有关外,还取决于机体的防御功能。机体的防御机制包括:①排尿的冲刷作用;②尿道和膀胱黏膜的抗菌能力;③尿液中高浓度尿素、高渗透压和低 pH 值等;④前列腺分泌物中含有的抗菌成分;⑤感染出现后,白细胞很快进入膀胱上皮组织和尿液中,起清除细菌的作用;⑥输尿管膀胱连接处的活瓣,具有防止尿液、细菌进入输尿管的功能。

3. 易感因素

(1)尿路梗阻。任何妨碍尿液自由流出的因素,如结石、前列腺增生、狭窄、肿瘤等均可导致尿液积聚,因细菌不易被冲洗清除,而在局部大量繁殖引起感染。尿路梗阻合并感染可使肾组织结构被快速破坏,因此及时解除梗阻非常重要。

(2)膀胱输尿管反流。输尿管壁内段及膀胱开口处的黏膜形成阻止尿液从膀胱输尿管口反流至输尿管的屏障,当其功能或结构异常时,可使尿液从膀胱逆流到输尿管,甚至肾盂,导致细菌在局部定植,发生感染。

(3)机体免疫力低下。如长期使用免疫抑制剂、长期卧床,患有糖尿病、严重的慢性病和艾滋病等。

(4)神经源性膀胱。支配膀胱的神经功能障碍可导致神经源性膀胱(如脊髓损伤、糖尿病、多发性硬化等疾病),因治疗而长时间的尿液潴留和(或)应用导尿管引流尿液导致感染。

(5)妊娠。2%～8%的妊娠妇女可发生尿路感染,与孕期输尿管蠕动功能减弱、暂时性膀胱输尿管活瓣关闭不全及妊娠后期子宫增大致尿液引流不畅有关。

(6)性别和性活动。女性尿道较短(约 4 cm)且宽,距离肛门较近,开口于阴唇下方是女性容易发生尿路感染的重要因素。性生活时可将尿道口周围的细菌挤压入膀胱引起尿路感染。前列腺增生导致的尿路梗阻是中老年男性尿路感染的一个重要原因。包茎、包皮过长是男性尿路感染的诱发因素。

(7)医源性因素。导尿或留置导尿管、膀胱镜和输尿管镜检查、逆行性尿路造影等可致尿路黏膜损伤,将细菌带入尿路,易引发尿路感染。据有关文献统计,即使严格消毒,单次导尿后,尿感的发生率为1%～2%,留置导尿管 1 天感染率约为 50%,超过 3 天者,感染发生率可达 90% 以上。

(8)泌尿系统结构异常。如肾发育不良、肾盂及输尿管畸形、移植肾、多囊肾等,也是尿路感染的易感因素。

(9)遗传因素。越来越多的证据表明,患者的基因影响尿路感染的易感性。反复发作尿感的妇女,其尿感的家族史显著多于对照组。由于遗传而致尿路黏膜局部防御尿感的能力降低,例如尿路上皮细胞 P 菌毛受体的数目增多,可使尿路感染发生的危险性增加。

4. 细菌的致病力

细菌进入膀胱后,能否引起尿感,与其致病力有很大关系。以大肠埃希菌为例,并不是它的所有菌株均能引起症状性尿感,能引起者仅为其中的少数菌株,如 O、K 和 H 血清型菌株,它们具有特殊的致病力。大肠埃希菌通过菌毛将细菌菌体附着于特殊的上皮细胞受体,然后导致黏膜上皮细胞分泌 IL-6、IL-8,并诱导上皮细胞凋亡和脱落。致病性大肠埃希菌还可产生溶血素、铁载体等对人体杀菌作用具有抵抗能力的物质。

【临床表现】

(1)急性膀胱炎。主要表现为膀胱刺激症状,即尿频、尿急、尿痛和白细胞尿,偶可有血尿,甚至肉眼血尿,膀胱区可有不适。一般无明显全身感染症状,但少数患者可有腰痛、低热和血白细胞计数常不增高等症状。

(2)急性肾盂肾炎。临床表现常有全身感染症状,如寒战、发热、头痛、恶心、呕吐、食欲不振等,同时伴有尿路刺激征,腰痛和(或)下腹部痛、肋脊角及输尿管点压痛,肾区压痛和叩痛等症状,常伴有血白细胞计数升高和血沉增快等。

(3)无症状细菌尿。是指患者有真性细菌尿而无任何尿路感染的临床症状。

【实验室和其他检查】

(一)尿液检查

尿液常浑浊,可有异味。

1. 常规检查

可有白细胞尿、血尿、蛋白尿。尿沉渣镜检白细胞>5 个/HP 称为白细胞尿,对尿路感染诊断意义较大;部分尿感患者有镜下血尿,尿沉渣镜检红细胞数多为 3~10 个/HP,呈均一性红细胞尿,极少数急性膀胱炎患者可出现肉眼血尿;蛋白尿多为阴性至微量。部分肾盂肾炎患者尿中可见白细胞管型。

2. 白细胞排泄率

准确留取 3 小时尿液,立即进行尿白细胞计数,所得白细胞数按每小时折算,正常人白细胞计数 $<2×10^5/h$,白细胞计数 $>3×10^5/h$ 为阳性,介于 $(2~3)×10^5/h$ 为可疑。

3. 细菌学检查

(1)涂片细菌检查。清洁中段尿沉渣涂片,革兰染色用油镜或不染色用高倍镜检查,计算 10 个视野细菌数,取其平均值,若每个视野下可见 1 个或更多细菌,提示尿路感染。本法设备简单、操作方便,检出率达 80%~90%,可初步确定是杆菌或球菌、革兰阴性还是革兰阳性细菌,对及时选择有效抗生素有重要参考价值。

(2)细菌培养。可采用清洁中段尿、导尿及膀胱穿刺尿做细菌培养,其中膀胱穿刺尿培养结果最可靠。中段尿细菌定量培养 $≥10^5/mL$,称为真性菌尿,可确诊尿路感染;尿细菌定量培养 $10^4~10^5/mL$,为可疑阳性,需复查;如 $<10^4/mL$,可能为污染。耻骨上膀胱穿刺尿细菌定性培养有细菌生长,即为真性菌尿。

尿细菌定量培养可出现假阳性或假阴性结果。假阳性主要见于:①中段尿收集不规范,标本被污染;②尿标本在室温下存放超过 1 小时才进行接种;③检验技术错误。假阴性主要原因为:①近 7 天内使用过抗生素;②尿液在膀胱内停留时间不足 6 小时;③收集中段尿时,消毒药混入尿标本内;④饮水过多,尿液被稀释;⑤感染灶排菌呈间歇性等。

4. 亚硝酸盐还原试验

其原理为大肠埃希菌等革兰阴性细菌可使尿内硝酸盐还原为亚硝酸盐,此法诊断尿路感染的敏感性达 70% 以上,特异性达 90% 以上。一般无假阳性,但球菌感染可出现假阴性。该方法可作为尿感的过筛试验。

5. 其他辅助检查

急性肾盂肾炎可有肾小管上皮细胞受累,出现尿 N 乙酰 β-D 氨基葡萄糖苷酶(NAG)升高。慢性肾盂肾炎可有肾小管和(或)肾小球功能异常,表现为尿比重和尿渗透压下降,甚至肾性糖尿、肾小管酸中毒等。

（二）血液检查

1. 血常规

患急性肾盂肾炎时血白细胞常升高，中性粒细胞增多，核左移。血沉可增快。

2. 肾功能检查

慢性肾盂肾炎或肾功能受损时，可出现肾小球滤过率下降，血肌酐升高等。

（三）影像学检查

影像学检查，如 B 超、X 线腹平片、静脉肾盂造影（intravenous pyelography，IVP）、排尿期膀胱输尿管反流造影、逆行性肾盂造影等，目的是为了了解尿路情况，及时发现有无尿路结石、梗阻、反流、畸形等导致尿路感染反复发作的因素。尿路感染急性期不宜做静脉肾盂造影，可做 B 超检查。对于反复发作的尿路感染或急性尿路感染，治疗 7～10 天无效的女性应行 IVP。男性患者无论是首发还是复发，在排除前列腺炎和前列腺肥大之后，均应行尿路 X 线检查，以排除尿路解剖和功能上的异常。

【诊断】

（一）尿路感染的诊断

典型的尿路感染有尿路刺激征、感染中毒症状、腰部不适等，结合尿液改变和尿液细菌学检查，诊断不难。凡是有真性细菌尿者，均可诊断为尿路感染；无症状性细菌尿的诊断主要依靠尿细菌学检查，要求两次细菌培养均为同一菌种的真性菌尿。当女性有明显尿频、尿急、尿痛、尿白细胞增多或尿细菌定量培养$\geq 10^2$/mL 的情况，并为常见致病菌感染时，可拟诊为尿路感染。

（二）尿路感染的定位诊断

真性细菌尿的存在表明有尿路感染，但不能判定是上尿路还是下尿路感染，需进行定位诊断。

1. 根据临床表现定位

上尿路感染常有发热、寒战等症状，甚至出现毒血症症状，伴明显腰痛、输尿管点和（或）肋脊点压痛、肾区叩击痛等。下尿路感染常以膀胱刺激征为突出表现，一般少有发热、腰痛等。

2. 根据实验室检查定位

出现下列情况提示为上尿路感染。

（1）膀胱冲洗后尿培养阳性。

（2）尿沉渣镜检有白细胞管型，并排除间质性肾炎、狼疮性肾炎等疾病。

（3）尿 NAG 升高、尿 β_2-MG 升高。

（4）尿渗透压降低。

3. 慢性肾盂肾炎的诊断

除有反复发作尿路感染的病史之外，尚需结合影像学及肾脏功能检查。

（1）肾外形凹凸不平，且双肾大小不等。

（2）静脉肾盂造影可见肾盂肾盏变形、缩窄。

（3）持续性肾小管功能损害。

具备上述第（1）（2）条的任何一项再加第（3）条，可诊断为慢性肾盂肾炎。

【并发症】

尿路感染如能及时治疗，并发症很少；但伴有糖尿病和（或）存在复杂因素的肾盂肾炎者，若未及时治疗或治疗不当，可出现下列并发症。

（一）肾乳头坏死

指肾乳头及其邻近肾髓质缺血性坏死，常发生于伴有糖尿病或尿路梗阻的肾盂肾炎，为其严重并发症。主要表现为寒战、高热、剧烈腰痛或腹痛、血尿等,可同时伴发革兰阴性杆菌败血症和(或)急性肾衰竭。当有坏死组织脱落从尿中排出并阻塞输尿管时可发生肾绞痛。IVP可见肾乳头区有特征性"环形征"。宜积极治疗原发病,加强抗菌药物应用等。

(二)肾周围脓肿

肾周围脓肿为严重肾盂肾炎直接扩展所致,多有糖尿病、尿路结石等易感因素。致病菌常为革兰阴性杆菌,尤其是大肠埃希菌。除原有症状加剧外,常出现明显的单侧腰痛,且在向健侧弯腰时疼痛加剧。超声波、X线腹部平片、CT等检查有助于诊断。治疗主要是加强抗感染治疗和(或)局部切开引流。

【治疗】

(一)一般治疗

急性期应注意休息,多饮水,勤排尿。发热者给予易消化、高热量、富含维生素的饮食。膀胱刺激征和血尿明显者,可口服碳酸氢钠片(1 g/次,每日3次),以碱化尿液、缓解症状、抑制细菌生长,避免形成血凝块,对应用磺胺类抗生素者,还可以增强药物的抗菌活性并避免尿路结晶形成。尿路感染反复发作者应积极寻找病因,及时消除诱发因素。

(二)抗感染治疗

总体治疗原则有以下5条。

(1)选用对致病菌敏感的抗生素。无病原学结果前,一般首选对革兰阴性杆菌有效的抗生素,尤其是首发尿感。治疗3天症状无改善者,应按药敏结果调整用药。

(2)抗生素在尿和肾内的浓度要高。

(3)选用肾毒性小、副作用少的抗生素。

(4)单一药物治疗失败、严重感染、混合感染、耐药菌株出现时,应联合用药。

(5)对不同类型的尿路感染给予不同的治疗。

1. 急性膀胱炎

(1)单剂量疗法。常用磺胺甲基异恶唑(2 g)、甲氧苄啶(0.4 g)、碳酸氢钠(1 g)、氧氟沙星(0.4 g)、阿莫西林(3 g),均为一次顿服。

(2)短疗程疗法。目前更推荐此法,与单剂量疗法相比,短疗程疗法更有效,耐药性并无增高,可减少复发,增加治愈率。可选用磺胺类、喹诺酮类、半合成青霉素或头孢类等抗生素,任选一种药物连用3天,约90%的患者可治愈。

停服抗生素7天后,需进行尿细菌定量培养。如结果阴性,表示急性细菌性膀胱炎已治愈;如仍有真性细菌尿,应继续给予2周抗生素治疗。

对于妊娠期妇女、老年患者、糖尿病患者、机体免疫力低下及男性患者,不宜使用单剂量及短程疗法,应采用较长疗程。

2. 肾盂肾炎

首次发生的急性肾盂肾炎的致病菌80%为大肠埃希菌,在留取尿细菌检查标本后应立即开始治疗,首选对革兰阴性杆菌有效的药物。72小时疗效显效者无需换药,否则应按药敏结果更改抗生素。

(1)病情较轻者。可在门诊口服药物治疗,疗程10～14天。常用药物有喹诺酮类[如氧氟沙星(0.2 g/次,每日2次)、环丙沙星(0.25 g/次,每日2次)]、半合成青霉素类[如阿莫西林(0.5 g/次,每日3次)]、头孢菌素类[如头孢呋辛(0.25 g/次,每日2次)]等。治疗14天后,通常90%的患者可治愈。如尿菌仍呈阳性,应参考药敏试验选用有效抗生素继续治疗4～6周。

(2)严重感染全身中毒症状明显者。需住院治疗,应静脉给药。常用药物有氨苄西林1.0～2.0 g,q4 h,头孢噻肟钠2.0 g,q8 h,头孢曲松钠1.0～2.0 g,q12 h,左氧氟沙星0.2 g,q12 h。必要时联合用药。

氨基糖苷类抗生素肾毒性大，应慎用。经过上述治疗后若好转，可于热退后继续用药3天再改为口服抗生素，完成2周疗程。治疗72小时后无好转，应按药敏结果更换抗生素，疗程不少于2周。经此治疗，仍有持续发热者，应注意肾盂肾炎并发症，如肾盂积脓、肾周脓肿、感染中毒症等。

慢性肾盂肾炎治疗的关键是积极寻找并消除易感因素。急性发作时的治疗同急性肾盂肾炎的治疗方法。

3. 再发性尿路感染

再发性尿路感染包括重新感染和复发。

(1)重新感染。治疗后症状消失，尿菌阴性，但在停药6周后再次出现真性细菌尿，且菌株与上次不同，称为重新感染。多数病例有尿路感染症状，治疗方法与首次发作相同。对半年内发生2次以上者，可选择长程低剂量抑菌治疗，即每晚临睡前排尿后服用小剂量抗生素1次，如复方磺胺甲噁唑1～2片或呋喃妥因50 mg～100 mg或氧氟沙星200 mg，每7～10天更换药物一次，连用半年。

(2)复发。治疗后症状消失，尿菌阴转后在6周内再出现真性细菌尿，菌种与上次相同(菌种相同且为同一血清型)，称为复发。复发且伴有肾盂肾炎者，特别是复杂性肾盂肾炎，在消除诱发因素(如结石、梗阻、尿路异常等)的基础上，应按药敏选择强有力的杀菌性抗生素，疗程不少于6周。反复发作者，给予长程低剂量抑菌疗法。

4. 无症状细菌尿

是否治疗无症状细菌尿目前有争议，一般认为符合下述情况者应予治疗：①妊娠期无症状细菌尿；②学龄前儿童；③曾出现有症状感染者；④肾移植、尿路梗阻及其他尿路有复杂情况者。根据药敏结果选择有效抗生素，主张短疗程用药。如治疗后复发，可选长程低剂量抑菌疗法。

5. 妊娠期尿路感染

宜选用毒性小的抗菌药物，如阿莫西林、呋喃妥因或头孢菌素类等。孕妇的急性膀胱炎治疗时间一般为3～7天。孕妇急性肾盂肾炎应静脉滴注抗生素治疗，可用半合成广谱青霉素或第三代头孢菌素，疗程为2周。反复发生尿感者，可用呋喃妥因行长程低剂量抑菌治疗。

(三)疗效评定

(1)治愈。症状消失，尿菌呈阴性，疗程结束后2周、6周复查尿菌仍为阴性。

(2)治疗失败。治疗后尿菌仍呈阳性；或治疗后尿菌呈阴性，但2周或6周复查尿菌转为阳性，且为同一种菌株。

【预防】

(1)坚持多饮水、勤排尿，这是最有效的预防方法。

(2)注意会阴部清洁。

(3)尽量避免尿路器械的使用，必需应用时，应严格无菌操作。

(4)如必须留置导尿管，前3天给予抗生素可延迟尿感的发生。

(5)与性生活有关的尿感，应于性交后立即排尿，并口服一次常用量抗生素。

(6)膀胱-输尿管反流者，要"二次排尿"，即每次排尿后数分钟，再排尿一次。

第二节　高血压性肾损害

原发性高血压造成的肾脏结构和功能改变称为高血压性肾损害，是导致终末期肾病的重要原因之一。其病变主要累及肾脏入球小动脉、小叶间动脉和弓状动脉，故又被称为小动脉性肾硬化症。一般将本病分为良性高血压肾硬化症和恶性高血压肾硬化症。

【临床表现】

（一）良性高血压肾硬化症

本病发病年龄多见于 50 岁以上，男性多于女性。临床过程较长，早期表现为夜尿增多、尿浓缩功能减退、钠排出增多等肾小管功能的损害，可伴微量白蛋白尿。后期可出现少量尿蛋白，部分患者呈现中度蛋白尿及少量红细胞尿，同时还有肾功能进行性减退等肾小球损害的表现。此外，高血压可导致其他脏器的并发症，如左心室肥厚、心力衰竭、脑卒中以及视网膜动脉硬化、出血、水肿、硬性渗出。

（二）恶性高血压肾硬化症

通常表现为恶性高血压（血压迅速增高，舒张压＞130 mmHg）、镜下血尿（甚至肉眼血尿）、蛋白尿、管型尿（透明管型和颗粒管型等）、少尿或无尿伴血肌酐迅速升高，短期内可进展为尿毒症。此外，肾损害常与恶性高血压的其他脏器损害并存，如心脏扩大、心力衰竭；头痛、嗜睡、抽搐、昏迷；视力模糊、视力下降，甚至突然失明等。

【诊断】

（一）良性高血压肾硬化症

（1）长期高血压病史，病程常在 5～10 年或以上。

（2）突出表现为肾小管功能的损害，如夜尿增多、肾小管性蛋白尿、尿 NAG 及尿 β_2-微球蛋白增高等，部分存在中度蛋白尿及少量红细胞尿，同时伴有肾功能进行性减退。24 小时尿蛋白定量一般不超过 1～1.5 g。

（3）排除其他引起尿检异常和肾功能减退的原因。

（4）影像学检查显示肾脏大小早期正常，晚期缩小，肾脏大小与高血压病程长短和严重程度相关。

（5）必要时行肾穿刺活检，肾脏病理表现以肾小动脉硬化为主。

（6）伴有高血压的其他靶器官损害，如高血压眼底血管病变（可见小动脉痉挛、狭窄，很少出现出血和渗出）、心室肥厚及脑卒中史等。

（二）恶性高血压肾硬化症

（1）出现恶性高血压（血压迅速增高，舒张压＞130 mmHg，并伴Ⅲ或Ⅳ级高血压视网膜病变）。

（2）肾脏损害表现为蛋白尿（亦可有大量蛋白尿）、镜下血尿（甚至肉眼血尿）、管型尿（透明管型和颗粒管型等），并可出现无菌性白细胞尿；病情发展迅速者肾功能进行性恶化，甚至进入终末期肾衰竭。

（3）恶性高血压的其他脏器损害，如心力衰竭、脑卒中、眼底损害（第Ⅲ或Ⅳ级高血压视网膜病变），甚至突然失明等。

（4）排除继发性恶性高血压。

（5）肾脏病理可见坏死性小动脉炎和增生性小动脉内膜炎。

【治疗方案及原则】

（一）一般治疗

一般治疗包括控制体重、限盐、戒烟、适当运动和劳逸结合等。

（二）降压治疗

1. 控制血压

血压必须控制在合理水平，老年患者降至 140/90 mmHg，伴糖尿病及肾病者降至 130/80 mmHg，中青年患者应降至理想（120/80 mmHg）水平。

2. 治疗原则

降压治疗药物应用应遵循以下 4 项原则,即小剂量开始,优先选择长效制剂,联合应用及个体化。常用的药物有 ACEI、ARB、CCB、β-受体阻滞剂和利尿剂,均可作为一线降血压药物使用,其中 ACEI 和 ARB 可作为治疗高血压肾损害的首选药物。在上述药物仍不能有效控制高血压时,还可以配合应用其他降压药物(如 α-受体阻断剂、血管扩张药及中枢降压药等)。对伴发高脂血症糖尿病及高尿酸血症的患者均应作相应的治疗,防止这些疾病对肾脏造成损害。

2 级以上高血压为达到目标血压常需联合治疗。对血压≥160/100 mmHg 或中危及以上患者,起始即可采用小剂量两种药联合治疗,或用小剂量固定复方制剂,但需避免血压过低和降压过快,以免致使肾脏及其他脏器的灌注过低而加重其损害,发生心肌缺血或脑梗死。

(1)ACEI/ARB。应用过程中应注意以下几点:①从小剂量开始使用,逐渐加量,以免血压过度降低;②服药期间应密切监测 Scr,如果 Scr 水平不变或升高＜30％均属正常,不应停药;如果 Scr 水平升高＞30％,应考虑减量或停药,并检查引起肌酐升高的原因;③肾功能不全患者服药期间,应密切监测血钾,如果血钾水平＞5.5 mmol/L,应减少 ACEI/ARB 剂量或停药;④双侧肾动脉狭窄者应禁用 ACEI/ARB;⑤孕妇应禁用 ACEI/ARB,以免影响胎儿发育。

(2)CCB。CCB 除降压之外,还可通过抑制系膜细胞对大分子物质的捕获,减少大分子物质在肾小球系膜区的沉积,抑制系膜细胞增生及基质增加来延缓肾小球硬化,保护肾功能。应用 CCB 时应注意药物不良反应,如非二氢吡啶 CCB 导致的心动过缓,二氢吡啶 CCB 导致的水肿(多发生于踝部,与扩张毛细血管前小动脉而不扩张小静脉相关)和反射性心动过速等。

(3)β-受体阻滞剂。大多数 β-受体阻滞剂起效作用较慢,需应用至 4～8 周,降压效果才能达到理想水平。通常从小剂量开始使用,使用中不要突然停药,以免导致血压反跳。对于哮喘、伴有支气管痉挛的慢阻肺、严重窦性心动过缓、病态窦房结综合征、房室传导阻滞、Ⅳ级心力衰竭的患者禁用。

(4)利尿剂。应用利尿剂时应注意:①初始剂量应从小剂量开始,根据年龄和临床反应逐渐调整剂量;②可联合其他药物以增加降血压效果,如 ACEI 或 ARB 与小剂量利尿剂的联合应用,这是非常理想的治疗组合,有协同作用;③当 Scr＞2 mg/dL,GFR＜30 mL/min 时,噻嗪类利尿剂治疗反应差,应更换为袢利尿剂;④袢利尿剂容易导致低钾血症,故应用时要注意血电解质的变化;⑤保钾利尿剂容易出现高钾血症,肾功能不全患者应慎用。

3. 其他治疗

如减少蛋白尿,延缓肾损害进展等措施。

第三节　肾病综合征

肾病综合征(nephrotic syndrome,NS)是一组以大量蛋白尿、低白蛋白血症、水肿和高脂血症为临床表现的疾病。肾病综合征的分类根据病因分为原发性和继发性,前者之诊断主要依靠排除继发性肾病综合征。继发性肾病综合征的病因常见于糖尿病肾病、狼疮肾炎、肾淀粉样变性、药物肾损害、肾肿瘤等。

【病因】

NS 可分为原发性及继发性两大类,可由多种不同病理类型的肾小球病所引起。

【病理生理】

(一)大量蛋白尿

在正常生理情况下,肾小球滤过膜具有分子屏障及电荷屏障作用,当这些屏障作用受损时,致使原尿中蛋白含量增多,当其增多明显超过近曲小管回吸收量时,便会形成大量蛋白尿。在此基础上,凡增加肾小球内压力及导致高灌注、高滤过的因素(如高血压、高蛋白饮食或大量输注血浆蛋白)均可加重尿蛋白的排出。

(二)血浆蛋白变化

患 NS 时,大量白蛋白从尿中丢失,促进白蛋白肝脏代偿性合成增加;同时由于近端肾小管摄取滤过蛋白增多,也使肾小管分解蛋白增加。当肝脏白蛋白合成增加不足以克服丢失和分解时,则出现低白蛋白血症。此外,NS 患者因胃肠道黏膜水肿导致的饮食减退、蛋白质摄入不足、吸收不良或丢失等症状,也是加重低白蛋白血症的原因。

除外血浆白蛋白减少外,血浆的某些免疫球蛋白(如 IgG)和补体成分、抗凝及纤溶因子、金属结合蛋白及内分泌素结合蛋白也可减少,尤其是肾小球病理损伤严重、出现大量蛋白尿和非选择性蛋白尿时更为显著。患者易产生感染、高凝、微量元素缺乏、内分泌紊乱和免疫功能低下等并发症。

(三)水肿

患 NS 时,因出现低白蛋白血症、血浆胶体渗透压下降等,使水分从血管腔内进入组织间隙,这是造成 NS 水肿的基本原因。近年研究表明,约 50% 的患者血容量正常或增加,血浆肾素水平正常或下降,这提示某些原发于肾内钠、水潴留因素在 NS 水肿发生机制中起一定作用。

(四)高脂血症

高胆固醇和(或)高甘油三酯血症、血清中 LDL、VLDL 和脂蛋白(a)[LP(a)]浓度增加,常与低蛋白血症并存。其发生机制与肝脏合成脂蛋白增加和脂蛋白分解减弱相关,目前认为后者可能是高脂血症更为重要的原因。

【病理类型及其临床特征】

引起原发性 NS 的肾小球病的主要病理类型有微小病变型肾病、系膜增生性肾小球肾炎、系膜毛细血管性、肾小球肾炎、膜性肾病及局灶性节段性肾小球硬化。

(一)微小病变型肾病

光镜下肾小球基本正常,近曲小管上皮细胞可见脂肪变性。免疫病理检查为阴性。特征性改变和本病的主要诊断依据为电镜下有广泛的肾小球脏层上皮细胞足突消失(effacement)。

微小病变型肾病占儿童原发性 NS 的 80%～90%,占成人原发性 NS 的 10%～20%。本病男性多于女性,儿童高发,成人发病率降低,但 60 岁后发病率又呈现一小高峰。仅有 15% 左右的患者伴有镜下血尿,一般无持续性高血压及肾功能减退。可因严重水钠潴留导致一过性高血压和肾功能损害。

本病 30%～40% 的病例可能在发病后数月内自发缓解。90% 的病例对糖皮质激素治疗敏感,治疗后 2 周左右开始利尿,尿蛋白可在数周内迅速减少至阴性,血浆白蛋白逐渐恢复至正常水平,最终可达临床完全缓解。本病复发率高达 60%,若反复发作或长期大量蛋白尿未得到控制,本病可能转变为系膜增生性肾小球肾炎,进而转变为局灶性节段性肾小球硬化。一般认为,成人的治疗缓解率和缓解后复发率均低于儿童。

(二)系膜增生性肾小球肾炎

光镜下可见肾小球系膜细胞和系膜基质弥漫增生,依其增生程度可分为轻度、中度和重度。免疫病理检查可将本组疾病分为 IgA 肾病及非 IgA 系膜增生性肾小球肾炎,前者以 IgA 沉积为主,后者以 IgG 或 IgM 沉积为主,均常伴有 C3 于肾小球系膜区或系膜区及毛细血管壁呈颗粒状沉积。电镜下在系膜区可见到电子致密物。

本组疾病在我国的发病率很高,在原发性 NS 中约占 30%,显著高于西方国家。本病男性多于女性,好发于青少年。约 50% 患者有前驱感染,可于上呼吸道感染后急性起病,甚至表现为急性肾炎综合征;

部分患者为隐匿起病。本组疾病中,约有50%的非IgA系膜增生性肾小球肾炎患者表现为NS,约70%伴有血尿;IgA肾病者几乎均有血尿,约15%出现NS。随肾脏病变程度由轻至重,肾功能不全及高血压的发生率逐渐增加。

本组疾病呈NS者,对糖皮质激素及细胞毒药物的治疗反应与其病理改变轻重相关,轻者疗效好,重者疗效差。

(三)系膜毛细血管性肾小球肾炎

光镜下较常见的病理改变为系膜细胞和系膜基质弥漫重度增生,可插入到肾小球基底膜(GBM)和内皮细胞之间,使毛细血管袢呈"双轨征"。免疫病理检查常见IgG和C3呈颗粒状系膜区及毛细血管壁沉积。电镜下系膜区和内皮下可见电子致密物沉积。

该病理类型占我国原发性NS的10%~20%。本病男性多于女性,好发于青壮年。1/4~1/3的患者常在上呼吸道感染后,表现为急性肾炎综合征;50%~60%患者表现为NS。几乎所有患者均伴有血尿,其中少数为发作性肉眼血尿,其余少数患者表现为无症状性血尿和蛋白尿。肾功能损害、高血压及贫血出现早,病情多持续进展。50%~70%病例的血清C3持续降低,对提示本病有重要意义。

本病所致NS治疗困难,糖皮质激素及细胞毒药物治疗可能仅对部分儿童病例有效,成人疗效差。病变进展较快,发病10年后约有50%的病例将进展至慢性肾衰竭。

(四)膜性肾病

光镜下可见肾小球弥漫性病变,早期仅于肾小球基底膜上皮侧见多数排列整齐的嗜复红小颗粒(Masson染色),进而有钉突形成(嗜银染色),基底膜逐渐增厚。免疫病理显示IgG和C3呈细颗粒状,沿肾小球毛细血管壁沉积。电镜下早期可见GBM上皮侧有排列整齐的电子致密物,常伴有广泛足突融合。

本病男性多于女性,好发于中老年。通常起病隐匿,约80%的患者表现为NS,约30%可伴有镜下血尿,一般无肉眼血尿。常在发病5~10年逐渐出现肾功能损害。本病极易发生血栓栓塞并发症,肾静脉血栓发生率可高达40%~50%。

膜性肾病约占我国原发性NS的20%。20%~35%的患者的临床表现可自发缓解,60%~70%的早期膜性肾病患者(尚未出现钉突)经糖皮质激素和细胞毒药物治疗后可达临床缓解,但随疾病逐渐进展,病理变化加重,治疗疗效则较差。本病变多呈缓慢进展,中国和日本的研究显示,10年肾脏存活率为80%~90%,明显较西方国家预后好。

(五)局灶性节段性肾小球硬化

光镜下可见病变呈局灶、节段分布,表现为受累节段的硬化(系膜基质增多、毛细血管闭塞、球囊黏连等),相应的肾小管萎缩,肾间质纤维化。免疫病理检查显示IgM和C3在肾小球受累节段呈团块状沉积,电镜下可见肾小球上皮细胞足突广泛融合、足突与GBM分离及裸露的GBM节段。

根据硬化部位及细胞增殖的特点,局灶性节段性肾小球硬化可分为以下五种亚型:①经典型:硬化部位主要位于血管极周围的毛细血管袢;②塌陷型:外周毛细血管袢皱缩、塌陷,呈节段或球性分布,显著的足细胞增生肥大和空泡变性;③顶端型:硬化部位主要位于尿极;④细胞型:局灶性系膜细胞和内皮细胞增生同时可有足细胞增生、肥大和空泡变性;⑤非特殊型:无法归属上述亚型,硬化可发生于任何部位,常有系膜细胞及基质增生。其中非特殊型最为常见,占半数以上。

该病理类型占我国原发性NS的5%~10%。本病好发于青少年男性,多为隐匿起病,部分病例可由微小病变型肾病转变而来。大量蛋白尿及NS为其主要临床特点(发生率可达50%~75%),约3/4的患者伴有血尿,部分可见肉眼血尿。本病确诊时约半数患者有高血压,约30%的患者有肾功能减退。

多数顶端型局灶性节段性肾小球硬化患者接受糖皮质激素治疗有效,预后良好;塌陷型患者治疗反应差,进展快,多于两年内进入终末期肾衰;其余各型的预后介于两者之间。过去认为糖皮质激素治疗局灶性节段性肾小球硬化效果很差,近年的研究表明50%的患者治疗有效,只是起效较慢,平均缓解期为4

个月。NS 能否缓解与预后密切相关,缓解者预后好,不缓解者 6～10 年间即有超过半数进入终末期肾衰。

【临床表现】

1. 症状和体征

可于任何年龄发病,发病前可有职业病史、有毒有害物接触史、服用药物或食物过敏史等情况,可继发于呼吸道、皮肤的感染、病毒性肝炎、肿瘤、糖尿病、系统性疾病等,起病可急骤也可隐匿,患者可有乏力、恶心、腰酸、食欲下降等,部分患者可无明显临床症状。除水肿、蛋白尿外,临床还可表现为血尿、高血压及不同程度的肾功能减退。

其主要症状为水肿,特点是水肿首先出现于皮下组织较疏松部位,如眼睑、颜面等处,然后出现于下肢(常从踝部开始),多为指压凹陷性水肿,严重的可发展至全身,进而引起胸水、腹水和心包积液。水肿与体位有明显的关系,如出现一侧下肢与体位无关的固定性水肿,应怀疑下肢深静脉血栓形成,但也有部分患者水肿不明显。

2. 实验室检查

典型的肾病综合征实验室检查表现为:①大量蛋白尿(尿蛋白定量＞3.5 g/d);②低白蛋白血症(血浆白蛋白＜30 g/L);③高脂血症。

此外,尿沉渣镜检红细胞可增多,可见管型,肾功能正常或受损[肾小球滤过率(GFR)下降],可伴免疫指标(抗核抗体、抗双链 DNA、ANCA、免疫球蛋白等)、肿瘤指标(CEA、AFP、PSA 等)、病毒指标(HBV、HCV、HIV 等)、骨髓穿刺活检异常。肾穿刺活检可明确病理分型。

3. 肾病综合征的主要并发症

(1)感染。感染与蛋白质营养不良、免疫功能紊乱及应用糖皮质激素治疗有关,常见感染部位顺序为呼吸道、泌尿道、皮肤。感染是 NS 的常见并发症,由于应用糖皮质激素,其感染的临床征象常不明显,尽管目前已有多种抗生素可供选择,但若治疗不及时或不彻底,感染仍是导致 NS 复发和疗效不佳的主要原因之一,甚至会造成死亡,应予以高度重视。

(2)血栓、栓塞并发症。由于血液浓缩(有效血容量减少)及高脂血症造成血液黏稠度增加,从而形成血栓和栓塞。此外,因某些蛋白质从尿中丢失及肝代偿性合成蛋白增加,引起机体凝血、抗凝和纤溶系统失衡,加之患 NS 时血小板功能亢进、应用利尿剂和糖皮质激素等均进一步加重高凝状态。因此,NS 患者容易发生血栓、栓塞并发症,其中以肾静脉血栓最为常见(发生率为 10%～50%,其中 3/4 的病例因慢性形成,临床并无症状)。此外,肺血管血栓、栓塞、下肢静脉、下腔静脉、冠状血管血栓和脑血管血栓也并不少见。血栓、栓塞并发症是直接影响 NS 治疗效果和预后的重要原因。

(3)急性肾衰竭。NS 患者可因有效血容量不足而致肾血流量下降,诱发肾前性氮质血症,经扩容、利尿后可得到恢复。少数病例可出现急性肾衰竭,尤以微小病变型肾病者居多,发生多无明显诱因,表现为少尿甚至无尿,扩容利尿无效。肾活检病理检查显示:肾小球病变轻微,肾间质弥漫重度水肿,肾小管可为正常或部分细胞变性、坏死,肾小管腔内有大量蛋白管型。急性肾衰竭的机制不明,推测与肾间质高度水肿压迫肾小管和大量管型堵塞肾小管有关,即上述变化形成肾小管腔内高压,引起肾小球滤过率骤然减少,又可诱发肾小管上皮细胞损伤、坏死,从而导致急性肾衰竭。

(4)蛋白质及脂肪代谢紊乱。长期低蛋白血症可导致营养不良、小儿生长发育迟缓;免疫球蛋白减少造成机体免疫力低下、易致感染;金属结合蛋白丢失可使微量元素(铁、铜、锌等)缺乏;内分泌素结合蛋白不足可诱发内分泌紊乱(如低 T3 综合征等);药物结合蛋白减少可能影响某些药物的药代动力学(使血浆游离药物浓度增加、排泄加速),影响药物疗效。高脂血症增加血液黏稠度,促进血栓、栓塞并发症的发生,还将增加心血管系统并发症,并可促进肾小球硬化和肾小管一间质病变的发生,促进肾脏病变的慢性进展。

【诊断和鉴别诊断】

诊断肾病综合征主要有以下 4 条标准。

(1)大量蛋白尿(尿蛋白定量＞3.5 g/d)。

(2)低白蛋白血症(血浆白蛋白＜30 g/L)。

(3)高度水肿。

(4)高脂血症(血浆胆固醇、甘油三酯均明显增高)。

前两项是诊断肾病综合征的必要条件,后两项为次要条件。临床上只要满足上述两项必要条件,肾病综合征的诊断即成立。对肾病综合征患者应行肾活检明确病理类型,以指导临床治疗。

肾病综合征可分为原发性和继发性。如考虑为继发性应积极寻找病因,需进行鉴别诊断的继发性 NS 病因主要包括以下疾病。

(一)过敏性紫癜肾炎

好发于青少年,有典型的皮肤紫癜,可伴关节痛、腹痛及黑便,多在皮疹出现后 1～4 周再出现血尿和(或)蛋白尿,典型皮疹有助于鉴别诊断。

(二)系统性红斑狼疮肾炎

好发于青少年和中年女性,依据多系统受损的临床表现和免疫学检查,可检出多种自身抗体,一般不难明确诊断。

(三)乙型肝炎病毒相关性肾炎

多见于儿童及青少年,以蛋白尿或 NS 为主要临床表现,常见的病理类型为膜性肾病,其次为系膜毛细血管性肾小球肾炎等。国内依据以下 3 点进行诊断:①血清 HBV 抗原阳性;②患肾小球肾炎,并可除外狼疮性肾炎等继发性肾小球肾炎;③肾活检切片中找到 HBV 抗原。我国为乙型肝炎高发区,对有乙型肝炎患者、儿童及青少年蛋白尿或 NS 患者,尤其为膜性肾病者,应认真排除。

(四)糖尿病肾病

好发于中老年,NS 常见于病程 10 年以上的糖尿病患者。早期可发现尿微量白蛋白排出增加,以后逐渐发展成大量蛋白尿 NS。糖尿病病史及特征性眼底改变有助于鉴别诊断。

(五)肾淀粉样变性

好发于中老年,肾淀粉样变性是全身多器官受累的一部分。原发性淀粉样变性主要累及心、肾、消化道(包括舌)、皮肤和神经;继发性淀粉样变性常继发于慢性化脓性感染、结核、恶性肿瘤等疾病,主要累及肾脏、肝和脾等器官。肾受累时体积增大,常呈 NS。肾淀粉样变性常需肾活检确诊。

(六)骨髓瘤性肾病

好发于中老年,男性多见,患者可有多发性骨髓瘤的特征性临床表现,如骨痛、血清单株球蛋白增高、蛋白电泳 M 带及尿本周蛋白阳性,骨髓象显示浆细胞异常增生(占有核细胞的 15％以上),并伴有质的改变。多发性骨髓瘤累及肾小球时可出现 NS。

上述骨髓瘤特征性表现有利于鉴别诊断。

【治疗】

(一)一般治疗

凡有严重水肿、低蛋白血症者需卧床休息。水肿消失、一般情况好转后,可起床活动。

给予正常量 0.8～1 g/(kg·d)的优质蛋白(富含必需氨基酸的动物蛋白)饮食。热量要保证充分,每日每千克体重不应少于 126～147 kJ。尽管患者丢失大量尿蛋白,但由于高蛋白饮食增加肾小球高滤过,可加重蛋白尿并促进肾脏病变进展,故目前一般不再主张应用。

水肿时应低盐(<3 g/d)饮食。为减轻高脂血症,应少进食富含饱和脂肪酸(动物油脂)的饮食,而多吃富含多聚不饱和脂肪酸(如植物油、鱼油)及富含可溶性纤维(如燕麦、米糠及豆类)的饮食。

(二)对症治疗

1. 利尿消肿

(1)噻嗪类利尿剂。主要作用于髓袢升支厚壁段和远曲小管前段,通过抑制钠和氯的重吸收,增加钾的排泄而利尿。常用氢氯噻嗪 25 mg,每日 3 次,口服。长期服用应防止低钾、低钠血症。

(2)潴钾利尿剂。主要作用于远曲小管后段,该药排钠、排氯,但潴钾,适用于低钾血症的患者。单独使用时利尿作用不明显,可与噻嗪类利尿剂合用。常用氨苯喋啶 50 mg,每日 3 次,或醛固酮拮抗剂螺内酯 20 mg,每日 3 次。长期服用需防止高钾血症,对肾功能不全患者应慎用。

(3)袢利尿剂。主要作用于髓袢升支,对钠、氯和钾的重吸收具有强力的抑制作用。常用呋塞米(速尿)20～120 mg/d,或布美他尼(丁尿胺)1～5 mg/d(同等剂量时作用较呋塞米强 40 倍),分次口服或静脉注射。在渗透性利尿药物应用后随即给药效果更好。应用袢利尿剂时需谨防低钠血症及低钾、低氯血症性碱中毒发生。

(4)渗透性利尿剂。通过一过性提高血浆胶体渗透压,可使组织中水分回吸收入血。此外,它们又经过肾小球滤过,造成肾小管内液的高渗状态,减少水、钠的重吸收而利尿。常用不含钠的右旋糖酐 40(低分子右旋糖酐)或淀粉代血浆(706 代血浆)(分子量为 2.5 万～4.5 万),250～500 mL 静脉滴注,隔日 1 次。随后加用袢利尿剂可增强利尿效果。但对少尿(尿量<400 mL/d)的患者应慎用此类药物,因其易与肾小管分泌的 Tamm-Horsfall 蛋白和肾小球滤过的白蛋白一起形成管型,阻塞肾小管,并由于其高渗作用,导致肾小管上皮细胞变性、坏死,诱发"渗透性肾病",导致急性肾衰竭。

(5)提高血浆胶体渗透压。血浆或白蛋白等静脉输注均可提高血浆胶体渗透压,促进组织中水分回吸收并利尿,如继而用呋塞米 60～120 mg 加于葡萄糖溶液中缓慢静脉滴注,有时能获得良好的利尿效果。但由于输入的蛋白均将于 24～48 小时由尿中排出,会引起肾小球高滤过及肾小管高代谢造成肾小球脏层及肾小管上皮细胞损伤,促进肾间质纤维化,轻者影响糖皮质激素疗效,延迟疾病缓解,重者可损害肾功能。故应严格掌握适应证,对严重低蛋白血症、高度水肿而又少尿(尿量<400 mL/d)的 NS 患者,在必须利尿的情况下才可考虑使用,但也要避免过频过多。心力衰竭患者应慎用。

对 NS 患者进行利尿治疗的原则是不宜过快过猛,以免造成血容量不足,加重血液高黏倾向,诱发血栓、栓塞并发症。

2. 减少尿蛋白

持续性大量蛋白尿本身可导致肾小球高滤过、加重肾小管一间质损伤、促进肾小球硬化,是影响肾小球病预后的重要因素。已证实减少尿蛋白可以有效延缓肾功能的恶化。

ACEI(如贝那普利)或 ARB(如氯沙坦)除可有效控制高血压外,均可通过降低肾小球内压和直接影响肾小球基底膜对大分子的通透性,有不依赖于降低全身血压的减少尿蛋白的作用。用 ACEI 或 ARB 降尿蛋白时,所用剂量一般应比常规降压剂量大,才能获得良好疗效。

(三)主要治疗——抑制免疫与炎症反应

1. 糖皮质激素(简称激素)

激素可能是通过抑制炎症反应、抑制免疫反应、抑制醛固酮和抗利尿激素分泌,影响肾小球基底膜通透性等综合作用而发挥其利尿、消除尿蛋白的疗效。使用原则和方案有以下几条。

(1)起始足量。常用药物为泼尼松 1 mg/(kg·d),口服 8 周,必要时可延长至 12 周。

(2)缓慢减药。足量治疗后每 2～3 周减少原用量的 10%,当减至 20 mg/d 左右时症状易反复,应更加缓慢减量。

(3)长期维持。最后以最小有效剂量(10 mg/d)再维持半年左右。

激素可采取全日量顿服或在维持用药期间两日量隔日一次顿服,以减轻激素的副作用。水肿严重、有肝功能损害或泼尼松疗效不佳的患者,可更换为甲泼尼龙(等剂量)口服或静脉滴注。因地塞米松半衰期长,副作用大,现已较少使用。

根据患者对糖皮质激素的治疗反应,可将其分为"激素敏感型"(用药 8～12 周 NS 缓解)"激素依赖型"(激素减药到一定程度即复发)和"激素抵抗型"(激素治疗无效)三类,其各自的进一步治疗有所区别。

长期应用激素的患者可出现感染、药物性糖尿病、骨质疏松等副作用,少数病例还可能发生股骨头无菌性缺血性坏死,需加强监测,及时处理。

2. 细胞毒药物

这类药物可用于"激素依赖型"或"激素抵抗型"的患者,协同激素治疗。若无激素禁忌,一般不作为首选或单独治疗用药。

(1)环磷酰胺。这是国内外最常用的细胞毒药物,在体内被肝细胞微粒体羟化,产生有烷化作用的代谢产物而具有较强的免疫抑制作用。应用剂量为 2 mg/(kg·d),分 1～2 次口服;或 200 mg/次,隔日静脉注射。累积量达 6～8 g 即可停药。主要副作用为骨髓抑制及中毒性肝损害,并可出现性腺抑制(尤其男性)、脱发、胃肠道反应及出血性膀胱炎。

(2)盐酸氮芥。这是最早用于治疗 NS 的药物,治疗效果较佳。因可引起注射部位血管炎或局部组织坏死及严重的胃肠道反应和很强的骨髓抑制作用,目前临床上较少应用。

(3)其他。苯丁酸氮芥 2 mg,每日 3 次口服,共服用 3 个月,毒性较氮芥小,疗效差。此外,硫唑嘌呤亦有使用报道,但疗效也较弱。

3. 环孢素

环孢素能选择性抑制 T 辅助细胞及 T 细胞毒效应细胞,现已作为二线药物用于治疗激素及细胞毒药物无效的难治性 NS。常用量为 3～5 mg/(kg·d),分两次空腹口服,服药期间需监测并维持其血浓度谷值为 100～200 ng/mL。服药 2～3 个月可缓慢减量,疗程半年至一年。副作用有肝肾毒性、高血压、高尿酸血症、多毛及牙龈增生等。除上述副作用外,价格较昂贵及停药后易复发,使其广泛应用受到限制。

4. 麦考酚吗乙酯(mycophenolate mofetil,MMF)

MMF 在体内代谢为霉酚酸,后者为次黄嘌呤单核苷酸脱氢酶抑制剂,抑制鸟嘌呤核苷酸的经典合成途径,故而选择性抑制 T、B 淋巴细胞增殖及抗体形成达到治疗目的。常用量为 1.5～2 g/d,分 2 次口服,共用 3～6 月,减量维持半年。现已广泛用于肾移植后排异反应,副作用相对小。

近年一些报道表明,该药对部分难治性 NS 有效,尽管尚缺乏大宗病例的前瞻对照研究结果,但已受到重视。因其价格较高,目前仍作为二线用药使用。已有导致严重贫血和伴肾功能损伤者应用后出现严重感染的个案报道,应引起足够重视。

应用激素及细胞毒药物治疗 NS 可有多种方案,原则上应在增强疗效的同时最大限度地减少副作用为宜。对于是否应用激素治疗、疗程长短以及是否使用细胞毒药物等应结合患者肾小球病的病理类型、年龄、肾功能和相对禁忌证等情况不同而区别对待,制订个体化治疗方案。

近年来根据循证医学(evidence-based medicine,EBM)的研究结果,针对不同的病理类型,提出的相应治疗方案有以下几种。

1. 微小病变型肾病

该类型常对激素治疗敏感,初治者可单用激素治疗。如因感染、劳累而短期复发,去除诱因后仍不缓解者,可再使用激素,疗效差或反复发作者应并用细胞毒药物,力争达到完全缓解并减少复发。

2. 膜性肾病

对于本病的治疗目前有较大的争议,根据循证医学已有以下共识。

(1)单用激素无效,必须激素联合烷化剂(常用环磷酰胺、瘤可宁)。效果不佳的患者可试用小剂量环孢素,一般用药应在半年以上,也可与激素联合应用。

（2）早期膜性肾病疗效相对较好。若肾功能严重恶化,血肌酐＞354 μmol/L 或肾活检示严重间质纤维化则不应给予上述治疗。

（3）激素联合烷化剂治疗的对象主要为有病变进展高危因素的患者,如严重、持续性 NS,肾功能恶化和肾小管间质较重的可逆性病变等,应给予治疗。反之,则可先密切观察 6 个月,控制血压和使用 ACEI 或（和）ARB 降尿蛋白,病情无好转再接受激素联合烷化剂治疗。另外,膜性肾病易发生血栓、栓塞并发症,应予以积极防治。

3. 局灶节段性肾小球硬化

既往认为本病治疗效果不好,循证医学表明部分患者(30%～50%)使用激素有效,但显效较慢,建议足量激素治疗[1 mg/(kg·d)],应延长至 3～4 个月。上述足量激素用至 6 个月后无效,才能称之为激素抵抗。激素效果不佳者可试用环孢素。

4. 系膜毛细血管性肾小球肾炎

本病疗效差,长期足量激素治疗可延缓部分儿童患者的肾功能恶化。对于成年患者,目前没有激素和细胞毒药物治疗有效的证据。临床研究仅发现口服 6～12 个月的阿司匹林(325 mg/d)和（或）双嘧达莫(50～100 mg,每日 3 次)可以减少尿蛋白,但对延缓肾功能恶化无作用。

尽管上述 EBM 的研究结果绝大部分来自西方国家,但值得从中借鉴并结合我们自己的经验进一步实践,再加以科学地总结分析。

（四）中医药治疗

单纯的中医、中药治疗 NS,疗效出现较缓慢,一般主张与激素及细胞毒药物联合应用。

1. 辨证施治

NS 患者多被辨证为脾肾两虚,可给予健脾补肾利水的方剂(如真武汤)治疗。

2. 拮抗激素及细胞毒药物副作用

久用大剂量激素常出现阴虚内热或湿热,给予滋阴降火或清热祛湿的方剂,可减轻激素副作用;激素减量过程中辅以中药温补脾肾方剂,常可减少病情反跳,巩固疗效;应用细胞毒药物时配合补益脾肾及调理脾胃的中药,可减轻骨髓抑制及胃肠道反应的副作用。

3. 中药治疗

雷公藤总苷 10～20 g,每日 3 次口服,有降尿蛋白作用,可配合激素应用。国内研究显示,该药具有抑制免疫、抑制肾小球系膜细胞增生的作用,并能改善肾小球滤过膜通透性。主要副作用为性腺抑制、肝功能损害及外周血白细胞减少等,及时停药后可恢复。本药毒副作用较大,甚至可引起急性肾衰竭,用时要小心监护。

（五）并发症防治

NS 的并发症是影响患者长期预后的重要因素,应积极防治。

1. 感染

通常在激素治疗时无需应用抗生素预防感染,否则不但达不到预防目的,反而可能诱发真菌二重感染。免疫增强剂(如胸腺肽、转移因子及左旋咪唑等)能否预防感染尚不完全肯定。一旦发现感染,应及时选用对致病菌敏感、强效且无肾毒性的抗生素积极治疗,有明确感染灶者应尽快去除。严重感染难控制时应考虑减少或停用激素,但需视患者具体情况决定。

2. 血栓及栓塞并发症

一般认为,当血浆白蛋白低于 20 g/L 时,提示存在高凝状态,即应开始预防性抗凝治疗。可给予肝素钠 1 875～3 750 U 皮下注射,每 6 小时 1 次(或可选用低分子肝素),维持试管法凝血时间于正常一倍;也可服用华法林,维持凝血酶原时间国际标准化比值(INR)于 1.5～2.5 之间。抗凝的同时可辅以抗血小板药,如双嘧达莫 300～400 mg/d,分 3～4 次服,或阿司匹林 40～300 mg/d 口服。对已发生血栓、栓塞者应尽早(6 小时内效果最佳,但 3 天内仍可望有效)给予尿激酶或链激酶全身或局部溶栓,同时配合抗凝治疗,抗凝药一般应持续应用半年以上。抗凝及溶栓治疗时均应避免药物过量导致的出血。

3. 急性肾衰竭

NS 并发急性肾衰竭如处理不当可危及生命,若及时给予正确处理,大多数患者可望恢复。出现急性肾衰竭时可采取以下措施:①袢利尿剂:对袢利尿剂仍有效者应予以较大剂量,以冲刷阻塞的肾小管管型;②血液透析:利尿无效并已达到透析指征者,应给血液透析以维持生命,并在补充血浆制品后适当脱水,以减轻肾间质水肿;③原发病治疗:因其病理类型多为微小病变型肾病,应予以积极治疗;④碱化尿液:可口服碳酸氢钠碱化尿液,以减少管型形成。

4. 蛋白质及脂肪代谢紊乱

在 NS 缓解前常难以完全纠正代谢紊乱,但应调整饮食中蛋白和脂肪的量和结构(如前所述),力争将代谢紊乱的影响减少到最低限度。目前,不少药物可用于治疗蛋白质及脂肪代谢紊乱,如 ACEI 及 ARB 均可减少尿蛋白。

有研究显示,中药黄芪(30~60 g/d 煎服)可促进肝脏白蛋白合成,并可能兼有减轻高脂血症的作用。降脂药物可选择降胆固醇为主的羟甲戊二酸单酰辅酶 A(HMG-CoA)还原酶抑制剂,如洛伐他汀等他汀类药物;或降甘油三酯为主的氯贝丁酯类,如非诺贝特等。NS 缓解后高脂血症可自然缓解,则无需再继续药物治疗。

【预后】

NS 预后的个体差异很大。决定预后的主要因素包括以下 2 点。

1. 病理类型

一般说来,微小病变型肾病和轻度系膜增生性肾小球肾炎的预后良好。部分微小病变型肾病患者可自发缓解,治疗缓解率高,但缓解后易复发。早期膜性肾病仍有较高的治疗缓解率,晚期虽难以达到治疗缓解,但病情多数进展缓慢,发生肾衰竭的时间较晚。系膜毛细血管性肾小球肾炎及重度系膜增生性肾小球肾炎的疗效不佳,预后差,较快进入慢性肾衰竭。影响局灶节段性肾小球硬化预后的最主要因素是尿蛋白程度和对治疗的反应,自然病程中无 NS 表现者的 10 年肾存活率为 90%,而表现为 NS 的患者为 50%;NS 中激素能使之缓解者的 10 年肾存活率达 90% 以上,对激素治疗无效者的相应存活率仅为 40%。

2. 临床因素

大量蛋白尿、高血压和高血脂均可促进肾小球硬化,上述因素如长期得不到控制,则会成为预后不良的重要因素。

3. 其他

存在反复感染、血栓栓塞并发症者常影响预后。

第四节   慢性肾炎综合征

慢性肾炎综合征,是指以蛋白尿、血尿、高血压、水肿为基本临床表现,可有不同程度的肾功能减退,起病方式各有不同,病情迁延,病变缓慢进展,最终将发展为慢性肾衰竭的一组肾小球疾病。

【临床表现】

慢性肾炎可发生于任何年龄,但以青中年男性为主。起病方式和临床表现多样,多数起病隐袭、缓慢,以蛋白尿、血尿、高血压、水肿为其基本临床表现,可有不同程度的肾功能减退,病情迁延、反复,渐进性发展为慢性肾衰竭。

（一）临床起病特点

1. 隐匿起病

有的患者可无明显临床症状。偶有轻度浮肿，血压可正常或轻度升高。多通过体检发现此病。

2. 慢性起病

患者可有乏力、疲倦、腰痛、纳差等症状；眼睑和（或）下肢水肿，伴有不同程度的血尿或蛋白尿，部分患者可表现为肾病性大量蛋白尿；也有患者以高血压为突出表现，伴有肾功能正常或不同程度受损（内生肌酐清除率下降或轻度氮质血症）。

3. 急性起病

部分患者因劳累、感染、血压增高、水与电解质紊乱，而使得病情呈急性发作，或用肾毒性药物后病情急骤恶化，经及时去除诱因和适当治疗后病情可得到一定程度的缓解。

（二）实验室与影像学检查

实验室检查有尿检异常，尿蛋白常在 1～3 g/d，尿沉渣镜检为肾小球源性血尿，可见管型。

（三）肾脏病理

慢性肾炎肾活检可表现为各种病理类型的肾小球疾病，病理检查对于指导治疗和估计预后具有重要价值。我国常见的慢性肾炎的类型有系膜增生性肾小球肾炎（包括 IgA 肾病和非 IgA 系膜增生性肾小球肾炎）、局灶节段性肾小球硬化、膜性肾病及系膜毛细血管性肾小球肾炎等，病变后期均可转化为硬化性肾小球肾炎。不同类型病理变化本身的特点可部分消失。

【诊断】

慢性肾炎的诊断并不完全依赖病史的长短，多数慢性肾炎其病理类型决定其起病为慢性病程。一般而言，凡有尿检异常（血尿、蛋白尿、管型尿），伴不同程度浮肿和（或）高血压和（或）肾功能异常者，除外继发性、遗传性和先天性肾炎，均应考虑此病，肾活检病理检查可以确定肾小球疾病性质及病理类型。

鉴别诊断主要有以下几条标准。

（1）无症状性血尿或（和）蛋白尿。

（2）感染后急性肾小球肾炎。

（3）原发性高血压肾损害。

（4）继发性肾小球肾炎，如狼疮肾炎、过敏性紫癜肾炎等。

（5）遗传性肾炎（Alport 综合征）。

【治疗方案】

慢性肾炎的治疗应以防止或延缓肾功能进行性恶化、改善或缓解临床症状及防治严重合并症为主要目的，而不以消除尿红细胞或轻微尿蛋白为目标。可采用下列综合治疗措施。

（一）积极控制高血压和减少尿蛋白

高血压和尿蛋白是加速肾小球硬化、促进肾功能恶化的重要因素，积极控制高血压和减少尿蛋白是两个重要的环节。要力争把血压控制在理想水平：尿蛋白≥1 g/d，血压应控制在 125/75 mmHg 以下；尿蛋白<1 g/d，血压控制可放宽到 130/80 mmHg 以下。尿蛋白则应争取减少至<1 g/d。

慢性肾炎常有水钠潴留引起的容量依赖性高血压，故高血压患者应限盐（<6 g/d）；可选用噻嗪类利尿剂，如氢氯噻嗪 12.5～25 mg/d。Ccr<30 mL/min 时，噻嗪类利尿剂无效，应改用袢利尿剂，但一般不宜过多和长时间使用。

多年研究证实，ACEI 或 ARB 除具有降低血压作用外，还有减少尿蛋白和延缓肾功能恶化的肾脏保护作用。后两种作用除通过对肾小球血流动力学的特殊调节作用（扩张入球和出球小动脉，但对出球小动脉扩张作用强于入球小动脉），降低肾小球内高压力、高灌注和高滤过外，还能通过非血流动力学作用（抑制细胞因子、减少尿蛋白和细胞外基质的蓄积）起到减缓肾小球硬化的发展和保护肾脏的作用，为治疗慢性肾炎高血压和（或）减少尿蛋白的首选药物。通常要达到减少尿蛋白的目的，应用剂量常需高于常规的降压剂量。肾功能不全患者应用 ACEI 或 ARB 时要防止高血钾，血肌酐大于 264 μmol/L（3 mg/dL）时务必在严密观察下谨慎使用，少数患者应用 ACEI 有持续性干咳的症状。掌握好适应证和应用方法，监测血肌酐、血钾，防止严重副作用尤为重要。

（二）限制食物中蛋白及磷的入量

肾功能不全氮质血症患者应限制蛋白及磷的入量，采用优质低蛋白饮食或加用必需氨基酸或旷酮酸。

（三）应用抗血小板解聚药

大剂量双嘧达莫（300～400 mg/d）、小剂量阿司匹林（40～300 mg/d）有抗血小板聚集的作用，以往有报道称，服用此类药物能延缓肾功能衰退，但近年来多数循证医学的研究结果并未证实其确切疗效，目前结果仅显示对系膜毛细血管性肾炎有一定的降尿蛋白作用。

（四）糖皮质激素和细胞毒药物

鉴于慢性肾炎为临床综合征，其病因、病理类型及其程度、临床表现和肾功能等差异较大，故是否应用此类药物，宜区别对待，一般不主张积极应用。但患者肾功能正常或仅轻度受损，肾脏体积正常，病理类型较轻（如轻度系膜增生性肾炎、早期膜性肾病等），尿蛋白较多，无禁忌证时可试用，无效者应逐步撤去。

（五）避免加重肾脏损害的因素

感染、劳累、妊娠及肾毒性药物（如氨基糖苷类抗生素、含马兜铃酸中药等）均可能损伤肾脏，导致肾功能恶化，应予以避免。

【预后】

慢性肾炎病情迁延和病变均为缓慢进展，最终将至慢性肾衰竭。病变进展速度个体差异很大，病理类型为重要因素，但也与是否重视保护肾脏、治疗是否恰当及是否避免恶化因素有关。

第五节　IgA 肾病

IgA 肾病（IgA）是指肾小球系膜区以 IgA 或 IgA 沉积为主的原发性肾小球疾病，是我国肾小球源性血尿最常见的病因，分为原发性和继发性两大类。IgA 肾病是一种进展性疾病，只有 5%～30% 的患者尿检异常能完全缓解，大多数患者呈慢性进行性发展。IgA 肾病是我国终末期肾病的首要原因。其进展危险因素主要有肾小球硬化、肾间质纤维化、高血压、大量蛋白尿和肾功能减退。

【发病机制】

不少 IgA 肾病患者常在呼吸道或消化道感染后发病或出现肉眼血尿，故以往强调黏膜免疫与 IgA 肾病发病机制相关。近年的研究证实，IgA 肾病患者血清中的 IgA 较正常人显著增高。肾小球系膜区沉积的 IgA 免疫复合物（IgAIC）或多聚 IgA 为 IgA₁，相似于血清型 IgA，提示为骨髓源性 IgA。此外，研究还发现，IgA 肾病患者血清中 IgA 的绞链区存在糖基化缺陷，这种结构异常的 IgA，不易与肝细胞结合和被清除，导致血循环浓度增高，并有自发聚合倾向形成多聚 IgA1 或与抗结构异常 IgA1 的自身抗体形成 IgA1IC，进而沉积在肾小球系膜区。IgA 肾病患者血循环中多聚 IgA1 或 IgA1IC 与系膜细胞有较高亲和力，两者结合后，诱导系膜细胞分泌炎症因子、活化补体，导致 IgA 肾病病理改变和临床症状。

【临床表现】

IgA 肾病在临床上可以表现为孤立性血尿、反复发作性肉眼血尿、无症状血尿和蛋白尿,也可合并水肿、高血压和肾功能减退,表现为肾炎综合征或肾病综合征。

反复发作性肉眼血尿多在黏膜或皮肤感染后数小时或数日内出现,感染控制后肉眼血尿减轻或消失。肉眼血尿期间多数没有明显的自觉症状,偶有腰酸胀痛感。肉眼血尿间歇期间很少出现大量蛋白尿和高血压,病程常有自限性,多数患者预后较好,肾功能多能长时间保持稳定。

无症状性尿检异常,包括单纯无症状镜下血尿和持续性镜下血尿伴轻至中度蛋白尿(尿蛋白<3.5 g/24 h)。多数患者起病隐匿,起病时多无高血压及肾功能不全等临床表现。部分患者病情可有进展,出现肾功能减退。

IgA 肾病也可表现为持续性大量蛋白尿(尿蛋白≥3.5 g/24 h),甚至肾病综合征。如果大量蛋白尿的 IgA 肾病合并明显血尿、高血压和肾功能减退,提示病情易进展。如果肾功能快速进行性恶化,同时合并明显血尿和大量蛋白尿,则要考虑细胞性新月体形成和毛细血管袢坏死,应争取尽快行肾活检以明确诊断。

高血压是 IgA 肾病的常见表现之一。在 IgA 肾病肾活检明确诊断时,约有 40% 的患者患有高血压。随着病程延长和病情加重,高血压发生率增加。合并高血压患者可伴有不同程度的血尿、蛋白尿和肾功能不全以及高尿酸血症。少数患者表现为恶性高血压,肾功能快速进行性恶化。

部分患者就诊时已达到终末期肾病阶段,除表现蛋白尿、镜下血尿及高血压外,还有合并慢性肾功能不全的其他表现,如贫血、夜尿增多等。血肌酐多在 442 μmol/L 以上,B 超显示肾脏缩小、双肾实质变薄、皮髓质分界不清。很多患者已失去肾活检的机会。

IgA 肾病的尿红细胞多为畸形的红细胞,尤其是出现芽孢状或棘形红细胞,对诊断有较大的价值。但肉眼血尿明显时,尿中正常形态红细胞的比例可增加。尿蛋白定量以中小量多见,为非选择性蛋白尿。部分患者血清 IgA 增高。肾功能不全的患者,血清肌酐、尿素氮和血尿酸增高。即使是肾功能正常的 IgA 肾病患者,也有部分血尿酸升高。

【诊断】

1. IgA 肾病的临床诊断线索

尽管 IgA 肾病的临床表现和实验室检查缺乏特征性的改变,但如果出现以下表现,应怀疑 IgA 肾病:①在上呼吸道感染或扁桃体炎发作的同时或短期内出现肉眼血尿,感染控制后肉眼血尿消失或减轻;②典型的畸形红细胞尿,伴或不伴蛋白尿;③血清 IgA 值增高。

2. IgA 肾病的病理诊断

(1)光镜所见。肾小球系膜病变是 IgA 肾病基本的组织学改变,表现为系膜增生和系膜基质增多。典型的 IgA 肾病 PAS 染色时可见系膜区、旁系膜区圆拱状的深染物质。Masson 三色染色上述部位则可见嗜复红物沉积。IgA 肾病的组织学改变多种多样,从肾小球基本正常,到弥漫系膜增生性病变、新月体形成以及局灶、节段硬化性病变。病变类型与疾病的临床表现、病程有一定关系。

(2)免疫病理改变。这是诊断 IgA 肾病必需的检查,主要表现为以 IgA 为主的免疫球蛋白在肾小球系膜区呈团块状或颗粒状弥漫沉积,可伴有 IgG 和 IgM 的沉积。绝大多数病例合并 C3 的沉积,并与 IgA 的分布一致。出现 C4、C1q 沉积要注意除外继发性因素。

(3)电镜所见。电镜可见肾小球系膜区、旁系膜区见电子致密物沉积,有的呈圆拱状,少数病例肾小球内皮下亦见节段性电子致密物,基膜上皮侧一般无电子致密物沉积。少数患者肾小球毛细血管袢可见节段性基膜厚薄不一或基膜节段分层、系膜插入。

3. IgA 肾病组织形态学病变程度的判断

最新发表的牛津 IgA 肾病分类,重点关注系膜细胞增生、节段性肾小球硬化、毛细血管内细胞增生、肾小管萎缩/质纤维化的程度。临床上通常采用的病理分级包括 Lee 分级和 Haas 分级,均根据病变的严重程度和病变的类型,由轻到重分为 Ⅰ、Ⅱ、Ⅲ、Ⅳ、Ⅴ 级,但内涵不完全一样,不能混合使用。

【鉴别诊断】

1. 链球菌感染后急性肾小球肾炎

与 IgA 肾病同样有前驱感染,后期会出现血尿、蛋白尿、水肿及高血压,甚至肾功能损害。两者不同的是,IgA 肾病在前驱感染后 1～3 天即发生肉眼血尿,部分患者的血 IgA 水平可升高;急性肾小球肾炎在前驱感染后 1～3 周才出现急性肾炎综合征的临床表现,常伴有血 C3 水平一过性下降,IgA 水平正常。二者鉴别困难时应靠肾活检加以鉴别。

2. 非 IgA 系膜增生肾炎

非 IgA 系膜增生肾炎在我国发病率也较高,表现与 IgA 肾病类似,须依靠肾活检免疫病理检查方能鉴别。

3. 薄基底膜肾病

薄基底膜肾病主要表现为反复血尿,约 1/2 病例有家族史。临床过程为良性,依肾活检电镜检查可鉴别。

4. 尿路结石所致血尿

常伴有肾绞痛,腹部 B 超或 X 线可发现阳性结石。

5. 继发性 IgA 肾病

包括紫癜性肾炎、狼疮性肾炎等。

【治疗方案与原则】

根据不同的临床表现及病理改变决定治疗方案。处理原则:①防治感染;②控制血压;③减少蛋白尿;④保护肾功能;⑤避免劳累、脱水和肾毒性药物的使用;⑥定期复查。

常用的药物包括血管紧张素转换酶抑制剂(ACEI)、血管紧张素受体Ⅱ拮抗剂(ARB)、糖皮质激素和其他免疫抑制剂、抗血小板聚集、抗凝及促纤溶药和中药,常用的治疗方法有扁桃体摘除。

(一)反复发作性肉眼血尿的治疗

对于扁桃体感染或其他感染后,反复出现肉眼血尿或尿检异常加重的患者,应积极控制感染,建议行扁桃体摘除。

(二)无症状性尿检异常的治疗

(1)对于血压正常、肾功能正常、单纯性镜下血尿、病理改变轻微的 IgA 肾病患者,不需要进行特殊治疗,但需要定期复查。

(2)对于血尿伴有尿蛋白 0.5～1 g/d 的患者,使用 ACEI/ARB 以及进行抗血小板聚集、抗凝促纤溶治疗,有利于患者完全缓解。对于尿蛋白＞1 g/d 的患者,不管血压是否增高,都应首选 ACEI 或(和)ARB。要避免血压降得过低,影响脏器供血。

(3)如果使用最大耐受剂量的 ACEI 和 ARB,尿蛋白仍＞1 g/d,宜加用糖皮质激素治疗,可给予泼尼松 0.6～1 mg/(kg·d),经 4～8 周酌情减量,总疗程 6～12 月。

(4)激素反应不佳或有禁忌证,可应用免疫抑制剂治疗。另外,激素和其他免疫抑制剂的应用,除了考虑尿蛋白量以外,还要考虑肾活检病理改变。明显的炎细胞浸润、系膜细胞增殖、细胞性新月体形成,是应用激素和其他免疫抑制剂的适应证。

(5)大量蛋白尿的治疗。对于临床表现为大量蛋白尿,病理表现为肾小球系膜细胞增殖、球囊黏连、间质炎细胞浸润明显的 IgA 肾病患者,需要肾上腺皮质激素和其他免疫抑制剂、ACEI、ARB 以及抗血小板聚集、抗凝、促纤溶的综合治疗。对于临床表现为肾病综合征、病理表现为轻微病变或微小病变的 IgA 肾病患者,按微小病变肾病综合征处理。

(6)高血压的治疗。对于 IgA 肾病合并高血压的患者,排除肾动脉狭窄和严重肾功能衰竭后,应首选 ACEI 或(和)ARB。如果降压效果不好,可以加用长效的钙离子拮抗剂、利尿剂和 β、α-受体阻滞剂。

(7)肾功能急剧恶化的治疗。对于 IgA 肾病合并肾功能急剧恶化的患者,宜首先明确肾功能不全的原因,针对病因进行治疗。合并脱水、感染或因肾毒性药物所致肾功能急剧恶化的患者,补充容量、抗感染、停用可疑药物;合并恶性高血压的,积极控制血压。对于临床表现明显血尿、蛋白尿、肾功能急剧恶化的,病理表现为明显的肾小球系膜细胞增殖、毛细血管袢坏死、细胞或纤维细胞新月体形成、弥漫性间质炎细胞浸润的 IgA 肾病患者,在没有严重感染或活动性消化道溃疡出血等禁忌证的前提下,可给予甲泼尼龙冲击治疗,即静脉滴入甲泼尼龙 0.5~1 g/d,连续 3 日,随后给予常规剂量的肾上腺皮质激素和其他免疫抑制剂治疗,同时根据血压和肾功能的改变,给予降压治疗和抗血小板聚集、抗凝、促纤溶治疗。

(8)终末期 IgA 肾病的治疗。对于肾脏已缩小、绝大多数肾小球已球性硬化、血肌酐 >442 μmol/L 的 IgA 肾病患者,给予慢性肾衰一体化治疗,做好肾脏替代治疗前的准备。重点是低蛋白饮食,减轻肾脏的负担,同时给予足够的热量和适当的必需氨基酸;尽可能将血压控制在 130/80 mmHg 以内;纠正贫血和代谢性酸中毒、钙磷代谢紊乱,防治继发性甲状旁腺功能亢进。

由于 IgA 肾病的临床表现和病理改变复杂多样,因此治疗的策略也应该是综合的、个体化的,需要联合不同的治疗方法并随病情的改变进行适当调整。

第六节 狼疮性肾炎

狼疮性肾炎(Lupus nephritis,LN)是系统性红斑狼疮(SLE)最常见和严重的临床表现,主要由抗原抗体复合物沉积在肾小球和肾小管-间质所致。病理改变多种多样且多变。在 SLE 患者肾活检中,肾受累几乎为 100%,其中 45%~85% 有肾损害的临床表现。肾衰竭是 SLE 常见的死亡原因。

【发病机制】

免疫复合物(IC)的形成与沉积是引起 SLE 肾脏损害的主要机制。循环中抗 dsDNA 等抗体与相应抗原结合形成 IC 后,沉积于肾小球;或者循环中抗 dsDNA 抗体与 dsDNA 相结合后,介导核小体,通过电荷吸引种植于肾小球和循环中抗 dsDNA 抗体与肾小球内在抗原发生交叉反应形成原位 IC。无论是循环的 IC 沉积于肾小球还是原位形成的 IC,两者均能激活补体,引起炎性细胞浸润、凝血因子活化及炎症介质释放,导致肾脏损伤。

【临床表现】

SLE 多见于生育期女性,男女比例为 1:7~9.5。SLE 是全身性疾病,在肾脏受累的同时,常常伴有肾外其他脏器的损害,病程常常迁延。

(一)肾脏表现

LN 的临床表现差异很大,肾脏表现主要为肾小球肾炎的表现,病程多迁延,常有反复。具体有以下几种表现。

(1)无症状蛋白尿和(或)血尿。

(2)急性肾炎综合征。

(3)急进性肾炎综合征。

（4）肾病综合征。

（5）慢性肾炎综合征。

（6）肾小管酸中毒，临床上常出现多尿多饮、低钾血症或高钾血症等。

（7）15%～50%的LN患者存在高血压，伴有肾功能损伤，严重者表现为少尿、高血压、肾功能进行性减退。

（二）肾外表现

1. 全身症状

活动期患者多有全身症状，包括发热、全身不适、乏力、纳差和消瘦。

2. 皮肤与黏膜

患者多有面部蝶形红斑、盘状红斑、口腔溃疡、光敏感、脱发、雷诺现象、网状青斑、肢端血管炎等症状。

3. 肌肉关节

患者多有肌痛、肌无力、肌炎、关节炎、关节痛等症状。

4. 浆膜炎

包括胸膜炎和心包炎。

5. 血液系统

包括溶血性贫血、白细胞和（或）血小板减少、淋巴结炎等。

6. 神经系统

患者可能出现持续性偏头痛、性格改变、认知障碍、舞蹈病、神经麻痹、脑血管意外、昏迷、癫痫发作等症状。

7. 其他

除以上症状外，本病还可能累及心血管（心肌损害、心律失常、心绞痛、疣状心内膜炎——Libman-Sack心内膜炎等）、肺（间质性肺炎、肺血管炎、肺动脉高压等）、消化系统（食欲减退、腹痛、腹水、肝酶升高、脾脏肿大等）；出现口干、眼干、视网膜血管炎；反复流产、血栓形成。

8. 辅助检查

（1）抗核抗体（ANA）。这是SLE的特征性抗体，阳性率高达98%；抗dsDNA抗体阳性率为40%～90%，高滴度抗dsDNA抗体是SLE活动的标志；抗Sm抗体阳性率为20%～76%，对SLE诊断也具有较高特异性。

（2）低补体血症。C3和C4同等程度下降，或者C4下降更显著；其他自身抗体阳性（如抗SSA抗体、抗SSB抗体、抗组蛋白抗体、抗磷脂抗体、抗红细胞抗体、抗淋巴细胞抗体等），同时伴有球蛋白升高、C反应蛋白升高、血沉增快等。

【诊断】

育龄期女性患者，若临床上出现多系统损害，包括皮肤黏膜、肌肉关节、浆膜炎、肾脏、血液系统、神经系统等，并出现自身抗体异常，应高度考虑SLE。

（一）诊断标准

LN是SLE的肾脏损害表现，因此LN首先必须符合SLE的诊断。目前采用的SLE诊断标准是由美国风湿病学会拟定的，11条诊断条件中如有4条以上符合就能诊断SLE。

（二）SLE活动性评价

SLE疾病活动性评价指标较多，国内多采用SLE-DAI（疾病活动性指数）来判断，具体评分规则有以下几条。

（1）神经系统症状。包括癫痫样发作（8分）、精神症状（8分）、器质性脑病（8分）、视网膜受累视力改变(8 分)、脑神经受累(8 分)、狼疮性头痛(8 分)及新发生的脑血管意外(8 分)。

（2）血管炎(8 分)。如甲周微血管栓塞和片状出血。

（3）肾脏损害。包括新发作的蛋白尿(4 分)、管型尿(4 分)、血尿(4 分)和脓尿(4 分)。

（4）肌肉关节。包括关节炎(4 分)、肌炎(4 分)。

（5）皮肤黏膜。新发皮疹(2 分)、脱发(2 分)、黏膜溃疡(2 分)。

（6）浆膜炎。胸膜炎(2 分)、心包炎(2 分)。

（7）免疫学指标。补体低(2 分)、dsDNA 阳性(2 分)。

（8）其他。发热(1 分)、血小板低(1 分)、血白细胞低(1 分)。

SLE-DAI＞10 分提示 SLE 活动。

（三）病理

LN 治疗方案的选择需以肾活检病理类型为基础。

1. 具体分型

（1）Ⅰ型系膜轻微病变型狼疮性肾炎。

（2）Ⅱ型系膜增生性狼疮性肾炎。

（3）Ⅲ型系局灶性狼疮性肾炎累及＜50％的肾小球（局灶）。具体包括：①Ⅲ（A）：活动性病变——局灶增殖性狼疮性肾炎；②Ⅲ（A/C）：活动和慢性化病变并存——局灶增殖伴硬化性狼疮性肾炎；③Ⅲ（C）：慢性非活动性病变伴肾小球瘢痕形成——局灶硬化性狼疮性肾炎。

（4）Ⅳ型系弥漫性狼疮性肾炎受累肾小球≥50％。具体包括：①Ⅳ-S（A）：活动性病变——弥漫节段增殖性狼疮性肾炎；②Ⅳ-G（A）：活动性病变——弥漫球性增殖性狼疮性肾炎；③Ⅳ-S（A/C）：活动和慢性病变并存——弥漫节段增殖伴硬化性狼疮性肾炎；④Ⅳ-G（A/C）：活动和慢性病变并存——弥漫球性增殖伴硬化性狼疮性肾炎；⑤Ⅳ-S（C）：慢性非活动性病变伴瘢痕形成——弥漫节段硬化性狼疮性肾炎；⑥Ⅳ-G（C）：慢性非活动性病变伴瘢痕形成——弥漫球性硬化性狼疮性肾炎。

（5）Ⅴ型系膜性狼疮性肾炎。

2. 免疫荧光

LN 患者肾小球免疫荧光通常是以 IgG 为主的沉积，并出现 C4、C1q 与 C3 共沉积。IgG、IgA、IgM 以及 C3、C4、C1q 染色均阳性，称之为"满堂亮"。免疫复合物在小管—间质沉积也是 LN 的特点之一。各型均可见小管—间质免疫荧光染色阳性（以Ⅳ型最突出）。

3. 电镜

多数患者肾小球电子致密沉积物呈颗粒状，少数患者可出现直径为 10～15 nm 的指纹状、结晶及发夹样结构等。在 LN 患者的肾脏中，还经常可见直径 24 nm 管状包涵体，主要分布于肾脏内皮细胞内质网中。

LN 除累及肾小球外，肾小管间质和血管也常受累。

【鉴别诊断】

1. 原发性肾小球疾病

主要依靠临床表现和免疫学检查。

2. 慢性活动性肝炎

肝肿大明显，常出现蜘蛛痣、肝病面容及肝掌等肝病表现，实验室检查有肝损害表现，而抗 dsDNA 抗体、Sm 抗体等免疫学检查阴性，可资鉴别。

3. 鉴别

应与痛风、感染性心内膜炎、特发性血小板减少性紫癜、混合性结缔组织病等鉴别。

【治疗】

LN 的治疗主要取决于肾脏病理表现和分型、病情的活动性、其他脏器受累的情况、合并症及某些引起或加重肾脏损害的因素、对起始治疗的反应和治疗的副作用等。其中以肾脏病理改变为最重要的依据。

（一）Ⅰ型和Ⅱ型 LN

对于尿液检查正常或改变极轻微的Ⅰ型和Ⅱ型 LN，可仅作一般性处理。对Ⅱ型 LN 有血尿和蛋白尿者，可给予泼尼松（15～20 mg/d）。对Ⅱ型 LN 病情有活动、有肾功能减退者，可加用硫唑嘌呤 [2 mg/(kg·d)]或增加泼尼松剂量。待病情稳定后，逐渐减少泼尼松用量并改为隔日晨顿服，维持 3～5 年。如病情反复发作，应再次肾活检，发现明显活动性病变时参考Ⅲ型和Ⅳ型 LN 的诱导治疗方案。

（二）Ⅲ型和Ⅳ型 LN

糖皮质激素为基本治疗药物，常需要加用其他免疫抑制剂治疗。治疗可分为诱导期和维持治疗期，前者主要处理由狼疮活动引起的严重情况，一般使用较大剂量的糖皮质激素和免疫抑制剂；后者为一种长期治疗，主要是控制慢性病变、保护肾功能，此时可单用小剂量糖皮质激素或加用免疫抑制剂，以避免长期用药的不良反应。

1. 诱导期治疗

（1）轻、中度病例。轻、中度病例指Ⅲ型（轻度）不伴大量蛋白尿、无高血压、肾功能正常的患者。应给予泼尼松[1 mg/(kg·d)]，共 8 周。如反应良好，可于 6 个月内逐渐减量至 5～10 mg/d；如反应不佳，则加用环磷酰胺（0.75 g/m²）静脉滴注，每月 1 次，共 6 个月；也可加量至 1 g/m²。有不良反应如外周血白细胞<1 500/μL 者除外；如出现肾功能明显减退、GFR<30 mL/min，则应减量至 0.5 g/m²。

（2）重症病例。重症病例指Ⅲ型（重度）和Ⅳ型 LN。对于这类患者，首先是治疗严重累及多个系统的急性威胁生命的病变。给予泼尼松 1 mg/(kg·d)常可缓解皮疹、发热、关节痛等肾外表现。一般常与环磷酰胺合用（方法同上）。活动性 LN 肾功能进行性恶化或复发者，可酌情给予甲基泼尼松龙（0.5～1 g/d）静脉滴注冲击治疗，连续 3 天为一疗程，必要时重复应用，冲击以后口服泼尼松（10～20 mg/d）维持。

经上述处理后病情不能明显缓解、肾脏病理活动性病变特别严重或不能耐受上述治疗带来的副作用者，可考虑应用：①环孢素 A[3～5 mg/(kg·d)]，需特别注意其肝、肾毒性；②MMF（1.5～2 g/d）；③FK506；④血浆置换或血浆吸附。

2. 维持期治疗

如诱导治疗反应好，尿检和血补体正常，活动性病变显著好转，环磷酰胺应继续应用 6 个月后停止，单用泼尼松并逐渐减量至 0.25 mg/(kg·d)，隔日一次，口服。对于大多数患者来说经 6 个月治疗病情并不能得到较好缓解，可将环磷酰胺改为每 3 个月一次，待病情稳定后维持治疗 1 年。剂量的调整可参照诱导期治疗方案。病情完全缓解 3 年以上，可停用小剂量泼尼松；也可口服环磷酰胺、硫唑嘌呤或雷公藤多甙片作为辅助治疗的。

（三）Ⅴ型 LN

约 50% 的 Ⅴ型 LN 病例可自行缓解，但对于伴有大量蛋白尿者，仍应积极治疗。首选泼尼松 [1 mg/(kg·d)]，共 8 周。有反应者于 3～4 个月可逐渐减量至 0.25 mg/(kg·d)隔日一次，口服。伴有增生性病变者参见Ⅲ型和Ⅳ型 LN 的治疗。

（四）其他

应积极控制高血压，避免使用肾毒性药物和可诱发病情活动的因素。ACEI 和 ARB 对肾功能的保护可能有益。治疗期间应注意观察疗效和不良反应，尿液和肾功能检查、血补体和抗 dsDNA 抗体对判断疗效尤为重要。对于慢性肾功能不全患者,可采用透析治疗并可择期行肾移植。

【预后】

LN 治疗后虽能缓解,但易复发,且有病情逐渐加重的趋势。近年来,由于对 LN 诊断水平的提高,轻型病例的早期发现以及糖皮质激素和细胞毒药物的合理应用,预后有明显改善,LN 患者 10 年存活率已提高到 80%～90%。

第七节 过敏性紫癜性肾炎

过敏性紫癜肾炎(HSPN)是过敏性紫癜的肾损害,这是一种常见的继发性肾小球肾炎。过敏性紫癜肾炎常表现为血尿、蛋白尿,部分患者可伴高血压和肾功能不全。过敏性紫癜肾炎患者可因致敏原性质不同、个体反应性差异及血管炎累及的器官和病变程度不同,在临床和肾脏病理上呈现不同的改变,对治疗的反应和预后也有较大差异。部分儿童患者可自愈。

【临床表现】

1. 全身表现

四肢远端、臀部及下腹部对称性分布出血性斑点,稍高于皮肤表面,可有痒感,分批出现,可同时伴有皮肤水肿和荨麻疹。过敏性紫癜通常累及皮肤、胃肠道、关节和肾脏,但临床上并不是所有患者均有上述全部器官受累的表现。

全身症状包括发热、乏力和虚弱。皮肤病变通常发生在四肢,也可发生于其他部位,表现为出血性皮疹,压之不褪色,皮疹分界清晰或融合成片。皮肤活检可见 IgA 免疫复合物沉积。

2. 肾脏表现

呈非游走性、多发性关节肿痛,同时可出现关节肿胀、压痛及功能障碍。过敏性紫癜肾脏受累情况报道不一,尿常规检查发现,40%～60%的过敏性紫癜患者会发生过敏性紫癜肾炎。一般情况下,全身症状和体征出现数天或数周后发生活动性肾脏病变,表现为镜下血尿和蛋白尿。儿童患者即使无肾脏病临床表现,尿检仍能发现红细胞超出正常范围。一些患者临床表现为肾病综合征,少数患者出现肾功能不全表现。肾外临床表现与肾脏病变严重程度无明显相关性。部分患者可以肾脏损害的表现作为过敏性紫癜的首发表现。

3. 腹部症状

表现为腹部绞痛,可并发恶心、呕吐、呕血、腹泻、黑便、肠穿孔及肠套叠等。可有脐周、下腹或全腹压痛,肠鸣音亢进。25%～90%的患者出现胃肠道表现,如腹部绞痛、恶心、呕吐和血便。关节病变最常累及的部位是踝关节和膝关节,表现为关节痛或关节肿胀。

【诊断和鉴别诊断】

1. 诊断标准

过敏性紫癜肾炎的诊断必须符合下述三个条件:①有过敏性紫癜的皮肤紫癜等肾外表现;②有肾损害的临床表现,如血尿、蛋白尿、高血压、肾功能不全等;③肾活检表现为系膜增生、IgA 在系膜区沉积。

2. 病理改变

过敏性紫癜肾炎的病理改变类似于 IgA 肾病的病理改变,其光镜检查特点为系膜增生性肾炎,可伴不同程度的新月体形成;系膜病变包括系膜细胞增多和系膜基质增宽,可为局灶性或弥漫性。严重情况下,肾小球内出现中性粒细胞和单个核细胞浸润,甚至出现节段性袢坏死。

某些病例的病理表现类似于膜增生性肾炎,肾小球基膜出现"双轨征"。新月体可为节段性或环性,开始为细胞性,之后为纤维细胞性或纤维性。肾小管萎缩和肾间质纤维化程度与肾小球损伤程度一致。免疫荧光检查可见以 IgA 为主的免疫球蛋白在肾小球内沉积,IgG、IgM 和 C3 常伴随沉积。主要沉积部位是系膜区,也可见于内皮下。电镜检查可见肾小球系膜区有电子致密物沉积,伴系膜细胞增生和系膜基质增多。电子致密物也可见于内皮下。免疫电镜证实电子致密物主要是 IgA 伴 C3 和 IgG 沉积。严重新月体形成时出现肾小球毛细血管壁断裂。

过敏性紫癜肾炎按国际儿童肾病学会(ISKDC)标准分为六级:① Ⅰ 级:轻微病变;② Ⅱ 级:单纯性系膜增生;③ Ⅲ 级:系膜增生伴 50% 以下肾小球新月体形成和(或)节段损害;④ Ⅳ 级:系膜增生伴 50%～75% 肾小球有新月体形成和(或)节段损伤;⑤ Ⅴ 级:系膜增生伴 75% 以上肾小球有新月体形成和(或)节段损伤;⑥ Ⅵ 级:"假性"膜增生性肾炎。

3. 鉴别诊断

就诊时没有紫癜的过敏性紫癜肾炎,需与原发性 IgA 肾病、血管炎肾损害、狼疮肾炎、急性肾小球肾炎等肾脏疾病鉴别。追问病史,包括回顾皮疹的形态和分布、关节和胃肠道症状,有助于过敏性紫癜肾炎诊断。紫癜合并肾损害的患者,需与特发性血小板减少性紫癜、血栓性血小板减少性紫癜鉴别,血小板数量和功能的检查有助于鉴别诊断。

【治疗方案与原则】

一、治疗原则

1. 消除致病因素

防治感染,消除局部病灶,驱除肠道寄生虫,避免可能致敏的食物及药物。

2. 使用抗组胺药

如扑尔敏、异丙嗪及静脉注射钙剂。

3. 肾炎治疗

对大部分轻微一过性尿检异常者,无须特殊治疗。

二、治疗方案

1. 急性期治疗

急性期应卧床休息,注意保暖,避免使用或食用可疑过敏药物及食物,避免接触可疑过敏原。腹痛明显和便血者可应用 H2 受体阻断剂,肌肉注射维生素 K_1、阿托品等。酌情采用抗过敏、抗感染、降压和利尿治疗。

2. 糖皮质激素

临床表现为肾病综合征,或尿蛋白定量＞1 g/d,病理表现为活动增生性病变的患者,可用糖皮质激素治疗。激素可以减轻蛋白尿,缓解胃肠道症状、关节肿痛及皮肤紫癜。泼尼松初始剂量 0.6～1 mg/(kg·d),服用 8 周后逐渐减量,每 2～4 周减 10%,逐渐减量至隔日顿服,维持量为隔日 5～10 mg,总疗程 6～12 个月或以上。对于有细胞或细胞纤维新月体形成、毛细血管袢坏死的患者,首选甲泼尼龙冲击治疗,剂量 0.5～1 g/d,静脉滴注 3 天,根据病情需要可追加一个疗程,间歇期及疗程结束后,改为泼尼松口服 0.6～1 mg(kg·d),减量方案同上。

3. 免疫抑制剂

对于明显新月体形成、单用激素效果不佳的患者,可联合使用其他免疫抑制剂,如环磷酰胺、吗替麦考酚酯、环孢素、来氟米特、咪唑立宾、雷公藤多苷等。

(1)环磷酰胺静脉或口服用药。静脉用药环磷酰胺的剂量为 0.75 g/m^2(体表面积),每月一次,连用

6个月后改为每3个月静脉滴注一次,总剂量<9~12 g。肾功能不全者环磷酰胺剂量减半。环磷酰胺冲击后如出现血白细胞减少,下次剂量减半或停药。应用环磷酰胺时要注意性腺抑制、出血性膀胱炎、骨髓抑制等不良反应。用药时应充分水化,促进排尿,处理胃肠道症状,如果发生感染则暂缓用药。

(2)吗替麦考酚酯。起始治疗剂量成人1~1.5 g/d,持续6个月,然后逐渐减量,总疗程9~12个月。吗替麦考酚酯剂量调整方案如下:①治疗初期有严重消化道症状者剂量可减半,待症状减轻后逐渐加至治疗剂量;②治疗过程中如出现血白细胞减少,剂量减半或停药;③如果并发感染,吗替麦考酚酯减至0.5 g/d或暂停使用,激素同时减量,待感染完全控制后加至原剂量。

4. 肾素-血管紧张素系统(RAS)阻断剂

可采用ACEI或ARB,如贝那普利或氯沙坦等。这两类药物除降压作用外,还具有减少蛋白尿、减轻肾脏炎症和纤维化的作用。用药期间注意防止出现低血压、咳嗽、高血钾等不良反应。

5. 抗凝治疗

有新月体形成、明显纤维蛋白沉积或肾病综合征型患者,可给予肝素、双嘧达莫、硫酸氯吡格雷等抗凝、抗血小板治疗。

6. 中药治疗

雷公藤多甙1~1.5 mg/(kg·d),其为活血化瘀、清热解毒之中药。

7. 终末期肾功能衰竭患者

可进行透析及肾移植治疗。应在活动性病变静止一年以后再做肾移植。

8. 其他

表现为急进性肾炎患者应给予强化治疗。本病有一定的自限性,特别是儿童病例。对一过性尿检异常者不需特殊治疗,但应注意观察尿常规变化。

第八节　糖尿病肾病

糖尿病肾病(Diabetic nephropathy,DN)是指糖尿病所致的肾脏疾病,是糖尿病常见的微血管病变之一。1型和2型糖尿病均可导致糖尿病肾病,且均与糖尿病的病程有关。糖尿病肾病现已成为发达国家慢性肾衰竭的第一位原发病,我国的发生率也正在快速上升。糖尿病肾病是糖尿病患者常见的慢性并发症之一,也是糖尿病致死的重要原因之一。糖尿病肾病的预后比较差,常较快进展为肾功能不全或尿毒症。合并肾病综合征和高血压的糖尿病肾病患者预后更差。糖尿病肾病的死因以心血管事件和尿毒症为主。

【病因与发病机制】

糖尿病肾病的发生和发展,与遗传因素、代谢因素、血流动力学改变、激素、生长因子、细胞因子、氧化应激、炎症以及足细胞损伤等因素有关。长期高血糖是糖尿病肾病发生发展的关键原因,高血糖所致的肾脏血流动力学改变以及葡萄糖代谢异常所致的一系列后果是造成肾脏病变的基础,众多生长因子、细胞因子被激活以及氧化应激则是病变形成的直接机制。

肾脏血流动力学异常是糖尿病肾病早期的重要特点,表现为高灌注、高压力、高滤过,结果导致局部RAS活化、白蛋白尿及蛋白激酶C、血管内皮生长因子等物质进一步激活。生长激素、胰高血糖素、前列腺素、肾小球加压素和心钠素可使肾小球滤过率和肾血流量增加。与糖尿病肾病发生发展有关的生长因子和细胞因子相互影响,构成复杂的调控网络参与糖尿病肾病的发生和发展,因此近年的观点认为,糖尿病肾病是非感染性炎症性疾病,与核因子κB(NF-κB)等炎症因子的上调有关。

【临床表现】

DN 是一个慢性的过程,早期临床表现不明显,当病情发展到一定阶段以后,可出现下列临床表现。

1. 蛋白尿

这是 DN 最重要的临床表现。早期可以是间歇性的、微量的白蛋白尿;后期常常是持续性的、大量的蛋白尿。微量白蛋白尿,是指尿白蛋白/肌酐比值为 30～300 $\mu g/mg$;或尿白蛋白排泄率为 20～200 $\mu g/min$,或 30～300 mg/d。临床 DN,是指尿白蛋白/肌酐比值持续>300 $\mu g/mg$;或尿白蛋白排泄率>200 $\mu g/min$,或>300 mg/d,或者是常规尿蛋白定量>0.5 g/d。

2. 高血压

DN 中高血压的发生率很高,晚期 DN 患者多有持续、顽固的高血压。

3. 水肿

在临床糖尿病肾病期,随着尿蛋白的增加和血清白蛋白的降低,患者可出现不同程度的水肿,尤其是肾病综合征和心功能不全的患者,可出现全身高度水肿,甚至胸水、腹水,同时合并尿量减少。

4. 肾病综合征

部分患者可发展为肾病综合征,表现为大量蛋白尿(>3.5 g/d)、低蛋白血症(血白蛋白<30 g/L)、脂质代谢异常以及不同程度的水肿。合并肾病综合征的患者常在短期内发生肾功能不全。

5. 肾功能异常

1 型 DN 的早期,肾小球滤过率(GFR)增高。随着病程的进展,GFR 降至正常,然后逐渐下降,并出现血尿素氮和肌酐升高,最后进展到肾功能不全、尿毒症。2 型 DN 少有 GFR 增高的现象。

DN 的肾功能不全与非 DN 肾功能不全比较,具有以下特点:①蛋白尿相对较多;②肾小球滤过率相对不很低;③肾体积缩小不明显;④贫血出现较早;⑤心血管并发症较多、较重;⑥血压控制较难。

6. 糖尿病的其他并发症

(1)视网膜病变。DN 和糖尿病性视网膜病变均为糖尿病的微血管病变,95%的 DN 患者合并有糖尿病性视网膜病变。

(2)大血管病变。DN 患者常常合并心脑血管疾病和缺血性下肢血管疾病,表现为心绞痛、心肌梗死、脑梗死、足背动脉搏动减弱或消失。

(3)神经病变。主要是周围神经病变,表现为感觉异常和功能异常。

【诊断】

1. 临床诊断

典型病例诊断依据如下,可疑患者需进行肾活检确诊。

(1)确诊糖尿病时间较长,超过 5 年,或有糖尿病视网膜病变。

(2)持续白蛋白尿,尿白蛋白/肌酐比值>300 $\mu g/mg$ 或尿白蛋白排泄率>200 $\mu g/min$ 或尿白蛋白定量>300 mg/d 或尿蛋白定量>0.5 g/d。早期可表现为微量白蛋白尿。

(3)临床和实验室检查排除其他肾脏或尿路疾病。

2. 病理诊断

糖尿病肾病的基本病理特征是肾小球系膜基质增多、基膜增厚和肾小球硬化,包括弥漫性病变、结节性病变和渗出性病变,早期表现为肾小球体积增大。

(1)弥漫性病变。表现为弥漫性的系膜基质增多、系膜区增宽、肾小球基膜增厚。

(2)结节性病变。表现为系膜区的扩张和基膜的增厚,形成直径为 20～200 nm 的致密结节,称之为 Kimmelstiel Wilson 结节(K-W 结节)。

(3)渗出性病变。包括纤维素样帽状沉积和肾小囊滴状病变,前者为位于肾小球内皮和基膜之间的强嗜伊红染色的半月形或球形渗出物,后者与前者性质相似,但位于肾小囊内壁。渗出性病变常提示糖尿病肾病进展。

此外,糖尿病肾病还常有肾小动脉透明样变和肾小管间质损害。免疫荧光检查可见 IgG 呈节段性沿肾小球毛细血管袢、肾小囊基膜、肾小管基膜线样沉积,有时也可见到 IgA 和 C3 的沉积。电镜检查显示肾小球毛细血管基膜增厚和系膜基质增多是其主要的超微结构改变。

3. 临床分期

1 型糖尿病肾病,自然病史比较清楚,一般分为 5 期。

(1) I 期。肾小球滤过率增高,肾体积增大,肾血流量、肾小球毛细血管灌注压及内压增高。肾小球基底膜和系膜正常,经适当治疗可恢复。

(2) II 期。即正常白蛋白尿期,肾小球滤过率正常或增高,尿白蛋白排出率(UAER)正常(<20 μg/min 或 30 mg/24 h),尿 ACR<30 mg/g。

(3) III 期。早期糖尿病肾病,肾小球滤过率大致正常,出现微量白蛋白尿,UAER 持续在 20～200 μg/min 或 30～300 mg/24 h,尿 ACR 在 30～300 mg/g,相当于 24 小时尿蛋白定量小于 0.5 g。

(4) IV 期。临床糖尿病肾病,UAER 大于 200 μg/min 或 300 mg/24 h,尿 ACR 大于 300 mg/g,相当于尿蛋白定量持续大于每 24 小时 0.5 g,严重者表现为肾病综合征,肾小球滤过率下降。

(5) V 期。即终末期肾功能衰竭。

相当多的 2 型糖尿病病例由于偶然查血糖或患其他病时才被发现,对其自然病史所知甚少,临床分期可以参照 1 型糖尿病肾病。比较实用的 2 型糖尿病肾病分期为早期(隐性或微量白蛋白尿期)、中期(持续显性蛋白尿期)和晚期(肾衰竭期)。

4. 鉴别诊断

糖尿病患者合并肾脏损害,不一定是糖尿病肾病。有下列情况之一者,需排除其他肾脏疾病:①无糖尿病视网膜病变;②GFR 很低或迅速降低;③蛋白尿急剧增多或肾病综合征;④顽固性高血压;⑤尿沉渣活动表现(血尿、白细胞尿、管型尿等);⑥其他系统性疾病的症状和体征;⑦ACEI/ARB 治疗后 1～3 个月 GFR 下降>30%。

(1)原发性肾小球疾病。糖尿病患者,如遇下列情况,宜行肾活检排除原发性肾脏疾病:①血尿(畸形红细胞尿或红细胞管型尿);②既往有肾脏病史;③有尿检异常但无视网膜病变。

(2)高血压肾损害。糖尿病患者常常合并高血压,高血压可以引起蛋白尿,但尿蛋白量比较少,很少出现肾病综合征样的大量蛋白尿,早期以肾小管功能损害、夜尿增多为主,眼底改变主要为高血压和动脉硬化,而非糖尿病视网膜病变。

(3)肾淀粉样变性。表现为大量蛋白尿,即使肾功能不全肾脏也不一定缩小,常规试纸法检测尿白蛋白较少,24 小时尿蛋白定量较多,眼底检查无糖尿病视网膜病变,部分患者有多发性骨髓瘤、类风湿关节炎或慢性感染的全身表现。

(4)肥胖相关性肾病。主要表现为肥胖、代谢综合征、轻微蛋白尿、肾小球肥大、局灶节段性肾小球硬化等,如果同时合并糖尿病,与糖尿病肾病很难鉴别。但是,肥胖相关性肾病的蛋白尿在减肥后可以减轻或消失,不合并糖尿病的视网膜病变和周围神经病变,没有糖尿病肾病的渗出性病变和结节病理改变。明确的糖尿病的患病时间短,对鉴别诊断具有重要的价值。

(5)尿路感染。糖尿病患者常常合并尿路感染,包括尿道炎、膀胱炎及肾盂肾炎。慢性或严重的尿路感染可有蛋白尿,但常伴有白细胞尿、红细胞尿以及不同程度的尿频、尿急、尿痛、排尿不适等尿路刺激症状,清洁中段尿培养可培养出致病菌。正确使用抗生素有效,感染控制后尿检异常消失或明显减轻。

【治疗原则与方案】

(一)治疗原则

严格控制血糖,积极控制血压,应用 ACEI 或 ARB 减少尿蛋白排泄,适当限制蛋白质摄入,糖尿病肾病肾衰竭者宜早期进行透析治疗。

（二）具体治疗方案

1. 调整生活方式

包括减肥、禁烟和加强体育锻炼。

2. 低蛋白饮食

从临床糖尿病肾病期开始实施低蛋白饮食治疗，肾功能正常的患者，饮食蛋白摄入量为每天 0.8 g/kg；出现 GFR 下降后，饮食蛋白摄入量为每天 0.6～0.8 g/kg。蛋白质来源中优质动物蛋白占 50%～60%。如每日蛋白摄入量≤0.6 g/kg，应适当补充 α-酮酸制剂。生长发育期、妊娠或合并有肝病者不宜过度限制蛋白摄入。

3. 严格控制血糖

降糖措施除饮食治疗外，还包括药物治疗和胰岛素治疗两大类。常用的降糖药物包括以下几类。

（1）磺脲类。如格列美脲、格列本脲、格列吡嗪、格列齐特、格列喹酮等。主要作用为刺激胰岛素分泌从而产生降糖作用。格列喹酮较适用于伴有轻至中度肾脏损害的患者。

（2）格列奈类。如瑞格列奈、那格列奈、米格列奈等。主要作用为促进胰岛素分泌，适用于有一定胰岛素分泌功能的 2 型糖尿病患者。这类药起效快，服药后宜立即进餐，应从小剂量开始。严重肝肾损害者、1 型糖尿病或胰岛功能很差的 2 型糖尿病患者应禁用。

（3）双胍类。如二甲双胍、苯乙双胍等。主要作用为促进葡萄糖的利用、抑制葡萄糖的异生和肠道吸收。双胍类药物是伴有肥胖的 2 型糖尿病患者首选的口服降糖药。肾功能不全时慎用，因其可致乳酸性酸中毒。

（4）α-糖苷酶抑制剂。如阿卡波糖、伏格列波糖等。主要作用为延缓肠道糖类的吸收。主要适合于 2 型糖尿病患者尤其是空腹血糖正常而餐后血糖明显升高的患者。宜在进餐时随第一口主食一起嚼碎后服用，从小剂量开始。最常见的不良反应是胃肠道反应，溃疡病患者禁用。

（5）噻唑烷二酮类。如罗格列酮、吡格列酮等。主要作用为通过增加胰岛素的敏感性降低血糖，还有抑制炎症和肾保护作用，特别适合糖尿病肾病的患者使用。

糖尿病肾病患者应尽早使用胰岛素，可以有效控制血糖且避免肝肾损害。胰岛素根据作用时间可分为短效胰岛素（普通胰岛素）、中效胰岛素（低精蛋白锌胰岛素）和长效胰岛素（精蛋白锌胰岛素），根据药品来源可分为牛胰岛素、猪胰岛素和通过基因工程生产的人胰岛素。

4. 严格控制血压

严格控制血压在 130/80 mmHg 以下，合并明显蛋白尿（＞1 g/d）和肾功能不全的患者应控制在 125/75 mmHg 以下。糖尿病肾病的降压治疗，应首选 ACEI 和 ARB。肾衰竭的糖尿病肾病患者，可选用长效的钙拮抗剂、利尿剂及 β-受体阻断剂治疗高血压。

5. 纠正血脂紊乱

糖尿病患者应积极纠正血脂紊乱，血脂控制目标为：总胆固醇＜4.5 mmol/L，低密度脂蛋白＜2.5 mmol/L，高密度脂蛋白＞1.1 mmol/L，甘油三酯＜1.5 mmol/L。在药物选择上，如以血清胆固醇增高为主，则宜用羟甲基戊二酰辅酶 A（HMG-CoA）还原酶抑制剂（即他汀类）；而以甘油三酯升高为主则宜选择贝特类降脂药。

6. 避免或减轻糖尿病肾病的危险因素

应尽量避免使用肾毒性药物，如造影剂、氨基糖苷类抗生素以及含有马兜铃酸的中草药等，注意防治脱水和各种感染。

7. 其他药物治疗

其他药物包括：①糖基化终末产物（AGEs）抑制剂：维生素 B$_6$ 等；②蛋白激酶 C-β 抑制物：芦布妥林等；③肾素抑制剂：阿利吉仑；④醛固酮拮抗剂：螺内酯；⑤抗凝及抗血小板集聚：硫酸氢氯吡格雷、双嘧达莫、舒洛地特等;⑥抗氧化剂:维生素 E、维生素 C 等;⑦微循环保护剂:前列腺素 E 等;⑧中药:黄芪、大黄、冬虫夏草等,一些中药对改善糖尿病肾病患者的肾脏功能和一般状况部分有效,可根据患者情况选择使用。

8. 透析、移植

糖尿病肾病的终末期肾脏病提倡早期透析,当内生肌酐清除率<15 mL/min 或肾脏 Kt/V 值小于 2 时是替代治疗的适应证。若患者因血容量过多、血压难以控制、胃纳差致恶液质或出现严重呕吐时,替代治疗的时机应提早。早期透析有利于改善营养状况、减少并发症和减少死亡率。有条件的糖尿病肾病慢性肾衰竭患者,可行肾移植或胰-肾联合移植。

第九节　急性肾衰竭

急性肾功能衰竭(ARF)是各种原因引起的肾功能在短时间(数小时至数天)内突然下降而出现的临床综合征。其病因包括肾前性(血容量不足、心排血量减少)、肾后性(肾内梗阻、肾外梗阻,如尿路结石、前列腺疾病、血凝块、坏死肾乳头、后腹膜淋巴瘤、腹膜后纤维化)、肾实质性(急性肾间质病变、各种肾小球和肾小血管疾患、各种原因导致的急性肾小管坏死)等。

【临床表现】

包括原发疾病、ARF 引起的代谢紊乱和并发症三方面,以少尿型急性肾小管坏死为例。ARF 由于起病急骤,其表现取决于确诊时所处的病程阶段。然而,部分患者直到晚期实验室检查发现异常时,也可毫无临床症状。以急性肾小管坏死为例,根据临床表现可分为少尿型和非少尿型;高分解代谢型和非高分解代谢型。

(一)少尿型

以少尿(<400 mL/d)或无尿(<100 mL/d)为显著特点,一般经过少尿或无尿期、多尿期和恢复期三个临床阶段。

1. 少尿期

通常持续 3 天至 1 个月不等,平均 10 天左右。主要有以下表现。

(1)水钠潴留。全身浮肿、血压升高,肺水肿、脑水肿和心力衰竭常危及生命。

(2)电解质紊乱。包括高钾血症、低钠血症、低钙血症和高磷血症等,高钾血症常为少尿期死亡的主要原因之一。

(3)代谢性酸中毒。表现为恶心、呕吐、疲乏、嗜睡、深大呼吸等,严重者可出现血压下降及休克。

(4)尿毒症症状。消化系统症状包括食欲减退、恶心、呕吐、腹胀、腹泻等;呼吸系统症状包括呼吸困难、咳嗽、胸痛、尿毒症性肺炎等;循环系统症状包括心律失常、心力衰竭等;神经系统症状包括意识障碍、躁动、谵语、抽搐等。

2. 多尿期

尿量每日可达 3 000～5 000 mL,血清尿素氮、肌酐逐步下降,尿毒症症状逐渐消退,可出现脱水及低钾、低钠血症等电解质紊乱。

3. 恢复期

血清尿素氮和肌酐水平恢复至正常,肾小管上皮细胞再生和修复,肾功能完全恢复需半年至一年时间,少数患者可遗留不同程度的肾功能损害。

(二)非少尿型

有些患者尿量在 400 mL/d 以上,其病情大多较轻,预后较好。然而随着肾功能减退,临床上仍可出现一系列尿毒症表现。

（三）高分解代谢型和非高分解代谢型

1. 高分解代谢型

部分 ARF 每日血尿素氮和肌酐上升幅度分别＞14.3 mmol/L 和＞132.6 μmol/L。通常见于大面积外伤、烧伤、大手术后及严重感染等情况，表现为严重的代谢性酸中毒和电解质紊乱，中毒症状显著，尤以神经系统最为明显，可表现为嗜睡、昏迷、抽搐、癫痫样发作、反射亢进或减退等。

2. 非高分解代谢型

每日血尿素氮和肌酐上升速度较慢，不达以上水平，代谢性酸中毒和电解质紊乱不很严重。

【诊断与鉴别】

1. 诊断要点

根据原发病因，急剧进行性氮质血症伴少尿，如血肌酐绝对值每日平均增加 44.2 μmol/L 或 88.4 μmol/L，结合相应临床表现和实验室检查，可做出诊断。

对 ARF 患者的评估需要详细询问病史，深入回顾既往史和近期用药史，进行全面的体格检查、尿液分析以及其他实验室检查、影像学检查，必要时行肾活检。根据患者血清肌酐（Scr）和尿量，参考急性肾损伤的分期标准，将其分为 3 期，如表 7-1 所示。

表 7-1　ARF 的分期标准

分期	Scr 标准	尿量标准
1 期	Scr 增加≥26.4 μmol/L（0.3 mg/dL）	＜0.5 mL/(kg·h)
	或增至基线的 150%～200%（1.5 倍～2 倍）	时间超过 6 小时
2 期	增至基线的 200%～300%（2～3 倍）	＜0.5 mL/(kg·h)，超过 12 小时
3 期	增至基线的 300%以上（＞3 倍）	＜0.3 mL/(kg·h)
	或绝对值≥354 μmol/L（4 mg/dL） 且急性增高≥44 μmol/L（0.5 mg/dL）	超过 24 小时或无尿 12 小时

2. 鉴别诊断

应首先确定 ARF 是肾前性少尿还是肾后性尿路梗阻，若排除了二者可考虑为肾实质性 ARF，进一步应鉴别是肾小球、肾血管或肾间质病变引起或急性肾小管坏死。

（1）与肾前性少尿鉴别。肾前性少尿有容量不足或心血管衰竭病史，补充血容量后尿量增多，氮质血症程度多不严重，尿常规改变不明显，尿比重在 1.02 以上，尿渗透浓度大于 550 mOsm/kg，尿钠浓度在 15 mmol/L 以下，尿、血肌酐和尿素氮之比分别在 40∶1 和 20∶1 以上。

（2）与肾后性尿路梗阻鉴别。肾后性尿路梗阻多有泌尿系结石、盆腔脏器肿瘤或手术史，突然完全性无尿或间歇性无尿（一侧输尿管梗阻而对侧肾功能不全可表现为少尿或非少尿），有肾绞痛与肾区叩击痛的症状，尿常规无明显改变，泌尿系 B 超和 X 线检查可帮助确诊。

（3）与重症急性肾小球肾炎或急进性肾炎鉴别。重症肾炎早期多有水肿、高血压、大量蛋白尿伴明显镜下或肉眼血尿和各种管型等。诊断有困难应做肾活检。

（4）与急性肾间质病变相鉴别。主要根据引起急性间质性肾炎的病因，如药物过敏或感染史、明显肾区疼痛进行区别。药物引起者尚有发热、皮疹、关节疼痛、血嗜酸粒细胞增多等症状，与急性肾小管坏死鉴别有困难时，可行肾活检。

3. ARF 肾活检指征

（1）ARF 合并严重蛋白尿或持续的肾小球性血尿。

（2）ARF合并全身疾病的症状、体征或肾外疾病的证据。

（3）少尿期延长超过3周，或与慢性肾衰竭不能鉴别时（肾脏大小无明显萎缩）。

（4）伴有无容量扩张的严重高血压。

（5）非梗阻性肾病的无尿。

（6）疑有肾小球、肾间质或肾小血管病变时。

（7）鉴别移植肾急性功能丧失的病因，如超急性排异反应、急性血管性排异反应、急性肾小管坏死、移植前肾损伤、急性间质性肾炎、急性环孢素肾毒性等。

【治疗原则及方案】

ARF的治疗原则是快速识别和纠正其可逆因素，防止肾脏进一步受损，维持水、电解质平衡。因此无论什么原因引起的ARF，都要做到早期预防、早期诊断、及时纠正肾前性因素。

（一）病因治疗

（1）肾前性。早期通过积极纠正有效动脉血容量不足可使肾功能迅速恢复。纠正有效动脉血容量不足包括使用晶体溶液（根据病情可辅以胶体溶液）扩容。对于有慢性充血性心力衰竭病史的患者，在扩容时须格外谨慎。

（2）肾性。针对不同病因给予相应治疗，如抗感染、停用过敏药物、免疫抑制治疗等。

（3）肾后性。解除尿路梗阻，预防感染。继发于前列腺肥大者常可通过放置膀胱导尿管得到纠正，而由肿瘤引起的梗阻常需要请有关手术科室会诊。

（二）对症支持治疗原则

1. 少尿期

少尿期治疗原则为"量出为入"，控制液体摄入量。监测血清电解质、肌酐和尿素氮等，处理高血钾，纠正酸中毒。具体治疗方案如下。

（1）卧床休息。

（2）维持体液平衡。坚持"量出为入"的原则，每日补液量＝显性失液＋不显性失液－内生水。

（3）饮食和营养。供给足够的热量[$125.6 \sim 146.5$ kJ/(kg·d)]，以维持机体正常的营养状态和代谢。遵循胃肠道循序渐进增加热卡的原则，对不能进食者可给予全静脉营养疗法。

（4）高钾血症的处理。最有效的办法为血液净化治疗，如血透或腹透。还可通过对症处理缓解高钾血症：①补碱：11.2%乳酸钠$40 \sim 200$ mL于$2 \sim 5$分钟缓慢滴注或5%碳酸氢钠$100 \sim 200$ mL滴注（可根据血气分析相应调整用量）；②补钙：10%葡萄糖酸钙$10 \sim 20$ mL于$2 \sim 5$分钟缓慢滴注；③高糖胰岛素：50%葡萄糖50 mL＋胰岛素10 U；④控制钾摄入。

（5）纠正代谢性酸中毒。可根据CO_2CP（二氧化碳结合力）或HCO_3^-确定静脉滴注碳酸氢钠的量。对于严重的代谢性酸中毒，应立即开始透析治疗。

（6）控制感染。根据细菌培养和药敏试验合理选用对肾无毒性作用或毒性相对较小的抗菌药物治疗。

（7）对症处理。如抗高血压、纠正心率药物的应用等。

（8）透析疗法。可采用血液透析或腹膜透析治疗。

2. 多尿期

维持水、电解质和酸碱平衡，防止脱水及电解质紊乱。多尿期早期肌酐仍可继续升高，必要时可进行透析，要注意各系统并发症的防治。

3. 恢复期

无需特殊治疗，避免使用肾毒性药物，每$1 \sim 2$个月复查肾功能。此外，ARF常合并多种并发症，如高血压、心力衰竭、肺水肿、消化道出血、贫血、肺部感染等，针对并发症的治疗可以改善患者的生存率，应予以重视。

（三）肾脏替代治疗（RRT）

急诊透析指征包括输注碳酸氢钠不能纠正的严重的代谢性酸中毒、药物治疗无效的高钾血症等严重电解质紊乱、利尿剂治疗无效的肺水肿以及严重的尿毒症症状，如尿毒症脑病、癫痫发作和心包炎等。

1. 治疗模式

目前采用的模式有多种，如间断血液透析（IHD）、腹膜透析、连续性肾脏替代治疗（CRRT）以及新兴的"混合"模式（长时低效透析）。

2. 适合血液透析的情况

病情危重、高分解型；心功能尚稳定者；腹腔有炎症后的广泛黏连者；肺功能不全、呼吸困难者；诊断未明的腹部脏器损伤者；腹部皮肤有感染、无法植管者。

3. 适合腹膜透析的情况

非高分解型；心功能欠佳，有心律失常或血压偏低者；建立血管通路困难者；有活动性出血、全身肝素化有禁忌者；老年患者或近期手术后的患者；小儿患者。

第十节　慢性肾功能衰竭

各种原因引起的慢性肾脏结构和功能障碍（肾脏损伤病史＞3个月），包括GFR正常和不正常的病理损伤、血液或尿液成分异常及影像学检查异常，或不明原因的GFR下降（GFR＜60 mL/min）超过3个月，称为慢性肾脏病（chronic kidney diseases，CKD）。广义的慢性肾衰竭（chronic renal failure，CRF）则是指慢性肾脏病引起的GFR下降及与此相关的代谢紊乱和临床症状组成的综合征，简称慢性肾衰。

根据1992年黄山会议座谈会纪要，慢性肾衰可分为以下4个阶段：①肾功能代偿期；②肾功能失代偿期；③肾功能衰竭期（尿毒症前期）；④尿毒症期。

美国肾脏病基金会K/DOQI专家组对CKD的分期方法提出了新的建议。该分期方法将GFR正常（≥90 mL/min）的肾病视为1期CKD，其目的是为了加强对早期CKD的认知和CRF的早期防治；同时将终末期肾脏病（end stage renal disease，ESRD）的诊断放宽到GFR＜15 mL/min，这对晚期CRF的及时诊治有所帮助。显然，CKD和CRF的含义上有相当大的重叠，前者范围更广，而后者则主要代表CKD患者中GFR下降的那一部分群体。

应当指出，单纯GFR轻度下降（60～89 mL/min）而无肾损害其他表现者，不能认为有明确CKD存在；只有当GFR＜60 mL/min时，才可按3期CKD对待。此外，在DKD 5期患者中，当GFR为6～10 mL/min并有明显尿毒症时，需进行透析治疗（糖尿病肾病透析治疗可适当提前）。

【病因】

慢性肾脏病的防治已经成为世界各国所面临的重要公共卫生问题之一。据有关发达国家统计，近30年来慢性肾病的患病率有上升趋势。美国成人（总数约2亿）慢性肾脏病的患病率已高达10.9%，慢性肾衰的患病率为7.6%。据我国部分报告显示，慢性肾脏病的患病率为8%～10%，其确切患病率尚待进一步调查。近20年来慢性肾衰在人类主要死亡原因中占第5位至第9位，是人类生存的重要威胁之一。

慢性肾衰的病因主要有糖尿病肾病、高血压、肾小动脉硬化、原发性与继发性肾小球肾炎、肾小管间质病变（慢性肾盂肾炎、慢性尿酸性肾病、梗阻性肾病、药物性肾病等）、肾血管病变、遗传性肾病（如多囊肾、遗传性肾炎）等。在发达国家，糖尿病肾病和高血压肾小动脉硬化已成为慢性肾衰的主要病因；包括中国在内的发展中国家，这两种疾病在CRF各种病因中仍位居原发性肾小球肾炎之后，但近年也有明显增高的趋势。双侧肾动脉狭窄或闭塞所引起的"缺血性肾病"（ischemic nephropathy），在老年CRF的病因中占有一定地位。

【危险因素】

从总体上讲,CRF 病情进展有时缓慢而平稳(渐进性),也有时短期内急剧加重(进行性);病程进展既有"不可逆"的一面,也有"可逆"(主要在早中期)的一面。因此,临床治疗中(尤其是早中期阶段)应抓住机会积极控制危险因素,争取病情好转。

1. CRF 渐进性发展的危险因素

CRF 病程渐进性发展的危险因素,包括高血糖控制不满意、高血压、蛋白尿(包括微量白蛋白尿)、低蛋白血症、吸烟等。此外,少量研究提示,贫血、高脂血症、高同型半胱氨酸血症、营养不良、老年、尿毒症毒素(如甲基胍、甲状旁腺激素、酚类)蓄积等,也可能在 CRF 的病程进展中起一定作用,有待于进一步研究。

2. CRF 急性加重的危险因素

在 CRF 病程的某一阶段,肾功能可能出现急性加重,有时可进展至终末期,甚至威胁患者生命。急性恶化的危险因素主要有:①累及肾脏的疾病(如原发性肾小球肾炎、高血压病、糖尿病、缺血性肾病等)复发或加重;②血容量不足(低血压、脱水、大出血或休克等);③肾脏局部血供急剧减少(如肾动脉狭窄患者应用 ACEI、ARB 等药物);④严重高血压未能控制;⑤肾毒性药物;⑥泌尿道梗阻;⑦严重感染;⑧其他:如高钙血症、严重肝功不全等。在上述因素中,因血容量不足或肾脏局部血供急剧减少致残余肾单位低灌注、低滤过状态,是导致肾功能急剧恶化的主要原因之一。对 CRF 病程中出现的肾功能急剧恶化,如处理及时、得当,可能会使病情有一定程度的逆转。但如诊治延误,或这种急剧恶化极为严重,则病情的加重也可能呈不可逆性发展。

【发病机制】

1. CRF 进展的发生机制

关于 CRF 进展机制的研究,学者们陆续提出了一些学说,近年来关于某些细胞因子和生长因子在 CRF 进展中的作用,也有新的认识。

(1)肾单位高滤过。有关研究认为,CRF 时残余肾单位肾小球出现高灌注和高滤过状态是导致肾小球硬化和残余肾单位进一步丧失的重要原因之一。由于高滤过的存在,可促进系膜细胞增殖和基质增加,导致微动脉瘤的形成、内皮细胞损伤和血小板集聚增强、炎性细胞浸润、系膜细胞凋亡等,因而肾小球硬化不断发展。

(2)肾单位高代谢。CRF 时残余肾单位肾小管高代谢状况,是肾小管萎缩、间质纤维化和肾单位进行性损害的重要原因之一。高代谢所致肾小管氧消耗增加和氧自由基增多、小管内液 Fe^{2+} 的生成和代谢性酸中毒所引起补体旁路途径激活和膜攻击复合物(C5b-9)的形成,均可造成肾小管—间质损伤。

(3)肾组织上皮细胞表型转化的作用。近年研究表明,在某些生长因子(如 TGFβ)或炎症因子的诱导下,肾小管上皮细胞、肾小球上皮细胞(如包曼囊上皮细胞或足突细胞)、肾间质成纤细胞均可转变为肌成纤维细胞(myofibroblast,MyoF),在肾间质纤维化、局灶节段性或球性肾小球硬化过程中起重要作用。

(4)某些细胞因子-生长因子的作用。近年研究表明,CRF、动物肾组织内某些生长因子(如 TGFβ、白细胞介素-1、单个核细胞趋化蛋白-1、血管紧张素Ⅱ、内皮素-1 等),均参与肾小球和小管间质的损伤过程,并在促进细胞外基质增多中起重要作用。例如,CRF 动物肾组织内血管紧张素Ⅱ显著增多,不仅在增高肾小球内压力、导致高滤过的过程中起着重要作用,而且可促进肾小球系膜、肾间质的细胞外基质(ECM)增多。某些降解细胞外基质的蛋白酶如基质金属蛋白酶(MMP)表达的下调,金属蛋白酶组织抑制物(TIMP)、纤溶酶原激活抑制物(PAI-I)等表达上调,在肾小球硬化和肾间质纤维化过程中也有其重要作用。

(5)其他。有少量研究发现,在多种慢性肾病动物模型中,均发现肾脏固有细胞凋亡增多与肾小球硬化、小管萎缩、间质纤维化有密切关系,提示细胞凋亡可能在 CRF 进展中起某种作用。此外,近年研究发现,醛固酮过多也参与肾小球硬化和间质纤维化的过程。

2. 尿毒症症状的发生机制

目前一般认为,尿毒症的症状及体内各系统损害的原因,主要与尿毒症毒素(uremic toxins)的毒性作用有关,同时也与多种体液因子或营养素的缺乏有关。

(1)尿毒症毒素的作用。据报告,尿毒症患者体液内约有 200 多种物质的浓度高于正常,但可能具有尿毒症毒性作用的物质约有 30 余种。尿毒症毒素可分为小分子(MW<500)、中分子(500<MW<5 000)和大分子(MW>5 000)三类。小分子毒性物质以尿素的量为最多,占"非蛋白氮"的 80% 或更多,其他如胍类(甲基胍、琥珀胍酸等)、各种胺类、酚类等,也占有重要地位。中分子物质主要与尿毒症脑病、某些内分泌紊乱、细胞免疫低下等有关。甲状旁腺激素(PTH)属于中分子物质一类,可引起肾性骨营养不良、软组织钙化等。大分子物质,如核糖核酸酶(RNase)、β_2-微球蛋白(主要是糖基化 β_2-MG)、维生素 A 等,也具有某些毒性。

此外,晚期糖基化终产物(AGEs)、终末氧化蛋白产物(AOPP)和氨甲酰化蛋白质、氨甲酰化氨基酸等,也是潜在的尿毒症毒素。

(2)体液因子的缺乏。肾脏是分泌激素和调节物质代谢的重要器官之一。慢性肾衰时,如缺乏主要由肾脏分泌的某些激素,如红细胞生成素(EPO)或骨化三醇[$1,25(OH)_2D_3$],可引起肾性贫血和肾性骨病。

(3)营养素的缺乏。尿毒症时,缺乏或不能有效利用某些营养素,如蛋白质和某些氨基酸、热量、水溶性维生素(如 B 族等)、微量元素(如铁、锌、硒等),可能与临床某些症状有关,也可引起营养不良、消化道症状、免疫功能降低等。缺铁或(及)蛋白质的缺乏,可使肾性贫血加重。L-肉碱缺乏可致肾衰患者肌肉无力、纳差、贫血加重。

【临床表现】

(一)不同阶段的临床表现

在 CRF 的代偿期和失代偿早期,患者可以无任何症状,或仅有乏力、腰酸、夜尿增多等轻度不适;少数患者可有食欲减退、代谢性酸中毒及轻度贫血。CRF 中期以后,上述症状更趋明显。在尿毒症期,可出现急性心力衰竭、严重高钾血症、消化道出血、中枢神经系统障碍等严重并发症,甚至有生命危险。

(二)水、电解质代谢紊乱

慢性肾衰时,酸碱平衡失调和各种电解质代谢紊乱相当常见。

1. 代谢性酸中毒

2. 水钠代谢紊乱

主要表现为水钠潴留,或低血容量和低钠血症。

3. 钾代谢紊乱

易于出现高钾血症。有时由于钾摄入不足、胃肠道丢失过多、应用排钾利尿剂等因素,也可出现低钾血症。

4. 钙磷代谢紊乱

在肾衰的中晚期(GFR<20 mL/min)时会出现高磷血症、低钙血症、继发性甲状旁腺功能亢进(简称甲旁亢)和肾性骨营养不良。血磷浓度由肠道对磷的吸收及肾的排泄来调节,当肾小球滤过率下降、尿内排出减少,血磷浓度逐渐升高。血磷浓度高会与血钙结合成磷酸钙沉积于软组织,使血钙降低,并抑制近曲小管产生骨化三醇,刺激甲状旁腺激素(PTH)升高。

在肾衰的早期,血钙、磷仍能维持在正常范围,且通常不引起临床症状,只在肾衰的中晚期(GFR<20 mL/min)时才会出现高磷血症和低钙血症。低钙血症、高磷血症、活性维生素 D 缺乏等可诱发继发性甲状旁腺功能亢进(简称甲旁亢)和肾性骨营养不良。

5. 镁代谢紊乱

当 GFR<20 mL/min 时,由于肾排镁减少,常有轻度高镁血症,患者常无任何症状。然而仍不宜使用含镁的药物,如含镁的抗酸药、泻药等。低镁血症也偶可出现,与镁摄入不足或过多应用利尿剂有关。

6. 蛋白质、糖类、脂肪和维生素的代谢紊乱

CRF 患者蛋白质代谢紊乱一般表现为蛋白质代谢产物蓄积(氮质血症),也可有血清白蛋白水平下降、血浆和组织必需氨基酸水平下降等表现。上述代谢紊乱主要与蛋白质分解增多或(和)合成减少、负氮平衡、肾脏排出障碍等因素有关。

7. 糖代谢异常

主要表现为糖耐量减低和低血糖症两种情况,前者多见,后者少见。糖耐量减低主要与胰高血糖素升高、胰岛素受体障碍等因素有关,可表现为空腹血糖水平或餐后血糖水平升高,但一般较少出现自觉症状。

8. 高血脂症

慢性肾衰患者中高脂血症相当常见,其中多数患者表现为轻到中度高甘油三酯血症,少数患者表现为轻度高胆固醇血症,或二者兼有;有些患者血浆极低密度脂蛋白(VLDL)和脂蛋白 a[LP(a)]水平升高,高密度脂蛋白(HDL)水平降低。

CRF 患者维生素代谢紊乱相当常见,如血清维生素 A 水平增高、维生素 B_6 及叶酸缺失等,常与饮食摄入不足或某些酶活性下降有关。

(三)各系统功能紊乱

1. 消化系统

这是尿毒症最早和最常出现症状的系统。初期以厌食和腹部不适为主,以后会出现恶心、呕吐、腹泻、舌炎、口有尿臭味和口腔黏膜溃烂,甚至有消化道大出血等。消化道出血也较常见,其发生率明显比正常人增高许多,多是由于胃黏膜糜烂或消化性溃疡导致,尤以前者为最常见。

2. 心血管系统

主要表现为动脉粥样硬化、高血压、心肌病、心包炎、心律失常以及心功能不全。心血管病变是 CKD 患者的主要并发症之一和最常见的死因,尤其是进入终末期肾病阶段,死亡率进一步增高(占尿毒症死因的 45%～60%)。近期研究发现,尿毒症患者心血管不良事件及动脉粥样硬化性心血管病比普通人群高 15～20 倍。在美国,普通人群中心血管病的年死亡率是 0.27%,而血透患者则高达 9.5%,为前者的 35 倍。

(1)高血压和左心室肥厚。大部分患者有不同程度的高血压,多是由于水钠潴留、肾素-血管紧张素增高或(及)某些舒张血管的因子不足所致。高血压可引起动脉硬化、左心室肥厚和心力衰竭。贫血和血液透析用的内瘘,会引起心高搏出量状态,加重左心室负荷和左心室肥厚。

(2)心力衰竭。这是尿毒症患者最常见的死亡原因。随着肾功能的不断恶化,心力衰竭的患病率明显增加,至尿毒症期可达 65%～70%,其原因大多与水钠潴留、高血压及尿毒症心肌病变有关。有急性左心衰竭时可出现阵发性呼吸困难、不能平卧、肺水肿等症状,但一般无明显发绀存在。

(3)尿毒症性心肌病。其病因可能与代谢废物的潴留和贫血等因素有关,部分患者可伴有冠状动脉粥样硬化性心脏病。各种心律失常的出现,与心肌损伤、缺氧、电解质紊乱、尿毒症毒素蓄积等因素有关。

(4)心包病变。心包积液在 CRF 患者中相当常见,其原因多与尿毒症毒素蓄积、低蛋白血症、心力衰竭等因素有关,少数情况下也可能与感染、出血等因素有关。轻者可无症状,重者则可有心音低钝、遥远,少数情况下还可有心包填塞。心包炎可分为尿毒症性和透析相关性,前者已较少见,后者的临床表现与一般心包炎相似,以心包积液多为血性为主要区别。

(5)血管钙化和动脉粥样硬化。近年发现,由于高磷血症、钙分布异常和"血管保护性蛋白"(如胎球蛋白 A)缺乏而引起的血管钙化,在心血管病变中亦起着重要作用。除冠状动脉外,脑动脉和全身周围动

脉亦同样发生动脉粥样硬化和钙化。

3. 呼吸系统

早期可出现肺活量减低,限制性通气障碍和氧弥散能力下降,当伴有代谢性酸中毒时可出现气促,甚至发生 Kussmaul 呼吸;进入尿毒症期则可出现尿毒症肺、尿毒症性胸膜炎及肺钙化,并且肺部感染发生率明显增高。体液过多或酸中毒时均可出现气短、气促,严重酸中毒可致呼吸深长。体液过多、心功能不全可引起肺水肿或胸腔积液。由尿毒症毒素诱发的肺泡毛细血管渗透性增加和肺充血可引起"尿毒症肺水肿",此时肺部 X 线检查可出现"蝴蝶翼"征,及时利尿或透析可迅速改善上述症状。

4. 神经系统

(1)中枢神经系统。早期表现为功能抑制,如淡漠、疲乏、记忆力减退。病情加重可出现记忆力、判断力、定向力及计算力障碍,并常出现欣快感或抑郁症、妄想和幻觉,可有扑翼样震颤,最后可发展为嗜睡和昏迷。

(2)周围神经病变。常见下肢疼痛和痛觉过敏,运动后消失,故患者常活动腿,称为"不宁腿综合征";进一步发展则有肢体无力、步态不稳及深腱反射减弱,最后出现运动障碍。

(3)植物神经功能障碍。可出现体位性低血压、发汗障碍、神经源性膀胱和早泄。

5. 血液系统

CRF 患者血液系统异常主要表现为肾性贫血和出血倾向。大多数患者一般均有轻、中度贫血,其主要由于红细胞生成素缺乏,故称为肾性贫血;如同时伴有缺铁、营养不良、出血等因素,可加重贫血程度。晚期 CRF 患者有出血倾向,其原因多与血小板功能降低有关,部分晚期 CRF 患者也可有凝血因子Ⅷ缺乏的症状。有轻度出血倾向者可出现皮下或黏膜出血点、淤斑,重者则可发生胃肠道出血、脑出血等。

6. 骨骼、肌肉系统

早期症状可有疲乏、失眠、注意力不集中等,其后会出现性格改变、抑郁、记忆力减退、判断力降低,尿毒症时常有反应淡漠、谵妄、惊厥、幻觉、昏迷、精神异常等。周围神经病变也很常见,感觉神经障碍更为显著,最常见的是肢端袜套样分布的感觉丧失,也可有肢体麻木、烧灼感或疼痛感、深反射迟钝或消失,并可有神经肌肉兴奋性增加,如肌肉震颤、痉挛或不宁腿综合征以及肌萎缩、肌无力等。

初次透析患者可发生透析失衡综合征,主要是血尿素氮等物质降低过快,导致细胞内、外液间渗透压失衡,引起颅内压增加和脑水肿所致,出现恶心、呕吐、头痛,重者可出现惊厥。长期血透患者有时会发生"透析性痴呆",这与透析用水铝含量过多而致铝中毒有关。晚期常有肌病,表现为严重肌无力,以近端肌肉受累为主,可有举臂或起立困难、企鹅样步态等表现,还可有骨痛、自发性骨折、关节炎和关节周围炎以及肌腱断裂等改变;儿童常有生长发育迟缓和佝偻病表现,成人常发生骨质疏松、骨软化和纤维性骨炎,可表现为腰椎侧突或脊柱后突等骨骼畸形。

7. 皮肤变化

面色苍白,或呈褐色,高浓度尿素在皮肤形成尿素霜。有皮肤瘙痒、溃疡及软组织坏死等症状。

8. 免疫系统

白细胞,特别是多形核白细胞功能障碍、淋巴细胞和单核细胞功能缺陷使机体免疫功能异常,防御机制低下,患者特别容易合并感染。

9. 内分泌系统

促红细胞生成素产生不足致肾性贫血;骨化三醇分泌减少致低钙,低钙刺激 PTH 分泌增加,出现继发性甲状旁腺功能亢进;此外,还有性腺功能异常及甲状腺功能异常及泌乳素、胰岛素水平异常等。

(1)肾脏本身内分泌功能紊乱。如 $1,25(OH)_2$ 维生素 D_3、红细胞生成素不足,肾内肾素-血管紧张素Ⅱ过多。

(2)下丘脑—垂体内分泌功能紊乱。如泌乳素、促黑色素激素(MSH)、促黄体生成激素(FSH)、促卵泡激素(LH)、促肾上腺皮质激素(ACTH)等水平增高。

（3）外周内分泌腺功能紊乱。大多数患者均有继发性甲旁亢（血PTH升高），部分患者（大约1/4）有轻度甲状腺素水平降低；其他症状如胰岛素受体障碍、性腺功能减退等，也相当常见。

10. 骨骼病变

肾性骨营养不良（即肾性骨病）相当常见，包括纤维囊性骨炎（高转化性骨病）、骨生成不良、骨软化症（低转化性骨病）及骨质疏松症。在透析前患者中，骨骼X线发现异常者约35%，而出现骨痛、行走不便和自发性骨折的患者相当少见（少于10%）。骨活体组织检查（骨活检）约90%可发现异常，故早期诊断要靠骨活检。

纤维囊性骨炎主要由于PTH过高引起，其破骨细胞过度活跃，引起骨盐溶化，骨质重吸收增加，骨的胶原基质破坏，而代以纤维组织，形成纤维囊性骨炎，易发生肋骨骨折。X线检查可见骨骼囊样缺损（如指骨、肋骨）及骨质疏松（如脊柱、骨盆、股骨等处）的表现。

骨生成不良的发生，主要与血PTH浓度相对偏低、某些成骨因子不足有关，因而不足以维持骨的再生。透析患者如长期过量应用活性维生素D、钙剂等药或透析液钙含量偏高，则可能使血PTH浓度相对偏低。

骨软化症主要由于骨化三醇不足或铝中毒引起的骨组织钙化障碍，导致未钙化骨组织过分堆积。成人以脊柱和骨盆表现最早且突出，可有骨骼变形。

透析相关性淀粉样变骨病（DRA）只发生于透析多年以后，可能是由于β_2-微球蛋白淀粉样变沉积于骨所致，X线片在腕骨和股骨头有囊肿性变，可发生自发性股骨颈骨折。

【诊断】

（一）诊断要点

临床医师应当十分熟悉CRF患者的病史特点，仔细询问病史和查体，并及时做必要的实验室检查，以尽早明确诊断，防止CRF的误诊。要重视肾功能的检查，也要重视血电解质矿物质（K、Na、Cl、Ca、P等）、动脉血液气体分析、影像学等检查。

（1）慢性肾脏病史超过3个月。所谓慢性肾脏病，是指各种原因引起的慢性肾脏结构和功能障碍，包括病理损伤、血液或尿液成分异常及影像学检查异常。

（2）不明原因的或单纯的GFR下降。GFR<60 mL/min（老年人GFR<50 mL/min）超过3个月，即为GFR下降。

（3）在GFR下降过程中出现与肾衰竭相关的各种代谢紊乱和临床症状。

（二）鉴别诊断

（1）CRF有时需与ARF鉴别。ARF患者贫血常不明显或轻微，心脏、眼底病变少，肾脏大小正常或增大。有时CRF暴露在各种损害肾脏诱因的基础上可重叠ARF，致病情更加严重，去除诱因后肾功能可望恢复到相对稳定期。CRF与肾前性氮质血症的鉴别并不困难，有效血容量补足48～72小时，肾前性氮质血症患者肾功能即可恢复，而CRF患者的肾功能则难以恢复。

（2）CRF与急性肾衰的鉴别。多数情况下并不困难，往往根据患者的病史即可作出鉴别诊断。在患者病史欠详时，可借助于影像学检查（如B超、CT等）或肾图检查结果进行分析，如双肾明显缩小或肾图提示慢性病变，则支持CRF的诊断。

慢性肾衰有时可发生急性加重或伴发急性肾衰。如慢性肾衰本身已相对较重，或其病程加重过程未能反映急性肾衰演变特点，则称之为"慢性肾衰急性加重"（acute progression of CRF）。如果慢性肾衰较轻，而急性肾衰相对突出，且其病程发展符合急性肾衰的演变过程，则可称为"慢性肾衰合并急性肾衰"（acute on chronic renal failure），其处理原则基本上与急性肾衰相同。

【预防与治疗原则】

(一)早中期慢性肾衰竭的防治对策和措施

加强早中期 CRF 的防治,是临床必须重视的重要问题。首先要提高对 CRF 的警觉,重视询问病史、查体和肾功能的检查,努力做到早期诊断。同时,对已有的肾脏疾病或可能引起肾损害的疾病(如糖尿病、高血压病等)进行及时有效的治疗,防止 CRF 的发生。这是降低 CRF 发生率的基础工作,或称初级预防(primary prevention)。

对轻、中度 CRF 及时进行治疗,延缓、停止或逆转 CRF 的进展,防止尿毒症的发生,这是 CRF 防治中的另一项基础工作。其基本对策是:①坚持病因治疗:如对高血压病、糖尿病肾病、肾小球肾炎等病因,坚持长期合理治疗;②避免或消除 CRF 急剧恶化的危险因素;③阻断或抑制肾单位损害渐进性发展的各种途径,保护健存肾单位。对患者血压、血糖、尿蛋白定量、血肌酐上升幅度、GFR 下降幅度等指标,都应当控制在"理想范围"。具体防治措施主要有以下几条。

1. 及时、有效地控制高血压

24 小时持续、有效地控制高血压,对保护靶器官具有重要作用,也是延缓、停止或逆转 CRF 进展的主要因素之一。透析前 CRF(GFR≤10 mL/min)患者的血压,一般应当控制在 120~130/75~80 mmHg 或以下。

2. ACEI 和 ARB 的独特作用

ACEI 和 ARB 具有良好的降压作用,还有其独特的减低高滤过、减轻蛋白尿的作用,主要通过扩张出球小动脉来实现,同时也有抗氧化、减轻肾小球基底膜损害等作用。

3. 严格控制血糖

研究表明,严格控制血糖,使糖尿病患者空腹血糖控制在 5~7.2 mmol/L(睡前6.1~8.3 mmol/L),糖化血红蛋白(HbA1c)<7%,可延缓患者 CRF 进展。

4. 控制蛋白尿

将患者蛋白尿控制在 0.5 g/24 h 以下,或明显减轻微量白蛋白尿,均可改善其长期预后,包括延缓 CRF 病程进展和提高生存率。

5. 饮食治疗

应用低蛋白、低磷饮食,单用或加用必需氨基酸或 α-酮酸(EAA/α-KA),可能具有减轻肾小球硬化和肾间质纤维化的作用。多数研究结果支持饮食治疗对延缓 CRF 进展有效,但其效果在不同病因、不同阶段的 CRF 患者中有差别,需进一步加强研究。

6. 其他

积极纠正贫血、减少尿毒症毒素蓄积、应用他汀类降脂药、戒烟等,很可能对肾功能有一定保护作用,目前正在进一步研究中。

(二)CRF 的营养治疗

20 世纪 80 年代以来,CRF 的营养疗法得到显著改进,在提高患者生活质量、改善预后方面,发挥了重要作用。CRF 患者蛋白摄入量一般为 0.6~0.8 g/(kg·d),以满足其基本生理需要。患者磷摄入量一般应<600~800 mg/d;对严重高磷血症患者,还应同时给予磷结合剂。患者饮食中动物蛋白与植物蛋白(包括大豆蛋白)应保持合理比例,一般两者各占一半左右;对蛋白摄入量限制较严格[0.4~0.6 g/(kg·d)左右]的患者,动物蛋白比例可占 50%~60%,以增加必需氨基酸的摄入比例。

如有条件,患者在低蛋白饮食 0.4~0.6 g/(kg·d)的基础上,可同时补充适量[0.1~0.2 g/(kg·d)]的必需氨基酸或(和)α-KA;此时患者饮食中动物蛋白与植物蛋白的比例可不加限制,也可适当增加植物蛋白的摄入(占 50%~70%)。α-KA 的优点在于它与氨基(NH₂)生成必需氨基酸,有助于尿素氮的再利用和改善蛋白营养状况;由于 α-KA 制剂中含有钙盐,对纠正钙磷代谢紊乱、减轻继发性甲旁亢也有一定疗效。

无论应用何种饮食治疗方案,患者都必须摄入足量热量,一般为每日 125.6～146.5 kJ/kg,以使低蛋白饮食的氮得到充分的利用,减少蛋白分解和体内蛋白质的消耗。

(三)延缓或逆转早中期慢性肾衰进展的对策

1. 坚持病因治疗

如对高血压病、糖尿病肾病、肾小球肾炎等坚持长期合理治疗。

2. 避免或消除 CRF 急剧恶化的危险因素

肾脏基础疾病的复发或急性加重、严重高血压未能控制、急性血容量不足、肾脏局部血供急剧减少、重症感染、组织创伤、尿路梗阻、其他器官功能衰竭(如严重心力衰竭、严重肝衰竭)、肾毒性药物的使用不当等。

3. 阻断或抑制肾单位损害渐进性发展的各种途径,保护健存肾单位。

(1)严格控制高血压。

(2)严格控制血糖。

(3)控制蛋白尿。

(4)饮食治疗。应用低蛋白、低磷饮食,单用或加用必需氨基酸或 α-酮酸(EAA/KA)。

(5)其他。积极纠正贫血,应用他汀类降脂药。

【治疗措施】

(一)原发病和诱因治疗

积极治疗原发病,同时寻找 CRF 的各种诱发因素并去除之。

(二)营养治疗

应用低蛋白饮食＋α-酮酸(或必需氨基酸)＋高热量的饮食结构,同时应用低磷、低盐、低脂饮食;适量补充维生素,特别是水溶性维生素。

(三)控制心血管并发症

1. 高血压

首先应限制钠盐的摄入并适当使用利尿剂,其次可选用下述药物,包括:①ACEI 和 ARB:具体用药和剂量参考原发性高血压的治疗;②CCB:适用于 ACEI 及 ARB 降压效果不佳或有禁忌的患者,长效制剂优于短效制剂,具体用药和剂量参考原发性高血压的治疗;③其他的降压药:如 α 和(或)β-受体拮抗剂、血管扩张剂等。严重高血压患者且应用 ACEI、ARB 及 CCB 效果不佳的,可酌情选用血管扩张剂静脉滴注,但在用药过程中需严密观察,血压下降不宜太快太低。

2. 心力衰竭

应根据不同的发病机制给予综合处理:①限制水、钠摄入并使用大剂量利尿剂,以减轻心脏前负荷;②应用血管扩张剂,如卞胺唑啉、硝普钠,以减轻心脏后负荷;③洋地黄制剂因疗效欠佳且容易导致蓄积中毒,因而应慎用;④血液净化治疗效果较好,若无禁忌应尽早进行透析治疗;⑤纠正电解质和酸碱平衡紊乱,有助于控制心律失常、增强心肌收缩力;⑥纠正贫血,可适用促红细胞生成素或输血。

(四)纠正水、电解质及酸碱平衡紊乱

1. 代谢性酸中毒的处理

主要处理方式为口服碳酸氢钠(NaHCO₃),轻者 1.5～3 g/d 即可;中、重度患者3～15 g/d,必要时可静脉输入。可将纠正酸中毒所需之 NaHCO₃总量分 3～6 次给予,在 48～72 小时或更长时间后基本纠正酸中毒。对有明显心力衰竭的患者,要防止 NaHCO₃输入量过多,输入速度宜慢,以免心脏负荷加重。也可根据患者情况同时口服或注射呋塞米(速尿)20～200 mg/d,以增加尿量,防止钠潴留。

2. 水钠紊乱的防治

为防止出现水钠潴留，需适当限制钠摄入量，一般 NaCl 摄入量应不超过 6～8 g/d。有明显水肿、高血压者，钠摄入量一般来说应为 2～3 g/d(NaCl 摄入量 5～7 g/d)，个别严重病例可限制为 1～2 g/d(NaCl 2.5～5 g)。也可根据需要应用袢利尿剂[呋塞米、布美他尼(丁尿胺)等]、呋塞米(20～200 mg/次，2～3 次/天)，CRF 患者(Scr>220 μmol/L)不宜应用噻嗪类利尿剂及潴钾利尿剂，因此时疗效甚差。

对严重肺水肿急性左心衰竭者，常需及时给予血液透析或持续性血液滤过，以免延误治疗时机。对慢性肾衰患者的轻、中度低钠血症，一般不必积极处理，而应分析其不同原因，只对真性缺钠者谨慎地进行补充钠盐。对严重缺钠的低钠血症者，也应有步骤地逐渐纠正低钠状态。对"失钠性肾炎"患者，因其肾脏失钠较多，故需要积极补钠，但这种情况比较少见。

3. 高钾血症的防治

首先应积极预防高钾血症的发生。当 GFR<25 mL/min(或 Scr>309.4～353.6 μmol/L)时，即应适当限制钾的摄入。当 GFR<10 mL/min 或血清钾水平>5.5 mmol/L 时，则应更严格地限制钾摄入。在限制钾摄入的同时，还应注意及时纠正酸中毒，并适当应用利尿剂(呋塞米、布美他尼等)，增加尿钾排出。

对已有高钾血症的患者，还应采取更积极的措施：①积极纠正酸中毒，除口服碳酸氢钠外，必要时(血钾>6 mmol/L)可静脉给予(静滴或静注)碳酸氢钠 10～25 g，根据病情需要 4～6 小时还可重复给予；②给予袢利尿剂，最好静脉或肌肉注射呋塞米 40～80 mg(或布美他尼 2～4 mg)，必要时将剂量增至100～200 mg/次，静脉注射；③应用葡萄糖—胰岛素溶液输入(葡萄糖 4～6 g 中，加胰岛素 1 单位)；④口服降钾树脂，一般 5～20 g/次，3 次/天，增加肠道钾排出，其中以聚苯乙烯磺酸钙(如 sorbisterit 等)更为适用，因为离子交换过程中只释放出钙，不释放出钠，不致增加钠负荷；⑤对严重高钾血症(血钾>6.5 mmol/L)，且伴有少尿、利尿效果欠佳者，应及时给予血液透析治疗。

(五)贫血的治疗和重组人红细胞生成素的应用

自从重组人红细胞生成素问世后，绝大多数患者均可以免除输血，而且患者心、肺、脑功能及工作能力均明显改善。如排除失血等因素，Hb<10～11 g/dL 或 Hct<30%～33%，即可开始应用重组人红细胞生成素治疗。一般开始用量为每周 80～120 U/kg，分 2～3 次注射(或 2 000～3 000 U/次，每周 2～3次)，皮下或静脉注射，以皮下注射更为理想，既可达到较好疗效，又可节约用量的 1/4～1/3。

对透析前患慢性肾衰的患者来说，目前趋向于小剂量疗法(2 000～3 000 U，每周 1～2 次)，疗效佳，副作用小。直至 Hb 上升至 120(女)～130(男)g/L 或 Hct 上升至 0.33～0.36，视为达标，如 Hb>13 g/dL，宜谨慎观察。在维持达标的前提下，每个月调整用量 1 次，适当减少 EPO 的用量。个别透析患者rHuEPO 剂量可能需要增加(3 000～4 000 U/次，每周 3 次)，但不应盲目单纯加大剂量，而应当首先分析影响 rHuEPO 疗效的原因，有针对性地调整治疗方案。

影响重组人红细胞生成素疗效的主要原因是功能性缺铁，因此在应用重组人红细胞生成素时，应同时重视补充铁剂，否则疗效常不满意。口服铁剂主要有琥珀酸亚铁、硫酸亚铁等，部分透析患者口服铁剂吸收较差，故常需要经静脉途径补充铁，其中氢氧化铁蔗糖复合物(蔗糖铁)的安全有效性较好。

(六)低钙血症、高磷血症和肾性骨病的治疗

当 GFR<30 mL/min 时，除限制磷摄入外，可应用磷结合剂口服，以碳酸钙较好。$CaCO_3$ 口服一般0.5～2 g/次，每日 3 次，餐中服用。对明显高磷血症[血磷>7 mg/dL(2.26 mmol/L)]或血清 Ca×P>65 mg/dL 者，则应暂停应用钙剂，以防转移性钙化的加重。此时可短期服用氢氧化铝制剂(10～30 mL/次，每日 3 次)，待 Ca×P<65 mg/dL 时，再服用钙剂。对明显低钙血症患者，可口服骨化三醇(0.25 μg/d)，连服 2～4 周；如血钙和症状均无改善，可将用量增加至 0.5 μg/d，对血钙不低者，则宜隔日口服 0.25 μg。凡口服 1,25$(OH)_2D_3$ 患者，治疗中均需要监测血 Ca、P、PTH 浓度，使透析前患者血全段甲状旁腺激素保持在 35～110 pg/mL(正常参考值为 10～65 pg/mL)，血钙磷乘积应尽量接近目标值的低限(Ca×P<

55 mg/dL 或 4.52 mmol/L），血 PTH 保持在 150～300 pg/mL，以防止生成不良性骨病。对已有生成不良性骨病的患者，不宜应用骨化三醇或其类似物。

（七）防治感染

平时应注意防止感冒，预防各种病原体的感染。抗生素的选择和应用原则与一般感染相同，只有剂量要调整。在疗效相近的情况下，应选用肾毒性最小的药物。

（八）高脂血症的治疗

透析前慢性肾衰患者与一般高血脂者的治疗原则相同，应积极治疗。但对维持透析患者，高脂血症的标准宜放宽，如血胆固醇水平可以为 250～300 mg/dL，血甘油三酯水平为 150～200 mg/dL 为好。

（九）口服吸附疗法和导泻疗法

口服氧化淀粉或活性炭制剂、口服大黄制剂或甘露醇（导泻疗法）等，均是通过胃肠道途径增加尿毒症毒素的排出。这些疗法主要应用于透析前慢性肾衰患者，对减轻患者氮质血症起到一定辅助作用，但不能依赖这些疗法作为治疗的主要手段。

（十）中医中药治疗

如虫草制剂、大黄等。

（十一）其他

糖尿病肾衰竭患者随着 GFR 不断下降，必须调整胰岛素用量，一般应逐渐减少。高尿酸血症通常不需药物治疗，但如有痛风，则予以别嘌醇 0.1 g，每日口服 1～2 次。如有皮肤瘙痒，则口服抗组胺药物，控制高磷血症及强化透析，对部分患者有效。

【尿毒症的替代治疗】

当慢性肾衰患者 GFR 为 6～10 mL/min（Scr＞707 μmol/L）并有明显尿毒症临床表现，且经治疗不能缓解时，则应进行透析治疗。对糖尿病肾病，可适当提前（GFR 为 10～15 mL/min）安排透析。血液透析（简称血透）和腹膜透析（简称腹透）的疗效相近，但各有优缺点，在临床应用上可互为补充。但透析疗法仅可部分替代肾的排泄功能（对小分子溶质的清除仅相当于正常肾脏的 10%～15%），而不能代替其内分泌和代谢功能。患者通常应先做一个时期的透析，待病情稳定并符合有关条件后，可考虑进行肾移植术。

1. 血液透析

血透前 3～4 周，应预先给患者做动静脉内瘘（位置一般在前臂），以形成血流通道，便于穿刺。血透治疗一般每周做 3 次，每次 4～6 小时。在开始血液透析的 4～8 周，尿毒症症状逐渐好转；如能长期坚持合理的透析，不少患者能存活 15～20 年。但透析治疗间断地清除溶质的方式使血容量、溶质浓度的波动较大，不符合生理状态，甚至产生一些不良反应。研究显示，增加透析频率（如每日透析）而每周透析总时间不变，则透析更充分，更符合生理特点，这一点值得进一步探讨。

2. 腹膜透析

持续性不卧床腹膜透析疗法（CAPD）设备简单，易于操作，安全有效，患者可在家中自行操作。具体方法为每日将透析液输入腹腔，并交换 4 次（6 小时一次），每次约 2 L。CAPD 是持续地进行透析，尿毒症毒素持续地被清除，血容量不会出现明显波动，故患者也感觉较舒服。CAPD 在保存残存肾功能方面优于血透，费用也较血透低。CAPD 的装置和操作近年来已有很大的改进，例如使用 Y 型或 O 型管道，腹膜炎等并发症已大为减少。CAPD 尤其适用于老人、心血管功能不稳定者、糖尿病患者、小儿患者或做动静脉内瘘有困难者。

3. 肾移植

成功的肾移植会恢复正常的肾功能（包括内分泌和代谢功能），可使患者几乎完全康复。移植肾可由尸体供肾或亲属供肾（由兄弟姐妹或父母供肾），以后者肾移植的效果更好。要在 ABO 血型配型和 HLA 配型合适的基础上，选择供肾者。肾移植需长期使用免疫抑制剂，以防排斥反应，常用的药物为糖皮质激素、环孢素（或他克莫司）、硫唑嘌呤（或麦考酚吗乙酯）等。近年来肾移植的疗效已明显改善，尸体供肾移植肾的存活率有较大提高，其 1 年存活率约为 90％，5 年存活率约为 70％。由于移植后长期使用免疫抑制剂，故并发感染者增加，恶性肿瘤的患病率也有所增高。

第八章　消化系统疾病

第一节　胃食管反流病

胃食管反流病（gastroesophageal reflux disease，GERD）指胃食管腔因过度接触或暴露于胃十二指肠内容物而引起的临床胃食管反流症和食管黏膜损伤的疾病，包括反流性食管炎（reflux esophagitis，RE）、非糜烂性反流病（non-erosive reflux disease，NERD）和巴雷特（Barrett）食管。

【流行病学】

GERD 是一种全球性疾病，其患病率呈增长趋势，但地区差异大。GERD 的高患病率和不适症状造成了显著的社会影响，有研究显示，发达国家 GERD 的患病率高于发展中国家，近年来我国一线城市 GERD 的患病率显著增加。

【病因】

胃食管反流是由多种因素造成的消化道动力障碍性疾病，反流物中存在酸或其他有害物质。发病原因包括以下几个方面：食管抗反流屏障、食管酸清除不正常、食管黏膜防御破坏和胃、十二指肠功能失常。

肥胖是 GERD 发生的危险因素。高膳食脂肪的摄入会诱发 GERD 症状，碳酸饮料是 GERD 患者夜间出现烧心的一个风险因素，咖啡、饮酒、吸烟作为 GERD 的风险因素机制尚不明确，钙离子通道阻滞剂、抗胆碱药、非甾体抗炎药可能对 GERD 及其治疗有负面影响，某些药物（二磷酸盐类、抗生素、钾补充剂）可能会引起上消化道损伤并加重反流症状，怀孕期间 GERD 患者的胃灼热症状可能会恶化。

【临床表现】

1. 烧心和反酸

烧心又表现为胃灼热，是指胸骨后和剑突下烧灼感，多在餐后一小时出现，平卧、弯腰时易发生，如果反流入口腔的胃内容物呈酸性则称为反酸，反酸常伴烧心，是本病最典型的症状。

2. 吞咽疼痛和吞咽困难

有严重食管炎或食管溃疡的患者可出现吞咽疼痛表现，其发生是由于酸性反流物刺激食管上皮下的感觉神经末梢所致。反流物也可刺激机械感受器引起食管痉挛性疼痛，严重时可为剧烈刺痛，向背、腰、肩、颈部放射，与心绞痛相似。由于食管痉挛或功能紊乱，部分患者又可出现吞咽困难，在发生食管狭窄时，吞咽困难症状会持续加重。

3. 食管外症状

反流物刺激咽部黏膜可引起咽喉炎，出现声嘶、咽部不适或异物感。吸入呼吸道可产生咳嗽、哮喘，这种哮喘无季节性，常在夜间发生阵发性咳嗽和气喘。部分患者反复发生吸入性肺炎，严重者甚至出现肺纤维化。

4. 并发症

(1)食管狭窄。反复的食道炎症导致食管纤维组织增生,食管出现狭窄,可引起吞咽哽咽、吞咽困难、呕吐等表现。

(2)Barrett食管。长期的酸反流导致食管下端的柱状上皮被化生的鳞状上皮所取代,是食管腺癌的癌前病变。

(3)出血。长期酸反流导致食管黏膜糜烂甚至出现溃疡,引发出血。

【辅助检查】

(一)内镜检查

内镜检查是诊断反流性食管炎最准确的方法,可以确定反流性食管的严重程度以及是否存在并发症,联合活检可用于鉴别食管炎和其他病因引起的食管病变(如食道癌)。内镜见到反流性食管炎的典型表现可以确立胃食管反流病的诊断,但无反流性食管炎不能排除胃食管反流病。

根据内镜下所见食管黏膜的损害程度进行反流性食管炎的分级,有利于病情判断及指导治疗。临床上应用最广泛的是洛杉矶分级,将反流性食管炎分为4级:①A级:黏膜破损长径<5 mm;②B级:黏膜破损长径>5 mm,但病灶间无融合;③C级:黏膜破损融合<食管周径的75%;④D级:黏膜破损累及食管周径≥75%。

(二)24小时食管pH监测

利用pH记录仪在生理状况下对患者进行24小时食管pH连续监测,来明确食管中是否存在过度的酸反流。它已被公认为诊断胃食管反流病的重要诊断方法,尤其是在患者症状不典型、无反流性食管炎及虽症状典型但治疗无效时更具重要诊断价值。

正常食管内pH值为5.5~7,当pH<4时被认为是酸反流指标,24小时食管内pH监测的各项参数均以此为基础。常用以下6个参数作用判断指标:①24小时内pH<4的总百分时间;②直立位pH<4的百分时间;③仰卧位pH<4的百分时间;④反流次数;⑤长于5分钟的反流次数;⑥持续最长的反流时间。6个诊断病理反流参数中,以pH<4的总百分时间阳性率最高,亦可综合各参数按Demeester评分法算出总评分。将上述参数与正常值比较,可评价食管是否存在过度酸反流。

(三)食管吞钡X线检查

该检查对反流性食管炎诊断的敏感度不高,可针对不愿接受或不能耐受内镜检查者进行食道病变的初步筛查,目的主要是排除食管癌等其他食管疾病。只有严重的反流性食管炎患者可发现阳性X线征。

(四)食管滴酸试验

在食管滴酸过程中,患者出现胸后疼痛或烧心症状即为阳性,且症状发生在滴酸实验的最初15分钟内,表明有活动性食管炎存在。

(五)食管测压

可测定食管下括约肌(LES)的长度和部位、LES压、LES松弛压、食管体部压力及食管上括约肌压力等。LES静息压为10~30 mmHg,如LES压<6 mmHg易导致反流。当药物治疗胃食管反流病欠佳时,食管测压可作为辅助性诊断方法。

【诊断与鉴别诊断】

1. 诊断

(1)有典型症状的烧心、反流,内镜发现食管炎,排除其他病因食管炎后可确立诊断。

(2)内镜下食管炎而反流检测阳性也可确立诊断。对于内镜下没有食管炎或不行内镜检查的患者,质子泵抑制剂(PPI)实验性治疗有相当大的临床价值,具体方法为予以标准剂量PPI,每天2次,持续1~

2周。GERD患者服用药物后症状缓解，即PPI实验阳性。PPI实验性治疗诊断GERD的敏感性为78%，特异性为54%。

（3）有咽喉炎、哮喘、咳嗽、胸痛等不典型症状的患者应结合内镜、食管反流检测、PPI实验性治疗结果进行综合诊断。

2. 鉴别诊断

（1）患者以胸痛症状就诊，需考虑心绞痛、冠心病的可能。

（2）吞咽困难应考虑是否有食管癌、贲门失迟缓症、嗜酸性粒细胞性食管炎、霉菌性食管炎、克罗恩病、食管溃疡等。

（3）烧心为主要症状的患者需考虑胃炎、胃溃疡、功能性胃灼热、功能性消化不良等疾病的可能。

（4）不典型的症状的患者应排除原发性咽喉及呼吸道疾病。

【治疗】

GERD患者管理的核心是对患者的生活方式进行有效的干预，通过局部中和或应用药物治疗抑制胃酸分泌使食管腔酸度降低，效果不佳时考虑抗反流手术。治疗的主要目标是缓解症状，改善患者的生活质量，治愈食管炎，预防症状复发，预防或治疗GERD相关的并发症。

1. 改变生活习惯

生活习惯的改变是治疗的基本措施，其对许多GERD患者是有益的，但仅依靠生活习惯的改变，并不能改善多数患者的临床症状。许多研究表明，抬高床头15～20厘米是简单而有效的方法，可以利用重力作用加强睡眠时食道的酸清除能力，减少夜间反流。巧克力、茶、薄荷、咖啡和高脂肪的食物会降低LES压力，应减少食用。除此之外，胃食管反流患者还应戒烟戒酒，睡前3小时避免进食也可以减少夜间反流。研究发现，约1/4的GERD患者改变上述生活习惯后，症状可得到明显改善。

2. 药物治疗

如果患者通过改变生活方式不能改善反流症状，则需进行规范化的药物治疗。

（1）H2受体阻滞剂。H2受体阻滞剂是目前临床治疗胃食管反流的重要药物。此类药物与组胺竞争胃壁细胞上H2受体并与之结合，抑制组胺刺激壁细胞的泌酸作用，减少胃酸分泌，从而降低反流液对食管黏膜的损害作用，缓解症状及促进损伤食管黏膜的愈合。

目前有四种H2受体阻滞剂在临床上广泛应用，即西咪替丁、雷尼替丁、法莫替丁及尼扎替丁。

（2）质子泵抑制剂。质子泵抑制剂（PPI）通过非竞争性不可逆的对抗作用，抑制胃壁细胞内的质子泵，产生比H2受体阻滞剂更强更持久的抑酸效应。目前临床上常用的此类药物有泮托拉唑、兰索拉唑、雷贝拉唑、奥美拉唑和埃索美拉唑。PPI需早餐前用药，且药物的使用需足量足疗程，其剂量为消化性溃疡治疗量的2倍，总疗程8周。

（3）促动力药。胃食管反流是一种胃肠道动力障碍性疾病，常存在食管和胃运动功能异常，需应用促动力药。促动力药治疗GERD的疗效与H2受体阻滞剂相似，但对于伴随腹胀、嗳气等症状的患者效果明显优于抑酸剂。临床上应用较广泛的有莫沙必利、多潘立酮和西沙必利等。

（4）黏膜保护剂。硫糖铝作为一种胃黏膜保护制剂，其对胃食管反流症状的控制和食管炎的愈合与标准剂量的H2受体阻滞剂的疗效相似。临床上常用的铝碳酸镁能结合反流的胆酸，减少其对黏膜的损伤，并能作为物理屏障黏附于黏膜表面，现已在临床上广泛应用。

（5）维持治疗。PPI几乎可以愈合所有的RE，但停药后2/3的患者症状复发，B级以上食管炎6个月后100%复发，故维持治疗是十分必要的。PPI维持治疗的效果优于H2受体阻滞剂和促动力药，药物用量无统一标准，多予以每天一次的常规剂量或者半量PPI，C级、D级食管炎需足量维持。

3. 并发症的治疗

胃食管反流常见的并发症有食管狭窄、食管溃疡、食管缩短及Barrett食管等。对于轻微的食管狭窄,可以通过饮食限制及药物(PPI)治疗改善。短期单纯性狭窄可以用 Teflon 扩张器治疗,必要时可行支架置入治疗。部分患者可接受抗反流手术治疗。

对于食管溃疡,通常需要大剂量 PPI 和黏膜保护剂的联合治疗。Barrett 食管是胃食管反流严重的并发症,属于癌前病变,应定期进行内镜随访及活检,警惕癌变可能。当检测出黏膜有低度异型增生时,可先采用大剂量的 PPI 治疗,加强内镜随访;中重度异型增生或出现结节状增生时可行内镜下激光、电凝、离子凝固术甚至局部食管切除,防止癌变形成。

4. 外科手术治疗

对于那些长期服药无效或需终身服药、不能耐受扩张、需反复进行食道扩张的患者,都可考虑行外科手术治疗。腹腔镜下抗反流手术是一种新的手术治疗方法,其创口小、预后好,已成为临床医生优先选择的手术方法。

【预防】

(1)过度肥胖者腹压增大可促进反流。应避免摄入促进反流、增加体重的高脂肪食物、浓茶、烈酒、咖啡、巧克力及其加重反流的药物(如钙离子拮抗剂、硝酸酯类药物)。

(2)患者需少食多餐。睡前 4 小时内不宜进食,使胃内压降低,减少胃内容物的反流;睡眠时将床头抬高 10～15 厘米,这对夜间平卧时的反流的减少至关重要,主要是利用重力来清除食管内的有害物,减少酸反流对食道黏膜的破坏。

(3)避免长时间保持增加腹压的各种动作和姿势。包括穿紧身衣及束紧腰带等。

第二节　慢性胃炎

慢性胃炎是由多种病因引起的胃黏膜慢性炎症性病变,幽门螺杆菌感染是引起慢性胃炎的一个重要因素。其病理表现为胃黏膜层以淋巴细胞和浆细胞浸润为主,随着病情进展后期可出现胃黏膜固有腺体萎缩和化生。

【流行病学】

慢性胃炎多数可无明显临床症状,故早期不易被发现及重视,发病率较难统计。幽门螺杆菌的现症感染几乎均伴随着慢性胃炎的发生,绝大多数幽门螺杆菌血清学检测阳性者存在慢性胃炎。慢性胃炎,特别是慢性萎缩性胃炎的患病率一般随年龄的增长而上升。慢性胃炎患者中,慢性萎缩性胃炎所占比例在不同国家和地区之间存在较大差异,一般与胃癌的发病率呈正相关。

【病因】

1. 幽门螺杆菌(H.pylori)感染是慢性胃炎最主要的病因

Hp 感染后会直接引起胃黏膜的组织学改变,研究发现引起慢性胃炎的机制有以下几条:①Hp 尿素酶分解尿素产生氨以及其产生的毒素,如空泡毒素等,直接损伤胃黏膜上皮细胞;②Hp 诱导上皮细胞释放 IL-8,诱发炎症反应,损伤胃黏膜;③Hp 通过抗原模拟或交叉抗原机制诱发免疫反应,损伤胃黏膜上皮细胞。

Hp 胃炎是一种感染性疾病,Hp 可在人与人之间进行传播。

2. 自身免疫机制及遗传因素

胃体萎缩为主的胃炎发生在自身免疫基础之上,自身免疫性胃炎是一种自身免疫功能异常所致的胃黏膜病变,主要表现为以胃体为主的萎缩性胃炎,患者血清中可检测出自身抗体,包括壁细胞抗体(PCA)

和内因子抗体（IFA）。PCA 可使胃黏膜上的壁细胞减少导致胃酸分泌减少或缺乏；IFA 使内因子缺乏导致维生素 B_{12} 吸收障碍，引起恶性贫血；自身免疫性胃炎也称 A 型萎缩性胃炎，常常伴其他自身免疫性疾病，如桥本氏甲状腺炎、结缔组织病等。

3. 常见病因

胆汁反流、长期服用非甾体抗炎药（NSAIDs）、乙醇摄入是慢性胃炎相对常见的病因。

4. 其他

其他病原体感染、嗜酸性粒细胞增多引发的胃炎较为少见。

【分类】

（1）按照发病机制。可将慢性胃炎分成 Hp 胃炎和非 Hp 胃炎两大类。

（2）按照病理学诊断。可将慢性胃炎分萎缩性和非萎缩性两大类。

（3）按照胃炎分布。可将慢性胃炎分为胃窦炎、胃体炎和全胃炎三类。

【临床表现】

临床上多数慢性胃炎患者早期可无任何症状，有症状者主要表现为上腹部疼痛或不适，一般无明显节律性，进食可加重或减轻，其他症状如食欲减退、嗳气、反酸、恶心；胃黏膜显著糜烂者可有消化道出血表现，病程较长者可有缺铁性贫血。慢性胃炎的体征多不明显且无特异性，主要表现为上腹部轻压痛，一般无反跳痛、腹肌紧张等腹膜炎体征。

【实验室和辅助检查】

（1）幽门螺杆菌检测。包括侵入性和非侵入性两大类，前者需做内镜检查和胃黏膜活检，目前常用的侵入性实验包括快速尿素酶试验、组织学检查、培养等；非侵入性试验主要有碳 13 或碳 14 尿素呼气试验、粪便 H.pylori 抗原检测和血清学试验等。

（2）内镜检查。慢性胃炎的内镜诊断是指内镜下肉眼或特殊成像方法所见的黏膜炎性变化，需与病理检查结果结合作出诊断。内镜结合组织病理学检查可将慢性胃炎分为慢性非萎缩性胃炎和慢性萎缩性胃炎两大类。慢性非萎缩性胃炎内镜下可见黏膜红斑、出血点或斑块、黏膜粗糙伴或不伴水肿、充血渗出等表现；慢性萎缩性胃炎内镜下可见黏膜红白相间，以白相为主，皱襞变平甚至消失，部分黏膜血管显露，可伴有黏膜颗粒或结节状等表现。

（3）病理学检查。病理学活检对慢性胃炎的诊断至关重要，应根据病变情况和需要进行黏膜活检。用于临床诊断时建议取 2～3 块组织，分别在胃窦、胃角和胃体部位取活检；可疑病灶处另取活检，要求多点取材。必要时，活检可在色素或电子染色放大内镜和共聚焦激光显微内镜引导下进行，这将大大提高取材的准确性、代表性，增加诊断的准确性。

（4）胃液分析。非萎缩性胃炎胃酸分泌正常或增高；萎缩性胃炎病变主要在胃窦时，会影响壁细胞分泌胃酸，胃酸可正常或稍降低；自身免疫性萎缩性胃炎因壁细胞缺乏可导致胃酸分泌减少，严重者可无胃酸。

（5）其他。包括血清胃泌素 G17、胃蛋白酶原测定、自身抗体等测定。

【诊断与鉴别诊断】

1. 诊断

慢性胃炎的临床症状无特异性，确诊主要依赖内镜检查和胃黏膜活检组织学检查。幽门螺杆菌检测有助于病因诊断，怀疑自身免疫性萎缩性胃炎者应检测血清胃泌素和相关自身抗体。

2. 鉴别诊断

（1）胃癌。患者表现为食欲不振、上腹不适、体重下降、贫血等。钡餐不易发现早期胃癌，一般需行胃镜检查结合活检结果做出诊断。

（2）消化性溃疡。二者都有上腹部疼痛不适的症状，但消化性溃疡疼痛有规律性、周期性，二者鉴别主要依靠胃镜检查。

（3）慢性胆道疾病。慢性胆囊炎、胆石症常有慢性右上腹部疼痛表现，部分患者有厌油、黄疸表现；胃肠镜常无阳性发现，胆囊造影、B超可辅助诊断。

【治疗】

慢性胃炎的治疗应主要针对病因，且遵循个体化治疗原则。其治疗的目的是祛除病因、缓解临床症状及改善胃黏膜炎性反应。

坚持饮食和生活方式的个体化。目前指南尚无明确的证据显示某些饮食摄入与慢性胃炎症状的发生存在因果关系，且亦缺乏饮食干预疗效的大型临床研究，但饮食习惯的改变和生活方式的调整是慢性胃炎治疗必不可少的一部分。临床医师建议患者应尽量避免长期大量服用引起胃黏膜损伤的药物，如非甾体抗炎药，避免过多饮用咖啡和大量烈性酒，避免长期大量吸烟，可多食用蔬菜、水果，增加维生素、叶酸、微量元素的摄入。

临床指南要求针对 Hp 阳性的慢性胃炎，无论有无症状和并发症，均应行 Hp 根除治疗。我国第五次 Hp 感染处理共识推荐 Hp 根除方案为铋剂四联方案，即质子泵抑制剂（PPI）＋铋剂＋两种抗菌药物，疗程为 10 天或 14 天，Hp 根除治疗后所有患者均应常规行 Hp 复查，评估根除治疗的效果。最佳的非侵入性评估方法是尿素呼气试验，评估应在治疗完成后不少于 4 周进行，复查之前需停用抗生素及护胃药。

伴胆汁反流的慢性胃炎可应用促动力药和（或）有结合胆酸作用的胃黏膜保护剂。服用引起胃黏膜损伤的药物后出现慢性胃炎症状者，建议加强抑酸和胃黏膜保护治疗，根据原发病进行充分评估，必要时停用损伤胃黏膜的药物。

有消化不良症状且伴明显精神心理因素的慢性胃炎患者可用抗抑郁药或抗焦虑药。

【预防】

1. 保持精神愉快

抑郁焦虑等不良情绪会造成幽门括约肌功能失调，从而发生胃炎。

2. 戒烟酒

烟草中的有害成分会促进胃酸增加，对胃黏膜产生刺激作用；过量饮酒后，乙醇可使黏膜充血、水肿、糜烂，胃炎的发生率明显增高。

3. 慎用对胃黏膜有损伤的药物

NSAIDs 药物会抑制 COX-2，使前列腺素合成减少，导致胃黏膜受损。

4. 饮食

过酸、过辣等刺激性食物及生冷不易消化的食物应尽量避免，饮食时注意细嚼慢咽，忌暴饮暴食，少食浓茶、咖啡等刺激性饮料。

第三节　消化性溃疡

消化性溃疡泛指胃肠道黏膜被胃酸或胃蛋白酶自身消化而造成的黏膜破损，深达肌层，称为溃疡。主要病变是黏膜的局限性组织缺损、炎症与坏死。消化性溃疡可发生在食管、胃、十二指肠，也可发生在胃—空肠吻合口附近或含有胃黏膜的 Meckel 憩室内。因胃溃疡（gastri culcer，GU）和十二指肠溃疡（duodenal ulcer，DU）在消化道中最常见，故所谓的消化性溃疡一般是指胃溃疡和十二指肠溃疡。

【流行病学】

近年来,我国消化性溃疡的发病率较前些年有下降趋势,但目前仍是常见的消化道疾病,严重影响人们的生活。一般认为10%左右的人在其一生中患过消化性溃疡,在不同国家、地区中数据略有差异。消化性溃疡在我国人群中的发病率尚无确切的流行病学资料。本病可见于任何年龄,以20~50岁居多,男性多于女性(2~5:1),临床上DU多于GU,两者之比约为3:1。

【发病机理】

胃十二指肠黏膜除了接触高浓度胃酸和胃蛋白酶外,还可受到微生物、胆盐、酒精、药物和其他有害物质的侵袭。正常情况下,因胃、十二指肠黏膜有一系列防御和修复机制,包括黏液和碳酸氢盐屏障、黏膜屏障、丰富的血流、上皮细胞更新、前列腺素和表皮生长因子等,故可防御这些侵袭因素的损害作用,维持黏膜完整性。当侵袭因素与黏膜自身防御、修复因素之间失去平衡时,就可引起消化性溃疡的发生。

【病因】

1. 幽门螺杆菌感染

消化性溃疡患者胃黏膜中幽门螺杆菌检出率高。DU患者的感染率为90%~100%,GU患者为80%~90%。幽门螺杆菌感染致溃疡的机制为,幽门螺杆菌凭借其毒力因子的作用,在胃内上皮定植,诱发局部炎症和免疫反应,损害局部黏膜的防御和修复功能。另一方面,幽门螺杆菌感染可增加胃泌素的释放和胃蛋白酶原分泌,增强了侵袭因素。

2. 非甾体抗炎药

一些药物对胃十二指肠黏膜具有损害作用,其中以NSAIDs最为显著。长期摄入NSAIDs可诱发消化性溃疡、妨碍溃疡愈合、增加溃疡的复发率和出血、穿孔等并发症的发生率。

3. 胃酸和胃蛋白酶

胃蛋白酶在消化性溃疡形成的"自身消化"过程中起主要作用。DU患者的胃酸分泌较GU患者更多,主要与以下因素有关:壁细胞总数增多,壁细胞对刺激物敏感性增强。胃酸分泌的生理反馈抑制机制发生缺陷和迷走神经张力增高。

4. 其他危险因素

吸烟、遗传因素、应激和心理因素、不良饮食习惯等被认为与消化性溃疡的发生有密切关系。

5. 与消化性溃疡相关的疾病

慢性肺部疾病(可能机制为黏膜缺氧、吸烟)、肝硬化(胃酸分泌刺激物不能被肝脏灭活、胃/十二指肠黏膜血流改变)和慢性肾功能不全(高胃泌素血症)等。

【临床表现】

1. 疼痛

中上腹部疼痛,可位于剑突下偏左或偏右,一般胃溃疡疼痛部位在上腹偏左,十二指肠疼痛部位在上腹偏右,后壁溃疡特别是穿透性溃疡,疼痛可放射至背部。疼痛性质不一,可呈隐痛、钝痛、胀痛、烧灼样痛或饥饿样痛。典型的十二指肠溃疡为空腹痛,疼痛可发生在夜间,进食或服用抗酸药后可缓解;典型的胃溃疡可表现为饱时痛,饭后30分钟后疼痛至下次餐前缓解。依靠疼痛对消化性溃疡的诊断缺乏敏感和特异性。

2. 其他症状

上腹部饱胀不适、反酸、嗳气、胃灼热、恶心、食欲减退等。

3. 体征

消化性溃疡缺乏特异性体征,主要表现为上腹部局限性轻压痛。

【实验室和辅助检查】

1. 幽门螺杆菌检测

其方法包括侵入性和非侵入性两大类,前者需做内镜检查和胃黏膜活检,目前常用的侵入性试验包括快速尿素酶试验、组织学检查、培养等;非侵入性试验主要有碳13或碳14尿素呼气试验,粪便 H. pylori 抗原检测和血清学试验等。

2. 胃液分析

胃溃疡患者胃酸分泌正常或低于正常值,十二指肠溃疡患者胃酸分泌多增高。这种检测方式准确性不佳,目前主要用于胃泌素瘤的辅助诊断。

3. 血清胃泌素测定

血清胃泌素水平一般与胃酸分泌呈反比,但胃泌素瘤时则两者都升高。

4. 内镜检查

内镜检查为消化性溃疡诊断时最为重要的依据,其对判断消化性溃疡和鉴别胃良恶性溃疡的准确性显著高于 X 线钡餐检查。内镜下溃疡分成活动期(active stage,A)、愈合期(healing stage,B)和瘢痕期(scar stage,C)。溃疡出血的 Forrest 分级是根据溃疡基底所见分类:① I a:活动性喷血,I b:活动性渗血;② II a:血管坦露(未出血),II b:黏附血凝块,II c:平坦色素点;③ III:洁净基底。

5. X 线钡餐检查

该检查已基本被胃镜取代,多采用气钡双重造影。龛影是溃疡的直接征象,局部痉挛、激惹现象、十二指肠球部畸形是间接征象。

【鉴别诊断】

1. 慢性胃炎、十二指肠炎

表现为无规律的上腹部疼痛,可伴有腹胀、嗳气、食欲不振等表现,临床表现无特异性,需依靠胃镜检查明确诊断,胃镜检查一般提示慢性胃窦炎、慢性浅表性胃炎和十二指肠球炎,未见明显溃疡。

2. 胃癌

胃溃疡与溃疡性胃癌的鉴别较为困难,溃疡性胃癌在早期与胃溃疡十分相似,治疗后可假愈,建议胃溃疡患者行胃镜检查,并在溃疡边缘性多点活检明确溃疡性质。

3. 功能性消化不良

是指有消化不良的症状而无溃疡或其他器质性疾病,多见于中青年女性,患者常有神经官能症表现,如失眠焦虑、精神紧张、情绪低落、忧郁等,心理治疗或镇静安定治疗后奏效。

4. 胃泌素瘤

也叫卓—艾综合征,是由胰腺分泌的大量胃泌素所致,特点是高胃泌素血症、高胃酸分泌和多发性、难治性消化性溃疡。诊断要点为基础胃酸分泌过多,常＞15 mmol/h;胃镜检查提示非典型部位溃疡,特别是多发性溃疡,胃内可见大量胃液和增粗测黏膜皱襞;有难治性溃疡,伴腹泻;血清胃泌素＞500 ng/L。该类患者一般需手术治疗。

【治疗】

治疗目的为去除病因、消除症状、愈合溃疡、防止溃疡复发和避免并发症。

(一)一般治疗

生活规律,避免劳累或精神过度紧张,溃疡活动期避免辛辣饮食,避免饮用浓茶、咖啡、酒等饮料,

(二)药物治疗

主要是根除幽门螺杆菌,随着幽门螺杆菌耐药性的增加,经典的三联方案根除率显著下降,目前主要

推荐"PPI＋铋剂＋两种抗生素"的四联疗法,PPI 联合铋剂一定程度上可以克服患者抗生素的耐药,推荐的疗程为 10 天或 14 天。推荐的抗生素组合如下。

阿莫西林 1 000 mg(2 次/天)＋克拉霉素 500 mg(2 次/天);阿莫西林 1 000 mg(2 次/天)＋左氧氟沙星 500 mg(1 次/天)或 200 mg(2 次/天);阿莫西林 1 000 mg(2 次/天)＋呋喃唑酮 100 mg(2 次/天);四环素 750 mg(2 次/天)＋甲硝唑 400 mg(2 次/天)或(3 次/天);四环素 750 mg(2 次/天)＋呋喃唑酮 100 mg(2 次/天)。

根除幽门螺杆菌的治疗结束后,十二指肠溃疡如无并发症史、溃疡面积小以及治疗后症状消失者,可不再进行抗溃疡治疗;如有溃疡并发症史、溃疡面积大或症状未缓解者,应在根除幽门螺杆菌治疗后继续使用抗酸剂治疗 2～3 周,胃溃疡应在根除治疗后继续抗酸分泌治疗 4 周。

（三）抗酸治疗

常用药物为 H2 受体拮抗剂和 PPI 两大类,后者作用于壁细胞胃酸分泌中的关键酶 H^+-K^+-ATP 酶,作用时间持久,用 PPI 治疗消化性溃疡,一般推荐 DU 患者持续 4～6 周,GU 患者持续 6～8 周,溃疡愈合率可达 90% 以上。

（四）保护胃黏膜

目前临床上常用的是铝碳酸镁片。除此之外,硫糖铝易引起便秘,胶体次枸橼酸铋为避免铋在体内蓄积不宜长期使用,米索前列醇易导致腹泻,且会引起子宫收缩,故孕妇忌服。

（五）NSAIDs 诱发溃疡的治疗

对 NSAIDs 诱发的溃疡,应首选 PPI 治疗,疗程与剂量同消化性溃疡。

（六）对症治疗

消化性溃疡对症治疗的要点是调节胃肠功能,根据患者的症状酌情分别给予解痉剂(山莨菪碱、阿托品等)、促动力剂(多潘立酮、莫沙必利等)或抗胆汁反流剂。

（七）并发出血的治疗

合并活动性出血的首选治疗方法是胃镜下止血,同时予以大剂量 PPI 抑酸治疗。

（八）手术治疗

患者有上消化道大出血、幽门梗阻、难治性溃疡、球部或球后明显狭窄等疾病,且经内科治疗无效的,如有急性穿孔或巨型溃疡、重度异型增生甚至恶变倾向者,应考虑外科手术治疗。

【预防】

对于复发性溃疡的治疗,首先需分析病因,做出相应的处理。

(1)国外研究发现,根除幽门螺杆菌后,溃疡的复发率显著低于单用抑酸剂治疗组和未根除治疗组,提示幽门螺杆菌是导致溃疡发生的主要因素,因此对抗幽门螺杆菌治疗失败的患者需再次进行根除治疗。

(2)对非幽门螺杆菌感染、非幽门螺杆菌根除失败的患者,以及对其他不明原因的复发性消化性溃疡的预防,建议应用 PPI 或 H2 受体拮抗剂维持治疗。

(3)长期应用 NSAIDs 和阿司匹林是导致消化性溃疡复发的另一重要因素,针对不能停用该药物者,可更换为选择性环氧合酶 2 抑制剂,并同时服用 PPI,其疗效优于 H2 受体拮抗剂。

(4)氯吡格雷与 PPI 连用利大于弊,国外研究结果提示,单独使用氯吡格雷与氯吡格雷连用 PPI 患者的死亡率与缺血性事件的发生率差异无统计学意义,然而两药连用与消化道出血风险下降显著相关。该研究提示对接受抗凝治疗的心血管疾病患者,建议临床医师应根据患者情况,适当使用 PPI 以降低消化道溃疡的发生风险。

第四节　急性胰腺炎

【定义】

急性胰腺炎(acute pancreatitis,AP)是指多种病因(如胆胰共同通道受阻、暴饮暴食及酒精因素、血管因素、感染因素、手术及外伤因素及其他因素等)引起的胰酶激活,继以胰腺局部炎症反应为主要特征的疾病,可伴或者不伴有其他器官功能的改变。

【发病机制】

胰酶在胰管中被激活是引起胰腺局部炎症的必备条件,胰蛋白酶原被转化为胰蛋白酶是整个胰酶系统被激活的起始步骤,随后产生一系列病理生理反应。急性胰腺炎的病理生理通常分 3 期:第 1 期为胰腺腺泡细胞内胰蛋白酶过早活化。几种不同的机制参与其中,包括腺泡细胞钙信号系统崩溃,溶酶体水解酶组织蛋白酶-B 使胰蛋白原裂解为胰蛋白酶,胰腺细胞内胰蛋白酶抑制因子活性下降。一旦胰蛋白酶活化,将激活各种损伤性胰消化酶,如磷脂酶 A2、弹力蛋白酶、脂肪酶、激肽释放酶等。第 2 期为经由不同的机制和途径发生胰腺内炎症。第 3 期为发生胰腺外炎症,包括急性呼吸窘迫综合征(ARDS)。第 2、第 3 期中,细胞因子和炎症因子介导 4 个重要环节:①炎症细胞活化;②活化的炎症细胞对微循环的化学趋化作用;③活化的黏附分子使炎症细胞与内皮结合;④活化的炎症细胞迁移至炎症区域。有 10%～20% 的患者因不同途径强化胰腺内和胰腺外炎症而导致所谓的全身性炎症反应综合征(SIRS)。具备以下 2 条或者 2 条以上可被诊断为 SIRS:①脉搏＞90 次/分钟;②呼吸频率＞20 次/分钟或者 $PaCO_2$＜32 mmHg;③直肠体温＜36℃或＞38℃;④白细胞计数＜4 000/mm^{3}或＞12 000/mm^3。

【病理】

急性胰腺炎的病理变化有间质炎症和胰腺组织坏死两个方面。间质炎症表现为胰腺肿大,以间质水肿和炎症细胞浸润为主,多不伴有胰腺血管的变化;胰腺坏死多发生于胰腺外周,也可累及整个胰腺,肉眼见胰腺肿大、灶状或弥漫性胰腺间质性坏死、大面积脂肪坏死,严重者可见胰腺表面或者胰周组织出血灶,如坏死累及血管科引起血栓形成,部分胰腺炎可并发胰腺假性囊肿和胰腺脓肿。

【分类】

(1)按病因分类。①胆石性急性胰腺炎;②酒精性急性胰腺炎;③家族性高脂血症性急性胰腺炎;④继发于甲状旁腺肿瘤的急性胰腺炎;⑤手术后急性胰腺炎;⑥继发于胰腺癌的急性胰腺炎;⑦继发于腮腺炎的急性胰腺炎;⑧特发性急性胰腺炎等。

(2)病理分类法。①急性水肿型胰腺炎;②急性出血型胰腺炎;③急性坏死型胰腺炎;④急性坏死出血型胰腺炎(出血为主);⑤急性出血坏死型胰腺炎(坏死为主);⑥急性化脓型胰腺炎。

(3)按病情轻重分类。分为轻度、中(重)度、重度急性胰腺炎。临床上以轻度急性胰腺炎多见,呈自限性,急性重症胰腺炎患者存在持续性器官功能衰竭。

【临床表现】

(一)症状

1. 腹痛

腹痛为最早出现的症状,往往在暴饮暴食或极度疲劳之后发生,多为突然发作,疼痛常涉及整个上腹部，上腹正中或左上腹多见，疼痛为持续性进行性加重，似刀割样，向背部、胁部放射，弯腰抱膝或前倾位疼痛可减轻。

2. 恶心、呕吐

90%的患者起病时即有呕吐表现，发作频繁，呕吐物为胃内容物、胆汁或咖啡样液体，呕吐后疼痛无明显缓解。

3. 发热

胰腺急性炎症、胰腺坏死组织继发细菌、真菌感染，轻度急性胰腺炎仅有轻度发热，一般持续 3～5 天，重度急性胰腺炎一般呈高热表现，且持续不退。

4. 脱水、休克

急性胰腺炎的脱水主要因肠麻痹、呕吐所致，而重型胰腺炎在短短的时间内即可出现严重的脱水及电解质紊乱。休克的主要原因为有效循环血量不足，常见于：①血液及血浆大量渗出；②频繁呕吐丢失体液及电解质；③血液中缓激肽增多，导致血管扩张及血管通透性增加；④并发消化道出血。

（二）体征

急性胰腺炎体征与患者的病情严重程度有关。

胰腺的位置深在，一般的轻型水肿型胰腺炎在上腹部深处有压痛，少数前腹壁有明显压痛。急性重型胰腺炎由于其大量的胰腺溶解、坏死、出血，则前、后腹膜均被累及，全腹肌紧、压痛，全腹胀气，并可有大量炎性腹水，可出现移动性浊音。肠鸣音消失，出现麻痹性肠梗阻。

少数出血坏死性胰腺炎，胰液以至坏死溶解的组织沿组织间隙到达皮下，并溶解皮下脂肪，使毛细血管破裂出血，两侧胁肋部皮肤呈青紫色，称为 Gery-Turner 征，在脐周皮肤青紫称 Cullen 征，多提示预后差。

由于渗出液的炎性刺激，可出现胸腔反应性积液，以左侧为多见，可引起同侧的肺不张，出现呼吸困难。肿大的胰头压迫胆总管可造成阻塞性黄疸，如黄疸持续不退且逐渐加深，多为胆总管或壶腹部嵌顿性结石引起。

【实验室检查】

（一）淀粉酶

淀粉酶是诊断急性胰腺炎最常用的指标。因为血清淀粉酶的 55%～60% 来源于唾液腺，所以检测胰淀粉酶可以提高诊断率，它的准确性达 92%，特异性达 92%，约 75% 的患者在起病 24 小时内淀粉酶超过正常值上限 3 倍，并持续 3～5 天或更长时间。一般认为血清淀粉酶在起病 6～12 小时开始升高，48 小时达高峰，而后逐渐下降，此时尿淀粉酶开始升高。检测血淀粉酶准确性高，影响因素少，建议以血淀粉酶为主，尿淀粉酶仅作参考。

（二）血清脂肪酶

对于胰腺炎的诊断，血清脂肪酶的价值优于淀粉酶。通常血清脂肪酶于起病后 24 小时内升高，持续时间较长（7～10 天）。超过正常上限 3 倍有诊断意义。其敏感性、特异性与淀粉酶基本相同，但在血清淀粉酶活性已经下降至正常，或其他原因引起血清淀粉酶活性增高时，脂肪酶测定有互补作用。

（三）生化

生化检测包括血糖、甘油三酯、血清胆红素、血清转氨酶、乳酸脱氢酶、碱性磷酸酶、白蛋白、尿素氮、血清钙等。胰腺炎的患者多有血糖升高，5%～10% 的急性胰腺炎患者有甘油三酯增高，甘油三酯增高可能是胰腺炎的病因，也可能继发于胰腺炎；10% 的急性胰腺炎患者有高胆红素血症，血清转氨酶、乳酸脱氢酶和碱性磷酸酶增高；严重的患者血清白蛋白降低、尿素氮升高，血清钙下降多与临床严重程度平行。

（四）其他标志物

C 反应蛋白（CRP）＞150 mg/L 提示广泛的胰腺坏死，根据白细胞计数判断炎症反应程度，24 小时后 IL-6 升高提示急性重症胰腺炎可能。

（五）影像学检查

1. 胸部 X 线

可有胸腔积液、膈肌抬高、肺不张、肺间质炎、心力衰竭的阳性体征，特别是胸膜渗出是重症急性胰腺炎的危险因素。

2. 腹部 B 超

腹部 B 超作为常规初筛检查，可在入院 24 小时内进行。作用有：①发现胰腺肿大，弥漫性胰腺低回声，但难以发现灶状回声异常；②发现胰腺钙化、胰管扩张；③发现胆囊结石、胆管扩张；④发现腹腔积液；⑤发现与追踪假性囊肿。

3. 腹部 CT

CT 下可见胰腺增大、边缘不规则、胰腺内低密度区、胰周脂肪炎症改变、胰内及胰周液体积聚，甚至有气体出现，坏死灶在造影剂增强动脉期无增强显影，与周围无坏死胰腺形成鲜明对比，可发现胰腺脓肿、假性囊肿。

【诊断与鉴别诊断】

1. 诊断

（1）发病原因。发病前多有暴饮暴食或酗酒史。我国急性胰腺炎常与胆囊炎、胆石症和胆道蛔虫有关。

（2）临床表现。临床表现在诊断急性胰腺炎中占重要地位。持续性中上腹痛、恶心、呕吐、发热、低血压、休克、血清淀粉酶脂肪酶增高至正常值的三倍以上，伴有影像学改变，排除其他疾病，可以诊断本病。

（3）早期发现。在胰腺炎急性发作时胰酶释放入血，早期升高，持续 3～4 天，故对急性胰腺炎的诊断不应局限在淀粉酶升高至正常的 3～4 倍时，而应在腹痛出现时就给予重视。

（4）脂肪酶测定。脂肪酶的半衰期比淀粉酶长，故持续时间长。胰腺是脂肪酶的唯一来源，脂肪酶测定较淀粉酶更敏感、更特异，准确性更高。

（5）超声检查。超声检查可显示胰腺肿大，但仅在 20%～30% 的患者中存在。超声检查的价值在于发现胆道结石和胆总管扩张，还可显示与胰腺无关的病理征象。

（6）标准影像学方法。推荐 CT 扫描作为诊断急性胰腺炎的标准影像学方法。

2. 鉴别诊断

（1）消化性溃疡急性穿孔。有典型的溃疡病史，腹痛突然加剧，腹肌紧张，肝浊音界消失；X 线透视膈下有游离气体，血、尿淀粉酶正常或轻度升高。

（2）胆石症和急性胆囊炎。有胆绞痛病史，疼痛位于右上腹部，常放射到右肩部，墨菲（Murphy）征阳性，血、尿淀粉酶轻度增高，B 超及 X 线胆道造影可确诊。

（3）急性肠梗阻。腹痛为阵发性，伴有腹胀、呕吐表现，肠鸣音亢进，有气过水声，无排气可见肠型或蠕动波，腹部 X 线可见液气平。

【并发症】

（一）局部并发症

1. 胰腺假性囊肿

多发生在胰腺坏死的基础上，胰腺外伤及慢性胰腺炎也可出现。假性囊肿实际上是胰腺周围的包裹性积液，囊壁由纤维组织和肉芽组织构成，囊液内含有组织碎片和大量胰酶。假性囊肿多在急性胰腺炎起病 2 周后发生，4～6 周成熟，80% 为单发，胰体、胰尾为多，常与胰管相连。大的囊肿可产生压迫症状，并有压痛。囊壁破裂或有裂隙时，囊内液流入腹腔，造成胰源性腹水。

2. 胰腺脓肿

多发生在急性胰腺炎 4 周后,脓肿多在胰腺液化、坏死或假性囊肿基础上发生,较胰腺坏死感染发生迟。脓肿边界不清,低密度影。内可见气泡。临床高热不退、白细胞持续升高、腹痛加重和高淀粉酶血症时应考虑脓肿形成。

(二)全身并发症

1. ARDS

包括突发性、进行性呼吸窘迫、气促、发绀、烦躁、出汗等严重低氧血症,常规氧疗不能缓解。由肺灌注不足、肺表面活性物质卵磷脂减少、游离脂肪酸损伤肺泡毛细血管壁、缓激肽扩张血管和增加血管通透性、肺微循环栓塞、胸腹腔积液等因素综合所致。

2. 急性肾衰竭

重症急性胰腺炎患者并发急性肾衰竭的死亡率高达 80%。早期表现为少尿、蛋白尿、血尿或管型尿、血尿素氮进行性增高,并迅速进展为急性肾衰竭。发生原因主要为低血容量休克、微循环障碍致肾脏缺血缺氧。

3. 心律失常和心功能衰竭

重症急性胰腺炎常见心包积液、心律失常和心力衰竭。原因有:①血容量不足、心肌灌注不足;②血管活性肽、心肌抑制因子使心肌收缩不良;③激活的胰酶损害心肌,抑制心肌收缩;④毒素直接损害心肌。

4. 消化道出血

上消化道出血多由应激性溃疡、糜烂所致,少数为脾静脉或门静脉栓塞造成门脉高压,引起曲张静脉破裂。下消化道出血可由胰腺坏死穿透横结肠所致,预后甚差。假动脉瘤与假性囊肿相连也可出现消化道出血。

5. 败血症

胰腺局部感染灶扩散至全身,则形成败血症。

6. 凝血异常

重症急性胰腺炎(SAP)患者血液常处高凝状态,发生血栓形成、循环障碍,进而发展为 DIC。

7. 中枢神经系统异常

可见定向障碍、躁狂伴有幻觉和妄想、昏迷。早期(10 天内)出现意识障碍为胰性脑病,由 PLA2、电解质异常、高血糖和低蛋白血症、炎性因子等引起。在胰腺炎后期甚至恢复期出现的迟发性意识障碍,是由于长时间禁食造成维生素 B_1 缺乏,导致丙酮酸脱氢酶活性下降而影响大脑功能障碍。

8. 高血糖

由于胰腺的破坏和胰高糖素的释放,SAP 患者可出现暂时性高血糖,偶可发生糖尿病酮症酸中毒或高渗性昏迷。

9. 水、电解质、酸碱平衡紊乱

患者多有轻重不等的脱水,频繁呕吐可造成代谢性碱中毒。SAP 多有明显脱水和代谢性酸中毒。30%～50% 的 SAP 患者有低钙血症(<2 mmol/L),系大量脂肪坏死分解出的脂肪酸与钙结合成脂肪酸钙以及甲状腺分泌降钙素所致。

10. SIRS

具体标准包括:①脉搏>90 次/分钟;②呼吸频率>20 次/分钟或者 $PaCO_2$<32 mmHg;③直肠体温<36℃或>38℃;④白细胞计数<4 000/mm³ 或>12 000/mm³。符合以上两项时可诊断。

【治疗】

1. 发病初期的护理与监护

治疗的目的是纠正水、电解质紊乱,支持治疗,防止局部及全身并发症。临床检测内容包括血、尿常规测定,粪便隐血、肾功能、肝脏功能测定;血糖测定;心电监护;血压监测;血气分析;血清电解质测定;胸片;中心静脉压测定。动态观察腹部体征和肠鸣音改变。记录 24 小时尿量和出入量变化。

上述指标可根据患者具体病情作相应选择。对有严重腹胀,麻痹性肠梗阻者,可通过常规禁食进行胃肠减压。在患者腹痛、腹胀减轻或消失、肠道动力恢复或部分恢复时,可以考虑开放饮食,开始以碳水化合物为主,逐步过渡至低脂饮食,不以血清淀粉酶活性高低作为开放饮食的必要条件。

2. 补液

补液支持维持足够的血容量,是急性胰腺炎治疗的最主要目的,入院 24 小时内需要补充 5～10 L 晶体或者胶体液,才能达到足够的体液复苏。

间质性肺水肿和脑水肿时,原则上应限制补液,间质性脑水肿还应迅速降低颅内压;急性肾功能衰竭时,适量补给胶体液,并在给足液体的同时使用大剂量利尿药、收缩内脏血管药以及直接扩张肾血管的药物;合并糖尿病酮症酸中毒或高渗性非酮症糖尿病综合征时,应密切监测尿量及肾功能,在纠正血液浓缩或尿量超过 30 mL/h 时才适量使用中分子羟乙基淀粉溶液,以避免肾损害。

3. 营养

对于轻症急性胰腺炎患者,只需短期禁食,不需肠内或肠外营养,一般在病程的 4 天内即能进食。重症急性胰腺炎患者处于高分解代谢状态,营养支持非常重要,早期一般采用全胃肠外营养,因其不会刺激胰腺的分泌,不会加重胰腺的负担。但长期全胃肠外营养价格昂贵,有多种并发症,更严重的是损伤肠道屏障功能,促使肠道细菌和内毒素移位,从而引起内源性的局部感染和败血症。现有学者提出,如无肠梗阻,应尽早进行肠腔插管,进行肠内营养。目前,欧洲更趋向于对此类患者应尽早行肠内营养,在病程的第 3 天或第 4 天,经内镜或在 X 线引导下给患者置入鼻空肠管,并给予半量要素饮食,其操作方便、价格便宜、并发症少。

传统观点认为,胰腺炎急性期不应进食,包括任何形式的肠内营养,否则会使病情恶化。美国一组对轻型症急性胰腺炎的研究表明,肠内营养与全胃肠外营养的治疗效果差异无显著性,但鼻肠喂养者费用和并发症发生率大大降低。有报道显示,即使少量的肠内营养,也能改善肠道屏障功能,不会加重胰腺的负担,使机体免遭"二次打击",有利于胰腺炎的恢复。

如肠内营养不能耐受,就必须行全胃肠外营养治疗,营养液中应包括糖、蛋白、脂类,只有高脂血症患者不能使用脂类供能。一般而言,重症急性胰腺炎患者需要的热量为 8 000～10 000 kJ/d,其中 50%～60% 来自糖,15%～20% 来自蛋白,20%～30% 来自脂类。注意补充谷氨酰胺制剂,对于高脂血症患者,减少脂肪类的补充。肠内营养可预防肠道衰竭、维持肠道黏膜功能、防治肠内细菌易位。

4. 镇痛

急性胰腺炎患者有剧烈的内脏疼痛,与胰蛋白酶的激活和组织坏死后炎性介质释放在局部发挥作用有关。在严密观察病情下,可注射盐酸哌替啶(杜冷丁)。不推荐应用吗啡或胆碱能受体拮抗剂,如阿托品、654-2 等,因前者会收缩 Oddi 括约肌,后者则会诱发或加重肠麻痹。必要时可采用硬膜外麻醉镇痛,其优点在于迅速缓解疼痛、减少对阿片制剂的依赖性,减少不良反应的发生。预防肠梗阻特别是低位肠梗阻的发生。

5. 抑制胰腺外分泌和胰酶活性

生长抑素及其类似物(奥曲肽)可以通过直接抑制胰腺外分泌而发挥作用,主张在重度急性胰腺炎治疗中应用。H2 受体拮抗剂或质子泵抑制剂可通过抑制胃酸分泌而间接抑制胰腺分泌。除此之外,还可以预防应激性溃疡的发生,主张在重度急性胰腺炎时使用。蛋白酶抑制剂主张早期、足量应用。

6. 血管活性物质的应用

由于微循环障碍在胰腺炎发病中起重要作用,故推荐应用改善胰腺和其他器官微循环的药物,如前列腺素 E1 制剂、血小板活化因子拮抗剂、丹参制剂等。

7. 抗生素的应用

对于非胆源性轻症急性胰腺炎不推荐常规使用抗生素。对于胆源性中度、重度急性胰腺炎应常规使用抗生素。胰腺感染的致病菌主要为革兰阴性菌和厌氧菌等肠道常驻菌,对急性胰腺炎患者是否需全身性应用抗生素一直存在争议。

急性胰腺炎患者使用抗生素有以下理由:①胰腺坏死的患者中25%～75%会发生感染;②大部分胰腺坏死感染发生在病程第2～4周;③敏感性抗生素如林可霉素、亚胺培南、甲硝唑、氟喹诺酮类和头孢菌素类能有效到达胰腺组织,氨基糖苷类则不能;④胰腺坏死的患者早期使用抗生素可能会改善预后,降低病死率。

抗生素的应用应遵循抗菌谱为革兰阴性菌和厌氧菌为主、脂溶性强、有效通过血胰屏障三大原则。推荐甲硝唑联合喹诺酮类药物为一线用药,疗效不佳时改用其他广谱抗生素,疗程为7～14天,特殊情况下可延长应用。要注意真菌感染的诊断,临床上无法用细菌感染来解释发热等表现时,应考虑到真菌感染的可能,可经验性应用抗真菌药,同时进行血液或体液真菌培养。

8. 预防和治疗肠衰竭

对于重度急性胰腺炎患者,应密切观察腹部体征及排便情况,监测肠鸣音的变化,及早给予促肠道动力药物,包括生大黄、硫酸镁、乳果糖等。给予微生态制剂调节肠道菌群,应用谷氨酰胺制剂保护肠道黏膜屏障。同时可应用中药,如皮硝进行外敷。病情允许的情况下,应尽早恢复饮食或肠内营养,这对预防肠道衰竭具有重要意义。

9. 内镜治疗

胆道紧急减压引流及取出嵌顿胆石对胆源性重度急性胰腺炎有效,最好在发病后24小时内进行,对轻度急性胰腺炎在保守治疗中病情恶化时行鼻胆管引流或EST(内镜下十二指肠乳头括约肌切开术)。

10. 手术治疗

一般来说,急性胰腺炎经内科保守治疗,效果是肯定的,但若强化治疗病情没有好转,应行腹腔内引流或手术治疗。通过腹腔灌洗可清除腹腔内细菌、内毒素、胰酶、炎性因子等,减少这些物质进入血液循环后对全身脏器的损害。有明确的感染时应积极进行手术引流,清除胰周、坏死处的脓。若患者不能耐受手术引流,可在CT引导下置管引流,待病情好转后再清除感染的坏死组织。

手术指征包括以下几条。

(1)胰腺坏死感染。积极治疗后坏死灶无好转且伴高热和白细胞增加,CT引导下坏死区穿刺物涂片细菌阳性或培养阳性者,立即进行坏死灶清除手术。

(2)胰腺脓肿。选择外科手术引流或经皮穿刺引流。

(3)早发性重症胰腺炎(early seaere pancreatitis,ESAP)。患者在SAP发病后72小时内出现下列之一者:肾衰竭(血清Cr≥177 μmol/L)、呼吸衰竭(PaO$_2$≤60 mmHg)、收缩压≤80 mmHg(持续15分钟)、凝血功能障碍[PT<70%和(或)APTT>45秒]、败血症(T>38.5℃、WBC>16.0×10^9/L、BE≤4 mmol/L持续48小时,血/抽取物细菌培养阳性)、SIRA(T>38.5℃、WBC>12.0×10^9/L、BE≤2.5 mmol/L持续48小时,血/抽取物细菌培养阴性),考虑手术治疗。

(4)腹腔间隔室综合征(abdominal compartment syndrome,ACS)。指腹腔内高压伴发器官功能障碍,如腹腔内压持续>35 cmH$_2$O必须尽快手术减压。

(5)胰腺假性囊肿。视情况选择外科手术治疗、经皮穿刺引流或内镜治疗。

(6)诊断未明确,疑有腹腔脏器穿孔或肠坏死者行剖腹探查术。

11. 局部并发症治疗

(1)急性液体积聚。多会自行吸收,无需手术,也不必穿刺,使用中药皮硝外敷可加速吸收(500 g芒硝装在棉布袋内作腹部大面积外敷,每天更换两次)。

(2)胰腺及胰周组织坏死。坏死感染,需进行坏死组织清除术加局部灌洗引流;对无菌坏死原则上不进行手术治疗,但是症状明显,加强治疗无效者应进行手术处理。对于包裹性坏死感染,需要做坏死组织清除术加局部灌洗引流。

(3)急性胰腺假性囊肿。囊肿长径<6 cm,无症状,不进行处理,随访观察。若出现症状或体积增大或继发感染,则需要手术引流或经皮穿刺引流,如果穿刺引流不畅,则改行手术引流;囊肿大于 6 cm,经过 3 个月仍不吸收者,进行内引流术,术前可行 ERCP 检查,明确假性囊肿与主胰管的关系。对于因症状出现或体积增大,不能观察到 3 个月的患者,在进行手术治疗的时候,可以根据术中情况决定是否进行内引流,如果囊肿壁成熟,囊内无感染、无坏死组织,则可行内引流术,否则行外引流。

(4)胰腺脓肿。胰腺及胰外侵犯区临床及 CT 证实确有脓肿形成者,应立即进行手术引流,或先经皮穿刺引流。引流效果不明显者,应立即进行手术引流。

【预后】

急性胰腺炎的预后取决于病变程度以及有无并发症。轻症急性胰腺炎(MAP)预后良好,多在 5～7 天恢复,不留后遗症。重症急性胰腺炎(SAP)病情重而凶险,预后差,胰腺坏死、坏死感染的病死率分别为 10% 和 30%,经积极救治后幸存者可遗留不同程度的胰腺功能不全,反复发作可演变为慢性胰腺炎。

第五节　慢性胰腺炎

【定义】

慢性胰腺炎(chronic pancreatitis,CP)是指各种病因引起的胰腺组织和功能不可逆的慢性炎症性疾病,其病理特征为胰腺腺泡萎缩、破坏和间质纤维化。临床以反复发作的上腹部疼痛和(或)胰腺外、内分泌功能不全为主要表现,可伴有胰腺实质钙化、胰管扩张、胰管结石和胰腺假性囊肿形成等。

【病因】

(1)胆系疾病(急性或慢性胆囊炎、胆管炎、胆石症、胆道蛔虫症和 Oddi 括约肌功能不全障碍)。此原因占我国慢性胰腺炎病因的 30%～45%。

(2)慢性酒精中毒。西方国家 70%～90% 的慢性胰腺炎与长期嗜酒有关,饮酒>150 g/d、持续 5 年或 60～80 g/d、持续 10 年将发展为慢性胰腺炎,在我国已有报道其超过胆系疾病跃居为慢性胰腺炎病因的第一位。

(3)代谢障碍。如高钙血症、高脂血症。

(4)胰管梗阻。良恶性原因造成的胰液引流不畅。

(5)自身免疫。分为自身免疫性慢性胰腺炎与自身免疫相关性慢性胰腺炎,前者是一新类型的自身免疫性胰腺炎,后者是与自身免疫疾病相关,如 SLE、结节性多动脉炎、原发性硬化性胆管炎。

(6)热带性胰腺炎(tropical pancreatitis)。这是印度慢性胰腺炎最常见的病因,也常发生在非洲、东南亚地区。

(7)遗传因素。包括囊性纤维化和遗传性胰腺炎(hereditary pancreatitis),后者属常染色体显性遗传性疾病(胰蛋白酶原基因发生点突变)。

(8)特发性慢性胰腺炎(idiopathic chronic pancreatitis)。西方 10%～30% 慢性胰腺炎为此类型,分为早期发作和晚期发作,前者 20 岁左右发病,后者平均发病年龄为 56 岁。

【病理生理】

慢性胰腺炎患者病理发现胰腺表面不规则、结节状、体积缩小、质硬，并可见大小不等的囊肿，最后累及整个胰腺，导致胰腺萎缩。显微镜下病理改变最突出的就是胰腺纤维化，早期可限于局部胰腺小叶，以后累及整个胰腺，腺泡组织完全被纤维化组织替代，纤维化区域见慢性炎性细胞浸润，包括淋巴细胞、浆细胞、巨噬细胞。随着纤维化的发展，腺泡细胞逐渐萎缩或消失，胰实质被破坏，最后影响到胰岛细胞。胰腺导管病变多样，可见变形、狭窄、囊状扩张、胰管钙化、胰管内结石、嗜酸性细胞蛋白栓。后期胰腺假性囊肿形成，以胰头、胰颈部多见。酒精性慢性胰腺炎病变以胰管阻塞开始，非酒精性慢性胰腺炎以弥漫性病变为主，自身免疫性慢性胰腺炎见单核细胞浸润。

【分类】

按照病因可将慢性胰腺炎分为以下 4 种类型：①慢性钙化性胰腺炎；②慢性阻塞性胰腺炎；③慢性炎症性胰腺炎；④自身免疫性胰腺炎。

【临床表现】

（一）症状

（1）腹痛。腹痛是慢性胰腺炎最突出的症状，多位于中上腹或左上腹，可放射至腰背部，疼痛性质可为隐痛、钝痛、剧痛、钻顶样疼痛，可伴有恶心、呕吐表现，前倾坐位、侧卧屈膝位时疼痛可减轻，仰卧位时疼痛加重。

（2）吸收不良。胰腺有很强的分泌、代谢功能，慢性胰腺炎时胰腺腺泡组织损坏，出现胰腺外分泌功能不全，脂肪、蛋白质、碳水化合物吸收不良；其中脂肪吸收不良出现最早。胰脂肪酶分泌量下降至正常的 10% 以下时出现脂肪泻，表现为排便的次数增多、量多、泡沫样、有恶臭，镜检可发现脂肪滴；严重者可有脂溶性维生素 A、D、E、K 缺乏造成的夜盲症、皮肤粗糙和出血倾向等，患者长期有食欲差、惧食表现，长期丢失脂肪与蛋白质导致消瘦和严重营养不良。

（3）糖尿病。慢性胰腺炎破坏胰岛，使胰腺内分泌功能受损，胰岛素分泌减少，表现为糖尿病。

（二）体征

慢性胰腺炎无特异性体征，腹部可有轻压痛，当有胰腺假性囊肿形成时，腹部可扪及边缘整齐的包块，如胰头或者假性囊肿压迫胆总管下段时可出现黄疸。

【实验室检查】

（一）一般的实验室检查

血淀粉酶可轻度升高，白细胞在慢性胰腺炎合并胆道感染时可增高；总胆红素、碱性磷酸酶、谷氨酰转移酶（GGT）可有助于了解有无胆道梗阻形成。

（二）胰腺外分泌功能测定

直接外分泌功能试验系利用胰泌素和（或）胰酶泌素（CCK-PZ）直接刺激胰腺分泌；间接外分泌功能试验系利用配方餐等方法（如 Lundh 试验）刺激胰泌素和胰酶泌素分泌，继而达到刺激胰腺分泌的目的。两者均通过测量胰腺分泌的胰液量、胰液电解质浓度和胰酶量来评估胰腺外分泌的功能。间接法还包括通过测量口服一些胰酶消化底物所生成的产物（如苯甲酸-酪氨酸-对氨基苯甲酸 BT-PABA 试验）或直接测定粪便脂肪量、氮量、弹力蛋白酶 I（E1）等评估胰腺外分泌的功能。目前的各种胰腺外分泌功能检查的敏感度较低，仅在胰腺严重功能受到损害时才能出现诊断性的阳性结果，临床诊断价值有限。

（三）胰腺内分泌功能测定

（1）临床检测血糖及胰岛素的测定。患者可以血糖升高或糖耐量试验异常，血浆胰岛素水平降低。

（2）胰多肽（pancreatic polypeptide，PP）的测定。胰多肽是胰腺 PP 细胞所分泌的一种胃肠激素，餐后血浆 PP 迅速升高；慢性胰腺炎患者空腹及餐后血浆 PP 均明显降低。

（3）血清 CCK 测定。慢性胰腺炎患者因胰腺分泌减少，对 CCK 反馈抑制作用减弱，血清 CCK 可明显升高。

上述检测只有在胰腺功能丧失 90% 以上时方出现检测结果异常，故敏感性较差。

（四）影像学检查

1. X 线检查

部分患者可见胰腺区域的钙化灶、结石影；十二指肠低张造影可见十二指肠环扩大等。胃肠道 X 线钡餐造影可见胰头增大压迫十二指肠征象。

2. 超声检查

腹部超声是了解胰腺的基本方法，是一种简单、无创、经济且很好耐受的方法。缺点是受腹壁脂肪和肠道气体干扰而不能获得满意的显像，而且过于依赖检查者的经验。检查可显示胰腺体积增大或缩小、轮廓模糊不规则、实质回声增强、不均质、有钙化灶，胰管扩张或粗细不匀、内可有结石，部分可探及假性囊肿或胆总管扩张。根据胰腺形态、回声和胰管变化可作为 CP 的初筛检查，但诊断的敏感度不高。

3. CT 检查

在对慢性胰腺炎的诊断和排除引起类似慢性胰腺炎症状的腹腔内其他疾病中，CT 仍是最好的和使用最广泛的影像学手段。CT 显示胰腺增大或缩小、轮廓不规则、胰腺钙化、胰管不规则扩张或胰腺假性囊肿等改变。

CT 检查慢性胰腺炎分为以下 3 个级别。

（1）可疑（至少满足 1 项）。①体部胰管轻度扩张（2～4 mm）；②胰腺肿大 2 倍。

（2）轻度、中度（至少满足 1 项）。①胰管扩张；②胰管不规则；③囊腔＜10 mm；④胰腺实质密度不均匀；⑤管壁密度增强；⑥胰头、体轮廓不规则；⑦胰腺实质灶状坏死。

（3）重度（轻度、中度＋以下任意 1 项）。①囊腔＞10 mm；②胰管内充填缺损；③结石或钙化影；④胰管狭窄、阻塞；⑤分支胰管重度扩张、不规则；⑥邻近器官受侵犯。

4. 磁共振检查

MRI 对慢性胰腺炎的诊断价值与 CT 相似，但对钙化和结石的显示不如 CT。MRCP 可显示胰管扩张的程度和结石位置，并能明确部分慢性胰腺炎的病因。MRCP 可以诊断明显的胰管扩张、假性囊肿等改变，但小胰管的改变和结石则较难反映。

【治疗】

一、治疗目标

（1）控制症状，改善生活质量。

（2）去除病因和纠正存在的胰管梗阻因素，保护胰腺功能。

（3）预防和治疗并发症，寻求胰腺内、外分泌功能替代治疗。

二、治疗

（一）一般治疗

CP 患者须禁酒戒烟，避免过量高脂、高蛋白饮食。长期脂肪泻患者，应注意补充脂溶性维生素及维

生素 B_{12}、叶酸,适当补充各种微量元素。

（二）内科治疗

1.急性发作期的治疗

治疗原则同急性胰腺炎。

2.胰腺外分泌功能不全的治疗

主要应用外源性胰酶制剂替代治疗并辅助饮食疗法。胰酶制剂对缓解胰源性疼痛也具有一定作用。首选含高活性脂肪酶的超微微粒胰酶胶囊,并建议餐中服用。疗效不佳时可加服质子泵抑制剂、H2受体阻滞剂等抑酸药物。

3.糖尿病

采用强化的常规胰岛素治疗方案,维持慢性胰腺炎患者最佳的代谢状态。由于慢性胰腺炎合并糖尿病患者对胰岛素较敏感,应注意预防低血糖的发生。

4.疼痛的治疗

（1）一般治疗。轻症患者可经戒酒、控制饮食缓解。

（2）药物治疗。止痛药、胰酶制剂和生长抑素及其类似物。

（3）梗阻性疼痛可行内镜治疗,非梗阻性疼痛可行 CT、EUS 引导下腹腔神经阻滞术。

（4）上述方法无效时可考虑手术治疗。

（三）内镜治疗

主要用于慢性胰腺炎导致的 Oddi 括约肌狭窄（狭窄性十二指肠乳头炎）、胆总管下段狭窄和胰管开口狭窄和胰管结石。

1.胆总管狭窄

胆总管狭窄的发生率为 $10\%\sim30\%$,主要表现为黄疸、淤胆性胆红素血症和胆管炎,影像学可以发现不同程度的胆总管扩张。可以首先考虑使用内镜支撑治疗,但长期的疗效还不确定,但对年老和体弱的患者较为适用。

2.胰管高压扩张

疼痛为主要症状的特发性、胰腺分裂性及其他原因的慢性胰腺炎是经内镜胰管支撑治疗的适应证。近期疼痛缓解较好,长期的疗效还不确定。

3.Oddi 括约肌功能不良和胰管结石

Oddi 括约肌成形术治疗 Oddi 括约肌功能不良,短期止痛效果较好。对有主胰管结石的患者,内镜网篮取石可以尝试。

4.体外震波碎石术

对内镜取出困难的、大于 5 mm 的胰管结石,可行体外震波碎石术（ESWL）。ESWL 碎石成功率达 95% 以上,结合内镜治疗,结石清除率可达 $70\%\sim85\%$。

（四）手术治疗

分为急诊手术和择期手术。

急诊手术适应证包括 CP 并发症引起的感染、出血、囊肿破裂等;择期手术适应证包括:①内科和介入治疗无效者;②压迫邻近脏器导致胆道、十二指肠梗阻,内镜治疗无效者以及左侧门脉高压伴出血者;③假性囊肿、胰瘘或胰源性腹水,内科和介入治疗无效者;④不能排除恶变者。

手术治疗的原则是用尽可能简单的术式缓解疼痛、控制并发症、延缓胰腺炎症进展和保护内、外分泌功能。

术式的选择需要综合考虑胰腺炎性包块、胰管梗阻及并发症等因素。主胰管扩张、无胰头部炎性包块,可以采用胰管空肠侧侧吻合术;胰头部炎性包块、胰头多发性分支胰管结石,合并胰管、胆管或十二指肠梗阻,可考虑行标准的胰十二指肠切除术或保留幽门的胰十二指肠切除术;保留十二指肠的胰头切除术在保留十二指肠和胆道完整性的同时,既切除了胰头部炎性包块,又能够解除胰管及胆道的梗阻,主要术式包括 Beger 手术、Frey 手术和 Beme 手术。炎性病变或主胰管狭窄集中于胰体尾部,可以采用切除脾脏或保脾的胰体尾切除术;对于全胰广泛炎性改变和多发分支胰管结石,不能通过胰腺部分切除或胰管切开等方式达到治疗目的者,可考虑全胰切除或自体胰岛移植。

【预后】

慢性胰腺炎的预后主要取决于病因是否祛除和发病时胰腺的受损程度。

第六节　慢性乙型病毒性肝炎

【定义】

乙型病毒性肝炎("乙肝")是由乙型肝炎病毒(HBV)引起的,以肝脏炎症为主要表现的传染病。主要通过血液、母婴和性接触等肠道外途径传播,是"人—人"传播。成年人感染多数可自愈,幼儿感染则易成为慢性感染和(或)发展为慢性肝炎,甚至导致肝硬化、肝衰竭和肝细胞癌。

乙肝曾被称为"血清性肝炎",是具有慢性携带状态的传染病。乙肝呈世界流行,临床表现多样化,包括急性、慢性、淤胆型和重症型肝炎,容易发展为慢性肝炎和肝硬化,少数病例可转变为原发性肝细胞癌。慢性乙肝是指 HBV 感染半年以上并有肝炎临床表现的慢性肝损伤,组织学检查可显示不同程度的肝细胞坏死和炎症。

【病原学】

HBV 属嗜肝 DNA 病毒科,基因组长约 3.2 kb,其病毒结构为部分双链环状 DNA。HBV 感染者血清经电镜检查可发现 3 种病毒颗粒:①Dane 颗粒(完整的 HBV 颗粒),外壳蛋白(HBV 表面抗原,HBsAg),核心含有 HBV-DNA 及 HBVDNAp(DNA-多聚酶)、HBV 核心抗原(HBcAg)、e 抗原(HBeAg);②小球形颗粒;③管形颗粒。后二者为 HBV 复制过程中过剩的 HBsAg,不含核酸。HBV 基因组(HBV-DNA)由双链不完全环形结构的 DNA 组成,含 3200 个碱基对。

HBV 侵入人体后,与肝细胞膜上的受体结合,脱去包膜,穿入肝细胞质内,然后脱去衣壳,部分双链环状 HBV DNA 进入肝细胞核内,在宿主酶的作用下,以负链 DNA 为模板延长正链,修补正链中的裂隙区,形成共价闭合环状 DNA(cccDNA),然后以 cccDNA 为模板,在宿主 RNA 聚合酶Ⅱ的作用下,转录成几种不同长短的 mRNA,其中 3.5 kb 的 mRNA 有 HBV DNA 序列上全部遗传信息,称为前基因组 RNA。后者进入肝细胞质作为模板,在 HBV 逆转录酶作用下,合成负链 DNA;再以负链 DNA 为模板,在 HBV DNA 聚合酶作用下,合成正链 DNA,形成子代的部分双链环状 DNA,最后装配成完整的 HBV,释放至肝细胞外。胞质中的子代部分双链环状 DNA 也可进入肝细胞核内,再形成 cccDNA 并继续复制。cccDNA 半寿(衰)期长,很难从体内彻底清除。

HBV 易发生变异。HBV 是通过其前基因组 RNA 的逆转录来进行复制,RNA 在逆转录时缺乏校正,故 HBV 具有较高的自发突变率。HBV 在人体内受自然压力、人体免疫力和药物治疗的影响,常出现病毒变异,与野生株相比,变异体具有更强的致病性,并导致 HBV 标志物的检测、免疫逃逸性、耐药性及致病性的变化在临床上时常发生,给乙型肝炎的诊断、治疗和判断预后带来很多问题或困难。

HBV 的抵抗力较强,但 65℃ 的温度持续 10 小时、煮沸 10 分钟或高压蒸气均可灭活 HBV。含氯制剂、环氧乙烷、戊二醛、过氧乙酸和碘伏等也有较好的灭活效果。

【发病机制】

乙肝的发病机制很复杂,研究资料不少,但迄今尚未完全阐明。目前认为,HBV 不直接损伤肝细胞,其肝细胞损伤是由 T 细胞毒反应所介导。人感染 HBV 后,可引起细胞免疫和体液免疫应答,并激发自身免疫反应及免疫调节功能紊乱。这些免疫反应对乙肝的临床表现及转归有重要意义。

HBV 急性感染后,病毒抗原可刺激人体对 HBV 抗原产生相应的抗体,即乙型肝炎表面抗体、乙型肝炎 e 抗体及乙型肝炎核心抗体等,这些抗体在血清中企图中和 HBV 及其相应的抗原;另一方面,人体的细胞免疫发生启动,被 HBV 致敏的人体细胞毒 T 细胞(cytotoxic T cell,CTL)可识别肝细胞膜上的 HBV 抗原和组织相容性抗原,并对受染的肝细胞发动攻击。

如果被感染者的机体免疫功能正常,不仅可产生足够的 CTL 免疫反应,则可完全清除 HBV,同时还能产生抗 HBs。在清除病毒抗原的同时,可能破坏部分肝细胞。根据肝细胞破坏的多少,导致隐性感染或不同程度的急性肝炎。如果被感染者的机体免疫功能低下,不能产生足够的细胞免疫反应,及时清除入侵的 HBV,则可能成为慢性 HBV 感染者。婴幼儿期感染常导致慢性携带,而成人急性感染大部分呈自限性,但仍有 5%～10%为慢性。

【临床分型】

(一)慢性乙肝

1. HBeAg 阳性慢性乙型肝炎

血清中 HBsAg、HBV DNA 和 HBeAg 阳性,抗-HBe 阴性,ALT 持续或反复增高或肝组织学符合肝炎病理特征。

2. HBeAg 阴性慢性乙型肝炎

血清中 HBsAg、HBV DNA 阳性,HBeAg 持续阴性,抗-HBe 阳性或者阴性,ALT 持续或反复增高或肝组织学符合肝炎病理特征。

(二)乙肝肝硬化

乙肝肝硬化是慢性乙肝持续进展的结果,分为代偿期肝硬化(Child-Pugh A 级)和失代偿期肝硬化(Child-Pugh B、C 级)。

(三)携带者

1. 慢性 HBV 携带者

血清 HBsAg 和 HBV DNA 阳性,HBeAg 或抗-HBe 阳性,但血清 ALT 和 AST 于 1 年内随访 3 次以上均正常,肝组织学检查一般无明显异常。

2. 非活动性 HBsAg 携带者

血清 HBsAg 阳性,HBeAg 阴性、抗-HBe 阳性阳性或者阴性,HBV DNA 阴性,血清 ALT 1 年内随访 3 次以上均正常,肝组织学检查一般无明显异常。

(四)隐匿性慢性乙肝

血清 HBsAg 阴性,但血清和(或)肝组织中 HBV DNA 阳性,并有慢性乙肝的临床表现。患者可伴有血清抗-HBs、抗-HBe 和(或)抗-HBc 阳性,另有约 20%的隐匿性慢性乙肝患者除 HBV DNA 阳性外,其余 HBV 血清学标志均为阴性。

【实验室检查】

(一)肝炎病毒学检测

1. 血清 HBeAg

表示体内存在 HBV 感染。在感染后 2～10 周出现,急性感染者通常在感染后 4～6 个月消失;持续 6 个月以上阳性者表示慢性 HBV 感染。

2. 血清抗-HBS

是机体对乙型肝炎病毒表面抗原产生的抗体,为保护性抗体,表示对 HBV 有免疫力。常见于急性感染者的恢复期 HBsAg 消失后,或接种乙肝疫苗后。HBsAg 转阴而抗-HBs 转阳,称为 HBsAg 血清学转换。

3. 血清 HBeAg

可作为 HBV 复制和传染性高的指标,出现在急性 HBV 感染早期,通常在血清 ALT 水平达到峰值后很快消失。e 抗原持续阳性 3 个月以上预示 HBV 感染慢性化。

4. 血清抗-HBe

是机体对乙型肝炎病毒 e 抗原产生的抗体,表示 HBV 复制水平低[但有前 C 区/BCP(基本核心启动子)突变者例外]。HBeAg 转阴而抗-HBe 转阳,称为 HBeAg 血清学转换。

5. 血清抗-HBc

是机体对乙型肝炎病毒核心抗原产生的总抗体(IgG＋IgM),主要是 IgG。只要感染过 HBV,无论病毒是否被清除,此抗体均为阳性。

6. HBV DNA

HBV DNA 水平反映乙肝病毒在体内复制的活跃程度,通常是抗病毒药物治疗的依据,也是评估疗效最常用的指标。

(二)肝功能检查

1. ALT

ALT 要分布在肝细胞浆中,当肝细胞损伤时 ALT 首先进入血液中。ALT 升高的水平反映肝细胞损伤程度。

2. AST

AST 主要分布在肝细胞浆和肝细胞的线粒体中。当肝细胞损害严重时,线粒体也遭受破坏,AST 明显升高。

3. 血清胆红素

血清胆红素水平与肝细胞坏死程度有关,但需与肝内和肝外胆汁淤积所引起的胆红素升高鉴别。出现皮肤黄疸时应进行胆红素检测。

4. 胆碱酯酶

肝脏受损时,肝细胞合成功能下降,血清胆碱酯酶降低。肝细胞炎症程度越重,胆碱酯酶活力下降越明显。

5. 甲胎蛋白(AFP)

70％～75％的肝细胞癌患者 AFP 升高。AFP 升高也可提示大量肝细胞坏死后的肝细胞再生,有助于判断预后。AFP 轻度升高也可见于慢性乙肝和肝硬化患者。

6. 血凝常规

肝功受损时,肝脏合成功能下降,凝血酶合成障碍,血凝常规异常。

7. 肝纤谱、肝脏瞬时弹性成像

测定肝纤维化程度。

【治疗】

一、治疗目标

我国 2010 年《慢性乙型肝炎防治指南》:慢性乙型肝炎治疗的总体目标是:最大限度地长期抑制

HBV,减轻肝细胞炎症坏死及肝纤维化,延缓和减少肝脏失代偿、肝硬化、肝癌及其并发症的发生,从而改善生活质量和延长存活时间。慢性乙型肝炎治疗主要包括抗病毒、免疫调节、抗炎和抗氧化、抗纤维化和对症治疗,其中抗病毒治疗是关键,只要有适应证,且条件允许,就应进行规范的抗病毒治疗。

二、治疗

1. 慢性乙型肝炎

治疗 HBV 感染的核苷(酸)类似物有三类:①L-核苷类,包括拉米夫定、替比夫定和恩曲他滨;②脱氧鸟苷类似物,包括恩替卡韦;③开环磷酸核苷类似物,包括阿德福韦和替诺福韦。拉米夫定、阿德福韦、恩替卡韦、替比夫定和替诺福韦已被欧盟批准用于治疗乙肝。

对于初治、无重叠感染、无并发症的慢性乙肝一般不主张以上药物的联合治疗。已有 5 项临床试验证实,普通干扰素或聚乙二醇干扰素与拉米夫定联合治疗与拉米夫定单药治疗相比,除了拉米夫定耐药的发生率降低以外,没有更多的益处。核苷(酸)类似物联合治疗初治、无重叠感染、无并发症的慢性乙肝的临床研究较少,其益处有待进一步证实。

2. 对干扰素无应答的慢性乙肝

关于该类乙肝,我国的研究较多。一些研究显示,拉米夫定长期治疗可有效抑制干扰素无应答慢性乙肝患者 HBV DNA 复制,促进血清 HBeAg 转换,改善患者的肝功能,减轻患者的肝组织炎症和纤维化。一项开放性对照研究显示,干扰素无应答的患者改用拉米夫定治疗优于拉米夫定初治的患者。

3. 阿德福韦酯耐药或无效的慢性乙肝

阿德福韦酯与替诺福韦有交叉耐药性。体外研究显示,阿德福韦酯耐药后对替诺福韦的敏感性降低 3～4 倍。临床研究也证实,替诺福韦单药治疗阿德福韦酯耐药的患者疗效有限,主张替诺福韦与其他无交叉耐药性的抗 HBV 药物联合应用。体外研究显示,恩替卡韦和替比夫定对阿德福韦酯耐药的 HBV 仍有较强的抑制作用,因此在阿德福韦酯耐药后,可以换用恩替卡韦单药治疗。而拉米夫定和替比夫定因容易导致耐药发生,建议与阿德福韦酯或替诺福韦联合治疗。

4. 恩替卡韦耐药或无效的慢性乙肝

阿德福韦酯和替诺福韦与恩替卡韦无交叉耐药位点,恩替卡韦耐药后需要与阿德福韦酯或替诺福韦联合应用。

5. 替比夫定耐药或无效的慢性乙肝

阿德福韦酯和替诺福韦与替比夫定无交叉耐药位点,因此,替比夫定耐药后需要与阿德福韦酯或替诺福韦联合应用。

6. 高病毒复制水平的妊娠妇女

对于 HBV DNA$\geqslant 10^7$拷贝/mL 的女性,出于阻断 HBV 母婴传播的目的,在感染者及其家属知情同意的情况下,可于妊娠 28 周以后服用拉米夫定或替比夫定治疗,可于分娩后 1 个月内停用或继续治疗。但要告知感染者及家属,停药后会出现反弹、携带者继续治疗疗效差及病毒耐药的可能性,服药期间禁止哺乳。

【预后】

慢性乙肝经过规范的抗病毒治疗后,预后明显改善。干扰素治疗后,HBsAg 的清除率可达到 3%～7%;成功的核苷(酸)类似物治疗可延缓肝纤维化的发展速度,甚至可逆转肝硬化,改善患者的生存率。口服核苷和核苷酸类似物的问世已挽救了很多 HBV 感染患者的生命,使美国每年等待肝移植的患者数减少了 30%(2000 年等待肝移植的患者有 586 例,2006 年降至 406 例)。

第七节　肝硬化

【定义】

肝硬化(hepatic cirrhosis)是由不同病因长期作用于肝脏引起的慢性、进行性、弥漫性肝病的终末阶段,是在肝细胞广泛坏死基础上产生肝脏纤维组织弥漫性增生,并形成再生结节和假小叶,导致肝小叶正常结构和血液供应遭到破坏。

【病因】

引起肝硬化病因很多,在我国以病毒性肝炎为主,欧美国家以慢性酒精中毒多见。

1. 病毒性肝炎

主要为乙型、丙型和丁型肝炎病毒感染,占肝硬化的 60%～80%,通常经慢性肝炎阶段演变而来。急性或亚急性肝炎如有大量肝细胞坏死和肝纤维化可以直接演变为肝硬化,乙型和丙型或丁型肝炎病毒的重叠感染可加速发展至肝硬化。甲型和戊型病毒性肝炎不会发展为肝硬化。

2. 慢性酒精中毒

该原因在我国约占 15%,近年来有上升趋势。长期大量饮酒(一般为每日摄入酒精 80 g 并达 10 年以上),乙醇及其代谢产物(乙醛)的毒性作用可引起酒精性肝炎,继而可发展为肝硬化。

3. 非酒精性脂肪性肝炎

4. 胆汁淤积

持续肝内淤胆或肝外胆管阻塞时,高浓度胆酸和胆红素可损伤肝细胞,引起原发性胆汁性肝硬化或继发性胆汁性肝硬化。

5. 肝静脉回流受阻

慢性充血性心力衰竭、缩窄性心包炎、肝静脉阻塞综合征、肝小静脉闭塞病等引起肝脏长期淤血缺氧。

6. 遗传代谢性疾病

先天性酶缺陷疾病致使某些物质不能被正常代谢而沉积在肝脏,如肝豆状核变性(铜沉积)、血色病(铁沉积)、α1-抗胰蛋白酶缺乏症等。

7. 工业毒物或药物

长期接触四氯化碳、磷、砷等或服用双醋酚汀、甲基多巴、异烟肼等可引起中毒性或药物性肝炎而演变为肝硬化;长期服用甲氨蝶呤(MTX)可引起肝纤维化,从而发展为肝硬化。

8. 自身免疫性肝炎

可演变为肝硬化。

9. 血吸虫病

虫卵沉积于汇管区,引起纤维组织增生,导致窦前性门静脉高压.但由于再生结节不明显,故严格来说应称之为"血吸虫性肝纤维化"。

10. 隐源性肝硬化

病因仍不明者占 5%～10%。

【分类分型】

根据病因,肝硬化可分为肝炎后肝硬化、酒精性肝硬化、血吸虫性肝硬化、胆汁淤积性肝硬化、心源性肝硬化和其他原因肝硬化;根据病程,肝硬化常分为代偿期和失代偿期。

【临床表现】

（一）代偿期（一般属 Child-Pugh A 级）

代偿期可有肝炎临床表现，亦可隐匿起病。可有轻度乏力、腹胀、肝脾轻度大、轻度黄疸，还可出现肝掌、蜘蛛痣等症状，一般属 Child-Pugh A 级。（Child-Pugh 分级标准见表 8-1）

（二）失代偿期（一般属 Child-Pugh B、C 级）

失代偿期有肝功损害及门脉高压症候群，具体表现有以下几条。

（1）全身症状。乏力、消瘦、面色晦暗，尿少、下肢水肿。

（2）消化道症状。食欲减退、腹胀、胃肠功能紊乱甚至吸收不良综合征，肝源性糖尿病，可出现多尿、多食等症状。

（3）出血倾向及贫血。齿龈出血、鼻衄、紫癜、贫血。

（4）内分泌障碍。蜘蛛痣、肝掌、皮肤色素沉着、女性月经失调、男性乳房发育、腮腺肿大。

（5）低蛋白血症。双下肢水肿、尿少、腹腔积液、肝源性胸腔积液。

（6）门脉高压。脾大、脾功能亢进、门脉侧支循环建立、食管—胃底静脉曲张，腹壁静脉曲张。

表 8-1　Child-Pugh 分级标准

项目＼分数	1 分	2 分	3 分
肝性脑病（期）	无	1～2	3～4
腹水	无	轻度	中重度
总胆红素（μmol/L）	＜34	34～51	＞51
白蛋白（g/L）	＞35	28～35	＜28
凝血酶原时间延长（s）	＜4	4～6	＞6

A 级：5～6 分　B 级：7～9 分　C 级：≥10 分

【辅助检查】

（一）实验室检查

1. 血常规

初期多正常，以后可有轻重不等的贫血。有感染时白细胞升高，但因合并脾功能亢进，需要与自身过去白细胞水平相比较。脾功能亢进时白细胞、红细胞和血小板计数减少。

2. 尿常规

一般正常，有黄疸时可出现胆红素，并有尿胆原增加。

3. 粪常规

消化道出血时出现肉眼可见的黑便，门脉高压性胃病引起慢性出血，粪隐血试验阳性。

4. 肝功能

代偿期大多正常或仅有轻度的酶学异常，失代偿期发生普遍的异常，且其异常程度往往与肝脏的储备功能减退程度相关。

（1）血清酶学。转氨酶一般为轻至中度升高，以 ALT 升高较明显，肝细胞严重坏死时则 AST 升高更明显。GGT 及 ALP 也可有轻至中度升高。

（2）蛋白代谢。血清白蛋白下降、球蛋白升高，A/G 倒置，血清蛋白电泳显示以 γ 球蛋白增加为主。

（3）凝血酶原时间。时间有不同程度的延长，且不能为注射维生素 K 纠正。

（4）胆红素代谢。肝储备功能明显下降时出现总胆红素升高，结合胆红素及非结合胆红素均升高，仍以结合胆红素升高为主。

（5）其他。①反映肝纤维化的血清学指标，包括Ⅲ型前胶原氨基末端肽（PⅢP）、Ⅳ型胶原、透明质酸、层帖连蛋白等，上述指标升高及其程度可反映肝纤维化存在及其程度，但要注意这些指标会受肝脏炎症、坏死等因素影响；②失代偿期可见总胆固醇特别是胆固醇酯下降；③定量肝功能试验，包括吲哚菁绿（ICG）清除试验、利多卡因代谢产物（MEGX）生成试验，可定量评价肝储备功能，主要用于对手术风险的评估。

5. 免疫学检查

（1）乙、丙、丁病毒性肝炎血清标记物。标记物有助于分析肝硬化病因。

（2）甲胎蛋白（AFP）。AFP 明显升高提示合并原发性肝细胞癌。但注意肝细胞严重坏死时 AFP 亦可升高，但往往伴有转氨酶明显升高，且随转氨酶下降而下降。

（3）血清自身抗体测定。自身免疫性肝炎引起的肝硬化可检出相应的自身抗体。

（二）影像学检查

1. X 线检查

食管静脉曲张时行食管吞钡 X 线检查，结果显示虫蚀样或蚯蚓状充盈缺损，纵行黏膜皱襞增宽，胃底静脉曲张时胃肠钡餐可见菊花瓣样充盈缺损。

2. B 超

B 超常显示肝脏表面不光滑、肝叶比例失调（右叶萎缩、左叶及尾叶增大）、肝实质回声不均匀等提示肝硬化改变的超声图像，以及脾大、门静脉扩张等提示门静脉高压的超声图像，还能检出体检难以检出的少量腹水。B 超可提示肝硬化，但不能作为确诊依据。

3. CT 与 MRI

CT 对肝硬化的诊断价值与 B 超相似，但对肝硬化合并原发性肝癌的诊断价值高于 B 超，当 B 超筛查疑合并原发性肝癌时，常需 CT 进一步检查，诊断仍有疑问者，可配合 MRI 检查，综合分析。

（四）内镜检查

可确定有无食管胃底静脉曲张，其阳性率较钡餐 X 线检查为高，尚可了解静脉曲张的程度，并对其出血的风险性进行评估。

（五）肝穿刺活组织检查

该检查具确诊价值，尤适用于代偿期肝硬化的早期诊断、肝硬化结节与小肝癌鉴别及鉴别诊断有困难的其他情况者。

（六）腹腔穿刺检查

新近出现腹水者、原有腹水迅速增加原因未明者及疑似合并自发性细菌性腹膜炎（SBP）者，应做腹腔穿刺，抽腹水做常规检查、腺苷脱氨酶（ADA）测定、细菌培养及细胞学检查。为提高培养阳性率，腹水培养应在床边进行，使用血培养瓶，分别做需氧和厌氧菌培养。无合并 SBP 的肝硬化腹水为漏出液性质，血清—腹水白蛋白梯度（SAAG）＞11 g/L；合并 SBP 时则为渗出液或中间型，腹水白细胞及 PMN 增高，细菌培养阳性。腹水呈血性应高度怀疑癌变，细胞学检查有助于诊断。

（七）门静脉压力

经颈静脉插管测定，肝静脉楔入压与游离压二者之差为肝静脉压力梯度（HVPG），能够反映门静脉压力，正常多小于 5 mmHg，大于 10 mmHg 则为门脉高压症。

（八）腹腔镜检查

该检查能直接观察肝、脾等腹腔脏器及组织，并可在直视下取活检，对诊断有困难者有价值。

【诊断标准】

（一）病因学诊断

肝炎后肝硬化有明确的慢性病毒性肝炎史和（或）血清病毒标记物阳性；血吸虫肝硬化有明确的血吸虫感染史或疫水接触史；酒精性肝硬化需有长期大量饮酒史（一般超过 5 年,折合乙醇量≥40 g/d）；原发性胆汁性肝硬化除 GGT 明显增高外,抗线粒体抗体约 95％为阳性；肝静脉回流受阻如肝静脉阻塞症（布加综合征）可根据影像学判断；心源性肝硬化有心脏病史,如缩窄性心包炎、右心功能不全、持续体循环淤血表现等；药物性肝硬化有长期使用损伤肝脏药物的经历；自身免疫性肝硬化的自身抗体呈阳性；遗传代谢性肝硬化,如肝豆状核变性有角膜 K-F 环和血清铜蓝蛋白明显降低,α1-抗胰蛋白酶缺乏症可根据血清 $α_1$-AT 水平判断；铁负荷过多的血色病性肝硬化可结合血清转铁蛋白及转铁蛋白饱和度等检查做出病因学诊断。

（二）肝硬化分期诊断

1. 代偿期诊断

症状较轻,有乏力、食欲减少或腹胀、上腹隐痛等症状。上述症状常因劳累或伴发病而出现,经休息和治疗后可缓解,肝功能正常或轻度异常,肝功能分级一般属于 Child-Pugh A 级。影像学、生化学或血液学检查有肝细胞合成功能障碍或门静脉高压症（如脾功能亢进及食管胃底静脉曲张）证据,或组织学符合肝硬化诊断,但无食管胃底静脉曲张破裂出血、腹水或肝性脑病等严重并发症。患者可有门脉高压症,如轻度食管胃底静脉曲张,但无腹水、肝性脑病或上消化道出血。

2. 失代偿期诊断

失代偿期症状显著,主要为肝功能减退和门脉高压症两大类临床表现,如血清白蛋白 35 $μmol/L$,ALT、AST 升高,一般属 Child-Pugh B、C 级。患者可出现皮肤黏膜黄疸、肝掌和蜘蛛痣、胸腹水、脾大和食管胃底静脉曲张,并可出现一系列并发症,如上消化道出血、肝性脑病、自发性腹膜炎、肝肾综合征和原发性肝癌。

【并发症】

1. 食管—胃底静脉曲张破裂出血

表现为呕血、便血和休克,常为上消化道大出血。在大出血暂停、血压稳定后,急症胃镜检查（一般在患者入院后 12～48 小时）可以明确出血部位和原因,鉴别是胃食管静脉破裂出血还是门静脉高压性胃病或溃疡引起。出血原因不同,治疗措施也不尽相同。

2. 感染

发热的肝硬化患者需要确定有无感染以及感染的部位和病原。应摄胸片、做痰培养、血培养,有腹水者进行腹水检查,以明确有无肺部、胆道、泌尿道及腹水感染。

3. 肝肾综合征

顽固性腹水患者常出现少尿、无尿、氮质血症、低血钠、低尿钠,考虑出现肝肾综合征。

4. 原发性肝癌

患者出现肝肿大、肝区疼痛、有或无血性腹水、无法解释的发热要考虑此病,血清甲胎蛋白持续升高而转氨酶正常或 B 超提示肝占位病变时应高度怀疑。研究表明,肝硬化与肝细胞癌的发生存在比较密切的关系,大约 60％的肝细胞癌患者同时存在肝硬化,各种肝硬化均可继发肝癌。其中,乙型肝炎肝硬化、丙型肝炎肝硬化并发肝癌的比例较高。

5. 肝性脑病

其发生原因是肝细胞功能衰竭,不能将有毒的代谢产物清除,或门脉高压时门脉中有毒的物质绕过肝脏,通过侧支血管直接进入体循环,到达脑部,引起意识改变为主的中枢神经代谢紊乱。诱发因素主要为上消化道出血、感染、电解质紊乱、高蛋白饮食、便秘等。可分为前驱期、昏迷前期、昏睡期及昏迷期,开始可仅表现为情绪低落、睡眠颠倒、行为异常、躁狂等。

6. 肝肺综合征

指严重肝病、肺血管扩张和低氧血症组成的三联征。

【鉴别诊断】

1. 慢性肝炎

早期肝硬化与慢性肝炎的临床表现十分相似,鉴别较困难,需依据病理学检查明确诊断。

2. 原发性肝癌

患者出现肝肿大、肝区疼痛表现,甲胎蛋白是原发性肝癌的特异性血清学标记。B超、CT及磁共振检查可见明确的实质性占位性病变。

3. 特发性门脉高压

特发性门静脉高压症是一种原因不明的、多不伴有肝硬化的门脉高压性疾病,主要表现为反复上消化道出血和脾亢。

4. 结核性腹膜炎

结核性腹膜炎的主要诊断要点包括:①中青年患者有结核病史,伴有其他脏器的结核病变证据;②原因不明的长期低热,伴有腹痛、腹胀、腹水、腹部包块或腹壁柔韧感;③腹水为渗出液,淋巴细胞为主,普通培养阴性;④X线检查可见腹膜黏连、肠结核、肠瘘等征象。

5. 弥漫性腹膜恶性间皮瘤

患者血清或腹水中的透明质酸水平有助于鉴别诊断,CA125水平一般不升高。

【治疗】

一、治疗目标

本病目前无特效治疗,关键在于早期诊断,针对病因给予相应处理,阻止肝硬化进一步发展,后期积极防治并发症,及至终末期则只能有赖于肝移植。

二、治疗

(一)一般治疗

1. 休息

代偿期患者可进行轻度体力劳动,失代偿期尤其出现并发症的患者应卧床休息。

2. 饮食

肝硬化是一种慢性消耗性疾病,营养疗法对于肝硬化患者特别是营养不良者降低病残率及死亡率有作用。应给予高维生素、易消化的食物,严禁饮酒。盐和水的摄入应根据患者水电解质情况进行调整,食管静脉曲张者应禁食坚硬粗糙食物。

3. 支持疗法

病情重、进食少、营养状况差的患者,可通过静脉纠正水电解质平衡,适当补充营养,视情况输注白蛋白或血浆。

(二)抗纤维化治疗

尽管对抗纤维化进行了大量研究,目前尚无肯定作用的药物。事实上,治疗原发病,防止起始病因所致的肝脏炎症坏死,即可一定程度上起到防止肝纤维化发展的作用。对病毒复制活跃的病毒性肝炎肝硬化患者可予抗病毒治疗。

1. 慢性乙肝——中华医学会肝病分会推荐治疗方案

(1)肝功能较好、无并发症的乙肝肝硬化患者。HBeAg 阳性者的治疗指征为 HBV DNA≥10^4 拷贝/mL，HBeAg 阴性者为 HBV DNA≥10^3 拷贝/mL，ALT 正常或升高。

治疗目标是延缓和降低肝功能失代偿和肝细胞性肝癌(HCC)的发生。主要治疗药物包括：①拉米夫定，100 mg/次，每日 1 次口服，无固定疗程，需长期应用；②阿德福韦酯，对出现 YMDD 变异后病情加重的患者有较好效果，10 mg/次，每日 1 次口服，无固定疗程，需长期应用；③干扰素，因其有导致肝功能失代偿等并发症的可能，应十分慎重，如认为有必要，宜从小剂量开始，根据患者的耐受情况逐渐增加到预定的治疗剂量。

(2)肝功能失代偿乙型肝炎肝硬化患者。治疗指征为 HBV DNA 阳性，ALT 正常或升高。

治疗目标是通过抑制病毒复制，改善肝功能，以延缓或减少肝移植的需求，抗病毒治疗只能延缓疾病进展，但本身不能改变终末期肝硬化的最终结局。

干扰素治疗可导致肝衰竭，因此，肝功能失代偿患者禁忌使用。对于病毒复制活跃和炎症活动的肝功能失代偿肝硬化患者，在其知情同意的基础上，可给予拉米夫定治疗，以改善肝功能，但不可随意停药。一旦发生耐药变异，应及时加用其他能治疗耐药变异病毒的核苷(酸)类似物。

2. 慢性丙型肝炎

(1)肝功能代偿的肝硬化(Child Pugh A 级)患者。尽管治疗的耐受性和效果有所降低，但为使病情稳定、延缓或阻止肝衰竭和 HCC 等并发症的发生，建议在严密观察下给予抗病毒治疗。治疗方案主要有 2 种。

第一个方案是 PEG-IFNα 联合利巴韦林治疗方案。PEG-IFNα 180 μg，每周 1 次皮下注射，联合口服利巴韦林1 000 mg/d，至 12 周时检测 HCVRNA：①如 HCV RNA 下降幅度＜2 个对数级，则考虑停药；②如 HCV RNA 定性检测为阴转，或低于定量法的最低检测界限，继续治疗至 48 周；③如 HCV RNA 未转阴，但下降≥2 个对数级，则继续治疗到 24 周。如 24 周时 HCV RNA 转阴，可继续治疗到 48 周；如果 24 周时仍未转阴，则停药观察。

第二个方案是普通干扰素联合利巴韦林治疗方案。IFNa 3～5 MU，隔日 1 次，肌肉或皮下注射，联合口服利巴韦林 1 000 mg/d，建议治疗 48 周。

不能耐受利巴韦林不良反应者可单用普通 IFNa、复合 IFNα 或 PEG-IFN，方法同上。

(2)肝功能失代偿肝硬化患者。这类患者多难以耐受 IFNa 治疗的不良反应，有条件者应行肝脏移植术。

(三)腹水的治疗

治疗腹水不但可减轻症状，且可防止在腹水基础上发展的一系列并发症，如 SBP、肝肾综合征等。

1. 限制钠和水的摄入

钠摄入量限制在 60～90 mmol/d(相当于食盐 1.5～2 g/d)。限钠饮食和卧床休息是腹水的基础治疗，部分轻、中度腹水患者经此治疗可发生自发性利尿，腹水消退。应用利尿剂时，可适当放宽钠摄入量。有稀释性低钠血症＜(125 mmol/L)者，应同时限制水摄入，摄入水量在 500～1 000 mL/d。

2. 利尿剂

对上述基础治疗无效或腹水较大量者应使用利尿剂。临床常用的利尿剂为螺内酯和呋塞米，前者为潴钾利尿剂，单独长期大量使用可发生高钾血症；后者为排钾利尿剂，单独应用应同时补钾。目前主张两药合用，既可加强疗效，又可减少不良反应。

先用螺内酯(40～80 mg/d)，4～5 天视利尿效果加用呋塞米(20～40 mg/d)，以后再视利尿效果分别逐步加大两药剂量(最大剂量螺内酯 400 mg/d，呋塞米 160 mg/d)。理想的利尿效果为每天体重减轻0.3～0.5 kg(无水肿者)或 0.8～1 kg(有下肢水肿者)。过量的利尿会导致水电解质紊乱，严重者会诱发肝性脑病和肝肾综合征。因此，使用利尿剂时应监测体重变化及血生化。

3. 提高血浆胶体渗透压

对低蛋白血症患者来说，应每周定期输注白蛋白或血浆，提高胶体渗透压促进腹水消退。

4. 难治性腹水的治疗

难治性腹水（refractory ascites）应为使用最大剂量利尿剂（螺内酯 400 mg/d 加上呋塞米 160 mg/d）而腹水仍无减退的症状。对于利尿剂使用虽未达最大剂量，腹水无减退且反复诱发肝性脑病、低钠血症、高钾血症或高氮质血症者，亦被视为难治性腹水。

（1）大量排放腹水加输注白蛋白。1～2 小时放腹水 4～6 L，同时按照腹水量，输注白蛋白 8～10 g/L，继续使用适量利尿剂，可重复进行。此法对大量腹水患者的疗效比单纯加大利尿剂剂量效果要好，对部分难治性腹水患者有效。但应注意不宜用于有严重凝血障碍、肝性脑病、上消化道出血等情况的患者。

（2）自身腹水浓缩回输。将抽出腹水经浓缩处理（超滤或透析）后再经静脉回输，起到消除腹水、保留蛋白、增加有效血容量的作用，对难治性腹水有一定疗效。在经济不发达地区，此法用于治疗较大量的腹水，因其可减少输注白蛋白的费用。但应注意使用该法前必须对腹水进行常规、细菌培养和内毒素检查，感染性或癌性腹水不能回输。不良反应包括发热、感染、DIC 等。

（3）经颈静脉肝内门体分流术（TIPS）。这是一种以血管介入的方法在肝内的门静脉分支与肝静脉分支间建立分流通道的方法。该法能有效降低门静脉压，可用于治疗门静脉压增高明显的难治性腹水，但易诱发肝性脑病，故不宜作为治疗的首选。

（4）肝移植。顽固性腹水是肝移植优先考虑的适应证。

（四）食管胃底静脉曲张破裂出血的治疗

1. 急性出血的治疗

死亡率高，急救措施包括防治失血性休克、积极的止血措施、预防感染和肝性脑病等。

2. 预防再次出血

在第一次出血后，70％的患者会再次出血，且死亡率高，因此在急性出血控制住后，应采取措施预防再次出血。在控制活动性曲张静脉出血后，可以在内镜下对曲张静脉进行套扎。如果无条件进行套扎，可以使用硬化剂注射。对胃底静脉曲张宜采用组织胶注射治疗，也可根据设备条件和医师经验联合使用上述内镜治疗方法。没有条件的地方可采用药物预防再出血。

首选药物为 β-受体阻滞剂普萘洛尔，该药通过收缩内脏血管，降低门静脉血流而降低门静脉压力，普萘洛尔由 10 mg/d 开始，逐日加量 10 mg，再逐渐加量至静息心率降为基础心率的 75％左右，或心率不低于55 次/分钟。普萘洛尔合用单硝酸异山梨醇酯类可能能更好地降低门静脉压力。

3. 预防首次出血

对中重度静脉曲张伴有红色征的患者，需采取措施预防首次出血。普萘洛尔是目前最佳选择之一，普萘洛尔的治疗目的是降低肝静脉压力梯度<12 mmHg。如果普萘洛尔无效、不能耐受或有禁忌证者，可以慎重考虑采取内镜下食管曲张静脉套扎术或硬化剂注射治疗。

（五）门脉高压症的手术治疗

手术治疗的目的主要是切断或减少曲张静脉的血流来源、降低门静脉压力和消除脾功能亢进，一般用于食管胃底静脉曲张破裂大出血后各种治疗无效而危及生命者，或食管胃底静脉曲张破裂大出血后用于预防再出血、特别是伴有严重脾功能亢进者。

无黄疸或腹水、肝功能损害较轻者，手术预后较好；大出血时进行急诊手术、机体状况差、肝功能损害显著者，手术预后差，死亡率高。

（六）肝移植

这是晚期肝硬化治疗的最佳选择，掌握手术时机及尽可能充分做好术前准备，可提高手术存活率。

【预后】

肝硬化的预后受多方面因素影响，如病因、病理类型、肝功能状态及并发症等。

病因明确,能在肝硬化未进展至失代偿期前予以消除,预后较好。如酒精性肝硬化者严格戒酒后,可长期存活,或维持在代偿阶段。肝肿大者要比肝缩小者预后好。腹水一旦形成,常提示预后差。黄疸急剧出现或重度者预后不良,轻微黄疸对预后无大影响。

食管—胃底静脉曲张程度越重,出血的概率越高,预后越差。肝性脑病的出现提示预后不良,特别是无明显诱因者。Child Pugh 分级与预后密切相关。A 级最好,C 级最差。

死亡原因常为肝性脑病、肝肾综合征、食管胃底静脉曲张破裂出血等并发症。肝移植的开展已明显改善了肝硬化患者的预后。

第八节 溃疡性结肠炎

炎症性肠病(inflammatory bowel disease,IBD)是一种病因尚不十分清楚的慢性非特异性肠道炎症性疾病,包括溃疡性结肠炎(ulcerative colitis,UC)和克罗恩病(Crohn's disease,CD)。IBD 是北美和欧洲的常见病,近 30 年来日本 IBD 发病率亦呈逐步增高趋势。我国虽尚无普通人群的流行病学资料,但近十多年来本病就诊人数逐步增加的趋势则非常明显,IBD 在我国已成为消化系统的常见病。

【定义】

溃疡性结肠炎是一种病因尚不十分清楚的直肠和结肠慢性非特异性炎症性疾病。病变主要限于大肠黏膜与黏膜下层,临床表现为腹泻、黏液脓血便和腹痛。病情轻重不等,多呈反复发作的慢性病程。

【病理生理】

活动期黏膜呈弥漫性炎症反应。固有膜内弥漫性淋巴细胞、浆细胞、单核细胞等细胞浸润是 UC 的基本病变,活动期并有大量中性粒细胞和嗜酸性粒细胞浸润,大量中性粒细胞浸润发生在固有膜、隐窝上皮(隐窝炎)、隐窝内(隐窝脓肿)及表面上皮。当隐窝脓肿融合溃破,黏膜出现广泛的小溃疡,并可逐渐融合成大片溃疡。肉眼观见黏膜弥漫性充血、水肿,表面成细颗粒状,脆性增加,糜烂及溃疡。由于结肠病变一般限于黏膜与黏膜下层,很少深入肌层,所以并发结肠穿孔、瘘管或腹腔脓肿少见。少数暴发型或重症患者病变涉及结肠全层,可发生中毒性巨结肠,肠壁重度充血、肠腔膨大、肠壁变薄,溃疡累及肌层至浆膜层,常并发急性穿孔。

结肠炎症在反复发作的慢性过程中,黏膜不断被破坏和修复,直至正常结构被破坏。显微镜下见隐窝结构紊乱,表现为腺体变形、排列紊乱、数目减少等萎缩改变,伴杯状细胞减少和帕内特细胞化生,可形成炎性息肉。由于溃疡愈合、瘢痕形成及黏膜肌层及肌层肥厚,结肠变形缩短,结肠袋消失,甚至肠腔缩窄,少数患者发生结肠癌变。

【临床分型】

临床分型按本病的病程、程度、范围及病期进行综合分型。

临床类型:①初发型,指无既往史的首次发作;②慢性复发型,临床上最为多见,发作期与缓解期交替;③慢性持续型,症状持续,间以症状加重的急性发作;④急性暴发型,该型少见,急性起病,病情严重,全身毒血症状明显,可伴中毒性巨结肠、肠穿孔、败血症等并发症。上述各型可相互转化。

病情严重程度:①轻型,每日腹泻 4 次以下,便血轻或无,无发热、脉速,贫血无或轻,血沉正常;②中型,介于轻型与重型之间;③重型,腹泻频繁(每日 6 次或更多)并有明显便血,有发热、脉速等全身症状,血沉加快、血红蛋白下降。

病变范围可分为直肠炎、直肠乙状结肠炎、左半结肠炎(结肠脾曲以下)、广泛性或全结肠炎(病变扩展至结肠脾曲以上或全结肠）。

病情分期分为活动期和缓解期。

【诊断标准】

UC 缺乏诊断的金标准，主要结合临床表现、内镜和病理组织学进行综合分析，在排除感染性和其他非感染性结肠炎的基础上做出诊断。

（一）临床表现

UC 最常发生于青壮年期，根据我国统计资料，发病高峰年龄段为 20～49 岁，男女性别差异不大（男女比例为 1～1.3∶1）。临床表现为持续或反复发作的腹泻、黏液脓血便伴腹痛、里急后重和不同程度的全身症状，病程多在 4～6 周或以上。可有皮肤、黏膜、关节、眼和肝胆等的肠外表现。

黏液血便是 UC 的最常见症状。超过 6 周的腹泻病程可与多数感染性肠炎鉴别。

（二）结肠镜检查

结肠镜检查并活检是 UC 诊断的主要依据。结肠镜下 UC 病变多从直肠开始，呈连续性、弥漫性分布，表现为：①黏膜血管纹理模糊、紊乱或消失，黏膜充血、水肿、质脆、自发或接触出血和脓性分泌物附着，亦常见黏膜粗糙、呈细颗粒状；②病变明显处可见弥漫性、多发性糜烂或溃疡；③可见结肠袋变浅、变钝或消失以及假息肉、桥黏膜等。

内镜下黏膜染色技术能提高内镜对黏膜病变的识别能力，结合放大内镜技术，通过对黏膜微细结构的观察和病变特征的判别，有助于 UC 的诊断，有条件的单位可开展。

（三）黏膜活检组织学检查

1. 组织学检查

建议多段多点活检，组织学可见以下主要改变。

（1）活动期。①固有膜内弥漫性急慢性炎症细胞浸润，包括中性粒细胞、淋巴细胞、浆细胞和嗜酸性粒细胞等，尤其是上皮细胞间中性粒细胞浸润及隐窝炎，乃至形成隐窝脓肿；②隐窝结构改变。隐窝大小、形态不规则，排列紊乱，杯状细胞减少等；③可见黏膜表面糜烂，浅溃疡形成和肉芽组织增生。

（2）缓解期。①黏膜糜烂或溃疡愈合；②固有膜内中性粒细胞浸润减少或消失，慢性炎症细胞浸润减少；③隐窝结构改变。隐窝结构改变可加重，如隐窝减少、萎缩，可见潘氏细胞化生（结肠脾曲以远）。

2. UC 活检标本的病理诊断

活检病变符合上述活动期或缓解期改变，结合临床，可报告符合 UC 病理改变。宜注明为活动期或缓解期，如有隐窝上皮异型增生（上皮内瘤变）或癌变，应予注明。

（四）其他检查

结肠镜检查可以取代钡剂灌肠检查，无条件行结肠镜检查的单位可行钡剂灌肠检查。检查所见的主要改变为：①黏膜粗乱和（或）颗粒样改变；②肠管边缘呈锯齿状或毛刺样，肠壁有多发性小充盈缺损；③肠管短缩，袋囊消失呈铅管样。

结肠镜检查遇肠腔狭窄镜端无法通过时，可应用钡剂灌肠检查、CT 或 MRI 结肠显像显示结肠镜检查未及部位。

（五）手术切除标本病理检查

在排除其他疾病基础上，可按下列要点诊断：①具有上述典型临床表现者为临床疑诊，安排进一步检查；②同时具备上述结肠镜和（或）放射影像特征者，可临床拟诊；③如再加上上述黏膜活检和（或）手术切除标本组织病理学特征者，可以确诊；④初发病例如临床表现、结肠镜及活检组织学改变不典型者，暂不确诊 UC，应予随访。

【疾病评估】

（一）临床类型

可简单分为初发型和慢性复发型。初发型指无既往病史而首次发作，此型在鉴别诊断中要特别注意，亦涉及缓解后如何进行维持治疗的考虑。慢性复发型指临床缓解期再次出现症状，临床最常见。

（二）病变范围

推荐采用蒙特利尔分类（见表 8-2 所示）。该分型特别有助于癌变危险度的估计及监测策略的制订，亦有助于治疗方案的选择。

表 8-2　溃疡性结肠炎病变范围的蒙特利尔分类

	分布	结肠镜下所见炎症病变累及的最大范围
E1	直肠	局限于直肠，未达乙状结肠
E2	左半结肠	累及左半结肠（脾曲以远）
E3	广泛结肠	广泛病变累及脾曲以近乃至全结肠

（三）疾病活动性的严重程度

UC 病情分为活动期和缓解期，活动期的疾病按严重程度分为轻、中和重度。改良的 Truelove 和 Witts 疾病严重程度分型（见表 8-3 所示）标准易于掌握，临床上实用。改良的 Mayo 评分则更多地用于临床和研究的疗效评估。

表 8-3　改良 Truelove 和 Witts 疾病严重程度分型

	排便（次/天）	便血	脉搏（次/分钟）	体温（℃）	血红蛋白	红细胞沉降率（ESR）（mm/h）
轻度	<4	轻或无	正常	正常	正常	<20
重度	≥6	重	>90	>37.8	<75%正常值	>30

注：中度为介于轻、重度之间

（四）肠外表现和并发症

1. 肠外表现

包括皮肤黏膜表现（如口腔溃疡、结节性红斑和坏疽性脓皮病）、关节损害（如外周关节炎、脊柱关节炎等）、眼部病变（如虹膜炎、巩膜炎、葡萄膜炎等）、肝胆疾病（如脂肪肝、原发性硬化性胆管炎、胆石症等）、血栓栓塞性疾病等。

2. 并发症

包括中毒性巨结肠、肠穿孔、下消化道大出血、上皮内瘤变和癌变。

【鉴别诊断】

1. 急性感染性肠炎

包括各种细菌感染，如志贺菌、空肠弯曲菌、沙门菌、产气单孢菌、大肠埃希菌、耶尔森菌等。常有流行病学特点（如不洁食物史或疫区接触史），急性起病常伴发热和腹痛，具自限性（病程一般数天至 1 周，不超过 6 周）；抗菌药物治疗有效；粪便检出病原体可确诊。

2. 阿米巴肠病

有流行病学特征，果酱样大便，结肠镜下见溃疡较深、边缘潜行，间以外观正常黏膜，确诊有赖于粪便或组织中找到病原体,非流行区患者血清抗阿米巴抗体阳性有助于诊断。高度疑诊病例抗阿米巴治疗有效。

3. 肠道血吸虫病

有疫水接触史,常有肝脾肿大,确诊有赖粪便检查见血吸虫卵或孵化毛蚴阳性。急性期肠镜直肠乙状结肠见黏膜黄褐色颗粒,活检黏膜压片或组织病理见血吸虫卵。免疫学检查有助于鉴别。

4. 其他

肠结核、真菌性肠炎、抗生素相关性肠炎(包括假膜性肠炎)、缺血性结肠炎、放射性肠炎、嗜酸粒细胞性肠炎、过敏性紫癜、胶原性结肠炎、白塞病、结肠息肉病、结肠憩室炎以及人类免疫缺陷病毒(HIV)感染合并的结肠病变应与本病鉴别。还要注意,结肠镜检查发现的直肠轻度炎症改变,如不符合 UC 的其他诊断要点,常为非特异性,应认真寻找病因,观察病情变化。

5. UC 合并艰难梭菌或巨细胞病毒(CMV)感染

重度 UC 在免疫抑制剂维持治疗病情处于缓解期、患者出现难以解释的症状恶化时,应考虑到合并艰难梭菌或 CMV 感染的可能。确诊艰难梭菌感染可行粪便艰难梭菌毒素试验(酶联免疫测定 ToxinA/B);确诊 CMV 感染可行肠镜下活检 HE 染色找巨细胞包涵体及免疫组化染色以及血 CMV-DNA 定量。

6. UC 与 CD 鉴别

详见 CD 鉴别诊断部分。

【诊断】

1. 病史和体检

详细的病史询问应包括从首发症状开始的各项细节,特别注意腹泻和便血的病程;还要注意近期旅游史、用药史[特别是非甾体抗炎药(NSAIDs)和抗菌药物]、阑尾手术切除史、吸烟和家族史;口、皮肤、关节、眼等肠外表现及肛周情况。体检特别注意患者一般状况及营养状态、细致的腹部检查、肛周和会阴检查及直肠指检。

2. 常规实验室检查

强调粪便常规检查和培养不少于 3 次,根据流行病学特点,为除外阿米巴肠病、血吸虫病等疾病,应做相关检查。常规检查包括血常规、血清白蛋白、电解质、ESR、C 反应蛋白(CRP)等。有条件的单位可行粪便钙卫蛋白和血清乳铁蛋白等检查作为辅助指标。

3. 结肠镜检查(应进入末段回肠)并活检

这是建立诊断的关键。结肠镜检查遇肠腔狭窄镜端无法通过时,可应用钡剂灌肠检查、CT 或 MRI 结肠显像显示结肠镜检查未及部位。

4. 小肠检查

出现以下情况者,考虑行小肠检查:病变不累及直肠(未经药物治疗者)、倒灌性回肠炎(盲肠至回肠末段的连续性炎症)及其他难以与 CD 鉴别的情况(小肠检查方法详见 CD 诊断部分)。左半结肠炎伴阑尾开口炎症改变或盲肠红斑改变在 UC 常见,因此一般无需进一步行小肠检查。

5. 重度活动性患者检查的特殊性

以常规腹部 X 线平片了解结肠情况及有无穿孔。缓做全结肠检查,以策安全。但为诊断和鉴别诊断,可行不做常规肠道准备的直肠乙状结肠有限检查和活检,操作要轻柔,少注气。为了解有无合并艰难梭菌和(或)CMV 感染,应行有关检查。

【疗效标准】

结合临床症状和内镜检查作为疗效判断标准。

(一)缓解的定义

完全缓解是指完全无症状(大便次数正常且无血便及里急后重)伴随内镜复查见黏膜愈合(肠黏膜正

常或无活动性炎症)。关于 UC 患者黏膜愈合的定义,目前学界尚未达成共识。

(二)疗效评定

1. 临床疗效评定

评定标准适用于临床工作,但因无量化标准,不适于科研。

(1)缓解。临床症状消失,结肠镜复查见黏膜大致正常或无活动性炎症。

(2)有效。临床症状基本消失,结肠镜复查见黏膜轻度炎症。

(3)无效。临床症状、结肠镜复查均无改善。

2. 改良的 Mayo 评分(如表 8-4 所示)

适用于科研,亦可用于临床。

表 8-4 评估溃疡性结肠炎活动性的改良的 Mayo 评分系统

得分 项目	0分	1分	2分	3分
排便次数[1]	排便次数正常	比正常排便次数增加 1~2 次/天	比正常排便次数增加 3~4 次/天	比正常排便次数增加 5 次/天或以上
便血[2]	未见出血	不到一半时间内出现便中混血	大部分时间内为便中混血	一直存在出血
内镜发现	正常或无活动性病变	轻度病变(红斑、血管纹理减少、轻度易脆)	中度病变(明显红斑、血管纹理缺乏、易脆、糜烂)	重度病变(自发性出血,溃疡形成)
医师总体评价[3]	正常	轻度病情	中度病情	重度病情

注:1. 每位受试者作为自身对照,从而评价排便次数的异常程度。

2. 每日出血评分代表 1 天中最严重的出血情况。

3. 医师总体评价包括 3 项标准:受试者对于腹部不适的回顾、总体幸福感以及其他表现,如体检发现和受试者表现状态。评分≤2 分且无单个分项评分>1 分为临床缓解,3~5 分为轻度活动,6~10 分为中度活动,11~12 分为重度活动。有效定义为评分相对于基线值的降幅≥30%及≥3 分,而且便血的分项评分降幅≥1 分或该分项评分为 0 分或 1 分。

(三)复发的定义

自然或经药物治疗进入缓解期后,UC 症状再发,最常见的是便血,腹泻也多见。可通过结肠镜检查证实。临床研究要选取某一评分系统去定义。

1. 复发的类型

复发可分为偶发(≤1 次/年)、频发(≥2 次/年)及持续型(UC 症状持续活动,不能缓解)。

2. 早期复发

经先前治疗进入缓解期的时间<3 个月,在停用激素 3 个月内复发。

(四)与糖皮质激素治疗相关的特定疗效评价

1. 糖皮质激素无效

经相当于泼尼松 0.75 mg/(kg·d)治疗超过 4 周,疾病仍处于活动期。

2. 糖皮质激素依赖

虽能保持缓解,但激素治疗 3 个月后,泼尼松仍不能减量至 10 mg/d。

【治疗】

一、治疗目标

诱导并维持临床缓解及黏膜愈合,防治并发症,改善患者生存质量。

二、主要治疗方式

1. 氨基水杨酸制剂

柳氮磺吡啶(SASP)是治疗本病的常用药物。该药口服后大部分到达结肠,经肠菌分解为 5-氨基水杨酸(5-ASA)与磺胺吡啶,前者是主要有效成分,其滞留在结肠内与肠上皮接触而发挥抗炎作用。其作用机制尚未完全清楚,可能是综合作用,通过影响花生四烯酸代谢的一个或多个步骤,抑制前列腺素合成,清除氧自由基从而减轻炎症反应,抑制免疫细胞的免疫反应。

该药适用于轻、中型患者或重型经糖皮质激素治疗已有缓解者。用药方法为 4 g/d,分 4 次口服;病情缓解可减量使用,然后改为维持量 2 g/d,分次口服。不良反应分为两类,一类是剂量相关的不良反应,如恶心、呕吐、食欲减退、头痛、可逆性男性不育等,餐后服药可减轻消化道反应;另一类不良反应属于过敏,有皮疹、粒细胞减少、自身免疫性溶血、再生障碍性贫血等,因此服药期间必须定期复查血象,一旦出现此类不良反应,应改用其他药物。

直接口服 5-ASA,会导致其在小肠近段被大部分吸收,因此在结肠内不能达到有效药物浓度,近年来已研制出 5-ASA 的特殊制剂,使其能到达结肠发挥药效,这类制剂有美沙拉嗪(mesalamine),奥沙拉嗪(olsalazine)和巴柳氮(balsalazide)。5-ASA 新型制剂疗效与 SASP 相仿,优点是不良反应明显减少,但价格昂贵,因此其最适用于对 SASP 不能耐受者。5-ASA 的灌肠剂及栓剂,适用于病变局限在直肠者。

2. 糖皮质激素

糖皮质激素对急性发作期患者有较好疗效。基本作用机制为非特异性抗炎和抑制免疫反应,适用于对氨基水杨酸制剂疗效不佳的轻、中型患者,特别适用于中型活动期患者及急性暴发型患者。一般给予口服泼尼松 40 mg/d;重症患者先给予较大剂量静脉滴注,如氢化可的松 300 mg/d 或甲泼尼龙 40 mg/d,7～14 天改为口服泼尼松 50～60 mg/d。病情缓解后逐渐减量至停药。注意减药速度不要太快,以防反跳,减药期间加用氨基水杨酸制剂逐渐接替激素治疗。

病变局限在直肠、乙状结肠的患者,可用琥珀酸钠氢化可的松(不能用氢化可的松醇溶制剂)100 mg、泼尼松龙 20 mg 或地塞米松 4～5 mg 加生理盐水 100 mL 做保留灌肠,每天 1 次,病情好转后改为每周 2～3 次,疗程 1～3 个月。也可使用布地奈德灌肠剂 2 mg/d。

3. 免疫抑制剂

硫唑嘌呤或巯嘌呤可用于对激素治疗效果不佳或对激素依赖的慢性持续型病例,加用这类药物后可逐渐减少激素用量甚至停用。近年国外报道,对严重溃疡性结肠炎急性发作静脉用糖皮质激素治疗无效的病例,应用环孢素 2～4 mg/(kg·d),静脉滴注 7～14 天,有效者改为口服 4～6 mg/(kg·d),由于其具肾毒性,疗程多在 6 个月减停。大部分患者可取得暂时缓解而避免急症手术。

4. 手术治疗

紧急手术指征为并发大出血、肠穿孔、重型患者特别是合并中毒性巨结肠经积极内科治疗无效且伴严重毒血症状者。

择期手术指征包括:①并发结肠癌变;②慢性持续型病例内科治疗效果不理想而严重影响生活质量,或虽然用糖皮质激素可控制病情但糖皮质激素不良反应太大不能耐受者。一般采用全结肠切除加回肠造瘘术,为避免回肠造瘘缺点,近年采用回肠肛门小袋吻合术,既切除全结肠及剥离直肠黏膜和黏膜下层,又保留了肛门排便功能,大大改善了患者的术后生活质量。

5. 活动期治疗方案的选择

根据病情严重程度和病变部位,结合治疗反应来决定。

(1)直肠炎。主要给予 5-ASA 或糖皮质激素保留灌肠(每晚睡前),可辅以口服氨基水杨酸制剂。

(2)轻、中型结肠炎。先予口服氨基水杨酸制剂,可辅以 5-ASA 或糖皮质激素保留灌肠;疗效不佳者改为口服糖皮质激素,病变广泛累及全结肠亦可一开始即给予口服糖皮质激素治疗。

（3）重型结肠炎。先给予静脉使用糖皮质激素后改口服，足量治疗 7 天症状无改善者需考虑予以环孢素静滴或手术治疗。

（4）糖皮质激素疗效不佳或激素依赖的慢性持续型患者。加用免疫抑制剂如硫唑嘌呤治疗，仍疗效不佳或药物不良反应严重已明显影响生活质量者，考虑手术治疗。

6. 缓解期维持治疗

缓解期必须予以氨基水杨酸制剂维持治疗，维持治疗的剂量和疗程尚未统一。我国推荐以活动期有效治疗量的半量（如柳氮磺吡啶 2 g/d）维持治疗 1～2 年；国外研究报道以活动期有效治疗量相同剂量维持缓解效果优于半量，疗程宜长达 3～5 年。对于病情重、复发频的患者，维持治疗的剂量宜大、疗程宜长则是肯定的；对慢性持续型用硫唑嘌呤等免疫抑制剂能获得缓解者，则用原剂量免疫抑制剂作维持治疗。

7. 生物制剂

5-ASA 与免疫抑制剂均无效者，应考虑使用新型生物治疗剂，如抗肿瘤坏死因-a（TNF-a）单克隆抗体，亦可用益生菌维持治疗。中药方剂中不乏抗炎、止泻、黏膜保护、抑制免疫反应药物，作为替换治疗的重要组成部分，可辨证施治，适当选用。多种中药灌肠制剂也有一定的疗效，但需进一步按现代医学原理进行科学总结。治疗中应注重对患者的教育，以提高治疗依从性，早期识别疾病发作，同时定期随访。

【预后】

本病一般呈慢性病程，大部分患者反复发作，轻型及长期缓解者预后较好。急性暴发型、有并发症及年龄＞60 岁者预后不良，但近年由于治疗水平提高，病死率已明显下降。慢性持续活动或反复发作频繁者，预后较差，但如能合理选择手术治疗，亦可望得到恢复。病程漫长者癌变危险性增加，应注意随访。

第九节　克罗恩病

【定义】

克罗恩病（Crohn's disease，CD）是一种慢性肉芽肿炎症性延及终生的疾病，由遗传、环境、感染等诸多因素综合作用后导致的免疫功能紊乱，最终表现为反复发作的肠道炎症、溃疡和全身症状。

【病理生理】

病变同时累及回肠末段与邻近右侧结肠者为最多见，约占半数；只涉及小肠者占其次，主要在回肠，少数见于空肠；局限在结肠者约占 20%，以右半结肠为多见。病变可同时涉及阑尾、直肠、肛门，病变在口腔、食管、胃、十二指肠者较少见。

大体形态上，克罗恩病特点为：①病变呈节段性或跳跃性，而不呈连续性；②黏膜溃疡的特点，早期呈鹅口疮样溃疡，随后溃疡增大，形成纵行溃疡和裂隙溃疡，将黏膜分割呈鹅卵石样外观，病变累及肠壁全层，肠壁增厚变硬，肠腔狭窄。

组织学上，克罗恩病的特点为：①非干酪坏死性肉芽肿，由类上皮细胞和多核巨细胞构成，可发生在肠壁各层和局部淋巴结；②裂隙溃疡，呈缝隙状，可深达黏膜下层甚至肌层；③肠壁各层炎症，伴充血、水肿、淋巴管扩张、淋巴组织增生和纤维组织增生。

肠壁全层病变致肠腔狭窄可发生肠梗阻。溃疡慢性穿孔引起局部脓肿，或穿透至其他肠段、器官、腹壁，形成内瘘或外瘘。肠壁浆膜纤维素渗出、慢性穿孔均可引起肠黏连。

【临床表现】

CD 最常发生于青年期，根据我国统计资料显示，发病高峰年龄为 18～35 岁，男性略多于女性（男女比例约为 1.5∶1)。临床表现呈多样化,包括消化道表现、全身性表现、肠外表现及并发症。消化道表现主要有腹泻和腹痛,可有血便;全身性表现主要有体重减轻、发热、食欲不振、疲劳、贫血等,青少年患者可见生长发育迟缓;肠外表现与 UC 相似(详见 UC 诊断部分);并发症常见的有瘘管、腹腔脓肿、肠狭窄和梗阻、肛周病变(肛周脓肿、肛周瘘管、皮赘、肛裂等),较少见的有消化道大出血、急性穿孔,病程长者可发生癌变。

腹泻、腹痛、体重减轻是 CD 的常见症状,如有这些症状出现,特别是年轻患者,要考虑本病的可能,如伴肠外表现和(或)肛周病变高度疑为本病。肛周脓肿和肛周瘘管可为少部分 CD 患者的首诊表现,应予注意。

【辅助检查】

(一)内镜检查

1. 结肠镜检查

结肠镜检查和活检应列为 CD 诊断的常规首选检查,镜检应达末段回肠。镜下一般表现为节段性、非对称性的各种黏膜炎症,其中具特征性的表现为非连续性病变、纵行溃疡和卵石样外观。

2. 小肠胶囊内镜检查(SBCE)

SBCE 对发现小肠黏膜异常相当敏感,但对一些轻微病变的诊断缺乏特异性,且有发生滞留的危险,主要适用于疑诊 CD 但结肠镜及小肠放射影像学检查阴性者。SBCE 检查阴性,倾向于排除 CD;阳性结果则需综合分析并常需进一步检查证实。

3. 小肠镜检查

目前我国常用的是气囊辅助式小肠镜(BAE),该检查可直视下观察病变、取活检及进行内镜下治疗,但其为侵入性检查,有一定并发症的风险。主要适用于其他检查(如 SBCE 或放射影像学)发现小肠病变或尽管上述检查阴性而临床高度怀疑小肠病变需进行确认及鉴别者,或已确诊 CD 需要 BAE 检查以指导或进行治疗者。小肠镜下 CD 病变特征与结肠镜所见相同。

4. 胃镜检查

少部分 CD 病变可累及食管、胃和十二指肠,但一般很少单独累及。原则上胃镜检查应列为 CD 的检查常规,尤其是有上消化道症状者。

(二)影像学检查

1. CT 或磁共振肠道显像(CT/MR enterography,CTE/MRE)

CTE 或 MRE 是评估小肠炎性病变的标准影像学检查,有条件的单位应将此检查列为 CD 诊断的常规检查。该检查可反映肠壁的炎症改变、病变分布的部位和范围、狭窄的存在及其可能的性质(炎症活动性或纤维性狭窄)、肠腔外并发症如瘘管形成、腹腔脓肿或蜂窝织炎等。

活动期 CD 典型的 CTE 表现包括:肠壁明显增厚(>4 mm);肠黏膜明显强化伴有肠壁分层改变,黏膜内环和浆膜外环明显强化,呈"靶征"或"双晕征";肠系膜血管增多、扩张、扭曲,呈"木梳征";相应系膜脂肪密度增高、模糊;肠系膜淋巴结肿大等。

CTE 与 MRE 对评估小肠炎性病变的精确性相似,后者较费时,设备和技术要求较高,但无放射线暴露之虑。CT 或磁共振肠道显像可更好地扩张小肠尤其是近段小肠,可能更有利于高位 CD 病变的诊断。

盆腔磁共振有助于确定肛周病变的位置和范围,了解瘘管类型及其与周围组织的解剖关系。

2. 钡剂灌肠及小肠钡剂造影

小肠钡剂造影敏感性低,已被 CTE 或 MRE 代替,但对无条件行 CTE 检查的单位则仍是小肠病变检查的重要技术。该检查对肠狭窄的动态观察可与 CTE/MRE 互补,必要时可两种检查方法同用。X线所见为多发性、跳跃性病变,病变处见裂隙状溃疡、卵石样改变、假息肉、肠腔狭窄、僵硬,可见瘘管。

3. 腹部超声检查

腹部超声检查对发现瘘管、脓肿和炎性包块具有一定价值,但对 CD 诊断的准确性较低,超声造影及彩色多普勒可增加准确性。由于超声检查方便、无创,对 CD 诊断的初筛及治疗后活动性的随访有相当价值,值得进一步研究。

（四）黏膜活检病理组织学检查

该检查需多段（包括病变部位和非病变部位）、多点取材。

CD 黏膜活检标本的病理组织学改变有:①固有膜炎症细胞呈局灶性不连续浸润;②裂隙状溃疡;③阿弗他溃疡;④隐窝结构异常,腺体增生,个别隐窝脓肿,黏液分泌减少不明显,可见幽门腺化生或潘氏细胞化生;⑤非干酪样坏死性肉芽肿;⑥以淋巴细胞和浆细胞为主的慢性炎症细胞浸润,以固有膜底部和黏膜下层为重,常见淋巴滤泡形成;⑦黏膜下淋巴管扩张;⑧神经节细胞增生和（或）神经节周围炎。

（五）手术切除标本

沿纵轴切开（肠系膜对侧缘）手术切除肠管,连同周围淋巴结一起送病理组织学检查。

手术切除标本的大体表现包括:①节段性或者局灶性病变;②融合的线性溃疡;③卵石样外观、瘘管形成;④肠系膜脂肪包绕病灶;⑤肠壁增厚和肠腔狭窄等特征。

显微镜下典型改变除了活检标本组织学改变外还包括:①节段性、透壁性炎症;②活动期有深入肠壁的裂隙状溃疡,周围重度活动性炎,甚至穿孔;③透壁性散在分布淋巴样细胞增生和淋巴滤泡形成;④黏膜下层水肿和淋巴管扩张,晚期黏膜下层增宽或出现黏膜与肌层融合;⑤非干酪样坏死性肉芽肿见于黏膜内、黏膜下、肌层甚至肠系膜淋巴结;⑥肌间神经节细胞和神经纤维增生和神经节周围炎。

CD 的病理学诊断在黏膜活检难度较大,需结合临床表现、肠镜所见和病理学改变考虑。非干酪样坏死性肉芽肿具有较大的诊断价值,但需排除肠结核。手术切除标本可见到更多的病变,诊断难度较小。

【诊断】

在排除其他疾病基础上,可按下列要点诊断:①具备上述临床表现者可临床疑诊,安排进一步检查;②同时具备上述结肠镜或小肠镜（病变局限在小肠者）特征以及影像学（CTE 或 MRE,无条件者采用小肠钡剂造影）特征者,可临床拟诊;③如再加上活检提示 CD 的特征性改变且能排除肠结核,可作出临床诊断;④如有手术切除标本（包括切除肠段及病变附近淋巴结）,可根据标准做出病理确诊;⑤对无病理确诊的初诊病例,随访 6～12 个月或更长,根据对治疗的反应及病情变化判断,符合 CD 自然病程者,可做出临床确诊。如与肠结核混淆不清但倾向于肠结核者,应按肠结核进行诊断性治疗 8～12 周,再行鉴别。

世界卫生组织曾提出 6 个诊断要点的 CD 诊断标准（如表 8-5 所示）,该标准最近再次被世界胃肠病学组织（WGO）推荐,可供参考。

表 8-5　世界卫生组织推荐的克罗恩病诊断标准

项目	临床	放射影像	内镜	活检	手术标本
①非连续性或节段性改变		＋	＋		＋
②卵石样外观或纵行溃疡		＋	＋		＋
③全壁性炎性反应改变	＋（腹块）	＋（狭窄）	＋（狭窄）		＋
④非干酪样肉芽肿				＋	＋
⑤裂沟、瘘管	＋	＋			＋
⑥肛周病变	＋			＋	＋

注:具有①②③者为疑诊,再加上④、⑤、⑥三者之一可确诊。具备第④项者,只要加上①②③三者之二亦可确诊。应用现代技术 CTE 或 MRE 检查多可清楚显示全壁炎而不必仅局限于发现狭窄。

【病情评估】

CD 诊断成立后，需要进行疾病评估，以便全面评估病情和估计预后、制订治疗方案。

1. 临床类型

推荐按蒙特利尔 CD 表型分类法进行分型（如表 8-6 所示）。

表 8-6　克罗恩病的蒙特利尔分型

确诊年龄（A）	A1	≤16 岁	
	A2	17～40 岁	
	A3	＞40 岁	
病变部位（L）	L1	回肠末段	L1＋L4[②]
	L2	结肠	L2＋L4[②]
	L3	回结肠	L3＋L4[②]
	L4	上消化道	
疾病行为（B）	B1[①]	非狭窄非穿透	B1p[③]
	B2	狭窄	B2p[③]
	B3	穿透	B3p[③]

注：①随着时间推移 B1 可发展为 B2 或 B3；②L4 可与 L1、L2、L3 同时存在；③p 为肛周病变，可与 B1、B2、B3 同时存在。

2. 疾病活动性的严重程度

临床上用克罗恩病活动指数（CDAI）评估疾病活动性的严重程度以及进行疗效评价。简化的克罗恩病活动指数（CDAI）计算法（如表 8-7 所示）较为简便。Best 的 CDAI 计算法（如表 8-8 所示）广泛应用于临床和科研。

表 8-7　简化 CDAI 计算法

得分 / 项目	0 分	1 分	2 分	3 分	4 分
一般情况	良好	稍差	差	不良	极差
腹痛	无	轻	中	重	—
腹块	无	可疑	确定	伴触痛	—
腹泻	稀便每日 1 次记 1 分				
伴随疾病*	每种症状记 1 分				

注：≤4 分为缓解期，5～8 分为中度活动期，≥9 分为重度活动期。

* 伴随疾病包括：关节痛、虹膜炎、结节性红斑、坏疽性脓皮病、阿弗他溃疡、裂沟、新瘘管及脓肿等。

表 8-8　Best CDAI 计算法

变量	权重
稀便次数（1 周）	2
腹痛程度（1 周总评，0～3 分）	5
一般情况（1 周总评，0～4 分）	7

（续表）

变量	权重
肠外表现与并发症（1 项 1 分）	20
阿片类止泻药（0、1 分）	30
腹部包块（可疑 2 分，肯定 5 分）	10
红细胞压积降低值（正常值*：男 0.4，女 0.37）	6
100×（1−体重/标准体重）	1

* 按我国标准，红细胞压积，总分＝各项分值之和，CDAI＜150 分为缓解期，CDAI≥150 分为活动期；150～220 分为轻度，221～450 分为中度，＞450 分为重度。

内镜下病变的严重程度及炎症标志物，如血清 CRP 水平亦是疾病活动性评估的重要参考指标。内镜下病变的严重程度可以溃疡的深浅、大小、范围及伴随狭窄情况来评估。精确的评估则采用计分法，如克罗恩病内镜严重程度指数（Crohn's disease endoscopic index of severity，CDEIS）或克罗恩病简化内镜评分（simple endoscopic score for Crohn's disease，SES-CD），由于精确的评估比较耗时，主要用于科研。高水平血清 CRP 提示疾病活动（要除外合并细菌感染），是指导治疗及随访疗效的重要指标。

【鉴别诊断】

与 CD 鉴别最困难的疾病是肠结核，肠道白塞（Behcet）病系统表现不典型者的鉴别亦会相当困难。其他需要鉴别的疾病还有：感染性肠炎（如 HIV 相关肠炎、血吸虫病、阿米巴肠病、耶尔森菌、空肠弯曲菌、艰难梭菌、CMV 等感染）、缺血性结肠炎、放射性肠炎、药物性（如 NSAIDs）肠病、嗜酸粒细胞性肠炎、以肠道病变为突出表现的多种风湿性疾病（如系统性红斑狼疮、原发性血管炎等）、肠道恶性淋巴瘤、憩室炎、转流性肠炎等。

根据临床表现、内镜和病理组织学特征，UC 与 CD 不难鉴别（如表 8-9 所示）。血清学标记物抗酿酒酵母菌抗体（ASCA）和抗中性粒细胞胞浆抗体（ANCA）对鉴别诊断的价值在我国尚未达成共识。对结肠 IBD 一时难以区分 UC 与 CD 者，即仅有结肠病变，但内镜及活检缺乏 UC 或 CD 的特征，临床可诊断为 IBD 类型待定（inflammatory bowel disease unclassified，IBDU）。未定型结肠炎（indeterminate colitis，IC）指结肠切除术后病理检查仍然无法区分 UC 和 CD 者。

表 8-9 溃疡性结肠炎和克罗恩病的鉴别

项目	溃疡性结肠炎	克罗恩病
症状	脓血便多见	有腹泻但脓血便较少见
病变分布	病变连续	呈节段性
直肠受累	绝大多数受累	少见
肠腔狭窄	少见，中心性	多见，偏心性
内镜表现	溃疡浅，黏膜弥漫性充血水肿、颗粒状、脆性增加	纵行溃疡、卵石样外观，病变间黏膜外观正常（非弥漫性）
活检特征	固有膜全层弥漫性炎症、隐窝脓肿、隐窝结构明显异常、杯状细胞减少	裂隙状溃疡、非干酪样肉芽肿、黏膜下层淋巴细胞聚集

【诊断标准】

1. 病史和体检

详细的病史询问应包括从首发症状开始的各项细节，还要注意结核病史、近期旅游史、食物不耐受、用药史(特别是 NSAIDs)、阑尾手术切除史、吸烟、家族史,口、皮肤、关节、眼等肠外表现及肛周情况。体检特别注意患者一般状况及营养状态,同时进行细致的腹部检查、肛周和会阴检查及直肠指检、常规测体重及计算 BMI,儿童应注意生长发育情况。

2. 常规实验室检查

包括粪便常规和必要的病原学检查、血常规、血清白蛋白、电解质、ESR、CRP、自身免疫相关抗体等。有条件的单位可做粪便钙卫蛋白和血清乳铁蛋白等检查作为辅助指标。

3. 内镜及影像学检查

结肠镜检查(应进入末段回肠)并活检是建立诊断的第一步。无论结肠镜检查结果如何(确诊 CD 或疑诊 CD),均需选择有关检查明确小肠和上消化道的累及情况,因此,应常规行 CTE 或 MRE 检查或小肠钡剂造影和胃镜检查。

疑诊 CD 但结肠镜及小肠放射影像学检查阴性者行胶囊内镜检查;发现局限在小肠的病变疑为 CD 者行气囊辅助小肠镜检查;有肛周瘘管行盆腔 MRI 检查(必要时结合超声内镜或经皮肛周超声检查);腹部超声检查可作为疑有腹腔脓肿、炎性包块或瘘管的初筛检查。

4. 排除肠结核的相关检查

包括胸部 X 线片、PPD 试验,有条件时可行 IFNγ 释放试验(如 T-SPOT.TB)。

【疗效标准】

(一)与药物治疗相关的疗效评价

将 CDAI 作为疗效判断的标准

(1)疾病活动。CDAI≥150 分为疾病活动期。

(2)临床缓解。CDAI<150 分作为临床缓解的标准。缓解期停用激素称为撤离激素的临床缓解。

(3)有效。CDAI 下降≥100 分(亦有以≥70 分为标准)。

(4)复发。经药物治疗进入缓解期后,CD 相关临床症状再次出现,并有实验室炎症指标、内镜检查及影像学检查的疾病活动证据。进行临床研究时,则建议以 CDAI>150 分且较前升高 100 分(亦有以升高 70 分)为标准。

(5)早期复发和复发类型的定义。与对 UC 患者评定相同,详见 UC 诊断中之"疗效标准"部分。

(二)与激素治疗相关的特定疗效评价

激素无效和激素依赖的定义:与对 UC 患者评定相同,详见 UC 诊断中之"疗效标准"部分。

(三)与手术相关的疗效评价

(1)术后复发。手术切除后再次出现病理损害。

(2)内镜下复发。在手术完全切除了明显病变部位后,通过内镜发现肠道的新病损,但患者无明显临床症状。吻合口和回肠新末段处内镜下复发评估通常采用 Rutgeerts 评分:①0 级,没有病损;②1 级,≤5个阿弗他溃疡;③2 级,>5个阿弗他溃疡,在各个病损之间仍有正常黏膜,或节段性大病损,或病损局限于回肠—结肠吻合口处(<1 cm);④3 级,弥漫性阿弗他回肠炎伴弥漫性黏膜炎症;⑤4 级,弥漫性黏膜炎症并大溃疡、结节和(或)狭窄。充血和水肿不能单独作为术后复发的表现。

(3)临床复发。在手术完全切除了明显病变部位后,CD 症状复发伴内镜下复发。

(四)黏膜愈合(mucosal healing,MH)

近年提出 MH 是 CD 药物疗效评价的客观指标,MH 与 CD 的临床复发率以及手术率的减少相关。MH 目前尚无公认的内镜标准,多数研究以溃疡消失为标准,也有以 CDEIS 评分为标准。

【治疗】

CD 的治疗目标为诱导缓解和维持缓解,防治并发症,改善生存质量。

活动期的治疗方案的选择是建立在对病情进行全面评估的基础上。开始治疗前要认真检查有无全身或局部感染，特别是使用全身作用激素、免疫抑制剂或生物制剂者；治疗过程中应根据对治疗的反应及对药物的耐受情况随时调整治疗方案。决定治疗方案前应向患者详细解释方案的效益与风险，在与患者充分交流并取得合作之后实施。

一、一般治疗

1. 必须要求患者戒烟

继续吸烟会明显降低药物疗效、增加手术率及术后复发率。

2. 营养支持

CD 患者营养不良较为常见，注意检查患者的体重及 BMI，铁、钙等物质及维生素（特别是维生素 D、维生素 B_{12}）的缺乏，并做相应处理。对重症患者可予肠外或肠内营养。

二、药物治疗方案的选择

（一）根据疾病活动严重程度及对治疗反应选择治疗方案

1. 轻度活动性 CD 的治疗

（1）氨基水杨酸类制剂。适用于结肠型，末段回肠型和回结肠型应使用美沙拉嗪。

（2）布地奈德。病变局限在回肠末段、回盲部或升结肠者，布地奈德疗效优于美沙拉嗪。

对上述治疗无效的轻度活动性 CD 患者视为中度活动性 CD，按中度活动性 CD 处理。

2. 中度活动性 CD 的治疗

（1）激素。激素是治疗的首选。病变局限在回盲部者，为减少全身作用激素相关不良反应，可考虑布地奈德，但该药疗效对中度活动性 CD 不如全身作用激素的疗效显著。

（2）激素与硫嘌呤类药物或甲氨蝶呤（MTX）合用。激素无效或激素依赖时加用硫嘌呤类药物或 MTX。有研究证明，这类免疫抑制剂对诱导活动性 CD 的缓解与激素有协同作用，但起效慢（硫唑嘌呤要在用药达 12～16 周才达到最大疗效），因此其作用主要是在激素诱导症状缓解后，继续维持撤离激素的缓解。

硫唑嘌呤（AZA）与 6-巯基嘌呤（6-MP）同为硫嘌呤类药物，两药疗效相似，开始选用 AZA 还是 6-MP，主要是用药习惯问题，我国医师使用 AZA 的经验较多。使用 AZA 出现不良反应的患者转用 6-MP 后，部分患者可以耐受。硫嘌呤类药物无效或不能耐受者，可考虑换用 MTX。

（3）生物制剂。英夫利西单抗（IFX）是我国目前唯一批准用于 CD 治疗的生物制剂。IFX 用于激素及上述免疫抑制剂治疗无效或激素依赖者或不能耐受上述药物治疗者。

（4）其他。氨基水杨酸类制剂对中度活动性 CD 疗效不明确。环丙沙星和甲硝唑仅用于有合并感染者，其他免疫抑制剂、沙利度胺、益生菌、外周血干细胞或骨髓移植等治疗 CD 的价值尚待进一步研究。有结肠远端病变者必要时可考虑使用美沙拉嗪进行局部治疗。

3. 重度活动性 CD 的治疗

重度患者病情严重、并发症多、手术率及病死率高，应及早采取积极有效的措施处理。

（1）确定是否存在并发症。局部并发症如脓肿或肠梗阻，全身并发症如机会感染，都强调通过细致检查尽早发现并做相应处理。

（2）全身作用激素。口服或静脉给药，剂量为相当于泼尼松 0.75～1 mg/（kg·d）。

（3）IFX。视情况可在激素无效时应用，亦可一开始就应用。

（4）手术治疗。激素治疗无效者可考虑手术治疗，手术指征和手术时机的掌握应从治疗开始就与外科医师密切配合，共同商讨。

（5）综合治疗。合并感染者可给予广谱抗菌药物或环丙沙星和（或）甲硝唑。视病情给予输液、输血及输白蛋白治疗,视营养状况及进食情况给予肠外或肠内营养支持。

4. 特殊部位 CD 的治疗

(1)广泛性小肠病变的治疗。存在广泛性小肠病变(累计长度>100 cm)的活动性 CD 常导致营养不良、小肠细菌过度生长、因小肠多处狭窄而多次手术造成短肠综合征等严重而复杂的情况,因此早期即应给予积极治疗,如早期应用免疫抑制剂(AZA、6-MP、MTX),对病情严重者或复发者早期应考虑给予 IFX。营养治疗应作为重要辅助手段,轻度患者可考虑试用全肠内营养作为一线治疗。

(2)食管和胃十二指肠病变的治疗。食管、胃、十二指肠 CD 可单独存在,亦可与其他部位 CD 同时存在,其治疗原则与其他部位 CD 相仿。不同的是,加用质子泵抑制剂对改善症状有效。该类型 CD 一般预后较差,宜早期应用免疫抑制剂(AZA、6-MP、MTX),对病情重者早期应考虑给予 IFX。

(二)根据对病情预后估计制定治疗方案

近年研究提示,早期积极治疗有可能提高缓解率及减少缓解期复发率,而哪些患者需要进行早期积极治疗,取决于对患者预后的估计。

被称为"病情难以控制"(disabling disease)的高危因素正在逐步被认知,所谓"病情难以控制",是指一般指患者在短时间内出现复发而需要重复激素治疗或发生激素依赖,或者在较短时间内需行肠切除术等预后不良表现。目前较为认同的预测"病情难以控制"高危因素包括:合并肛周病变、广泛性病变(病变累及肠段累计>100 cm)、食管胃十二指肠病变、发病年龄轻、首次发病即需要激素治疗等。对于有 2 个或 2 个以上高危因素的患者宜在开始治疗时就考虑予早期积极治疗,从以往治疗经过看,接受过激素治疗而复发频繁(一般指每年≥2 次复发)的患者亦宜考虑予更积极的治疗。所谓早期积极治疗就是不必经过"升阶治疗"阶段,活动期诱导缓解的治疗一开始就给予更强的药物。这种治疗方式主要包括 2 种选择:一是激素联合免疫抑制剂(硫嘌呤类药物或 MTX);二是直接给予 IFX(单独用或与 AZA 联用)。

三、药物诱导缓解后的维持治疗

应用激素或生物制剂诱导缓解的 CD 患者往往需要继续长期使用药物,以维持撤离激素的临床缓解。激素依赖的 CD 是维持治疗的绝对指征,其他情况宜考虑维持治疗,包括重度 CD 药物诱导缓解后、复发频繁 CD、临床上有被视为有"病情难以控制"高危因素等。

激素不应用于维持缓解,用于维持缓解的主要药物有以下几种。

1. 氨基水杨酸制剂

使用氨基水杨酸制剂诱导缓解后仍以氨基水杨酸制剂作为缓解期的维持治疗。氨基水杨酸制剂对激素诱导缓解后维持缓解的疗效未确定。

2. 硫嘌呤类药物或 MTX

AZA 是激素诱导缓解后用于维持缓解最常用的药物,能有效维持撤离激素的临床缓解或在维持症状缓解下减少激素用量。AZA 不能耐受者可试用 6-MP;硫嘌呤类药物无效或不能耐受者,可考虑换用 MTX。

上述免疫抑制剂维持治疗期间复发者,首先要检查药物依从性、药物剂量是否足够以及其他影响因素。如存在,做相应处理;如排除,可改用 IFX 诱导缓解并继以 IFX 维持治疗。

3. IFX

使用 IFX 诱导缓解后应以 IFX 维持治疗。

四、治疗药物的使用方法

1. 氨基水杨酸类制剂

包括 SASP、巴柳氮、奥沙拉秦及美沙拉嗪。具体使用方法见本章第八节的"治疗"部分。

2. 激素

泼尼松 0.75～1 mg/(kg·d)(其他类型全身作用激素的剂量按相当于上述泼尼松剂量折算),再增大剂量对提高疗效不会有多大帮助,反而会增加不良反应。达到症状完全缓解时开始逐步减量,每周减5 mg,减至20 mg/d时每周减2.5 mg直至停用,快速减量会导致早期复发。注意药物相关不良反应并做相应处理,宜同时补充钙剂和维生素D。

布地奈德用法为3 mg/次、3次/天口服,一般在8~12周临床缓解后改为3 mg/次、2次/天。延长疗程可延长疗效,但经过6~9个月则再无维持作用。该药为局部作用激素,全身不良反应显著少于全身作用激素。

3. 硫嘌呤类免疫抑制剂

(1)AZA。用药剂量及疗程要足,但该药不良反应常见,且可发生严重不良反应,应在严密监测下应用。

欧洲共识意见推荐的目标剂量范围是1.5~2.5 mg/(kg·d),对此我国尚未有共识。有研究认为,对于亚裔剂量宜偏小,如1 mg/(kg·d)。AZA存在量效关系,剂量不足会影响疗效,剂量太大不良反应的风险又不能接受,因此推荐一个适合国人的目标剂量范围是当务之急。

AZA治疗过程中应根据疗效和不良反应进行剂量调整,目前临床上比较常用的剂量调整方案是,按照当地的推荐,一开始即给予目标剂量,用药过程进行剂量调整。另有逐步增量方案,即从低剂量开始,每4周逐步增量,至有效或外周血白细胞下降至临界值或达到当地推荐的目标剂量。该方案判断药物疗效需时较长,但可能减少剂量依赖不良反应。

使用AZA维持撤离激素缓解有效的患者,疗程一般不少于4年。如继续使用,其获益与风险应与患者商讨,大多数研究认为使用AZA的获益超过发生淋巴瘤的风险。

应严密监测AZA的不良反应,不良反应在服药3个月内常见,又尤以1个月内最为常见。但是骨髓抑制可迟发,甚至可发生在服药1年及以上者。用药期间应全程监测,定期随诊。头1个月内每周复查1次全血细胞,第2~3个月间每2周复查1次全血细胞,之后每月复查全血细胞,半年后全血细胞检查间隔时间可视情况适当延长,但不能停止;头3个月每月复查肝功能,之后视情况复查。

欧美的共识意见推荐在使用AZA前检查硫嘌呤甲基转移酶(TPMT)基因型,对基因突变者避免使用或减量,同时应严密监测。TPMT基因型检查预测骨髓抑制的特异性很高,但敏感性低(尤其在汉族人群中),应用时要充分认识此局限性。

(2)6-MP。欧美共识意见推荐的目标剂量为0.75~1.5 mg/(kg·d)。使用方法和注意事项与AZA相同。

4. MTX

国外推荐在诱导缓解期的MTX剂量为25 mg/周,肌肉或皮下注射;至12周达到临床缓解后,可改为15 mg/周,肌肉或皮下注射,也可改为口服,但疗效可能降低。疗程可持续1年,更长疗程的疗效及安全性目前尚无共识,国人的剂量和疗程尚无共识。

注意监测药物不良反应,早期胃肠道反应常见,叶酸可减轻胃肠道反应,应常规同用。头4周每周、之后每月定期检测全血细胞和肝功能。妊娠为MTX使用的禁忌证,用药期间及停药后数月内应避免妊娠。

5. IFX

使用方法为5 mg/kg,静脉滴注,在第0、2、6周给予作为诱导缓解,随后每隔8周给予相同剂量作为长程维持治疗。在使用IFX前正在接受激素治疗者应继续原来的治疗,在取得临床完全缓解后将激素逐步减量至停用。对原先已使用免疫抑制剂无效者,无必要继续合用免疫抑制剂,但对IFX治疗前未接受过免疫抑制剂治疗者,IFX与AZA合用可提高撤离激素缓解率及黏膜愈合率。

维持治疗期间复发者应及时查找原因,如为剂量不足可增加剂量或缩短给药间隔时间,如为抗体产生可换用其他生物制剂(目前我国未批准),目前尚无足够资料提出何时可以停用IFX。对IFX维持治疗达1年,保持撤离激素缓解伴黏膜愈合及CRP正常者,可以考虑停用IFX继以免疫抑制剂维持治疗。对停用IFX后复发者,再次使用IFX可能仍然有效。

五、肛瘘的处理

首先要通过症状和体检,尤其是麻醉下肛门指检(EUA),并结合影像学检查[如 MRI 和(或)超声内镜或经皮肛周超声检查]等了解是否合并感染以及瘘管的解剖结构(一般将肛瘘分为单纯性和复杂性两大类)。在此基础上制订治疗方案。结肠镜检查对了解直肠结肠病变的存在及严重程度有助指导治疗。

如有脓肿形成必须先行外科充分引流,并予抗菌药物治疗。

无症状的单纯性肛瘘无需处理;有症状的单纯性肛瘘以及复杂性肛瘘首选使用抗菌药物,如环丙沙星和(或)甲硝唑治疗,并以 AZA 或 6-MP 维持治疗。存在活动性肠道 CD 者必须积极治疗活动性 CD。

应由肛肠外科医师根据病情决定是否需要手术以及术式的选择(如单纯性肛瘘瘘管切除术、复杂性肛瘘挂线疗法,乃至肠道转流术或直肠切除术)。

已有证据证实 IFX 对肛瘘的疗效。对于复杂性肛瘘,IFX 与外科及抗感染药物联合治疗,疗效较好。

六、外科手术治疗及术后复发的预防

(一)外科手术治疗

尽管相当一部分的 CD 患者最终难以避免手术治疗,但术后复发率高,CD 的治疗仍以内科治疗为主。因此,内科医师应在 CD 治疗全过程中慎重评估手术的价值和风险,并与外科医师密切配合,力求在最合适的时间施行最有效的手术。外科手术指征有以下几条。

1. CD 并发症

(1)肠梗阻。由纤维狭窄所致的肠梗阻视病变部位和范围行肠段切除术或狭窄成形术,短段狭窄肠管(一般指<4 cm)可行内镜下球囊扩张术,炎症性狭窄引起的梗阻如药物治疗无效,可考虑手术治疗。

(2)腹腔脓肿。先行经皮脓肿引流及抗感染,必要时再行手术处理病变肠段。

(3)瘘管形成。肛周瘘管处理如前所述;非肛周瘘管(包括肠皮瘘及各种内瘘)的处理是一个复杂的难题,应由内外科密切配合进行个体化处理。

(4)急性穿孔。需急诊手术。

(5)大出血。内科治疗(包括内镜止血)无效出血不止危及生命者,需急诊手术。

(6)癌变。

2. 内科治疗无效

(1)激素治疗无效的重度 CD 的治疗,见前述。

(2)内科治疗疗效不佳和(或)药物不良反应已严重影响生存质量者,可考虑外科手术。

需要手术的 CD 患者往往存在营养不良、合并感染的情况,部分患者长期使用激素,因而存在巨大手术风险。内科医师对此应有足够认识,以避免盲目的无效治疗而贻误手术时机、增加手术风险。围手术期的处理十分重要。

(二)术后复发的预防

CD 肠切除术后复发率相当高。目前的资料提示,回结肠切除术后早期复发的高危因素包括吸烟、肛周病变、穿透性疾病行为及有肠切除术史等。

术后定期(尤其是术后第 1 年内)内镜复查有助于监测复发及制订防治方案。

术后复发的预防仍是未解之难题,患者必须戒烟。药物预防方面,有对照研究证明美沙拉嗪、硫嘌呤类药物及咪唑类抗菌药物对预防内镜及临床复发有一定疗效。嘌呤类药物的疗效略优于美沙拉嗪,但因不良反应多,适用于有术后早期复发高危因素的患者。长期使用甲硝唑的患者多不能耐受,有报道显示,术后 3 个月内甲硝唑与 AZA 合用,继以 AZA 维持,可显著减少 1 年术后复发率。有报道初步显示 IFX 对预防术后内镜复发有效,值得进一步研究。

就术后患者是否都要常规予预防复发药物治疗、用什么药物、何时开始使用、使用多长时间等问题,

目前尚无普遍共识。比较一致的意见是：①对有术后早期复发高危因素的患者宜尽早（术后 2 周）给予积极干预；②术后半年、一年及之后应定期行肠镜复查，根据内镜复发与否及严重程度给予或调整药物治疗。

七、癌变的监测

小肠 CD 炎症部位可能并发癌肿，应重点监测小肠。结肠 CD 癌变危险性与 UC 相近，监测方法相同。

【预后】

本病可经治疗好转，也可自行缓解。但多数患者反复发作，迁延不愈。其中相当一部分患者在其病程中因出现并发症而进行手术治疗，甚至多次手术治疗，预后不佳。

第十节　肠结核

【定义】

肠结核（intestinal tuberculosis）是结核分枝杆菌引起的肠道慢性特异性感染。

【流行病学】

20 世纪 60～70 年代肠结核比较常见，其发病情况一度得到控制，20 世纪 80～90 年代已较少见，但近年 HIV 感染率增高，这类人群免疫力低下，使肠结核的发生率在世界范围内有持续增长趋势。近年来，在发展中国家发病率仍然较高。原发性肠结核少见，仅占肠结核的 10%，临床上 90% 的肠结核为继发性肠外结核。

肠结核发病年龄多为青壮年，40 岁以下占 91.7%。女性略多于男性，约为 1.85：1。

【流行病学】

肠道结核多由人型结核杆菌引起，占病因的 90% 以上，患者多继发于开放性肺结核或喉结核，结核杆菌随吞咽的痰进入肠道，也可能是通过与肺结核患者共进饮食，因未采取消毒隔离措施，致使结核杆菌直接进入肠道引起感染。开放性肺结核，特别是空洞型肺结核发生肠结核的机会更多。除肠道感染外，也可能经由血源感染。急性粟粒型结核约有半数以上的患者合并肠结核。少数结核由牛型结核杆菌所致，系饮用未经消毒的带菌牛奶或乳制品而感染。

【病理生理】

肠结核主要位于回盲部，即回盲瓣及相邻的回肠和结肠，其他部位依次为升结肠、空肠、横结肠、降结肠、阑尾、十二指肠和乙状结肠等处，少数见于直肠，偶见于胃、食管。

结核杆菌的数量和毒力与人体对结核杆菌的免疫反应程度影响本病的病理性质。按大体病理，肠结核可分为以下 3 型。

（1）溃疡型肠结核。肠壁的淋巴组织呈充血、水肿及炎症渗出性病变，进一步发展为干酪样坏死，随后形成溃疡。溃疡边缘不规则，深浅不一，可深达肌层或浆膜层，并累及周围腹膜或临近肠系膜淋巴结。因溃疡基底多有闭塞性动脉内膜炎，故较少发生肠出血。在慢性发展过程中，病变肠段常与周围组织紧密黏连，所以溃疡一般不会发生急性穿孔，偶可因慢性穿孔而形成腹腔脓肿或肠瘘，但远较克罗恩病少见。在病变修复过程中，大量纤维组织增生和瘢痕形成可导致肠管变形和狭窄。

(2)增生型肠结核。病变多局限在回盲部,可有大量结核肉芽组织和纤维组织增生,使局部肠壁增厚、僵硬,亦可见瘤样肿块突入肠腔,上述病变均可使肠腔变窄,引起肠梗阻。

(3)混合型肠结核。混合型肠结核兼有以上两种病变,称为混合型或溃疡—增生型肠结核。

【临床表现】

肠结核的临床表现在早期多不明显,多数起病缓慢,病程较长,如与肠外结核并存,其临床表现可被掩盖而被忽略。因此,活动性肠外结核病例如出现明显的消化道症状,应警惕肠结核存在的可能性。本病主要临床表现可归纳为以下几条。

1. 腹痛

这是本病常见症状之一,疼痛多位于右下腹,反映出肠结核好发于回盲部的病理特征,腹痛也可发生在中上腹或脐周,系回盲部病变引起的牵涉痛,经仔细检查可发现右下腹压痛点。疼痛性质一般为隐痛或钝痛,有时在进餐时诱发,由于回盲部病变使胃回肠反射或胃结肠反射亢进,进食促使病变肠曲痉挛或蠕动加强,从而出现疼痛与排便,便后可有不同程度的缓解。在增生型肠结核或并发肠梗阻时,会有腹绞痛,常位于右下腹,伴有腹胀、肠鸣音亢进、肠型与蠕动波。

2. 大便习惯异常

由于病变肠曲的炎症和溃疡使肠蠕动加速,肠排空过快,以及由此造成的继发性吸收不良都会导致腹泻,因此腹泻是溃疡型肠结核的主要临床表现之一。腹泻常具有小肠性特征,粪便呈糊样或水样,不含黏液或脓血,不伴有里急后重。一般每天排便2~4次,如果病变严重,涉及范围较广,则腹泻次数增多,有达每天十余次者。溃疡涉及乙状结肠或横结肠时,大便可含黏液、脓液,但便血者少见。此外,患者可偶有便秘,大便呈羊粪状,腹泻与便秘交替。增生型肠结核多以便秘为主要表现。

3. 腹部肿块

腹部肿块主要见于增生型肠结核,系极度增生的结核性肉芽肿使肠壁呈瘤样肿块。少数溃疡型肠结核合并有局限性结核性腹膜炎者,因其病变肠曲和周围组织黏连,或包括有肠系膜淋巴结结核,也可出现腹部肿块。腹部肿块常位于右下腹,一般比较固定,中等质地,伴有轻重不等的压痛。

4. 全身症状和肠外结核的表现

常有结核毒血症,以溃疡型肠结核为多见,表现轻重不一,多数为午后低热或不规则热、弛张热或稽留热,伴有盗汗。患者常有倦怠、消瘦、苍白的表现,随病程发展而出现维生素缺乏、脂肪肝、营养不良性水肿等表现。此外,也可同时有肠外结核,特别是肠系膜淋巴结结核、结核性腹膜炎、肺结核的有关表现。增生型肠结核一般病程较长,但全身情况较好,无发热或有时低热,多不伴有活动性肺结核或其他肠外结核证据。

5. 腹部体征

如患者无肠穿孔、肠梗阻或伴有腹膜结核或增生型肠结核,除在右下腹部及脐周有压痛外,通常无其他特殊体征。

【辅助检查】

(一)一般检查

可进行血常规、血沉、粪便常规等检查。肠结核患者的血液检查可出现轻、中度贫血,无并发症时白细胞计数一般正常,血沉多明显加快;粪便常规检查多无特异性,溃疡型肠结核的粪便多为糊样,一般无肉眼黏液和脓血,但显微镜下可见少量白细胞和红细胞,隐血试验可阳性。

有开放性肺结核的痰涂片或培养阳性,血沉明显增快,可作为估计结核病活动程度的指标之一。粪便浓缩找结核杆菌阳性率不高,当获得阳性结果时,必须进行痰液浓缩找结核杆菌,只有痰菌阳性时才有意义。

（二）结核菌素试验（PPD 试验）

用从结核杆菌培养液提取的结核蛋白衍生物做皮内试验称为 PPD（pure protein derivative）试验，结核杆菌试验阳性对本病的诊断有帮助，但效价低。PPD 试验强阳性提示体内有结核杆菌感染，但阴性也不能排除肠结核的可能。

（三）X 线钡餐检查

X 线钡餐透视对肠结核所致的黏膜破坏和溃疡形成、肠道的累及范围、肠腔的狭窄程度及瘘管的显示具有重要的诊断价值。并发肠梗阻时该项检查要慎重，因为黏稠的钡剂可使部分肠梗阻演变为完全性肠梗阻，必要时可用稀钡或碘剂进行造影或钡剂灌肠。溃疡型肠结核的患者，钡剂于病变肠段呈现激惹征象，排空很快，充盈不佳，而在病变的上、下肠段钡剂充盈良好，成为 X 线钡影跳跃征象。病变肠段如能充盈，则显示黏膜皱襞粗乱、长臂边缘不规则，有时呈锯齿状，可见溃疡；也可见肠腔狭窄、肠段缩短变形、回盲肠正常角度消失。增生型肠结核可见回盲部有不规则的充盈缺损，近段肠管扩张，盲肠变形，升结肠缩短等。腹部平片如发现腹腔淋巴结钙化或胸片有肺结核病灶，对肠结核的诊断有帮助。

（四）结肠镜检查

结肠镜检查可以对全结肠和回肠末端进行直接观察，因病变主要在回盲部，故常可发现病变。肠结核主要好发于回盲部的右侧结肠，直肠和乙状结肠虽亦可受累，但相对少见，肠结核内镜下可分为炎症型、溃疡型、增生型及混合型。

炎症型为发生于黏膜内的早期病变，表现为黏膜充血水肿，孤立或散在的糜烂，表面渗出，病变表浅，无溃疡和增生性病变；溃疡型是由于结核分枝杆菌侵犯肠黏膜血管，引起闭塞性血管炎，肠黏膜缺血坏死以及结核结节发生干酪样坏死、破溃，表现为肠壁大小不等的溃疡，呈堤状或放射状隆起，底部覆盖黄白色苔，部分可见肉芽组织生长，溃疡界限多不明显；增生型是因大量结核性肉芽组织形成和纤维组织显著增生，表现为增生性结节，类似铺路石样改变；混合型为上述多种病变同时存在。

通过全面分析内镜的特点和结核临床表现，可提高肠结核的诊断率。结肠镜检查可明确病变的性质与范围，可见溃疡或肉芽，并能取活检做病理组织学检查，对肠结核的诊断具有重要和肯定的价值。

（五）CT

CT 易检出肠外病灶，它显示病灶的来源及定性诊断明显优于肠道 X 线钡餐造影，增强后显示淋巴结环形强化或多环状强化，该特征为腹腔内淋巴结结核的典型表现，有重要诊断价值。CT 检查肠结核主要表现为肠壁环形增厚，少数可见盲肠内侧偏心性增厚，回盲瓣增厚，可呈肠道跳跃性改变，增强后呈均匀强化为主。CT 检查对肠结核病灶检出的敏感性和定性诊断不如 X 线钡餐检查，但易于检出合并腹内直肠外结核（如肠系膜淋巴结结核）及侵犯肠道的肠外结核灶。

（六）腹水测定

腹水测定可测定腹水中 PPD-IgG 抗体和腹水 ADA（腺苷酸脱氨酶）。有报道显示，腹水 ADA＞30 U/L 提示结核性腹水，若＞40 U/L 基本可诊断为结核性腹水。腹水 PPD-IgG 抗体测定是肠结核的特异性病原学诊断方法，能明确提供结核感染的依据；腹水 ADA（腺苷酸脱氨酶）测定对诊断结核性渗出液具有特异性，其检验方法简单，敏感性超过目前其他的方法，ADA 检测对诊断肠结核合并腹膜炎具有重要意义。

（七）腹腔镜

腹腔镜检查是有创检查，技术要求高、费用贵，仅适用于早期或缓解期检查。腹腔黏连较多或有出血倾向明显者，最好不要行腹腔镜检查。腹腔镜结核性腹膜炎主要表现为腹膜壁层及大网膜不同程度充血、水肿、血管网模糊，壁、脏层腹膜均可见分布相对均匀、大小相对一致的粟粒状灰白色结节，数目一般较多，可至无数个。多数患者可见大网膜、肠系膜与肠管相互黏连形成包块，其上分布有粟粒状灰白色结节。但只能检查侵犯到腹膜的病变。腹腔镜检查并取组织活检对肠结核诊断有重大意义,对于腹水或腹部包块原因待查的患者,一般腹腔镜检查结合活检标本组织学检查,大多能确诊。

【诊断标准】

(1)多继发于肠外其他脏器结核。常发生于回肠、回盲部、升结肠等处。

(2)右下腹或脐周慢性疼痛。腹泻,便秘或腹泻、便秘交替,腹泻时粪便呈稀水或糊状。有午后低热、盗汗、食欲减退、营养不良、消瘦等表现。合并肠梗阻时有痉挛性疼痛,呕吐。

(3)体格检查。右下腹有压痛或触及肿块,肠梗阻时可见肠型或蠕动波。

(4)X 线钡餐检查。可见病变肠段激惹、充盈不佳或钡影跳跃等征象。黏膜皱襞粗乱,肠壁轮廓不规则呈锯齿状或肠腔变窄、收缩变形等。

(5)纤维结肠镜。可发现肠段的病变,明确病变类型、部位及范围。黏膜活检有助于确定诊断。

(6)红细胞沉降率(血沉)增快。

(7)粪便浓缩法。可找到结核杆菌,但需除外咽痰引起的假阳性。

(8)粪便滤液的聚合酶链反应检测结核菌核酸片段阳性率较高,但应除外污染而导致的假阳性。

(9)肠壁、肠系膜淋巴结取材活检找到结核菌,或取材培养结核菌阳性可以确诊。

上述(2)(3)(4)项阳性或(2)或(3)(5)项阳性,并经标准抗结核治疗疗效肯定可以诊断。具有(2)(3)两项及(4)(5)项阳性,且(7)(8)两项阳性或两项中任一项阳性可以确诊。具有第(9)及第(4)项或第(5)项阳性者,也可确诊。

【并发症】

1. 肠梗阻

肠梗阻是本病最常见的并发症,主要发生在增生型肠结核,往往系肠壁环状狭窄或腹膜黏连、肠系膜痉挛、肠祥扭曲变形引起。梗阻多呈慢性进行性,以不完全性肠梗阻多见,轻重不一,少数可发展为完全性肠梗阻。

2. 肠穿孔

主要为亚急性及慢性穿孔,可在腹腔内形成脓肿,破溃后形成肠瘘。急性穿孔较少见,常发生在梗阻近段极度扩张的肠曲,严重者可因肠穿孔并发腹膜炎或感染性休克而致死。

【鉴别诊断】

1. 克罗恩病

青壮年多见,便血少见,穿孔少有,常合并痔疮、肛裂、肠壁脓肿。内镜检查可见病灶为非连续性(节段分布),好发部位为一回肠末端为中心的回盲部、升结肠。病灶特点包括纵行溃疡、深凿见被覆白苔及黏液,可见铺路石样改黏膜病变。病理检查可显示炎症分布肠壁全层,常有裂沟,可形成瘘管;镜检见非干酪样肉芽肿,偶有恶变;抗酸染色或 PCR 检测结核杆菌 DNA 阴性,抗结核治疗无效。

2. 结肠癌

中老年多见,常有便血,偶有穿孔,常合并贫血、肠梗阻。内镜所见其病灶局限于某一肠段,好发部位为直肠、回盲部、升结肠。病灶特点包括不规则溃疡、表面粗糙、质脆易出血。病理检查可显示炎症分布于肠壁基层及全层,无裂沟,镜检见癌细胞团,抗酸染色或 PCR 检测结核杆菌 DNA 阴性,抗结核治疗无效。

3. 阿米巴或血吸虫病性肉芽肿

患者多既往有相应的感染史,通过直肠或乙状结肠镜检查或从粪便中检出病原体或虫卵多可证实诊断,相应的特效治疗有明显疗效。

4. 回盲部淋巴瘤

发热、贫血、消瘦、肠道增生性病变均为淋巴结的临床表现,有时与肠结核难以鉴别,淋巴瘤以具有特异性抗原受体基因重排的单一性细胞增生为特征,因此克隆性免疫球蛋白(Ig)和 T 细胞受体(TCR)基因重排的检出可作为淋巴瘤诊断的重要指标。但是基因重排技术也存在假阳性和假阴性结果,故诊断淋巴瘤的金标准仍然是病理诊断。

【治疗】

肠结核的治疗目的是消除症状、改善全身情况、提高生活质量、促进病灶愈合及防治并发症。本病强调早期治疗,因为肠结核的早期病变是可逆的。

(一)对症治疗

腹痛患者可用抗胆碱能药物。摄入不足或腹泻严重者应注意纠正水、电解质与酸碱平衡紊乱。对不完全性肠梗阻患者,需行胃肠减压。

(二)非手术治疗

遵循“早期、联合、适量、规律、全程”的原则使用抗结核药物治疗 9~12 个月,常用的化疗药物有异烟肼、利福平、乙胺丁醇、链霉素、吡嗪酰胺等。若结核分枝杆菌培养药敏试验提示有耐药者,应调整用药方案,配合营养支持及保肝药物应用等。有时毒性症状过于严重,可加用糖皮质激素,待症状改善后逐步减量,至 6~8 周停药。大多数肠结核患者经非手术治疗可治愈。

(三)手术治疗

1. 手术适应证

肠结核急性穿孔或脓肿破溃引起急性弥漫性腹膜炎者,慢性穿孔形成肠瘘或腹腔脓肿者,完全性肠梗阻或不完全性肠梗阻保守治疗者,梗阻症状不缓解或加重的,肠道大出血经积极抢救无效者。

2. 手术基本原则

目前国内外对肠结核的手术治疗,均依据具体情况决定术式,原则上应彻底切除病变肠段后行肠道重建。一般先充分静脉营养及抗结核治疗后手术,尽量采用“少创方法”。对合并肠系膜淋巴结结核脓肿形成,要切除或搔刮清除后给予引流;对穿孔肠段宜采取切除病变肠管,而不宜行单纯穿孔修补术;对肠梗阻者,其肠黏连较广泛,不是引起梗阻直接的部位,手术时尽可能不要广泛剥离;对肠出血者,在明确出血部位后应用血管造影或核素显像;对并发肠瘘者,首先寻找窦道位置,充分静脉营养后手术;对回盲部病变,宜行右半结肠切除术或回盲部切除术,近年来已开展腹腔镜辅助下行回盲部切除术,大多取得良好效果。

无论采取何种术式,患者术后引流通畅及早期全胃肠外营养(TPN)支持最为重要,还需接受抗结核药物治疗。若病变局限,其他结核病灶情况稳定,则手术疗效较好,一般复发机会很少。

3. 手术方式

手术方式据病情而定,原则上应彻底切除病变肠段,再行肠重建术。

(1)回盲部或右半结肠切除术。增生型回盲部肠结核伴肠梗阻可行回盲部切除,如升结肠同时受累侵犯,宜行右半结肠切除术,然后行回肠横结肠端端或端侧吻合术。

(2)无法切除的情况。如回盲部病变严重浸润广泛而固定无法切除,为解除梗阻,可先行末端回肠横结肠端侧吻合术,待 3~6 个月再二期切除病变肠段,再行肠道重建术。

【预后】

肠结核的预后取决于早期诊断和治疗。当病变尚在渗出性阶段,经治疗后可以痊愈,预后良好。合理选用抗结核药物,保证充分剂量与足够疗程,也是决定预后的关键。